Frauen-
Gesundheitsbuch

Dr. Sarah Jarvis und ein Team
weltweit renommierter Ärztinnen

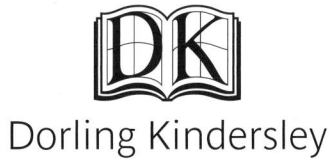

Dorling Kindersley

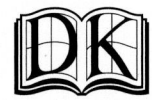

DORLING KINDERSLEY
London, New York, Melbourne,
München und Delhi

Projektbetreuung Hilary Mandleberg
Lektorat Jennifer Latham
Bildredaktion Isabel de Cordova, Christine Keilty
Gestaltung Kenny Grant, John Round
Redaktion Ann Baggaley, Debbie Beckerman,
Claire Cross, Jo Godfrey-Wood, Mary Lindsay,
Cathy Meeus, Pip Morgan, Martyn Page, Nikki Sims,
Susannah Steel, Kathy Steer, Diana Vowles
Cheflektorat Dawn Henderson
Herstellung Jenny Woodcock, Wendy Penn
Bildrecherche Liz Moore, Jenny Baskaya

Für die deutsche Ausgabe:
Programmleitung Monika Schlitzer
Projektbetreuung Kathrin Nord
Herstellungsleitung Dorothee Whittaker
Herstellung Anna Strommer
Covergestaltung Anna Strommer

Bibliografische Information Der Deutschen Bibliothek
Die Deutsche Bibliothek verzeichnet diese Publikation
in der Deutschen Nationalbibliografie;
detaillierte bibliografische Daten sind im Internet über
http://dnb.ddb.de abrufbar.

Titel der englischen Originalausgabe:
Women's Health for Life

© Dorling Kindersley Limited, London, 2009
Ein Unternehmen der Penguin-Gruppe
Text Copyright © Sarah Jarvis, 2009, S. 8–9, 12–23,
318–331

© der deutschsprachigen Ausgabe by
Dorling Kindersley Verlag GmbH, München, 2009
Alle deutschsprachigen Rechte vorbehalten

Übersetzung Dr. Judith Borgwart
Lektorat und Übersetzung der Autorenviten
Dr. Doortje Cramer-Scharnagl

ISBN 978-3-8310-1494-1

Colour reproduction by MDP, UK
Printed and bound in Portugal by Printer Portuguesa

Besuchen Sie uns im Internet
www.dk.com

Die Autorinnen

HERAUSGEBERIN DR. SARAH JARVIS war 19 Jahre lang Allgemeinärztin und arbeitete nebenbei als Medizinautorin sowie als Rundfunk- und TV-Ärztin. Es ist ihr großes Anliegen, Menschen so zu informieren, dass aus ihnen mündige Patienten werden. Sie publizierte vier Bücher und über 800 Patientenbroschüren. Darüber hinaus ist sie für diverse Wohltätigkeitsorganisationen tätig, um die Öffentlichkeit für die Themen Herzerkrankungen, Diabetes und Frauengesundheit zu sensibilisieren.

DR. ANNE BALLINGER ist Fachärztin für Gastroenterologie und Allgemeinmedizinerin am *Queen Elizabeth the Queen Mother Hospital* in Margate, Kent. Sie approbierte an der *University College London School of Medicine* und schloss ihre Facharztausbildung in London ab.

DR. LISA DAVIES studierte an der *Oxford University.* Sie arbeitet heute als Beratungsfachärztin für Atemwegserkrankungen am *University Hospital Aintree* und als ehrenamtliche Chefdozentin an der *University of Liverpool.*

DR. CHARLOTTE FEINMANN ist Liaisonpsychiaterin mit 30 Jahren klinischer und akademischer Erfahrung in den Themengebieten Frauengesundheit und chronische Erkrankungen.

TAMSIN GREENWELL ist Fachärztin für urologische Chirurgie und ehrenamtliche Chefdozentin für weibliche und rekonstruktive Urologie am *University College London Hospital / University College London* und an den *London Bridge Hospitals.* Sie ist außerdem Lehrbeauftragte für Urologie am *Royal College of Surgeons of England.*

DR. DAWN HARPER ist Allgemeinärztin und betreibt Kliniken für Frauengesundheit und Gewichtsmanagement. Sie präsentiert die Medizinsendung »Embarrassing Bodies« auf Channel 4 im britischen Fernsehen, ist Stammgast bei BBC Radio 1 und schreibt regelmäßig für diverse Frauenmagazine.

DR. PATRICIA MACNAIR ist Teilzeit-Klinikärztin in der Abteilung für Seniorenmedizin. Zudem arbeitet sie als freiberufliche Medizinjournalistin und Rundfunkredakteurin, vor allem bei BBC.

DR. FIONA MACNEILL ist Fachärztin für onkoplastische und rekonstruktive Brustchirurgie am *Royal Marsden Hospital* in London. Außerdem ist sie Lehrbeauftragte für Brustchirurgie am *Royal College of Surgeons of England.*

DR. GHADA MIKHAIL ist Fachärztin für Kardiologie und ehrenamtliche Chefdozentin am

Imperial College Healthcare NHS Trust in London.

PROF. KAREN MORRISON ist Professorin für Neurologie und Leiterin des Instituts für klinische Neurowissenschaften der *Birmingham University*. Sie ist zudem tätig als ehrenamtliche Fachärztin für Neurologie am *University Hospitals Birmingham NHS Foundation Trust*.

DR. NERYS ROBERTS ist Dermatologin an einer Londoner Universitätsklinik. Sie hat sich auf die Diagnose und Behandlung sowohl von Erwachsenen als auch von Kindern spezialisiert. Zudem ist sie Treuhänderin des *Skin Treatment and Research Trust, START*.

DR. NINA SALOOJA ist Hämatologin an den *The Hammersmith and Charing Cross Hospitals* in London, welche zum *Imperial Academic Health Science Centre* gehören.

DR. NURHAN SUTCLIFFE ist als Rheumatologin für die *Barts and The London NHS Trusts* tätig. Sie behandelt Patienten mit den verschiedensten rheumatischen Erkrankungen und beschäftigt sich sowohl wissenschaftlich als auch praktisch mit dem Sjögren-Syndrom.

DR. MELANIE TIPPLES ist Fachärztin für Frauenheilkunde und Geburtshilfe am *St. Richards Hospital* in Chichester. Ihr besonderes Interesse gilt der Ultraschall-Diagnostik, gynäkologischen Krebserkrankungen und der Kolposkopie.

Mitarbeiterinnen

DR. CATHERINE A. BIRNDORF Außerordentliche klinische Professorin für Psychiatrie, Frauenheilkunde und Geburtshilfe am *New York Presbyterian Hospital, Weill Cornell Medical Center* in New York, USA.

DR. JUDITH BORGWART ist Rundfunkautorin und übersetzt und schreibt Bücher u. a. im Bereich Gesundheitskommunikation und Patienteninformation. Großen Wert legt sie darauf, dass wissenschaftlich Informationen auch für Laien verständlich und nachvollziehbar sind. Dr. Judith Borgwart lebt und arbeitet in Frankfurt am Main.

DR. DOORTJE CRAMER-SCHARNAGL Lektorin und Redakteurin im Bereich Medizin. Dr. Cramer-Scharnagl hat ein eigenes Redaktionsbüro in Norddeutschland.

DR. BETH B. DUPREE Oberärztin am Brustzentrum des *DSI Bucks Hospital* in Bensalem, Pennsylvania, USA.

DR. CORDELIA GRIMM Beraterin des Facharzt-Ausbildungsprogramms Innere Medizin am *Good Samaritan Hospital of Baltimore* in Baltimore, USA.

DR. DEBRA JALIMAN Klinische Assistenzprofessorin an der Abteilung für Dermatologie der *Mount Sinai School of Medicine* in New York, USA.

PROF. MARY JANE MINKIN Klinische Professorin an der Abteilung für Frauenheilkunde und Geburtshilfe der *Yale University School of Medicine* in New Haven, Connecticut, USA.

DR. DONNICA L. MOORE Präsidentin der *Sapphire Women's Health Group* in den USA und Betreiberin von DrDonnica.com, einer Informations-Website zur Frauengesundheit.

DR. ALEXANDRA C. SACKS Assistenzärztin in der Weiterbildung in der Erwachsenenpsychiatrie am *New York Presbyterian Hospital, Weill Cornell Medical Center* in New York, USA.

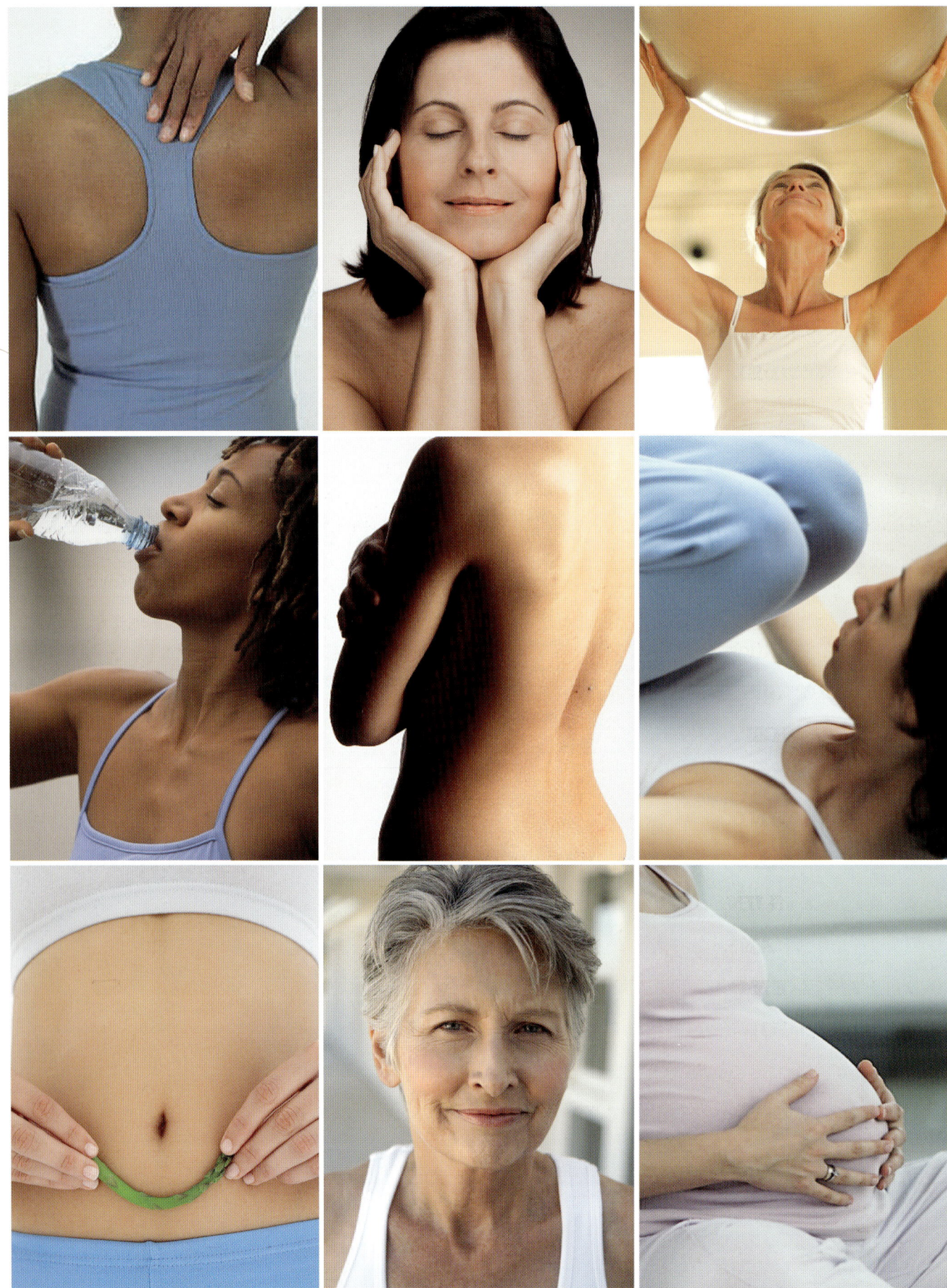

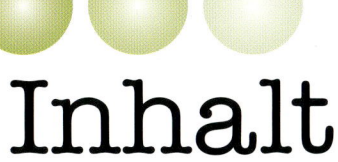

Inhalt

Vorwort der Herausgeberin

Unsere Gesundheit ist das wertvollste Gut, das wir haben. Wir Frauen vermögen es recht gut, das Beste aus ihr zu machen – und das ist nicht nur für uns selbst wichtig, sondern auch für die Menschen, mit denen wir leben.

Das *Frauen-Gesundheitsbuch* ist eine Feier der abertausend Wunder, die den sensiblen weiblichen Körper in einem gesunden Gleichgewicht halten. Es erklärt in verständlichen Worten den weiblichen Organismus und all seine Systeme, ob Knochen oder Gelenke, Gehirn oder Nerven, Verdauungs- oder Herz-Kreislauf-System. Es erklärt auch die ganz speziellen Veränderungen, die Frauen in den Jahren ihrer Fruchtbarkeit erleben – etwa Menstruation, Schwangerschaft, Perimenopause und Wechseljahre.

Manchmal »funktioniert« unser Körper nicht so, wie wir das gewohnt sind. Dann brauchen wir ärztliche Hilfe. Aber die Medizin ist, wie unser Körper auch, hochkompliziert. Und sie verändert sich unentwegt. Da verwundert es nicht, dass wir trotz aller Bemühungen den medizinischen Rat, den wir erhalten, manchmal irritierend und schwer zu verstehen finden.

Dieses Buch möchte Sie mit einer Vielzahl praktischer Hilfen und nützlicher Tipps dabei unterstützen, Ihren ganz persönlichen Weg durch diesen Dschungel zu finden. Sie finden hier nicht nur eine enorme Bandbreite an häufigen und wichtigen – körperlichen wie seelischen – Krankheiten, Sie erhalten auch für jede davon eine Symptom-Checkliste, mit der Sie schnell überprüfen können, ob bei Ihnen die entsprechenden Warnsignale vorhanden sind oder ob alles in Ordnung ist. Darüber hinaus lesen Sie hier, welche Tests und Untersuchungen Ihrem Arzt helfen, die richtige Diagnose zu stellen und welche Behandlungen dann sinnvoll sind. In vielen Fällen geben wir Ihnen auch Ratschläge, wie Sie sich selbst helfen können. Denn das *Frauen-Gesundheitsbuch* versieht Sie auch mit den neuesten Informationen über Selbsthilfemaßnahmen, die Sie brauchen, um Ihr Leben genießen zu können – auch wenn Sie an einer langwierigen Krankheit leiden.

Das Buch wurde von einigen der erfahrensten, anerkanntesten und glaubwürdigsten Autoritäten auf dem weiten Gebiet der Frauengesundheit geschrieben. Einige – ich zum Beispiel – sind praktizierende Allgemeinmedizinerinnen, die täglich mit einer Vielzahl von gesundheitlichen

Sorgen und Ängsten konfrontiert sind. Andere sind Spitzenkräfte auf ganz bestimmten Fachgebieten, die sie verständlich und übersichtlich schildern.

Das *Frauen-Gesundheitsbuch* ist einzigartig. Denn es hat einen einfachen und klaren Aufbau mit anschaulichen Illustrationen und Tabellen, der es Ihnen leicht macht, sich zu orientieren. Sie finden hier alle Informationen, die Sie brauchen – egal, ob Sie das Buch chronologisch von der ersten bis zur letzten Seite durchlesen möchten oder gezielt einzelne Informationen zu Ihrer persönlichen gesundheitlichen Situation nachschlagen wollen.

Zu Beginn des Buches finden Sie eine Antwort auf die Frage, ob Männer tatsächlich eine »Entschuldigung« für ihr anderes Verhalten haben. Kapitel 1 trägt den Titel »Wir sind anders« und zeigt auf, wie wir uns von Männern nicht nur in Bezug auf unsere Anatomie und unseren Umgang mit Krankheiten unterscheiden, sondern auch hinsichtlich unseres Verhaltens und unserer Intelligenz. Vielleicht interessiert Sie aber auch mehr, warum sich Ihr Körper offenbar im Laufe der Zeit verändert und worauf Sie sich in Zukunft einstellen können. In Kapitel 2, »Den Wandel verstehen«, lesen Sie alles, was Sie dazu brauchen. Das Kapitel 3, »Sich wohlfühlen und gesund bleiben«, zeigt Ihnen, wie Sie in Topform bleiben und wie Ihnen ein gesunder Lebensstil dabei helfen kann, sich viele Krankheiten vom Leibe zu halten, während Kapitel 4, »Die Signale erkennen«, Sie darin unterstützt, die Symptome, die vielleicht auf eine Erkrankung hinweisen, auch tatsächlich richtig einzuordnen. Querverweise von diesem Kapitel auf andere dienen dazu, dass Sie schnell und einfach zu vertiefenden Gesundheitsinformationen gelangen, um sich umfassend zu informieren.

Danach folgen die Kapitel über unsere Köpersysteme – alle reich an Querverweisen auf andere Gesundheitsbereiche, die mit Ihrer ganz persönlichen Frage in Zusammenhang stehen könnten. Am Schluss finden Sie dann wichtige Adressen und Informationsquellen.

Wir sind davon überzeugt, dass Sie unser *Frauen-Gesundheitsbuch* interessant und informativ finden. Wir sind zuversichtlich, dass Sie es immer wieder als Nachschlagewerk nutzen werden. Und vor allem: Wir hoffen, dass Sie genauso viel Spaß an der Lektüre unseres Buches haben, wie wir ihn beim Schreiben hatten!

Dr. Sarah Jarvis

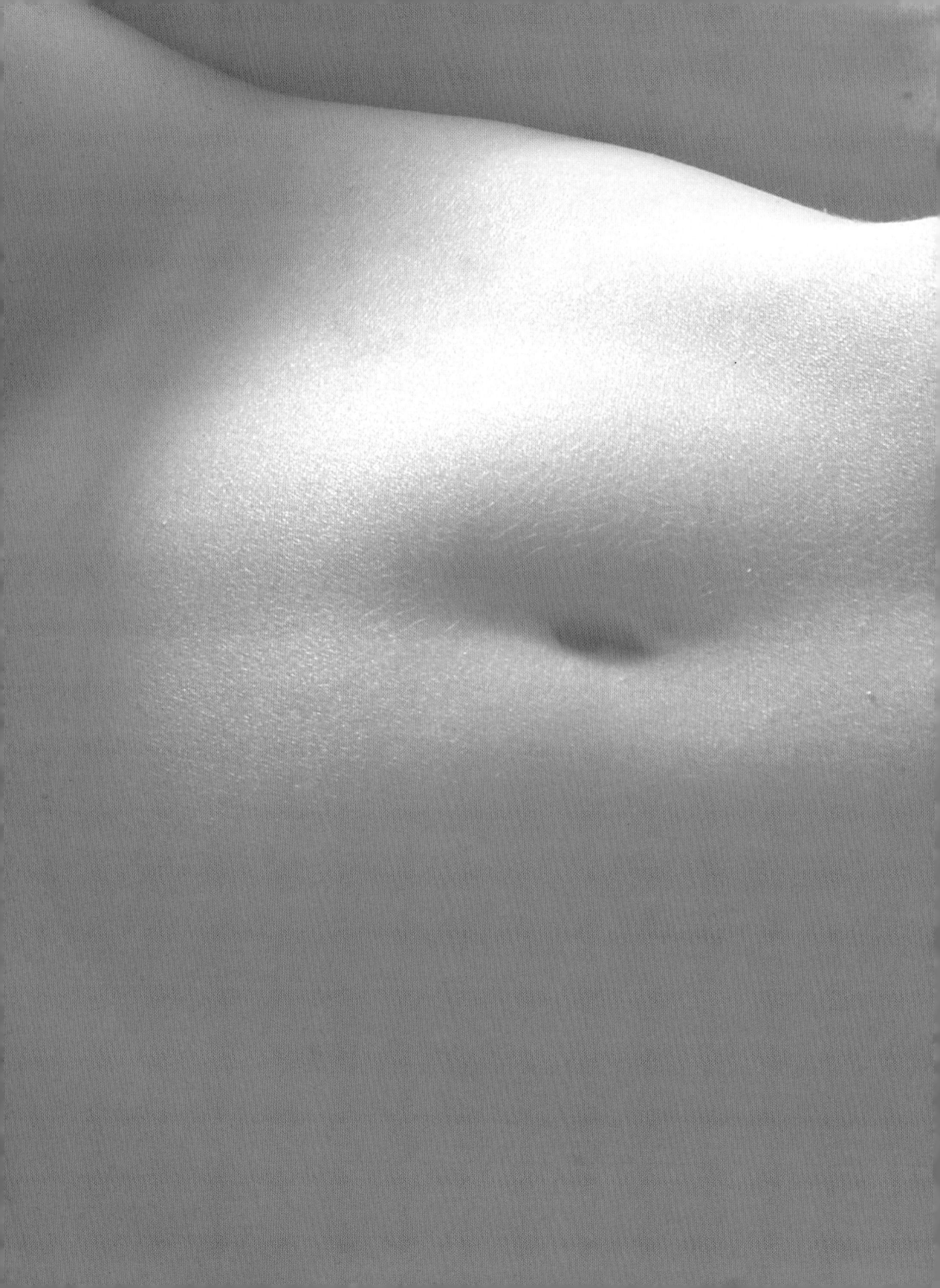

Wir sind anders

Dr. Sarah Jarvis

Jungen und Mädchen: Was unterscheidet sie voneinander?

Bis zur Pubertät gibt es kaum sichtbare Unterschiede zwischen Jungen und Mädchen – wenn man einmal vom Penis und der Tatsache absieht, dass Jungen einen etwas anderen Körperbau haben als Mädchen. In der Pubertät werden die inneren und äußeren Unterschiede dann sehr viel deutlicher.

EIN »EXTRA-X« MACHT DEN UNTERSCHIED

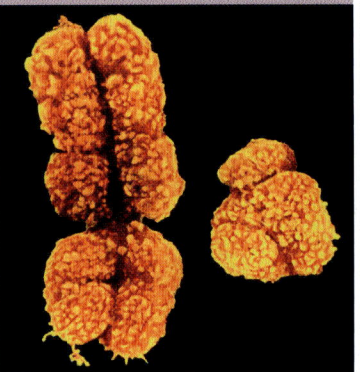

X- und Y-Chromosomen
Das X-Chromosom (links) ist sehr viel größer als das eher kümmerliche Y-Chromosom.

Männer haben ein X- und ein Y-Chromosom (XY), Frauen zwei X-Chromosomen (XX). Sie können damit nur ein X-Chromosom weitergeben, Männer sowohl ein X- als auch ein Y-Chromosom. Beim Geschlecht Ihres Babys hat also das Spermium Ihres Partners das Sagen! Wird Ihre Eizelle von einem Spermium mit einem X-Chromosom befruchtet, wird es ein Mädchen (XX), bei einem Spermium mit einem Y-Chromosom entsteht ein Junge (XY).

Der Körper der Frau ist dafür geschaffen, zu gebären und die Babys zu ernähren – derjenige der Männer, sie zu zeugen. In der Pubertät erlangen wir die sexuelle Reife und kommen körperlich in die Lage, unsere Sexualfunktionen zu nutzen. Daher ist diese Zeit sowohl körperlich als auch seelisch eine Zeit großer Veränderungen.

DER BEGINN DER PUBERTÄT
Der Zeitpunkt, an dem die Pubertät beginnt, variiert von Kind zu Kind und wird von einer Vielzahl von Faktoren beeinflusst. Meist tritt die Pubertät bei Mädchen ab dem 10. Lebensjahr ein und bei Jungen ab dem 11. Lebensjahr.

Einer der Faktoren, der sich auf den Beginn der Pubertät auswirkt, ist der Ernährungszustand; eine schlechte Ernährung kann zur Verzögerung führen. Da sich die Ernährung in den Industrienationen in den letzten Hundert Jahren stetig verbessert hat, ist das Durchschnittsalter, in dem Kinder in die Pubertät kommen, deutlich nach unten gegangen. Heutzutage sind Fälle von Unterernährung in den Industrienationen selten – als Folge davon scheint sich in den letzten 50 Jahren ein Trend entwickelt zu haben, nach dem die Pubertät in immer jüngerem Alter eintritt. Bei Mädchen gibt es dafür mehr Indizien als bei Jungen. Ein Mädchen gilt als vorzeitig geschlechtsreif (Pubertas praecox), wenn die Pubertät vor dem 8. Lebensjahr beginnt. In den USA wurde 1999 dieses Alter wegen der insgesamt deutlichen zeitlichen Verschiebung sogar auf 7 Jahre geändert. In Europa gibt es ein Nord-Süd-Gefälle bei dieser Entwicklung.

WIE SICH MÄDCHEN IN DER PUBERTÄT VERÄNDERN
Das beherrschende »Weiblichkeitshormon« ist das Östrogen. In der Pubertät wird es in größeren Mengen produziert und bestimmt ganz wesentlich die sexuelle Entwicklung eines Mädchens. Seine Hauptwirkung entfaltet es bei:
Skelett Hüfte und Becken werden weiter, um für eine Schwangerschaft bzw. Geburt vorbereitet zu sein.
Gesicht Kinn und die Gesichtszüge der Mädchen entwickeln sich sehr viel feiner und auch zarter als bei Jungen.

Körperbehaarung Mädchen bekommen Scham- und Achselbehaarung.

Haut und Schweißdrüsen Mädchen beginnen unter Körpergeruch und Akne zu leiden.

Körperfett An bestimmten Körperpartien – Hüften, Oberschenkel, Po und Brüsten – beginnt sich bei Mädchen mehr Fett anzulagern. Frauen haben von Natur aus mehr Körperfett als Männer.

Brüste Durchschnittlich ein halbes Jahr, nachdem die Körperbehaarung einsetzt, beginnen die Brüste zu wachsen. In der Pubertät verändern sich auch die Brustwarzen bei Mädchen – sie werden dunkler und größer und sind so gut auf das Stillen vorbereitet.

Eierstöcke und Gebärmutter Die Fortpflanzungsorgane wachsen und reifen. Bei Mädchen setzt die Periode ein – durchschnittlich mit 13,4 Jahren.

WIE SICH JUNGEN IN DER PUBERTÄT VERÄNDERN

Das Hormon, das in der Pubertät bei Jungen die größte Rolle spielt, ist das Testosteron. Es hat erstaunlich weitreichende Folgen für das ganze Leben. In der Pubertät hat es die stärksten Wirkungen auf:

Skelett Die Schultern eines Jungen beginnen breiter zu werden, sodass sie, wenn er einmal ein Mann geworden ist, breiter sind als die Hüften.

Muskulatur Die Muskeln werden größer und fester. Besonders die am Oberkörper entwickeln sich stärker als bei Mädchen.

Stimmbänder und Kehlkopf (auch als Adamsapfel bezeichnet) Nach dem Stimmbruch entwickelt ein Junge die typisch tiefe Stimme.

Gesicht Veränderungen bei Knochen und Muskulatur resultieren in einem ausgeprägteren Kinn.

Körperbehaarung Jungen bekommen Scham- und Achselbehaarung und, je nach Erbanlagen, Haare im Gesicht, an Hals, Brust und Rücken.

Haut und Schweißdrüsen Jungen beginnen unter Körpergeruch und Akne zu leiden.

Genitalien Der Penis des Jungen wächst, die Hoden senken sich und werden größer, und der Junge kann ejakulieren.

DIE VERÄNDERUNGEN DES WEIBLICHEN KÖRPERS

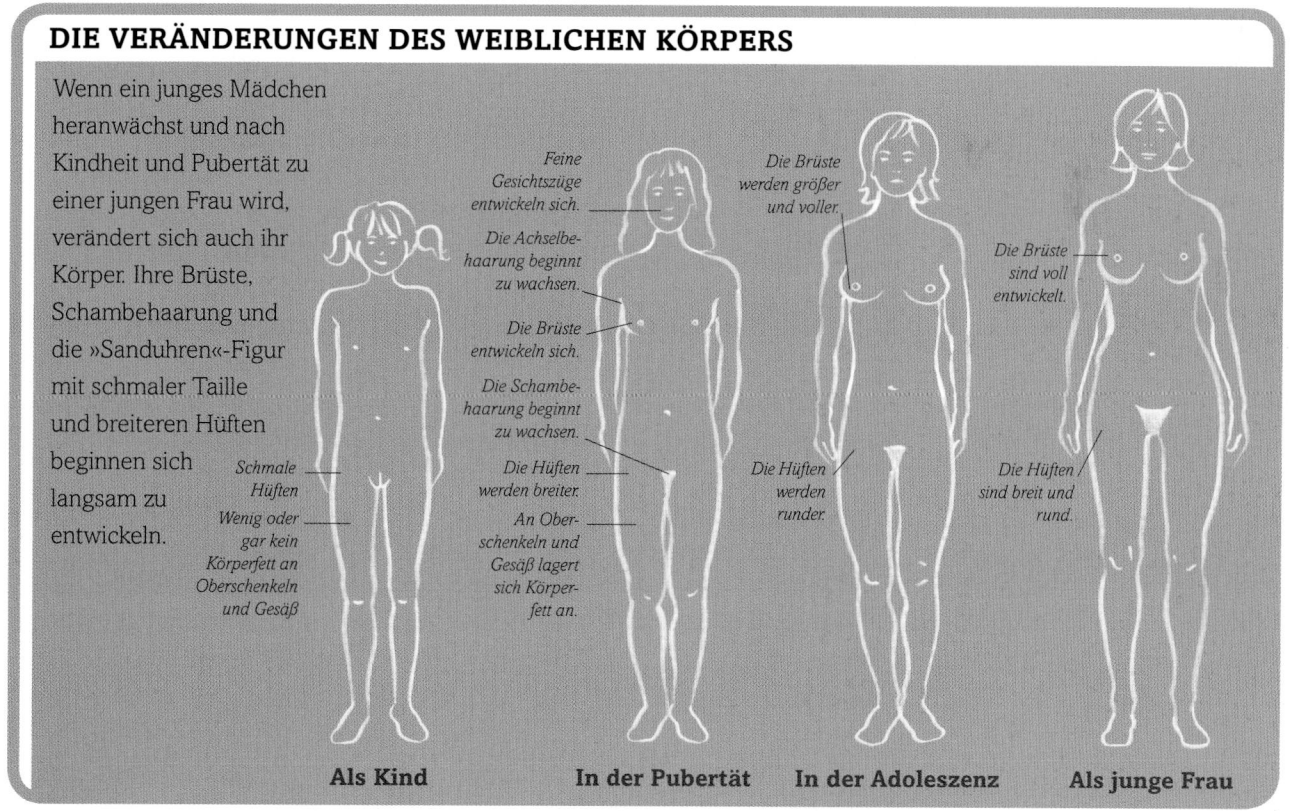

Wenn ein junges Mädchen heranwächst und nach Kindheit und Pubertät zu einer jungen Frau wird, verändert sich auch ihr Körper. Ihre Brüste, Schambehaarung und die »Sanduhren«-Figur mit schmaler Taille und breiteren Hüften beginnen sich langsam zu entwickeln.

Schmale Hüften

Wenig oder gar kein Körperfett an Oberschenkeln und Gesäß

Feine Gesichtszüge entwickeln sich.

Die Achselbehaarung beginnt zu wachsen.

Die Brüste entwickeln sich.

Die Schambehaarung beginnt zu wachsen.

Die Hüften werden breiter.

An Oberschenkeln und Gesäß lagert sich Körperfett an.

Die Brüste werden größer und voller.

Die Hüften werden runder.

Die Brüste sind voll entwickelt.

Die Hüften sind breit und rund.

Als Kind **In der Pubertät** **In der Adoleszenz** **Als junge Frau**

Die erwachsene Frau

Wenn wir erwachsen geworden sind, sind wir Frauen durchschnittlich um 20 Prozent kleiner als Männer und körperlich um 30 Prozent schwächer. Unterschiede gibt es auch, was das Körperfett und die Muskulatur betrifft, unseren Grundumsatz und die Struktur einiger unserer Knochen und Gelenke.

Haar Frauen haben im Großen und Ganzen eine geringere Körperbehaarung als Männer. Unsere Gesichts- und Körperbehaarung ist im Allgemeinen sehr hell, obwohl sie im Laufe des Lebens dunkler werden kann. Unsere Schambehaarung ist zum Bauch deutlich abgegrenzt, und Gott sei Dank ist unser Kopfhaar deutlich langlebiger als das der meisten Männer. Obwohl es mit dem Alter dünner und ein bisschen schütter wird, können wir davon ausgehen, dass wir unser Leben mit fast ebenso vielen Haaren beenden, wie wir es begonnen haben (es sei denn, Sie leiden an einer Krankheit wie Alopezie/Haarausfall, s. S. 370).

Skelett Die meisten Frauen haben feinere Gesichtszüge als Männer. Meist haben wir auch kleinere Köpfe, ein kürzeren Hals, einen schmaleren und engeren Brustkorb, rundere Schultern und kleinere Hände und Füße sowie kürzere Arme und Beine.

Aus Sicht der Evolution war groß zu sein ein Vorteil für einen Mann, etwa wenn er sich Auge in Auge mit Feinden befand. Die Aufgaben der Frauen kreisten um die Aufzucht der Kinder, sodass wir auf kräftige, große Männer vertrauen mussten, die eventuelle Angreifer abgewehrt haben, während wir den Nachwuchs beschützten. Unser Becken ist auch breiter und flacher als das der Männer, um das Gebären zu ermöglichen.

Körperfett Das zusätzliche Fett, das sich mit der Pubertät an unseren Hüften, Oberschenkeln und unserem Gesäß anlagert, in Kombination mit breiteren Hüften und breiterem Becken verleiht uns die typische »Sanduhren«-Figur. Unser Mehr an

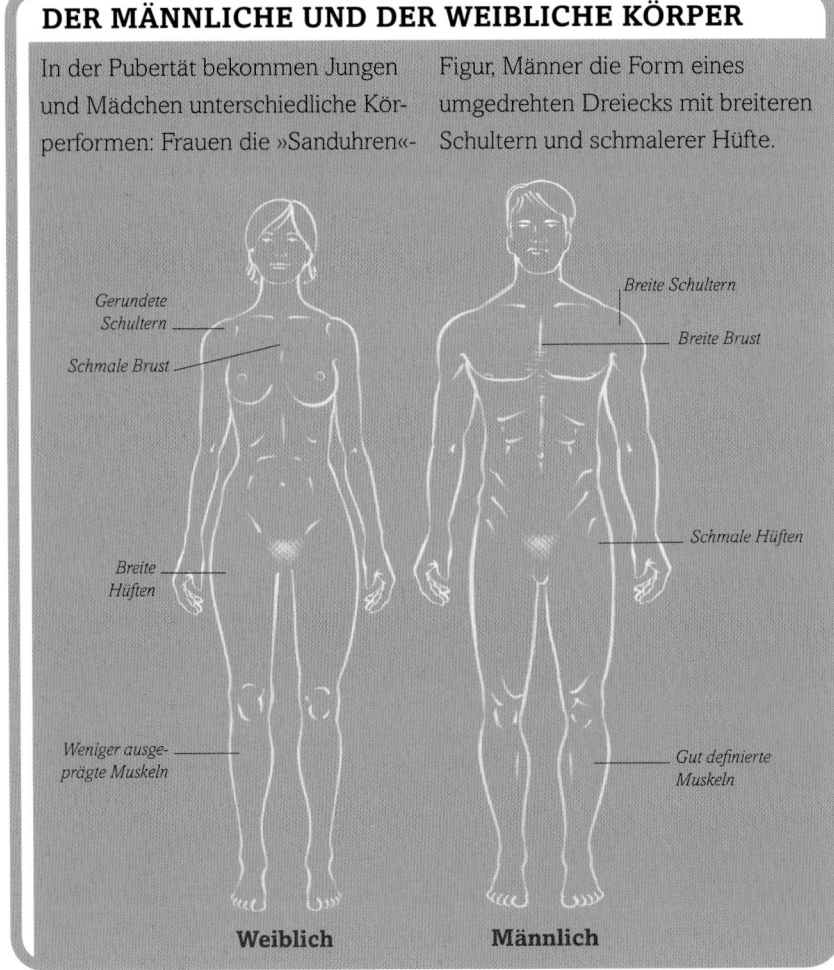

DER MÄNNLICHE UND DER WEIBLICHE KÖRPER

In der Pubertät bekommen Jungen und Mädchen unterschiedliche Körperformen: Frauen die »Sanduhren«-Figur, Männer die Form eines umgedrehten Dreiecks mit breiteren Schultern und schmalerer Hüfte.

Gerundete Schultern

Schmale Brust

Breite Hüften

Weniger ausgeprägte Muskeln

Breite Schultern

Breite Brust

Schmale Hüften

Gut definierte Muskeln

Weiblich   **Männlich**

Körperfett ist möglicherweise ein weiterer Trick der Natur, der es uns Frauen ermöglicht, Depots anzulegen, um die Kinder auch in Hungerperioden ernähren zu können.

Die Tatsache aber, dass wir mehr Körperfett und weniger Körperwasser haben als Männer, macht uns auch empfindlicher für die Wirkungen von Alkohol (s. S. 65).

Muskulatur Frauen haben von Natur aus schlankere Muskeln als Männer, die darüber hinaus auch weniger sichtbar sind, weil sie von Fett umgeben sind. In grauer Vorzeit brauchten Männer mehr Muskeln für die Jagd als Frauen, die sich um den Nachwuchs kümmerten.

Brüste Im Allgemeinen beginnen sich die weiblichen Brüste zu entwickeln, kurz nachdem die erste Körperbehaarung sprießt. Wenn die Pubertät abgeschlossen ist, sind die Brüste weit genug entwickelt, um Milch produzieren zu können.

Genitalien Der Hauptteil unserer Fortpflanzungsorgane befindet sich im Körperinneren. Das Einzige, was man sehen kann, ist der Scheideneingang mit seinen zwei Schamlippenpaaren – den äußeren und den inneren, die ganz vorn die winzige Klitoris umschließen.

Fortpflanzungssystem Wenn ein Mädchen zur Welt kommt, hat es bereits viele Tausend unreifer Eizellen in seinen Eierstöcken. Wenn die Eierstöcke ihre Funktion aufnehmen, gelangen reife Eier zum Eisprung, und die Fortpflanzung kann beginnen.

Ein Mann kann bis ans Ende seines Lebens fruchtbar bleiben,

DAS WEIBLICHE UND DAS MÄNNLICHE BECKEN

Das menschliche Becken besteht aus zwei großen Hüftknochen, die sich im Kreuzbein am unteren Ende unserer Wirbelsäule miteinander verbinden und vorn am Schambein aufeinandertreffen, wo sie den Schambogen bilden. Alles zusammen formt den sogenannten Beckeneingang, der die Blase und (bei der Frau) Eierstöcke und Gebärmutter schützt. Das Becken der Frau erleichtert die Geburt und ist meist breiter, flacher und zarter als das des Mannes. Ihr Beckeneingang ist größer und runder, das Kreuzbein kürzer und weniger gebogen, der Schambogen weiter und weniger spitzwinklig. Unter der Geburt lockert sich die Schambeinfuge und wird elastischer, damit das Baby bei der Entbindung durch den Geburtskanal gleiten kann.

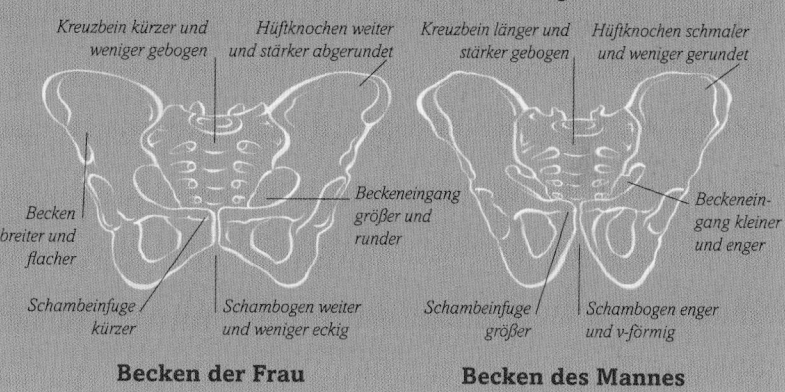

Becken der Frau

- Kreuzbein kürzer und weniger gebogen
- Hüftknochen weiter und stärker abgerundet
- Becken breiter und flacher
- Beckeneingang größer und runder
- Schambeinfuge kürzer
- Schambogen weiter und weniger eckig

Becken des Mannes

- Kreuzbein länger und stärker gebogen
- Hüftknochen schmaler und weniger gerundet
- Beckeneingang kleiner und enger
- Schambeinfuge größer
- Schambogen enger und v-förmig

eine Frau dagegen kann nach den Wechseljahren und oft schon viele Jahre davor nicht mehr auf natürliche Weise schwanger werden. Darüber hinaus beginnt bei vielen von uns der Eisprung erst ein oder zwei Jahre nach der ersten Periode regelmäßig zu werden.

Stoffwechsel Mit diesem Begriff wird beschrieben, wie viel Energie der Körper verbraucht. Erstaunlicherweise dienen etwa 70 Prozent der Energie, die wir verbrennen, nur dazu, um uns am Leben zu erhalten – man nennt das den Grundumsatz. Bei einer durchschnittlichen Frau werden weitere 20 Prozent für körperliche Aktivitäten und 10 Prozent für Verdauung und Wärmeerzeugung verbraucht.

Im Allgemeinen haben Frauen einen niedrigeren Grundumsatz als Männer – zum Teil, weil wir meist kleiner sind und, eigentlich nicht erstaunlich, weil mehr Energie benötigt wird, um einen größeren Körper am Laufen zu halten.

Dennoch: Selbst bei gleicher Körpergröße hat eine Frau einen niedrigeren Grundumsatz als ein Mann, weil sie von Natur aus über einen höheren Körperfettanteil, aber weniger Muskeln verfügt. Das bedeutet aber auch, dass, wenn eine Frau genauso viel isst wie ein Mann, sie leichter zunimmt als er.

Krankheiten und Beschwerden

Frauen unterscheiden sich körperlich deutlich von Männern. Daher ist es nicht verwunderlich, dass wir auch in Bezug auf die Krankheitsanfälligkeit anders sind. Trotzdem leben Frauen in der westlichen Welt durchschnittlich fünf Jahre länger als Männer. Das heißt aber nicht, dass wir weniger Krankheiten hätten.

WORAN ERKRANKEN FRAUEN?

Während Frauen etwas weniger als Männer an den schlimmsten Krankheiten – Herzkrankheiten und Krebs – leiden, erkranken wir häufiger an anderen Erkrankungen.

Seelische Krankheiten Frauen neigen eher zu seelischen Krankheiten wie Depressionen (s. S. 210–211), Angststörungen (s. S. 204–205) und Essstörungen (s. S. 216–217). Alle können unsere Lebensqualität und die unserer Angehörigen stark beeinträchtigen.

Wir leiden auch häufiger als Männer unter Alzheimer (s. S. 184–185), obwohl das damit zusammenhängen könnte, dass Frauen länger leben und Alzheimer mit zunehmendem Alter häufiger auftritt. Auch diese Krankheit hat schlimme Auswirkungen auf uns und unsere Familie. Viele dieser Krankheiten, die eher Frauen bekommen, beeinträchtigen sehr – sie sind aber selten, wenn überhaupt, tödlich.

Knochenkrankheiten Frauen erkranken deutlich häufiger an Osteoporose (s. S. 260–262), also Knochenschwund, als Männer. Ähnliches gilt für die Gelenkarthrose (s. S. 263–265), eine weitere Knochenerkrankung, die sich ebenfalls mit dem Alter entwickelt.

Gelenkarthrose und Osteoporose verursachen lähmende Schmerzen und können es sehr schwer machen, selbstständig den Alltag zu bewältigen – man stirbt aber nicht direkt an ihnen.

Krebs Aufgrund des Lungenkrebses durch Rauchen sterben Männer derzeit häufiger an Krebs als Frauen. Wir haben jedoch »unsere eigenen« Krebsarten, vor allem Brustkrebs (s. S. 152–157) und Gebärmutterhalskrebs (s. S. 107).

Herzkrankheiten und Schlaganfall Obwohl nach den Wechseljahren der Herzschutz durch unser Östrogen nachlässt und das Risiko deutlich ansteigt, sterben weniger Frauen als Männer an Herzkrankheiten (s. S. 160–175) und Schlaganfall (s. S. 196). Interessanterweise wussten viele Menschen, die an einer Herzkrankheit gestorben sind, zu Lebzeiten nicht einmal, dass sie daran erkrankt waren: Mehr als ein Drittel sterben an einem Herzinfarkt, ohne dass jemals die Diagnose einer Herzkrankheit gestellt worden wäre.

Rauchen, Alkohol und Drogen Im Großen und Ganzen neigen Männer eher dazu zu rauchen, zu viel Alkohol zu trinken und Drogen zu nehmen. Entsprechend leiden (und sterben) sie auch häufiger an Krankheiten, die mit diesen ungesunden Gewohnheiten in Zusammenhang stehen.

Leider hat sich die Kluft zwischen Männern und Frauen in den letzten Jahren verkleinert. Zum einen, weil Männer heute gesundheitsbewusster sind, zum anderen, weil Frauen selbst mehr rauchen, trinken und Drogen konsumieren (s. S. 22–23).

MEDIKAMENTE NUR FÜR MÄNNER?

Die Entwicklung von Medikamenten hat in den letzten Jahren große Fortschritte gemacht – etwa die der Statine gegen hohe Cholesterinspiegel im Blut. Die Wirkung vieler Medikamente ist an Männern erforscht – und wir Frauen fragen uns manchmal zu Recht, ob sie denn auch für uns geeignet sind. Es wird zunehmend deutlich, dass Frauen anders auf bestimmte Medikamente ansprechen, eine andere Dosierung brauchen oder andere Nebenwirkungen erleben. Offenbar muss es sich in Forschung und klinischen Studien erst durchsetzen, dass Frauen in jeder Weise mit eingeschlossen werden.

DIE VERERBUNG DER BLUTERKRANKHEIT

Wir alle erben von den allermeisten Genen je zwei – jedes aus einem Chromosomensatz (s. S. 12) bestehend. Ein Gen ist ein Schlüssel für ein bestimmtes Merkmal. Einige Gene sind »dominant«, andere »rezessiv«. Wenn man ein dominantes Gen erbt, entwickelt man die zugehörigen Charakteristika. Erbt man z. B. je ein Gen für blaue und braune Augen, wird man braunäugig sein, weil das entsprechende Gen dominant ist. Blaue Augen hat man nur dann, wenn man das (rezessive) Gen für blaue Augen von beiden Elternteilen geerbt hat – braune Augen bekommt man natürlich auch, wenn man von beiden Eltern das Gen für braune Augen geerbt hat.

Auch Krankheiten können mit den Genen vererbt werden. Die Gene für einige Krankheiten, etwa Farbenblindheit oder die Bluterkrankheit, sind rezessiv und werden nur auf X-Chromosomen (s. S. 12) getragen.

Männer haben nur ein X-Chromosom. Wenn das, welches sie geerbt haben, Träger einer Krankheit ist, bekommen sie diese Krankheit. Eine Frau hat zwei X-Chromosomen, sie kann also von dem einen Elternteil das krankheitstragende X-Chromosom erben und das gesunde, dominante von einem anderen Elternteil. Sie wird selbst nicht erkranken, ist aber »Trägerin«, kann also das krankheitstragende X-Chromosom an ihr Kind weitergeben.

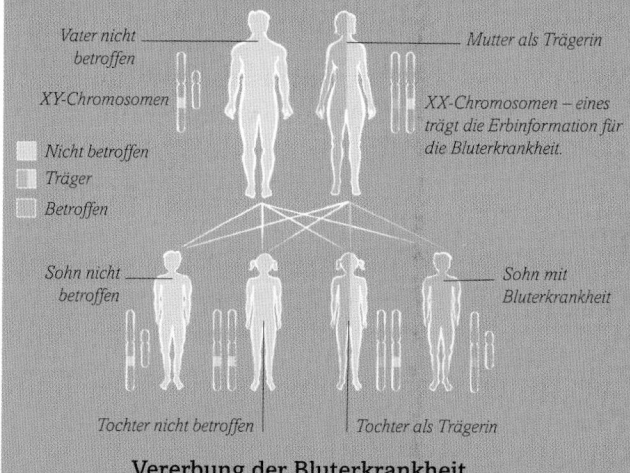

Vater nicht betroffen

XY-Chromosomen

▢ Nicht betroffen
▢ Träger
▢ Betroffen

Mutter als Trägerin

XX-Chromosomen – eines trägt die Erbinformation für die Bluterkrankheit.

Sohn nicht betroffen

Sohn mit Bluterkrankheit

Tochter nicht betroffen

Tochter als Trägerin

Vererbung der Bluterkrankheit
Das Schaubild zeigt, wie Krankheiten wie die Bluterkrankheit weitervererbt werden. Frauen erkranken extrem selten daran.

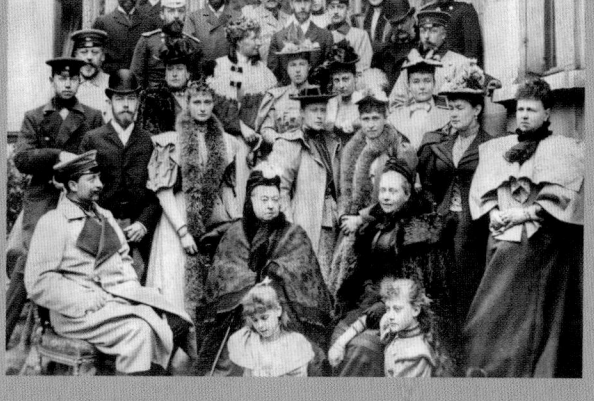

Die Familie der Königin Victoria
Königin Victoria war Trägerin der Bluterkrankheit und hat sie anderen Mitgliedern der Königsfamilie weitergegeben.

EINFLUSS DER HORMONE AUF KRANKHEITEN

Viele Krankheiten verändern sich während der Schwangerschaft oder mit dem Menstruationszyklus – Grund sind die Hormone.

Asthma In der Schwangerschaft berichten manche Frauen, dass sich ihr Asthma bessert. Andererseits klagen Frauen mit schwerem Asthma manchmal darüber, dass ihre Beschwerden dann zunehmen.

Rheumatoide Arthritis Bei bis zu drei Vierteln der betroffenen Frauen bessern sich die Symptome in der Schwangerschaft. Leider flackert die Krankheit danach bei etwa genauso vielen Frauen wieder auf.

Migräne Etwa zwei Drittel der Betroffenen haben weniger häufige oder weniger schwere Anfälle in der Schwangerschaft. Bei etwa einer von zwölf Frauen verschlechtert sich die Migräne hingegen (s. S. 182).

Depressionen Etwa eine von fünf Frauen wird in der Schwangerschaft depressiv – bei rund der Hälfte davon ist die Symptomatik klinisch bedeutsam. Viele Frauen mit Depressionen leiden in den Tagen vor der Periode mehr unter der Erkrankung – diese Frauen erleben auch in den Wechseljahren eher Depressionen. Zudem können Hormontherapien zu Depressionen und Stimmungsschwankungen führen.

Venus und Mars: Gehirn und Intelligenz

Können Frauen tatsächlich besser als Männer mehrere Dinge gleichzeitig tun, aber Landkarten schlechter lesen? Es gibt keinen Zweifel, dass es Unterschiede im Verhalten von Männern und Frauen gibt. Einige werden hier betrachtet. Einen guten Einstieg bieten die Erkenntnisse zum Gehirn.

Das menschliche Gehirn enthält rund 100 Milliarden Nervenzellen, die sogenannten Neuronen, und an jedem Nervenzellende befinden sich wiederum bis zu 10 000 Synapsen, also Verbindungen zwischen den Neuronen. Gleichwohl ist die Art und Weise, wie das menschliche Gehirn funktioniert, bis zu einem gewissen Grad ein medizinisches Mysterium.

DAS GEHIRN – FRAUEN SIND ANDERS

Frauen haben ein etwas kleineres Gehirn als Männer (es wiegt etwa 100 g weniger), aber, wie wir wissen, ist die Größe nicht alles. Obwohl das Gehirn von Frauen kleiner ist als das von Männern, ist das Verhältnis von Gehirngewicht und Körpergewicht sehr ähnlich. Frauen haben auch 4 Prozent weniger Gehirnzellen als Männer – was aber nicht bedeutet, dass sie ihr Gehirn weniger gebrauchen! Und es gibt noch weitere Unterschiede zwischen den Geschlechtern.

Der Stirnlappen des Gehirns ist wesentlich an der Sprache beteiligt und daran, Urteile zu fällen und zukünftige Aktionen zu planen.

Frauen verfügen hier über mehr Zellen als Männer.

Die Gehirnhälften Man geht davon aus, dass beide Gehirnhälften möglicherweise unterschiedlich arbeiten: Die linke Seite unterstützt das analytische Denken, während die rechte Seite die Dinge als Ganzes, einschließlich Werturteile und Emotionen, wahrnimmt. Männer gelten als eher »linksgesteuert«, während Frauen beide Gehirnhälften gleichwertiger benutzen sollen.

Der Balken überträgt die Informationen zwischen den beiden Gehirnhälften. Bei Frauen ist er größer als bei Männern, was die Ursache dafür sein könnte, dass Frauen bei Tests zu Gedanken- und Redefluss besser abschneiden als Männer.

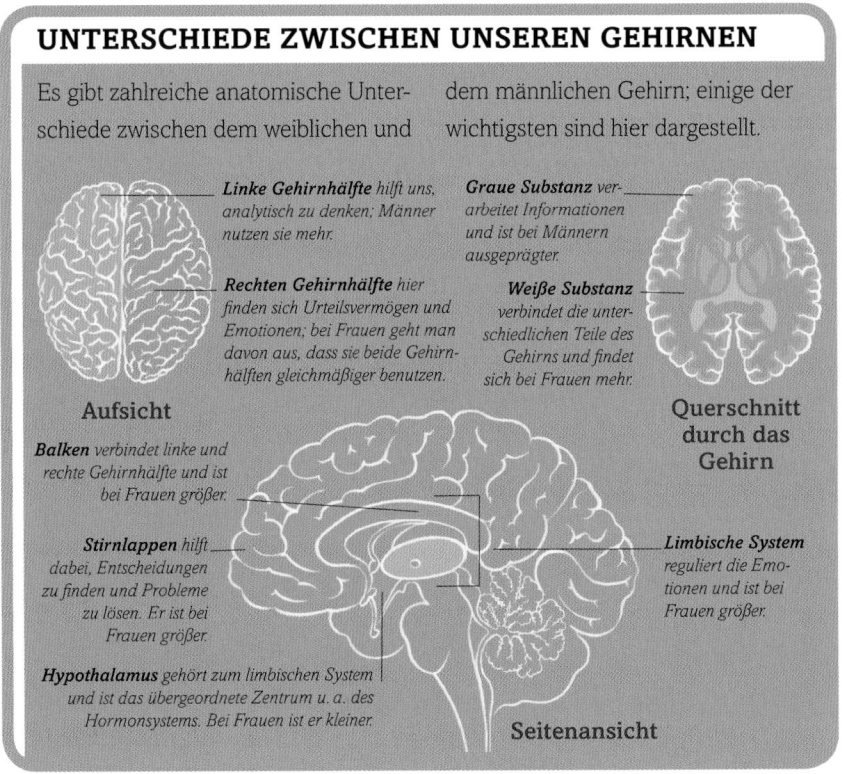

UNTERSCHIEDE ZWISCHEN UNSEREN GEHIRNEN

Es gibt zahlreiche anatomische Unterschiede zwischen dem weiblichen und dem männlichen Gehirn; einige der wichtigsten sind hier dargestellt.

Linke Gehirnhälfte hilft uns, analytisch zu denken; Männer nutzen sie mehr.

Rechten Gehirnhälfte hier finden sich Urteilsvermögen und Emotionen; bei Frauen geht man davon aus, dass sie beide Gehirnhälften gleichmäßiger benutzen.

Graue Substanz verarbeitet Informationen und ist bei Männern ausgeprägter.

Weiße Substanz verbindet die unterschiedlichen Teile des Gehirns und findet sich bei Frauen mehr.

Aufsicht

Querschnitt durch das Gehirn

Balken verbindet linke und rechte Gehirnhälfte und ist bei Frauen größer.

Stirnlappen hilft dabei, Entscheidungen zu finden und Probleme zu lösen. Er ist bei Frauen größer.

Hypothalamus gehört zum limbischen System und ist das übergeordnete Zentrum u. a. des Hormonsystems. Bei Frauen ist er kleiner.

Limbische System reguliert die Emotionen und ist bei Frauen größer.

Seitenansicht

Das limbische System dient der Verarbeitung unserer Emotionen und ist bei den Frauen größer. Zusammen mit der größeren Fähigkeit des weiblichen Gehirns, Informationen zwischen den Gehirnhälften zu übertragen, mag das erklären, warum Frauen über eine größere emotionale Sensibilität verfügen.

Graue und weiße Substanz Die Verarbeitung von Informationen geschieht in der grauen Substanz, während die weiße Substanz die verschiedenen Teile des Gehirns miteinander verbindet und uns damit in die Lage versetzt, verschiedene Aufgaben zu erledigen. Frauen verfügen über sehr viel mehr weiße Substanz als Männer, während die wiederum mit viel mehr grauer Substanz ausgestattet sind. Könnte das eine Erklärung für die beliebte Theorie sein, dass Frauen einfach besser darin sind, mehrere Dinge gleichzeitig zu erledigen?

Der Hypothalamus kontrolliert das endokrine System, das eine Vielzahl von Hormonen im Körper produziert. Zu den Dingen, die er steuert, gehören Sexualfunktionen, Schlaf, Wasserhaushalt und Körpertemperatur. Bei Männern ist der Hypothalamus fast zweimal so groß und enthält doppelt so viele Zellen wie bei den Frauen.

INTELLIGENZ MESSEN

Ungeachtet der physischen Unterschiede zwischen dem männlichen und dem weiblichen Gehirn scheint es, wenn überhaupt, einen kleinen Unterschied in Bezug auf die allgemeine Intelligenz zu geben. Der durchschnittliche Intelligenzquotient (IQ) von Männern und Frauen ist sehr ähnlich, was aber nicht bedeutet, dass wir alle gleich sind. Tatsächlich haben weitaus mehr Männer als Frauen einen sehr hohen oder einen sehr niedrigen IQ.

»Durchschnittswerte« sagen uns zwar etwas über das durchschnittliche Vermögen von Frauen und Männern einer Bevölkerung, sie geben aber keine Auskunft darüber, wie gut einzelne Menschen im Leben zurechtkommen oder wie breit ihre Fähigkeiten gespannt sind.

Zudem sind Intelligenzmessungen nicht eindeutig. Es hat endlose Debatten darüber gegeben, ob die typischen Intelligenztests Frauen nicht benachteiligten, weil Situationen verwendet werden, mit denen Männer (oder Jungen) besser vertraut sind als Mädchen – zum Beispiel wenn nach der relativen Geschwindigkeit von zwei Autos gefragt wird.

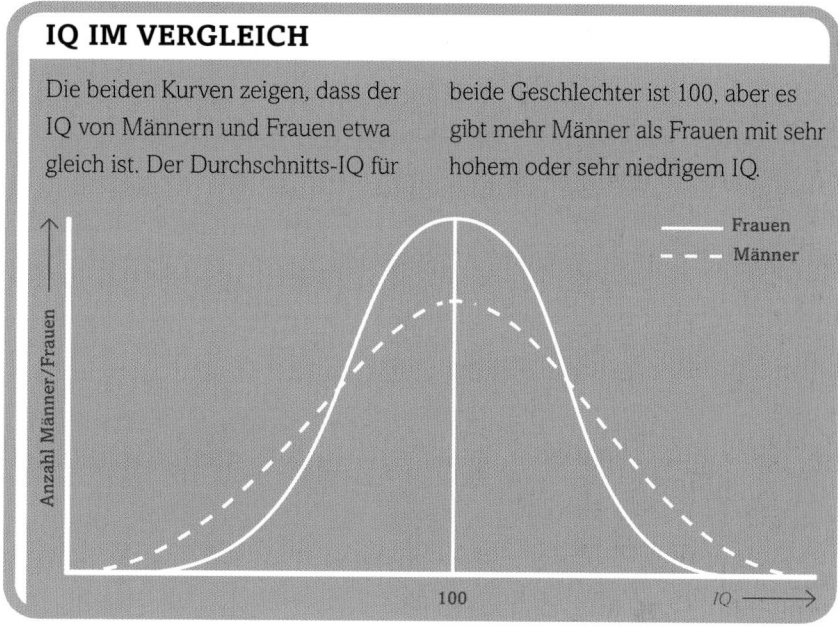

IQ IM VERGLEICH

Die beiden Kurven zeigen, dass der IQ von Männern und Frauen etwa gleich ist. Der Durchschnitts-IQ für beide Geschlechter ist 100, aber es gibt mehr Männer als Frauen mit sehr hohem oder sehr niedrigem IQ.

Frauen
Männer

Anzahl Männer/Frauen

100   IQ

JEDEM DAS SEINE?

Untersuchungen haben gezeigt, dass Männer bei visuell-räumlichen Tests besser abschneiden. Männer scheinen auch bei solchen Tests besser zu sein, die mit Mathematik zusammenhängen.

Frauen erzielen bessere Ergebnisse, wenn es um Sprache, Wörter und Argumentationen geht. Auch in einigen Gedächtnistests sind sie besser.

Es ist daher nicht überraschend, dass Männer weit mehr akademische Spitzenpositionen in der Naturwissenschaft innehaben als Frauen – was jedoch Spitzenpositionen in den Künsten oder Geisteswissenschaften angeht, gibt es nur noch wenige oder gar keine Unterschiede mehr zwischen den Geschlechtern.

Unsere Persönlichkeit

Erklären die physischen Unterschiede zwischen männlichem und weiblichem Gehirn auch die Unterschiede in der Persönlichkeit? Wer die biologische Sichtweise einnimmt, bejaht das. Verfechter der soziologischen Sichtweise meinen, dass die Unterschiede zwischen den Geschlechtern eine Folge der Sozialisation sind.

In der Psychologie herrscht weitgehend Konsens darüber, dass man eine Persönlichkeit in fünf Faktoren bzw. Dimensionen beschreiben kann. Jeder dieser »die großen Fünf« genannten Faktoren beinhaltet wiederum viele weitere Persönlichkeitsmerkmale.

Offenheit gegenüber Erfahrungen Vorstellungskraft, Neugier und Abenteuerlust sowie Interesse an neuen Ideen.

Gewissenhaftigkeit Pflichtgefühl, Selbstdisziplin, Tendenz zum Vorausplanen, geringe Tendenz zu spontanem Handeln sowie Bedürfnis nach Erfolg.

Extroversion Tendenz, sich Gesellschaft zu suchen, ein überschwängliches, dynamisches Verhältnis zum Leben, die Betonung des Positiven sowie Selbstbehauptung.

Verträglichkeit Kooperation, der Wille, friedensstiftend zu wirken, Mitgefühl, Hilfsbereitschaft sowie eine Neigung, sich eher auf die Wünsche der anderen einzulassen, als einen Konflikt zu wagen.

Emotionale Labilität Anfälligkeit für Ängste, Depressionen und andere negative Stimmungen, Launenhaftigkeit und die Tendenz, Probleme »aufzublasen« oder Hindernisse als unüberwindbar zu betrachten.

VERANLAGUNG ODER UMWELT?

In psychologischen Tests liegen Frauen stets bei Verträglichkeit und emotionaler Labilität vorn. Überraschenderweise sind diese Unterschiede in solchen Kulturen ausgeprägter, in denen die traditionellen Geschlechterrollen sich annähern.

Veranlagungstheorien Wissenschaftler, die die biologische Sichtweise einnehmen, argumentieren, dass wir geradezu programmiert seien. Sie verweisen dazu auf die Eigenheiten des limbischen Systems der Frau und ihre bessere Verknüpfung beider Gehirnhälften (s. S. 18). Darüber hinaus sind sie der Meinung, dass die andere Struktur des weiblichen Gehirns die unterschiedliche Verarbeitung von Informationen zur Gänze erkläre. Dies wiederum gebe vor, welche speziellen Fähigkeiten in einem IQ-Test (s. S. 19) Frauen leichter oder schwerer fielen als Männern und warum Frauen dazu neigen, sich das Gesamtbild anzuschauen, wenn sie Entscheidungen zu treffen hätten.

Umwelttheorien Eine andere Gruppe von Wissenschaftlern vertritt vehement die Überzeugung, dass Frauen so geboren würden, dass sie den gleichen Persönlichkeitstyp und die gleichen intellektu-

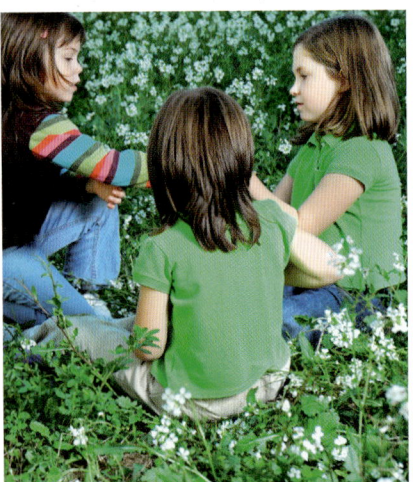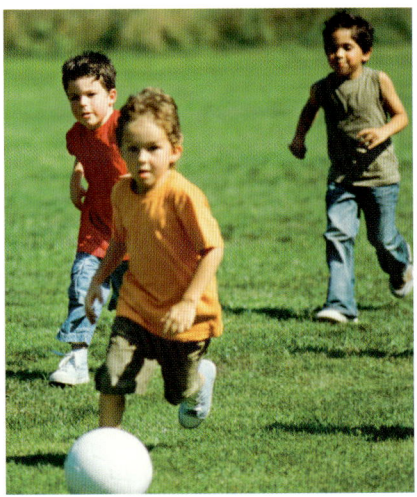

Unterschiede zwischen Mädchen und Jungen

Alle Eltern kennen das: Während sich Mädchen auf dem Spielplatz lieber miteinander unterhalten, suchen Jungen sich ein körperliches Spiel, etwa Fußball.

ellen Fähigkeiten wie Männer entwickeln könnten. Unterschiede kämen durch die Sozialisation zustande – mit anderen Worten: Bestimmte »weibliche« Persönlichkeitsmerkmale werden uns von der Gesellschaft vorgegeben und von uns tief verinnerlicht. Anhänger dieser Theorie glauben, dass, nachdem körperliche Überlegenheit nicht länger überlebensnotwenig war, Männer andere Strategien entwickelt haben, um Frauen zu unterwerfen – zum Beispiel, indem sie postuliert haben, Frauen seien weniger intelligent oder übermäßig emotional.

Veranlagung und Umwelt Eine dritte Gruppe argumentiert, dass es gewisse angeborene Unterschiede zwischen Männern und Frauen gebe, die von der Gesellschaft verstärkt würden. Einige sind sogar der Meinung, dass die Unterschiede zwischen männlichem und weiblichem Gehirn nicht stärker seien als die Unterschiede zwischen einzelnen Männern und einzelnen Frauen. Verhalten ist unendlich kompliziert und wird so gut wie sicher grundlegend beeinflusst – von beidem: unserer genetischen Mitgift und unserer Erziehung.

PERSÖNLICHKEIT, GESCHLECHT UND BERUF

Wir haben die Unterschiede zwischen Männern und Frauen in puncto Intelligenz (s. S. 19) betrachtet. Aber wie weit beeinflusst unsere Persönlichkeit, wie wir im Beruf vorankommen, und welche Rolle spielen Geschlechtsunterschiede bei der Persönlichkeit? Es ist gut möglich, dass die Persönlichkeit Auswirkungen auf die berufliche Leistung hat. So zeigte eine Studie, dass eine höhere berufliche Leistung in Zusammenhang stand mit mehr Offenheit und Extroversion, während schlechtere Leistungen zusammenhingen mit einem Mehr an emotionaler Labilität.

Es gibt noch viele andere Persönlichkeitsmodelle – nicht nur das der »großen Fünf«, dessen Kritiker darauf hinweisen, dass es Persönlichkeitsmerkmale wie Humor, Motivation und Identität nicht berücksichtige. Möglicherweise gibt es bei diesen Merkmalen ebenfalls Unterschiede zwischen Männern und Frauen, und vielleicht beeinflussen auch sie unsere Arbeitsleistung.

Persönlichkeitstests stehen und fallen damit, wie ehrlich die Antworten sind. Viele Menschen modifizieren unbewusst ihre Antworten so, dass es den vermeintlichen Anforderungen entspricht. Es wäre daher unklug, auf Grundlage eines Persönlichkeitstests zu einer abschließenden Bewertung über berufliche Leistung gelangen zu wollen. Das heißt aber, dass es ebenfalls hochriskant ist, seine berufliche Laufbahn auf der Basis eines Persönlichkeitstests bestimmen zu wollen.

»Unser Verhalten wird stets von zwei Faktoren beeinflusst: den Genen und der Erziehung.«

Stress und Belastungen heute

Die meisten Frauen haben heute die gleichen beruflichen Möglichkeiten und Chancen wie Männer. Die Kehrseite der Medaille ist die Schwierigkeit, Karriere und Familie unter einen Hut zu bringen. Kein Wunder, dass Frauen an denselben Krankheiten leiden wie Männer – und ebenso am »modernen Leben«.

Es ist noch gar nicht lange her, dass Frauen beigebracht wurde, für sie sei im Leben nichts anderes erstrebenswert als eine gute Ehe. Bis zum Ende des 19. Jahrhunderts – und in einigen Regionen der Welt noch heute – galt eine Frau als Besitz ihres Mannes, die er ungestraft schlagen konnte, wenn er wollte.

Viele der Veränderungen, die den Frauen gleiche Rechte gaben, fanden erst in relativ jüngster Zeit statt. Im Jahr 1918 wurde in Deutschland und Österreich das Frauenwahlrecht eingeführt, in der Schweiz gelang das nicht vor 1971. Und erst während des Zweiten Weltkrieges, also gerade einmal vor 70 Jahren, wurden Frauen dazu ermutigt, außerhalb der eigenen vier Wände Arbeit zu suchen – um die Männer zu ersetzen, die zum Kriegsdienst eingezogen worden waren.

Zum vielleicht wichtigsten Durchbruch für die Emanzipation der Frauen kam es 1960, als in Amerika – und ein Jahr darauf in Europa – die Antibabypille auf den Markt kam. Innerhalb weniger Jahre konnten Millionen Frauen ihre sexuelle Freiheit genießen, weil sie die Antibabypille nahmen.

SEINEN MANN STEHEN – BEI DER ARBEIT UND BEIM SPIEL

Viele Jahrzehnte lang mussten Frauen sich extrem anstrengen, um als Männern ebenbürtig akzeptiert zu werden. Doch am Arbeitsplatz anerkannt zu werden bedeutet oft, sich »wie ein Mann« in der sozialen Arena zu bewegen – mit anderen Worten: auch zu rauchen und zu trinken.

Zunehmender Alkoholkonsum

Frauen, wie wir auf Seite 65 zeigen werden, sind nicht dafür geschaffen, so viel Alkohol zu trinken wie Männer. Nicht nur, dass ihnen schon geringere Mengen schaden, es scheint auch so, dass sie innerhalb kürzerer Zeit ihren Körper damit zugrunde richten.

Schon 1998 lag der Alkoholkonsum bei 16 Prozent der Frauen in Deutschland über der Bedenklichkeitsgrenze von 20 Gramm Alkohol täglich. Bei jüngeren Frauen zwischen 18 und 24 Jahren wurden diese Werte immerhin schon von elf Prozent überschritten. Während der Alkoholkonsum der Männer in den darauffolgenden Jahren zurückging, nahm der Verbrauch bei Frauen

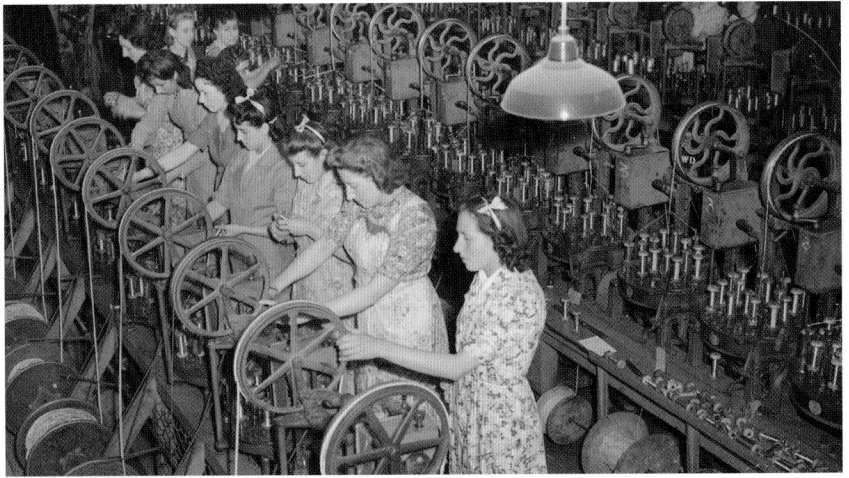

Frauen arbeiten im Zweiten Weltkrieg in der Industrie
Diese Fabrikarbeiterinnen waren typisch für Tausende von Frauen, die begannen, erstmals außerhalb des Zuhauses zu arbeiten. Sie wurden für die Kriegsanstrengungen gebraucht.

deutlich zu. Besonders besorgniserregend ist das sogenannte Rauschtrinken – 2004 gaben 25 Prozent der Mädchen zwischen zwölf und 25 Jahren an, mindestens einmal im Befragungsmonat fünf oder mehr Gläser Alkohol hintereinander getrunken zu haben – bei sechs Prozent der Mädchen geschah dies sogar drei- bis fünfmal. Bei den 35- bis 65-jährigen Frauen sind 13 Prozent der Todesfälle alkoholbezogen.

Zunehmender Zigarettenkonsum Früher haben Frauen sehr viel seltener geraucht als Männer. Heute hat sich der Abstand dramatisch verringert – möglicherweise auch als der törichte Versuch vieler junger Frauen, durch Rauchen das Gewicht niedrig zu halten.

ESSSTÖRUNGEN

Magersucht (Anorexia nervosa) betrifft Frauen etwa zehnmal stärker als Männer. Auch die Bulimie (Ess-Brechsucht) tritt vor allem bei Frauen auf. Diese beiden Essstörungen sind seelische Erkrankungen, die ernste körperliche Folgen haben und in der jeweiligen Familie erheblichen Stress verursachen können. Mehr dazu finden Sie auf den Seiten 216–217.

Beide – Magersucht und Bulimie – sind in den letzten Jahrzehnten dramatisch angestiegen; Hauptursache scheinen Stress und Anforderungen des modernen Lebens zu sein.

Die »typische« Vertreterin ist jung, attraktiv und ehrgeizig. Junge Frauen, die sich beim Sport oder in Berufen, bei denen körperliche Kondition ganz oben steht, hervortun, sind besonders gefährdet. Oft beschreiben diese Frauen ihre Essstörungen als eine Art »Bewältigungsstrategie« angesichts der hohen Erwartungen, die auf ihnen lasten.

DIE ALTERNDE GESELLSCHAFT

Ein weiterer Druck auf Frauen entsteht durch unsere zunehmend älter werdende Gesellschaft. Entsprechend der ständig ansteigenden Lebenserwartung steigt auch der Anteil der alten Menschen. Frauen kümmern sich sehr viel häufiger um ihre alten Angehörigen, vor allem die Eltern, als Männer. Da mehr und mehr Frauen ganztags arbeiten, stehen sie unter einer Doppelbelastung.

Darüber hinaus geht die Zahl der Menschen, die durch Krankheiten pflegebedürftig werden, ständig nach oben, obwohl – oder gerade weil – die Sterblichkeit durch manche schwere körperliche Erkrankungen (etwa Herzerkrankungen und Diabetes) rückläufig ist. Wenn Frauen dann später ihre Kinder gebären, wie es heutzutage üblich ist, finden sie sich schnell in einer schwierigen Lage: Sie müssen gleichzeitig sowohl für ihre Kinder als auch für ihre Eltern sorgen.

BALANCEAKT

Berufstätige Mütter
Ein typischer Anblick vorm Kindergarten oder der Schule: Eine berufstätige Mutter holt nach einem Arbeitstag ihr Kind ab.

Frauen arbeiten zunehmend außer Haus, ohne dass zugleich ihre häuslichen Pflichten weniger würden. Berufstätige Frauen sind noch immer hauptverantwortlich für Haushalt und Kinder. Die schwierige Vereinbarkeit von häuslichen und beruflichen Verpflichtungen ist oftmals das Haupthindernis für die berufliche Selbstverwirklichung von Frauen.

Viele Beweise belegen, dass Frauen nicht so leicht wie Männer einfach »abschalten« können – eventuell, weil es Unterschiede im Gehirn gibt (s. S. 18–19), oder aufgrund ihrer Sozialisation. Warum auch immer – die meisten Frauen erledigen viel mehr Aufgaben gleichzeitig als Männer. Und obwohl das eine Fähigkeit ist, die wir feiern sollten, ist es zugleich ein Garant für Stresskrankheiten.

»Zum vielleicht wichtigsten Durchbruch für die Emanzipation der Frauen kam es 1960, als die Antibabypille auf den Markt kam.«

Den Wandel verstehen

Dr. Patricia Macnair

Im Laufe des Lebens

Die Frauen von heute leben länger als ihre Mütter und noch viel länger als ihre Großmütter. Unsere Lebensqualität ist rundum besser: Wir sind gesünder, aktiver und unabhängiger als jemals zuvor. Wichtige Gründe dafür sind die Fortschritte in der Medizin und unsere gute Gesundheitsversorgung – aber auch die Tatsache, dass wir uns selbst immer aktiver um unsere Gesundheit kümmern. In diesem Kapitel geht es um die einzelnen Phasen unseres Lebens und um den nötigen gesunden Menschenverstand im Umgang mit unserer Gesundheit.

In dem Moment, in dem wir gezeugt werden, wird auch der Weg für unser individuelles Leben bereitet. Die Gene, die wir von unseren Eltern erben, unterscheiden uns von jedem anderen Menschen auf diesem Planeten – es sei denn, wir haben einen Zwilling. Die Gene spielen eine Rolle dabei, wer wir sind, wie wir aussehen, was wir für eine Konstitution und welche Krankheiten wir möglicherweise geerbt haben.

Gleichzeitig wirken sich Veränderungen unserer Umwelt in jeder Lebensphase nicht nur auf unsere Gesundheit aus, sondern auch auf die Art von Krankheiten, an denen wir vielleicht einmal erkranken. Diese beiden Einflussfaktoren, Gene und Umwelt, bilden die Grundpfeiler unserer geistigen und körperlichen Gesundheit. Sie sind der Schmelztiegel dessen, was Psychologen als biopsychosoziales Modell bezeichnen, um die Funktionsweise mentaler (geistig-seelischer) Gesundheit zu erklären. Gene und Umwelt sind also extrem wichtig. Wir wissen aber auch, dass beide in ganz erheblichem Maß – positiv oder negativ – beeinflusst werden können. Und zwar von dem Lebensstil, für den wir uns entscheiden.

DIE 10 BESTEN GEWOHNHEITEN FÜR EIN GESUNDES LEBEN

Legen Sie sich so viele gute Angewohnheiten wie möglich zu, wenn Sie noch jung sind, am besten schon mit 20. Denn das hilft Ihnen, ein stabiles Fundament für ein glückliches Leben zu bilden.

1 Ernähren Sie sich ausgewogen. Essen Sie jeden Tag fünf Portionen Obst oder Gemüse (s. S. 52–55).

2 Halten Sie Ihr Gewicht im grünen Bereich. Auf S. 58–59 finden Sie Ihren persönlichen Body-Mass-Index.

3 Hören Sie auf mit dem Rauchen. Eine Selbsthilfegruppe oder Ihr Arzt kann Ihnen dabei helfen (s. S. 64).

4 Seien Sie maßvoll mit Alkohol. Trinken Sie nicht mehr als 8–15 Gramm Alkohol in der Woche (s. S. 65).

5 Fahren Sie vorsichtig. Unfälle einschließlich Verkehrsunfälle sind eine häufige Todesursache.

6 Sorgen Sie für ausreichend Schlaf. Zu wenig Schlaf wirkt sich ungünstig auf das Alltagsleben aus.

7 Gehen Sie verantwortlich mit Sex um. Sorgen Sie für eine angemessene Verhütung und für »Safer Sex«.

8 Reinigen Sie sich regelmäßig die Zähne. Eine gute Mundgesundheit schützt Ihre Gesundheit rundum.

9 Trinken Sie täglich 2–2 ½ Liter. Dazu gehören neben Wasser auch in Maßen Tee und Kaffee.

10 Schützen Sie sich vor der Sonne. Wichtig sind die richtige Kleidung und ein Sonnenschutzmittel (s. S. 66).

DIE ZEIT VERGEHT

Frauen unterscheiden sich von Männern auf vielerlei Weisen – der wichtigste Unterschied ist aber die Art, wie wir älter werden. Frauen gehen durch ganz besondere Lebensphasen, in denen sie spezielle Veränderungen erleben – nicht nur in Bezug auf ihre Fruchtbarkeit und ihre hormonelle Situation, sondern auch in Bezug auf die Art von gesundheitlichen Störungen, die mit den einzelnen Lebensphasen verbunden sein können. Im Schnitt leben zum Beispiel Frauen in Deutschland fünfeinhalb Jahre länger als Männer. Aber natürlich neigen auch Frauen im Laufe der Jahre dazu, chronische Krankheiten zu entwickeln und mehr Medikamente zu nehmen.

Normalerweise denken wir an die Wechseljahre, wenn wir das Wort »Veränderung« im Zusammenhang mit der Gesundheit der Frau hören. Tatsächlich gibt es aber eine ganze Reihe solcher altersabhängiger Veränderungen – zum Beispiel wenn Frauen das »magische« Alter von 35 Jahren erreichen (s. S. 30). Viele dieser Veränderungen stehen mit der Familiengründung im Zusammenhang. Wie in dem Kapitel gezeigt wird, können sie auch mit der Entwicklung von akuten oder chronischen gesundheitlichen Störungen verbunden sein.

VORBEUGEN IST BESSER ALS HEILEN

Mit dem Alter lässt unsere körperliche Fitness nach, und das Risiko, bestimmte Erkrankungen wie Krebs, Herzleiden oder Osteoporose zu entwickeln, nimmt zu. Auf der Basis einer Einteilung in Jahrzehnte betrachtet dieses Kapitel typische altersbedingte Veränderungen des weiblichen Körpers, die Gesundheitsrisiken, die mit jedem Jahrzehnt verbunden sind, und die sich verändernden Nährstoffbedürfnisse. Aber nicht alle Erkrankungen hängen nur mit dem Alter zusammen. Deswegen finden Sie in diesem Kapitel auch viele Tipps und Tests zur Vorbeugung und zur Gesunderhaltung.

Die Empfehlung für Check-ups und Untersuchungen gelten schon, wenn Sie in den Zwanzigern sind, und sollten Ihr ganzes Leben beibehalten werden. Erschrecken Sie aber nicht, wenn die Liste dessen, was für Sie gut ist, ab 30 immer länger wird. Es sind ja nur Vorsichtsmaßnahmen. Viele gesundheitliche Probleme können vermieden oder besser behandelt werden, wenn sie frühzeitig erkannt werden.

Der sicherste Weg, Gesundheitsrisiken zu minimieren und viele Krankheiten zu verhindern, besteht immer darin, gesunde Lebensgewohnheiten zu entwickeln (s. links). Denken Sie daran: Erstens sind kleine Schritte zu mehr Gesundheit besser als gar keine, und zweitens ist es nie zu spät, etwas für seine Gesundheit zu tun.

UNSERE LEBENSERWARTUNG

Die unten stehende Aufzählung zeigt die geschätzte Lebenserwartung von Frauen in unterschiedlichen Ländern. Die Lebenserwartung von Männern ist in vielen Ländern rund fünf Jahre kürzer.

Land	Lebenserwartung
Andorra	86,23
Japan	85,56
Frankreich	84
Kanada	83,86
Schweiz	83,63
Australien	83,59
Spanien	83,32
Norwegen	83,32
Italien	83,07
Schweden	83
Island	82,62
Finnland	82,31
Deutschland	82,11
Neuseeland	82,08
Griechenland	82,06
Niederlande	81,82
Portugal	81,36
Großbritannien	81,3
USA	80,97
Irland	80,7
Dänemark	80,41
Südkorea	80,10
Polen	79,44
Mexiko	78,56
Saudi-Arabien	78,02
Venezuela	76,48
Brasilien	76,38
Türkei	75,46
China	74,82
Russland	73,03
Indien	71,17
Pakistan	64,83
Nigeria	48,07
Südafrika	41,66

Zwischen 20 und 30

Dieses Jahrzehnt ist wirklich aufregend: Sie platzen nahezu vor Vitalität, und wenn Sie nicht gerade Mutter werden, haben Sie viel Zeit für Ihre Karriere und Interessen. Nutzen Sie Ihre Freizeit gut – nehmen Sie sich Zeit für sich, und entwickeln Sie Lebensgewohnheiten, die Ihnen auf lange Sicht Gesundheit schenken. Je früher Sie damit anfangen, desto mehr profitieren Sie später davon.

FRUCHTBARKEIT UND SEXUALITÄT

Die Zeit zwischen dem 20. und dem 30. Geburtstag ist eine Zeit voller Fruchtbarkeit und sexueller Aktivität. Im deutschsprachigen Raum sind Frauen, die zum ersten Mal schwanger werden, im Durchschnitt 30 Jahre alt. Daher sind Familienplanung und Schwangerschaftsberatung im Jahrzehnt zwischen 20 und 30 so wichtig. Bei der Schwangerschaftsvorsorge denken wir meist an die Gesundheit des Babys, aber tatsächlich bergen Komplikationen im Rahmen der Schwangerschaft auch ernsthafte Risiken für die Mutter.

Vielleicht haben Sie sich als junge Frau mit Geschlechtskrankheiten befasst. HIV (Aids) ist außerordentlich besorgniserregend, obwohl es in dieser Altersgruppe immer seltener zu Todesfällen führt. Aber es gibt auch andere sexuell übertragbare Krankheiten, und viele davon können langfristig verheerende Auswirkungen auf Gesundheit und Fruchtbarkeit haben. Deswegen sollten Sie immer Safer Sex praktizieren und sich regelmäßig den empfohlenen Untersuchungen unterziehen.

SEELISCHE GESUNDHEIT

Die seelische Gesundheit ist zu jedem Zeitpunkt unseres Lebens wichtig, die Jahre zwischen 20 und 30 können aber wegen der großen Veränderungen im Leben und dem Zurechtfinden in der sozialen Rolle ganz besondere Belastungen bereithalten. Deswegen sind Depressionen häufig. Die gute Nachricht ist, dass man Depressionen mit Medikamenten und Gesprächstherapie gut behandeln kann (s. S. 210–211).

SUCHTVERHALTEN

Leider ist das zweite Lebensjahrzehnt vieler Frauen geprägt von schlechten Gewohnheiten, mit denen sie in der Pubertät begonnen haben, um zu zeigen, wie experimentierfreudig und wagemutig sie sind. Wenn Sie Suchtverhalten zeigen, zum Beispiel rauchen (s. S. 64), trinken (s. S. 220), Drogen nehmen (s. S. 221) oder unter Essstörungen leiden, versuchen Sie, es so schnell wie möglich wieder loszuwerden. Hilfe ist da, wenn Sie sie brauchen.

KREBS

Es ist ganz selten, dass Frauen in ihren Zwanzigern an Krebs erkranken. Trotzdem sind Sie nie zu jung, um wachsam zu sein und Vorsichtsmaßnahmen zu treffen, speziell um Melanomen, der aggressivsten Form von Hautkrebs, vorzubeugen (s. S. 360).

Achten Sie darauf, sich wirksam vor der schädlichen Wirkung von zu viel Sonne zu schützen, und

---

FRAGEN IN DEN ZWANZIGERN AN DEN ARZT

Hier ein paar der Fragen an den Arzt, wenn Sie 20 geworden sind:

- Wogegen sollte ich mich impfen lassen?
- Sollte ich Nahrungsergänzungsmittel oder Vitamine nehmen?
- Empfehlen Sie mir eine zusätzliche Untersuchung oder ein Screening?
- Sollte ich etwas in meinem Gesundheitsverhalten oder meiner Lebensweise ändern?

»Nehmen Sie sich Zeit für sich und Ihre Gesundheit – das ist die Basis für eine gesunde Zukunft.«

TESTS FÜR FRAUEN ZWISCHEN 20 UND 30

Im Folgenden finden Sie Tests und Check-ups, die Frauen zwischen 20 und 30 zu empfehlen sind. Einige der Routineuntersuchungen, zum Beispiel die der Brust (einschließlich der Selbstuntersuchung) können und sollten Sie regelmäßig selbst vornehmen. Fragen Sie auch Ihren Hausarzt, Ihren Zahnarzt und Ihren Augenarzt, welche Tests für Sie sinnvoll sind. Hier die medizinischen Empfehlungen:

Routineuntersuchungen

✔ Untersuchen Sie mindestens einmal im Monat Ihre Brust (s. S. 154), und gehen Sie jährlich zur Krebsvorsorgeuntersuchung beim Frauenarzt (Untersuchung und Abstrich).

✔ Lassen Sie mindestens alle zwei Jahre Ihre Augen kontrollieren.

✔ Lassen Sie zweimal im Jahr Ihre Zähne checken und professionell reinigen.

✔ Achten Sie auf Veränderungen Ihrer Haut (s. S. 358–360).

Zusätzliche Vorsorge

✔ Wenn Sie schwanger werden möchten, tauschen Sie sich mit Ihrer Frauenärztin aus. Möglicherweise sind Vorsorgeuntersuchungen und ein Abstrich vom Gebärmutterhals sinnvoll, bevor Sie schwanger werden.

---

gehen Sie zum Hautarzt, wenn Sie bemerken, dass ein Leberfleck sich irgendwie verändert.

MULTIVITAMIN- UND MINERALSTOFFPRÄPARATE

Wenn Frauen nicht gerade schwanger werden wollen, brauchen sie in aller Regel keine Vitaminpräparate oder zusätzliche Mineralien. Es gibt allerdings einige Ausnahmen:

Multivitamine Wenn Sie sehr starke Perioden haben, schon einmal eine Anämie hatten oder Veganerin sind, sollten Sie täglich Multivitamine und Eisen ergänzen.

Kalzium und Vitamin D Wenn Sie Veganerin sind oder keine Milchprodukte essen, brauchen Sie eventuell zusätzlich Kalzium und Vitamin-D-Präparate (s. S. 262).

Folsäure Wenn Sie eine Familie gründen wollen, nehmen Sie täglich 400 mg Folsäure, bevor Sie schwanger werden und bis zwölf Wochen nach der Empfängnis.

IMPFUNGEN

Folgende Impfungen könnten für Sie infrage kommen:

HPV Diese Impfung beugt dem humanen Papillomavirus (HPV) vor, der für etwa 70 Prozent aller Fälle von Gebärmutterhalskrebs verantwortlich ist. Auch gegen einen Typus von HPV, der die meisten Fälle von Feigwarzen im Genitalbereich verursacht, kann eine frühzeitige Impfung wirksam schützen. Fragen Sie Ihren Arzt, ob er Ihnen zu diesem Impfschutz rät.

Grippe Für viele Menschen ist eine jährliche Grippeschutzimpfung sinnvoll. Informieren Sie sich bei Ihrem Arzt, ob das auch für Sie zutrifft.

Tetanus, Diphtherie Auffrischimpfungen sind alle 10 Jahre nötig.

Nachhol- und Auffrischimpfungen Fragen Sie Ihren Arzt, ob Sie Auffrischimpfungen brauchen oder wichtige Impfungen in der Kindheit verpasst haben – z. B. eine Impfung gegen Röteln, die in der frühen Schwangerschaft zu Fehlbildungen beim Fötus führen können.

HAUPTTODESURSACHEN VON FRAUEN ZWISCHEN 20 UND 30

Eine Durchsicht der Todesursachenstatistik des Statistischen Bundesamtes in Deutschland zeigt, dass die Hauptursachen von Todesfällen bei Frauen zwischen 20 und 30 Jahren im Jahr 2007 die folgenden waren:

1 Unfälle und Verletzungen

2 Krebs

3 Herz-Kreislauf-Erkrankungen

4 Suizid

5 Erkrankungen des Nervensystems, vor allem Epilepsie und Gehirndurchblutungsstörungen

Zwischen 30 und 40

Im dritten Lebensjahrzehnt erfreuen sich die meisten Frauen einer robusten Gesundheit. Doch auch in dieser Zeit gibt es durchaus körperliche und seelische Probleme. Eine der wichtigsten Herausforderungen ist es zu lernen, auf die eigenen Gesundheitsbedürfnisse zu achten – auch wenn andere viele Ansprüche an uns haben oder wir uns voll auf Karriere oder Beziehungen konzentrieren.

35 – DIE »MAGISCHE« ZAHL

Die Fruchtbarkeit ist nicht das Einzige, was in den Dreißigern einer Frau nachlässt. Ironischerweise ist die 35 eine geradezu »magische« Zahl, was die Gesundheit von Frauen angeht. Möglicherweise bemerken Sie die ersten sichtbaren altersbedingten Veränderungen Ihrer Haarfarbe oder Hautbeschaffenheit. Ab 35 steigt auch das Risiko für eine ganze Reihe von gesundheitlichen Problemen, etwa:

- Fehlgeburten
- Geburtsfehler beim Kind (v. a. Down-Syndrom – s. rechts)
- Depressionen
- Brustkrebs
- Beginnender Knochenschwund
- Verlangsamter Stoffwechsel: Schwierigkeiten, das Gewicht zu halten
- Myome
- Hoher Blutdruck
- Autoimmunerkrankungen

FRUCHTBARKEIT UND SEXUALITÄT

Immer mehr Frauen verschieben das Kinderkriegen, bis sie über 30 sind. Aber ab 35 haben Frauen nicht nur ein höheres Risiko, unfruchtbar zu sein, sondern sie sind auch sogenannte »Spätgebärende« – und das bringt einige gesundheitliche Risiken mit sich.

Je älter eine Frau ist, desto eher kommt es in der Schwangerschaft zu Komplikationen, etwa hohem Blutdruck, einer Präeklampsie bzw. Eklampsie, Schwangerschaftsdiabetes oder starken Blutungen während der Geburt.

Lange wurde Frauen über 35 von der Pille abgeraten. Heute wissen wir, dass es der Gesundheit nicht schadet, wenn eine über 35-jährige Nichtraucherin, solange keine weiteren Risikofaktoren vorliegen, eine niedrig dosierte Pille nimmt.

Obwohl Frauen im Durchschnitt mit 51 Jahren in die Wechseljahre kommen, gibt es natürlich auch solche, bei denen sie früher einsetzen – ganz natürlich, nach einem chirurgischen Eingriff, bei dem Gebärmutter und Eierstöcke entfernt wurden, oder nach einer Krebsbehandlung. Das kann schon in den Jahren zwischen 30 und 40 passieren. Dann liegt eine sogenannte vorzeitige Ovarialinsuffizienz vor, die bei einer von 100 Frauen vorkommt. Es können natürlich auch viel jüngere Frauen, sogar Teenager, davon betroffen sein.

KNOCHEN

Die Jahre zwischen 30 und 40 sind eine wichtige Zeit, um sich Gedanken über die Gesundheit seiner Knochen zu machen. Wir denken normalerweise, dass das Wachstum unserer Knochen aufhört, wenn wir erwachsen sind – tatsächlich befinden sie sich aber ständig im Umbau. Frauen bilden Knochenmasse, bis sie etwa 30 sind. Die Knochendichte bleibt normalerweise bis zu den Wechseljahren konstant. Dann nimmt sie relativ schnell ab, wenn man nicht seine Lebensweise ändert oder Medikamente dagegen nimmt.

Das Beste, was Sie für Ihre Knochendichte tun können, ist:

Treiben Sie Sport (s. S. 56–57), vor allem solchen, der die Gelenke nicht belastet – also zum Beispiel Walking, Yoga, Tanzen oder Schwimmen und Krafttraining.

Sorgen Sie für genügend Kalzium und Vitamin D in Ihrer Ernährung (s. S. 54–55 und S. 262).

TESTS FÜR FRAUEN ZWISCHEN 30 UND 40

Die Routineuntersuchungen und Tests für Frauen in diesem Alter entsprechen in etwa denen für Frauen zwischen 20 und 30. Setzen Sie die guten Gewohnheiten aus dieser Zeit fort – etwa die regelmäßige Selbstuntersuchung der Brust, eine gesunde Ernährung und ausreichend Schlaf. Fragen Sie Ihre Ärztin, ob Sie Ihnen zu bestimmten zusätzlichen Untersuchungen rät.

Routineuntersuchungen

✔ Untersuchen Sie monatlich Ihre Brust auf Veränderungen.

✔ Gehen Sie regelmäßig zur Krebsvorsorgeuntersuchung beim Frauenarzt – ab 30 kommen die Krankenkassen für die Untersuchung, einen Abstrich (s. S. 107) und eine Brustuntersuchung jährlich auf.

✔ Lassen Sie mindestens alle zwei Jahre Ihre Augen untersuchen.

✔ Gehen Sie zweimal im Jahr zum Zahnarzt, und lassen Sie sich bei dieser Gelegenheit auch die Zähne professionell reinigen.

✔ Lassen Sie jedes Jahr Gewicht und Größe kontrollieren – ein Knochenschwund kann so früher festgestellt werden.

✔ Lassen Sie sich alle zwei bis fünf Jahre den Blutdruck messen (jährlich, wenn Sie ein erhöhtes Risiko für Herzerkrankungen oder hohen Blutdruck haben). Ab 35 zahlt die Krankenkasse alle zwei Jahre einen Gesundheits-Check beim Hausarzt, der auch die Blutfette, den Cholesterinspiegel und die Triglyzeride umfasst.

✔ Untersuchen Sie regelmäßig Ihre Haut auf Leberflecken und verdächtige Veränderungen (s. S. 358–360), und suchen Sie gegebenenfalls den Hautarzt auf..

Zusätzliche Vorsorge

✔ Wenn Sie sich ein Kind wünschen, sprechen Sie mit Ihrem Arzt darüber. Möglicherweise sollten Vorsorgeuntersuchungen und ein Abstrich (s. S. 107) gemacht werden, bevor Sie schwanger werden.

✔ Falls es in Ihrer Familie Fälle von Darmkrebs gab, sollten Sie Ihren Arzt gegebenenfalls fragen, ob er Ihnen zu Vorsorgeuntersuchungen wie einem Test auf okkultes Blut im Stuhl oder zu einer Darmspiegelung (s. S. 308) rät.

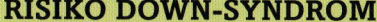

HERZ-KREISLAUF-SYSTEM

Ab dem 30. Lebensjahr ist es entscheidend, die Grundlagen für ein gesundes Herz-Kreislauf-System zu legen: Achten Sie auf ein gesundes Gewicht (s. S. 58–59), gewöhnen Sie sich schlechte Lebensgewohnheiten ab (s. 64–65), und kümmern Sie sich um Ihre Blutdruck-, Blutzucker-, Cholesterin- und Triglyzeridwerte (s. S. 162–163) . Regelmäßiger aerober Sport (s. S. 56–57) ist wichtig, um das Herz gesund zu halten.

RISIKO DOWN-SYNDROM

Das Risiko, dass ein Baby mit Chromosomenabnormalitäten zur Welt kommt – am häufigsten ist das Down-Syndrom (s. Abbildung unten) –, steigt rapide an, wenn die Mutter zum Zeitpunkt der Geburt Mitte oder Ende 30 ist.

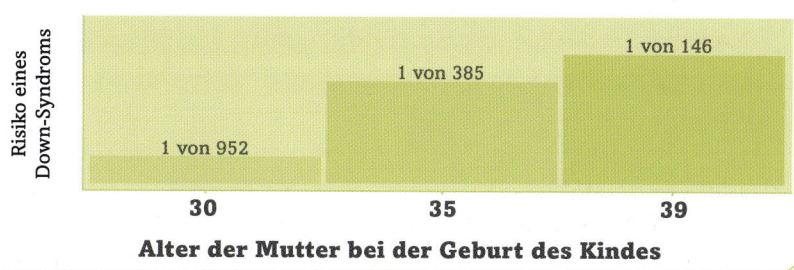

Risiko eines Down-Syndroms

1 von 952 · 1 von 385 · 1 von 146

30 · 35 · 39

Alter der Mutter bei der Geburt des Kindes

GEWICHT

Versuchen Sie, Ihr Gewicht immer im grünen Bereich zu halten. Wenn Sie übergewichtig sind, steigen folgende Risiken:

- Herzerkrankungen, Herzinfarkt, Schlaganfall, Typ-2-Diabetes
- Metabolisches Syndrom
- Gebärmutterschleimhautkrebs
- Gallensteine
- Stressinkontinenz
- Polyzystisches Ovarialsyndrom
- Schwangerschaftsprobleme, z. B. Fehlgeburten, Präeklampsie, Gestationsdiabetes, Kaiserschnitt
- Brustkrebs nach den Wechseljahren: 30 Prozent dieser Krebsart stehen in Zusammenhang mit einer Gewichtszunahme nach den Wechseljahren.

»Zwischen 30 und 50 verliert eine Frau durchschnittlich 0,5 Prozent ihrer Knochendichte.«

SPORT

Wir alle wissen, dass uns Sport guttut und dass man nie zu alt dafür ist. Zu den Vorteilen von viel Sport gehören die folgenden Aspekte:

- Sie halten Ihr Gewicht leichter.
- HDL, das »gute« Cholesterin im Blut, steigt an, während LDL, das »schlechte« Cholesterin, sinkt.
- Der Blutdruck sinkt.
- Der Ruhepuls wird niedriger.
- Die Knochendichte nimmt zu und die Gefahr von Osteoporose ab.
- Das Risiko für Darmkrebs, Nierensteine, Brustkrebs und Depressionen sinkt.

- Stress und Reizbarkeit lassen nach.
- Selbstachtung und seelische Gesundheit werden gestärkt.
- Der Schlaf wird besser.

MULTIVITAMIN- UND MINERALSTOFFPRÄPARATE

Die meisten gesunden Frauen zwischen 30 und 40 brauchen nicht regelmäßig Nahrungsergänzungsmittel – ideal ist es, das, was Sie brauchen, durch eine ausgewogene Ernährung aufzunehmen (s. S. 52–53). Wenn Sie jedoch unter sehr starken Perioden leiden oder sich einseitig ernähren, z. B. vegan, brauchen Sie sicher Nahrungsergänzungsmittel. Sprechen Sie aber vorher lieber mit Ihrem Arzt darüber, denn einige Vitaminpräparate können zu Wechselwirkungen mit Medikamenten führen oder die Aufnahme anderer Nährstoffe behindern.

Folsäure/Omega-3-Fettsäuren
Wenn Sie stillen, schwanger sind oder schwanger werden wollen,

---

FRAGEN IN DEN DREISSIGERN AN DEN ARZT

Hier nur ein paar der Fragen, die Sie Ihrem Arzt stellen sollten, wenn Sie über 30 sind:

- Sollte ich irgendwelche Vitaminpräparate oder Nahrungsergänzungsmittel nehmen?

- Gibt es irgendwelche zusätzlichen Tests, die ich machen sollte?
- Sollte ich irgendetwas in meinem Leben oder in meinem Verhalten ändern, um meine Gesundheit zu verbessern?

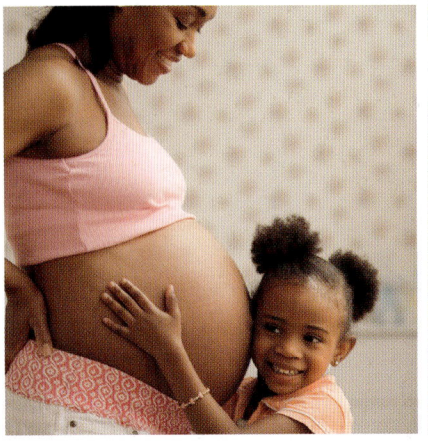
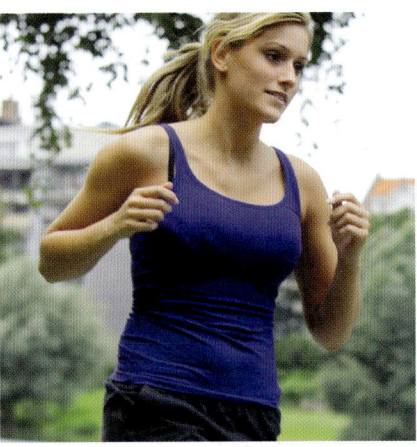
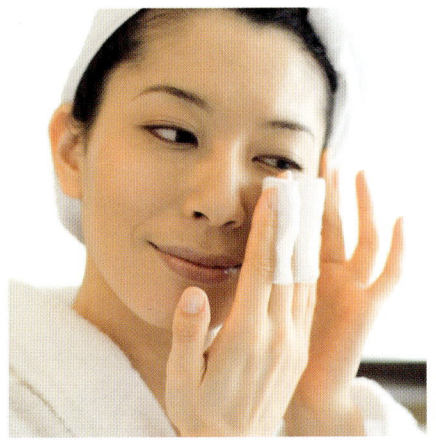

nehmen Sie täglich 400 mg Folsäure und möglichst auch 200 mg
Omega-3-Fettsäuren zu sich – vor
der Empfängnis und die ersten
zwölf Schwangerschaftswochen.
Kalzium Ihre Knochendichte
beginnt nun nachzulassen, besonders, wenn Sie rauchen, schon seit
Längerem Steroide nehmen oder
unter Anorexie gelitten haben
(s. Osteoporose S. 260–262).

Um Ihre Knochen zu schützen,
brauchen Sie 800 mg Kalzium am
Tag – dazu genügt es, wenn Sie
täglich drei Portionen Milchprodukte
zu sich nehmen. Wenn Sie durch
Ihre Ernährung nicht genug Kalzium
bekommen, überlegen Sie, ob Sie ein
Kalziumpräparat einnehmen sollten.
Vitamin D ist wichtig, um Kalzium
zu resorbieren und die Knochen
gesund zu halten. Die empfohlene
Tagesdosis bei Frauen unter 65 liegt
bei 5 µg am Tag und 10 µg, wenn
Sie schwanger sind oder stillen.
Vitamin D ist z. B. in fettem Fisch,
Eiern und Butter enthalten und wird
auch in der Haut produziert, sobald
sie dem Sonnenlicht ausgesetzt ist.
In Nordeuropa bilden Sie zwischen

April und September – bei vollem
Sonnenschein und ohne Sonnenschutzmittel – normalerweise schon
durch 15–20 Minuten draußen
genügend Vitamin D. Aber seien
Sie vorsichtig! Halten Sie sich nicht
so lange in der Sonne auf, dass Sie
einen Sonnenbrand bekommen,
denn dann erhöht sich Ihr Hautkrebsrisiko (s. S. 358–360).

IMPFUNGEN

Auch wenn Sie nicht in tropische
Länder reisen, sind Impfungen
durchaus sinnvoll. Die folgenden
sollten Sie in Betracht ziehen:
Grippe Unter bestimmten Voraussetzungen ist eine Grippeschutzimp-

fung durchaus sinnvoll, und viele
Kassen übernehmen die Kosten
dafür auch schon in diesem Alter.
Röteln Wenn die Möglichkeit
besteht, dass Sie schwanger werden
könnten, vergewissern Sie sich,
dass Sie immun gegen Röteln sind.
Denn eine Ansteckung mit Röteln
in den ersten zwölf Schwangerschaftswochen kann zu ernsthaften
Fehlbildungen des Babys führen.
**Tetanus, Diphtherie, Keuch-
husten** Erkundigen Sie sich bei
Ihrem Arzt, oder sehen Sie in Ihren
Impfpass, wann Sie zuletzt geimpft
worden sind. Der Impfschutz muss
alle 10 Jahre aufgefrischt werden.
Nachholimpfungen S. S. 29.

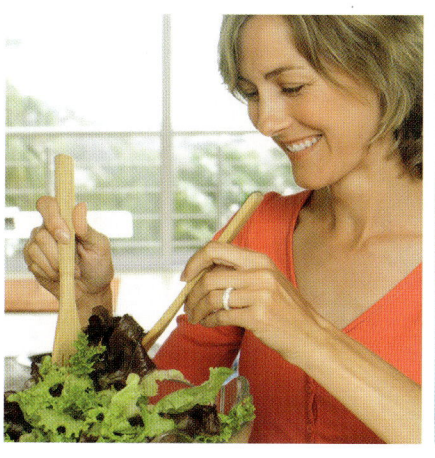
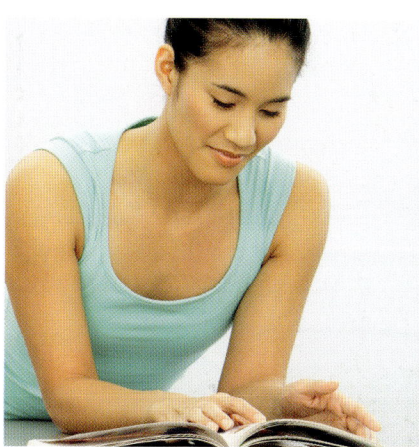
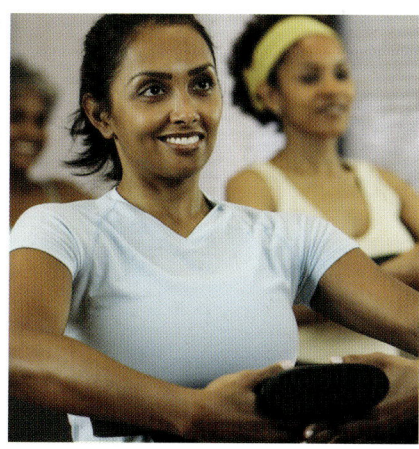

Zwischen 40 und 50

Diese Zeit kann für Frauen wundervoll sein, denn alles kommt zur Ruhe. Viele beschreiben diese Lebensphase als eine, in der sie endlich all das Wissen, das sie im Leben bisher erlangt haben, für sich nutzen können. Im Beruf haben sie sich etabliert, das Familienleben ist in die richtigen Bahnen gekommen, und obwohl sich die ersten Alterszeichen zeigen, sind sie bei bester Gesundheit.

FRUCHTBARKEIT UND SEXUALITÄT

Immer mehr Frauen entscheiden sich zu einem Kind, wenn sie schon über 40 sind – trotz der ganz realistischen Sorge um die nachlassende Fruchtbarkeit. Ironischerweise sind viele Frauen in dieser Altersgruppe sich nicht sicher, welche Verhütungsmethode für sie die richtige ist. Wenn sie unregelmäßige Perioden haben, denken sie fälschlicherweise oft, dass sie nun nicht mehr verhüten müssten. Frauen zwischen 40 und 50 werden – nach den Teenagern – am zweithäufigsten ungeplant schwanger!

Wenn Sie noch nicht in den Wechseljahren sind und keine zuverlässige Verhütungsmethode benutzen, können Sie immer noch schwanger werden. Die gute Nachricht ist: Wenn Sie gesund sind, nicht rauchen und auch keine sonstigen Risiken aufweisen, gilt es heute nicht mehr als unsicher, die Pille oder ein Hormonpflaster zu nehmen – und inzwischen sind viele sehr niedrig dosierte Alternativen auf dem Markt.

Mit durchschnittlich 51 Jahren kommen Frauen in die Wechseljahre. Trotzdem gibt es Frauen, bei denen es früher dazu kommt – als Folge einer Operation, bei der die Gebärmutter und Eierstöcke entfernt worden sind sowie nach einer Krebsbehandlung. Das Durchschnittsalter von Frauen, die nach einer Operation in die Wechseljahre kommen, liegt bei 42 Jahren.

LIBIDO

Viele Frauen berichten darüber, dass ihre Libido zwischen 40 und 50 nachlässt – sogar, wenn sie noch gar nicht in den Wechseljahren sind. Man weiß noch nicht genau, ob hormonelle, psychologische oder soziale Ursachen dafür verantwortlich sind. Möglicherweise ist es eine Kombination aus allem zusammen. Wenn Sie spüren, dass Ihre Libido nachlässt, ist das Beste, was Sie tun können, mit Ihrem Partner und Ihrem Arzt darüber zu sprechen.

DIE PERIMENOPAUSE

Hormonell ist dieser Lebensabschnitt durch die Perimenopause gekennzeichnet. Diese Phase dauert zwischen zwei und zehn Jahre und geht den Wechseljahren voraus (s. Kapitel 5). Die Eierstöcke produzieren immer weniger Östrogen, was unwiederbringlich zu einem Nachlassen der Fruchtbarkeit führt. Möglicherweise haben Sie zwar noch regelmäßig Ihre Periode, die sinkenden Östrogenspiegel können aber beispielsweise zu einem frühen Knochenschwund führen. Außerdem werden Sie vielleicht folgende Symptome an sich beobachten:

- Veränderungen in Stärke oder Häufigkeit Ihrer Periode
- Verstärktes prämenstruelles Syndrom
- Zunahme von Akne
- Wachsende Launenhaftigkeit und Reizbarkeit
- Schlafstörungen

Außerdem können Sie Symptome der Menopause an sich feststellen:

- Hitzewallungen
- Nachtschweiß
- Scheidentrockenheit

Wenn Sie diese Symptome stören, gibt es einige rezeptfreie Arzneimittel, die Ihnen helfen können. Sie sollten in jedem Fall aber auch zum Arzt gehen, um sich zu vergewissern, dass diese Symptome keine andere gesundheitliche Ursache haben.

TESTS FÜR FRAUEN ZWISCHEN 40 UND 50

Die Routineuntersuchungen und Tests für Frauen in diesem Alter entsprechen in etwa denen für Frauen zwischen 30 und 40. Wenn Sie Symptome der Perimenopause an sich bemerken, sollten Sie jedoch mit Ihrer Ärztin sprechen. Und da Sie für eine Standard-Mammografie Ihren 50. Geburtstag abwarten müssen, ist es besonders wichtig, pedantisch jeden Monat die Brust selbst abzutasten.

Routineuntersuchungen

✔ Untersuchen Sie mindestens einmal monatlich Ihre Brust (s. S. 154).

✔ Gehen Sie regelmäßig zur Krebsvorsorge zum Frauenarzt. Die Krankenkassen bezahlen diese einmal jährlich empfohlene Routineuntersuchung (inklusive Abstrich, s. S. 107, und Brustuntersuchung).

✔ Lassen Sie alle zwei Jahre Ihre Augen untersuchen.

✔ Gehen Sie zweimal im Jahr zum Zahnarzt – nutzen Sie diesen Termin gleich für eine professionelle Zahnreinigung.

✔ Spätestens ab 40 sollten Sie regelmäßig einen Check-up beim Hausarzt machen lassen, der der Früherkennung von Herz-Kreislauf-Erkrankungen, Nierenkrankheiten und Diabetes dient. Die Krankenkassen bezahlen diese Untersuchung ab dem 35. Lebensjahr alle zwei Jahre. Bei einem erhöhten Risiko können regelmäßige Kontrollen notwendig werden.

✔ Bei lästigen Wechseljahresbeschwerden gehen Sie zum Arzt.

✔ Untersuchen Sie Ihre Haut regelmäßig auf verdächtige Veränderungen oder Leberflecke (s. S. 358–360).

Zusätzliche Vorsorge

✔ Wenn Sie schwanger werden möchten, sprechen Sie mit Ihrer Gynäkologin oder Ihrem Gynäkologen. Es kann auch sinnvoll sein, noch vor einer Empfängnis einen Abstrich vom Gebärmutterhals (s. S. 107) und andere Routineuntersuchungen zu machen.

✔ Wenn in Ihrer Familie schon einmal ein Fall von Darmkrebs aufgetreten ist, fragen Sie Ihren Arzt nach Vorsorgeuntersuchungen – zum Beispiel einem Test auf okkultes (verstecktes) Blut im Stuhl oder einer Darmspiegelung (s. S. 308).

✔ Wenn Sie ein erhöhtes Risiko für Osteoporose (s. S. 261) haben, fragen Sie Ihren Hausarzt, ob er Ihnen zu einer Knochendichtemessung rät.

Vielen Frauen ist nicht bewusst, dass das Nachlassen der Libido auch eine Nebenwirkung diverser Medikamente sein kann.

ANDERE ZYKLUS-VERÄNDERUNGEN

Nicht alle Unregelmäßigkeiten des Monatszyklus stehen in Zusammenhang mit den Wechseljahren (s. Kasten links). Zu Myomen kommt es vermehrt bei Frauen über 40 – bei über 60 Prozent aller über 45-Jährigen sind sie nachweisbar, auch wenn nur die Hälfte der Patientinnen

tatsächlich Symptome zeigt. Auch Endometriose und eine Hyperplasie (vermehrtes Wachstum) der Gebärmutterschleimhaut können Probleme bereiten. All diese Veränderungen können zu starken Menstruationskrämpfen (Dysmenorrhö) und -blutungen (Menorrhagie) beitragen.

BRUST

Brustkrebs ist die häufigste Ursache für tödliche Krebserkrankungen bei Frauen in den Vierzigern und die Haupttodesursache in dieser Altersgruppe – in Deutschland

versterben daran jedes Jahr etwa 17 500 Frauen. Die Häufigkeit steigt mit dem Alter, während Mammografie-Screenings nicht vor dem 50. Lebensjahr angeboten werden. Bei erblicher Veranlagung ist das Risiko erhöht. In diesem Fall sollten Sie Ihren Frauenarzt fragen, ob er Ihnen zu einer Mammografie oder einer anderen Untersuchung rät. Wenn Sie einen Knoten in der Brust tasten, ein Knoten sich verändert und/oder es Brustkrebs in Ihrer Familie gab, sollten Sie auf jeden Fall Ihren Arzt aufsuchen.

> **»Bei Frauen in den Vierzigern kommen ungeplante Schwangerschaften am zweithäufigsten vor – nach der Gruppe der Teenager.«**

ANDERE KÖRPERLICHE VERÄNDERUNGEN

»Weiblich, fruchtbar, fett und 40« ist ein alter Medizinerspruch, der die klassischen Risikofaktoren für eine ganze Reihe von Erkrankungen benennt. Stoffwechselveränderungen scheinen es plötzlich schwieriger zu machen abzunehmen, aber viel leichter zuzunehmen – besonders um die Taille herum.

Das Problem, das jedoch am meisten Anlass zur Sorge gibt, versteht man erst seit Kurzem: das metabolische Syndrom, für das man in diesem Lebensjahrzehnt ein besonderes hohes Risiko hat. Das metabolische Syndrom ist der entscheidende Risikofaktor für die koronare Herzkrankheit. Kriterien sind: Typ-2-Diabetes, Übergewicht, erhöhte LDL-Spiegel (das »schlechte« Cholesterin), niedrige HDL-Spiegel (das »gute« Cholesterin), Bluthochdruck, Anstieg der Triglyzeride und Insulinresistenz.

Zu weiteren Veränderungen in diesem Alter gehören:

- Nachlassen der Sehkraft (meist wird eine Lesebrille nötig)
- Ergrauen des Haares
- Haarverlust (oder Haarwachstum an den falschen Stellen)
- Harninkontinenz (beginnend oder sich verstärkend)
- Frühzeitiger Verlust an Knochendichte, speziell, wenn schon Risikofaktoren vorliegen

SEELISCHE GESUNDHEIT

Die meisten Frauen in den Vierzigern sind seelisch völlig gesund, auch wenn doppelt so viele Frauen wie Männer in diesem Alter eine echte klinische Depression entwickeln (s. S. 210–211). Zu den sichtbaren Risikofaktoren für eine Depression gehören Trennung, Todesfälle oder finanzielle Probleme. Aber es gibt auch andere Einflussfaktoren, etwa PMS (prämenstruelles Syndrom) in der Vorgeschichte, Krankheiten, bestimmte Persönlichkeitsmerkmale sowie Depressionen in der Familie.

MULTIVITAMIN- UND MINERALSTOFFPRÄPARATE

Idealerweise bekommen Sie auch in den Vierzigern alles, was Sie brauchen, durch eine ausgewogene Ernährung (s. S. 52–55). Wenn Sie starke Periodenblutungen haben oder

---

FRAGEN IN DEN VIERZIGERN AN DEN ARZT

Hier einige der Fragen, die Sie Ihrem Arzt stellen sollten, wenn Sie die 40 überschritten haben:

- Brauche ich irgendwelche Vitaminpräparate oder Nahrungsergänzungsmittel?

- Gibt es irgendwelche zusätzlichen Tests, die ich machen sollte?
- Kann ich irgendetwas in meinem Leben oder in meinem Verhalten ändern, um meiner Gesundheit Gutes zu tun?

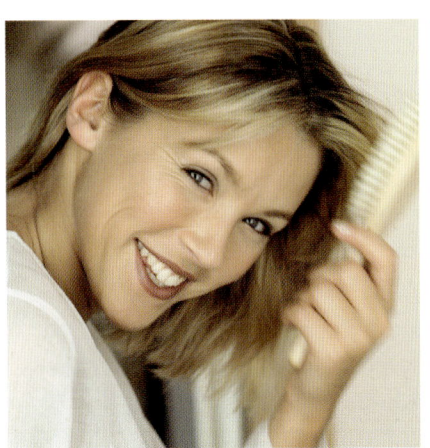
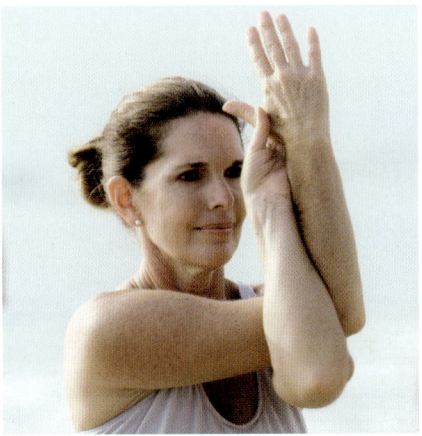
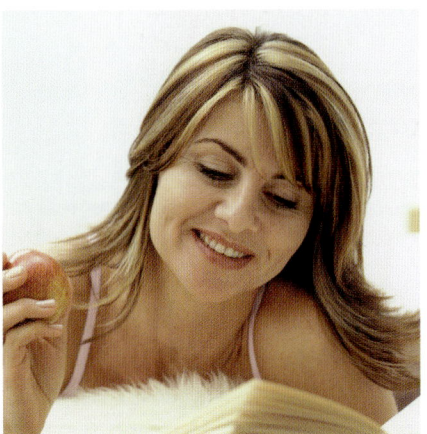

sich einseitig ernähren, brauchen Sie zusätzlich Vitamine und Mineralien. Einige dieser Präparate führen allerdings zu Wechselwirkungen mit anderen Medikamenten. Sprechen Sie deswegen sicherheitshalber vor der Einnahme mit Ihrem Arzt.

Folsäure/Omega-3-Fettsäuren
Wenn Sie stillen, schwanger sind oder schwanger werden wollen, nehmen Sie täglich 400 mg Folsäure und möglichst auch 200 mg Omega-3-Fettsäuren zu sich – vor der Empfängnis und die ersten zwölf Schwangerschaftswochen.

Kalzium Ihre Knochendichte verringert sich weiterhin, besonders, wenn Sie rauchen, schon seit Längerem Steroide nehmen oder unter Anorexie gelitten haben (s. Osteoporose S. 260–262). Um Ihre Knochen zu schützen, brauchen Sie 800 mg Kalzium am Tag, das entspricht täglich drei Portionen Milchprodukte. Wenn Sie mit der Nahrung nicht genügend Kalzium aufnehmen, sollten Sie das mit einem Kalziumpräparat ausgleichen. In jedem Fall gilt: Vorher mit dem Arzt sprechen.

Vitamin D Die empfohlene Tagesdosis bei Frauen unter 65 liegt bei 5 µg am Tag (10 µg, wenn Sie schwanger sind oder stillen). Vitamin D kommt in vielen Nahrungsmitteln vor, wird aber auch in der Haut produziert, sobald sie dem Tageslicht ausgesetzt ist (s. S. 33).

IMPFUNGEN
Grippe Auch in den Vierzigern kann eine Grippeschutzimpfung sinnvoll sein. Viele Kassen übernehmen die Kosten dafür.

Röteln Falls die Möglichkeit besteht, dass Sie schwanger werden, vergewissern Sie sich, dass Sie immun gegen Röteln sind. Denn eine Ansteckung mit Röteln in den ersten zwölf Schwangerschaftswochen kann zu ernsthaften Fehlbildungen des Babys führen.

Tetanus, Diphtherie, Keuchhusten Prüfen Sie, ob eine Auffrischimpfung fällig ist (Arzt, Impfpass). Der Impfschutz muss alle 10 Jahre erneuert werden.

Nachholimpfungen S. S. 29.

»Knochenschwund kann schon in den Vierzigern beginnen. Deswegen ist eine Ernährung, die reich an Kalzium und Vitamin D ist, jetzt so wichtig.«

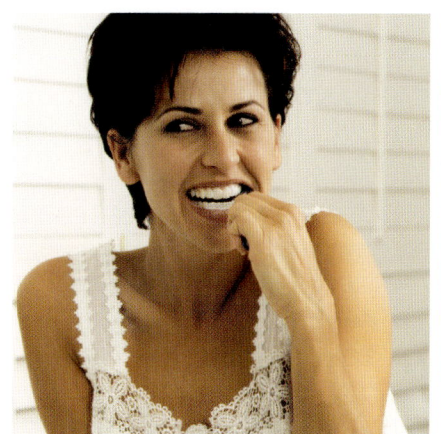
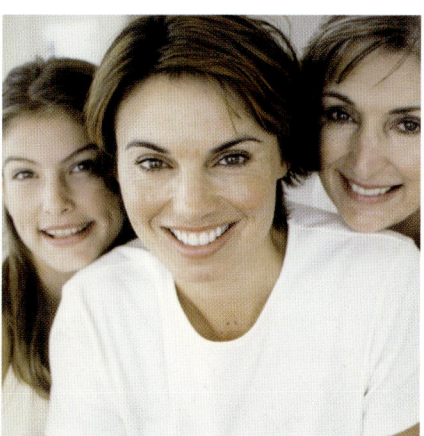
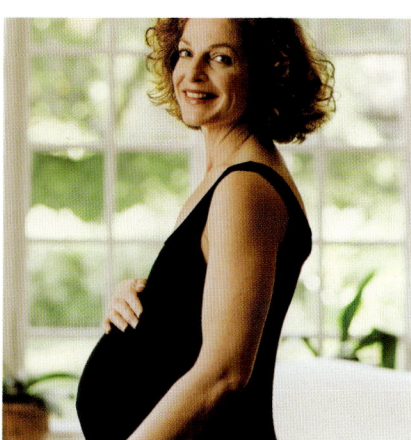

Zwischen 50 und 60

Die meisten Frauen in diesem Alter sind in den Wechseljahren. Und die meisten finden es herrlich, wenn sie diese hinter sich haben. Denn jetzt beginnen sie voller neuer Energie den »dritten Akt« ihres Lebens. Angst vor ungewollter Schwangerschaft? Vorbei! Stattdessen genießen Frauen in den Fünfzigern ihre Unabhängigkeit, weil die Kinder (wenn sie welche hatten) flügge geworden sind.

SEXUELLE GESUNDHEIT

Für viele Frauen haben die Wechseljahre auch einen Vorteil – dass sie nämlich nun keine Angst mehr haben müssen, ungewollt schwanger zu werden. Und so kann es dazu kommen, dass auch bei neuen Partnern auf Kondome verzichtet wird. Hinzu kommt die höhere Scheidungsrate, bessere soziale Netze und veränderte Einstellungen zum Sex. Untersuchungen zeigen, dass es häufiger zu Genitalwarzen kommt, aber auch zu Gonorrhö und Syphilis. Wenn Sie sexuell aktiv sind und nicht in einer beidseitig monogamen Beziehung leben, haben Sie das gleiche Risiko für Geschlechtskrankheiten wie junge Frauen auch – es sei denn, Sie praktizieren Safer Sex.

KNOCHEN

Viele kaum wahrnehmbare Veränderungen unseres Körpers in den Wechseljahren gehen auf das Konto des sinkenden Östrogenspiegels. Am dramatischsten ist der Verlust an Knochendichte: 20 Prozent der Knochendichte, die wir im Laufe unseres gesamten Leben verlieren, verlieren wir in den ersten fünf Jahren der Menopause. Frauen mit einem Risiko für Osteoporose sollten mit ihrem Arzt über eine Knochendichtemessung sprechen (s. S. 260–261).

DARM UND VERDAUUNG

Bei über 50-Jährigen sind Schwierigkeiten mit der Verdauung recht verbreitet. Die Anzahl der »guten« Darmbakterien sinkt, während Verdauungsprobleme, Verstopfung, Divertikulitis und sogar Darmkrebs langsam zunehmen.

Die Vorsorgeprogramme der gesetzlichen Krankenkassen bieten Früherkennungsuntersuchungen schon ab dem 50. Lebensjahr an, und auch Sie selbst können eine ganze Menge dafür tun, dass Ihr Darm gesund bleibt – zum Beispiel mit einer ballaststoffreichen Ernährung, die Sie noch mit probiotischem Joghurt unterstützen können. Beobachten Sie darüber hinaus auch aufmerksam bestimmte Veränderungen, etwa wenn Sie öfter als gewohnt Stuhlgang haben oder häufig unter Verstopfung leiden. Wenn beim Stuhlgang Schleim oder Blut mit ausgeschieden wird, sollten Sie keine Zeit verlieren und zum Arzt gehen (s. auch S. 306–309).

WEITERE KÖRPERLICHE VERÄNDERUNGEN

Andere Veränderungen, die zwischen 50 und 60 auftreten können:

- Möglicherweise brauchen Sie jetzt eine Lesebrille.
- Das Gehör kann nachlassen.
- Weil der Stoffwechsel langsamer arbeitet, kann es zu hartnäckiger Gewichtszunahme kommen, auch wenn Sie genauso viele Kalorien

HAUPTTODESURSACHEN VON FRAUEN ZWISCHEN 50 UND 60

Eine Durchsicht der Todesursachenstatistik des Statistischen Bundesamtes in Deutschland zeigt, dass die Hauptursachen von Todesfällen bei Frauen zwischen 50 und 60 Jahren im Jahr 2007 die folgenden waren:

1 Krebs (alle Arten)
2 Herzkrankheiten und Gehirndurchblutungsstörungen
3 Leberzirrhose
4 Chronische Erkrankungen der Atemwege
5 Suizid

TESTS FÜR FRAUEN ZWISCHEN 50 UND 60

Die Routineuntersuchungen und Tests für Frauen in diesem Alter entsprechen in etwa denen für Frauen zwischen 30 bis 50. Darüber hinaus können jetzt Probleme mit den Wechseljahren oder die Angst vor Osteoporose gute Gründe sein, um mit Ihrem Arzt zu sprechen. Fragen Sie ihn auch, ob für Sie sonstige spezielle Tests sinnvoll sind.

Routineuntersuchungen

✔ Untersuchen Sie monatlich Ihre Brust (s. S. 154).

✔ Nutzen Sie die Mammografie-Screenings, die Frauen zwischen 50 und 69 Jahren gesetzlich zustehen.

✔ Nutzen Sie jährlich die Krebsvorsorgeuntersuchungen beim Frauenarzt, die von der Kasse bezahlt werden.

✔ Lassen Sie spätestens alle zwei Jahre Ihre Augen gründlich untersuchen.

✔ Gehen Sie zweimal im Jahr zum Zahnarzt, um Ihre Zähne checken und professionell reinigen zu lassen.

✔ Nehmen die alle zwei Jahre den Check-up beim Hausarzt wahr, um Herz-Kreislauf-Erkrankungen, Diabetes und Nierenerkrankungen frühzeitig zu erkennen. Die Krankenkasse übernimmt die Kosten für diese Vorsorgeuntersuchungen.

✔ Kontrollieren Sie Ihre Haut regelmäßig auf verdächtige Veränderungen oder Leberflecke (s. S. 358–360), und suchen Sie gegebenenfalls den Hautarzt auf.

Zusätzliche Vorsorge

✔ In Deutschland wird Menschen zwischen 50 und 55 Jahren im Rahmen der Darmkrebs-Früherkennung ein jährlicher Test auf okkultes (verstecktes) Blut im Stuhl angeboten. Ab 55 können Sie sich zwischen einer Darmspiegelung (zwei Darmspiegelungen im Abstand von zehn Jahren übernimmt die Krankenkasse) und der Untersuchung (alle zwei Jahre) entscheiden.

✔ Bitten Sie Ihren Hausarzt, den Hämoglobin- und den Hämatokritwert Ihres Blutes zu bestimmen (Anämie ist bei Frauen, die noch ihre Periode haben, recht verbreitet, und Myome erhöhen das Risiko.) Solche Untersuchungen werden nicht routinemäßig angeboten und meist nur vorgenommen, wenn entsprechende Beschwerden oder Risiken vorliegen.

✔ Wenn Sie ein erhöhtes Risiko für Osteoporose (s. S. 261) haben, fragen Sie Ihren Hausarzt, ob er Ihnen zu einer Knochendichtemessung rät.

---

zu sich nehmen wie vorher und auch weiterhin Sport treiben.

● Besonders an Bauch und Taille lagern sich leicht hartnäckige Fettpölsterchen an. Diese weisen auf ein erhöhtes Risiko für Herzerkrankungen hin und stehen in Zusammenhang mit einem Anstieg der Triglyzeride im Blut.

● Hautveränderungen sind nun nicht mehr zu übersehen:

Fältchen, Altersflecken, zunehmende Trockenheit.

● Ein bisschen vergesslich zu werden ist jetzt ganz normal – wenn Sie sich Sorgen machen, sprechen Sie mit Ihrem Arzt.

SCHLAFPROBLEME

Manche Experten sind der Meinung, die Ursache der Vergesslichkeit seien Schlafstörungen in den

Wechseljahren. Zahlreiche Untersuchungen mit Frauen haben gezeigt, dass Schlafprobleme die störendsten Begleiterscheinungen dieser Lebensphase sind. Zu diesen hormonell verursachten Schlafschwierigkeiten kann dann auch noch das Schnarchen des Partners im ehelichen Bett kommen!

Was immer der Grund ist – Schlafmangel ist sehr belastend und kann die Ursache von Benommenheit und Schläfrigkeit während des ganzen Tages sein, aber auch kognitive und andere Fähigkeiten beeinträchtigen (s. S. 60–61).

> »Etwa 30 Prozent aller Frauen leiden nicht unter Wechseljahresbeschwerden, sie haben keine Probleme.«

SEELISCHE GESUNDHEIT

Es gibt gute Nachrichten! Das »Leeres-Nest-Syndrom«, das bei Frauen in den Wechseljahren zu Depressionen führen soll, hat sich als Märchen erwiesen. Depressionen stehen auch nicht in ursächlichem Zusammenhang mit den Wechseljahren, es sei denn, es liegen spezielle Risikofaktoren vor. Zu den Frauen mit einem erhöhten Risiko gehören Frauen,

- die vor Kurzem eine schwere Depression hatten,
- die unter einem mäßigen prämenstruellen Syndrom (PMS) gelitten haben,
- die eine Wochenbettdepression entwickelt haben,
- die einen großen Verlust, etwa den eines Kindes, erlitten haben,
- die rauchen,
- die ein jüngeres Kind haben, das noch zu Hause ist.

FRÜHE FORMEN VON DEMENZ

Möglicherweise machen Sie sich Sorgen darüber, dass Ihre zunehmende Vergesslichkeit ein Anzeichen für eine beginnende Demenz

FRAGEN IN DEN FÜNFZIGERN AN DEN ARZT

Hier nur ein paar der Fragen, die Sie Ihrem Arzt stellen sollte, wenn Sie die 50 überschritten haben:

- Brauche ich bestimmte Vitaminpräparate oder Nahrungsergänzungsmittel?
- Gibt es zusätzliche Tests, die ich machen sollte?
- Wann sollte ich das nächste Mal zur Mammografie gehen?
- Ist eine Knochendichtemessung erforderlich?
- Ist meine Medikation noch richtig?
- Kann ich etwas an meinem Verhalten ändern, um meiner Gesundheit Gutes zu tun?

ist. In Deutschland sind gut eine Million Menschen an Demenz erkrankt, etwa zwei Drittel von ihnen leiden an der Alzheimer-Krankheit. Die Mehrheit der Menschen mit Demenz ist über 65 Jahre alt (tatsächlich sind die meisten sogar über 80). Schätzungsweise 20 000 Menschen in Deutschland leiden an einer Frühform der Alzheimer-Demenz – viele davon sind erst zwischen 50 und 60 Jahre alt. Die Frühform der Alzheimer Demenz wird meist vererbt – ein genetischer Defekt, der mit den Erbinformationen weitergegeben wird. Deswegen sollten Sie sich Ihrem Arzt anvertrauen, wenn in Ihrer Familie

Fälle von Frühdemenz aufgetreten sind. Fachleute heute sind darüber besorgt, dass zu wenig über diese Erkrankung informiert wird und viele Menschen deswegen nicht wirksam behandelt werden können (zu den ersten Symptomen der Alzheimer-Krankheit s. S. 184-185).

MULTIVITAMIN- UND MINERALSTOFFPRÄPARATE

Die anschließend aufgeführten Vitamin- und Mineralstoffpräparate helfen Ihnen dabei, das Beste aus Ihrem Leben zu machen. Bestimmte Vitaminpräparate können jedoch mit bestimmten Arzneimitteln interagieren und zu unerwünschten

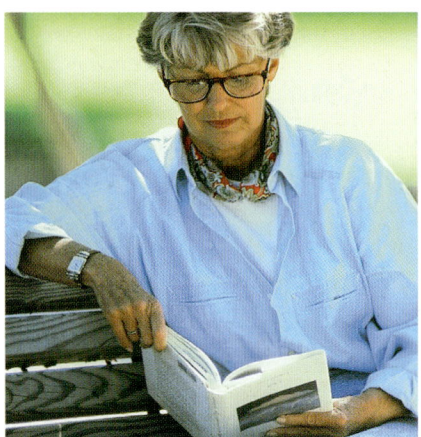
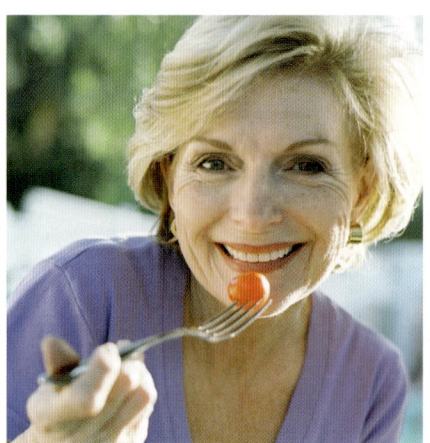
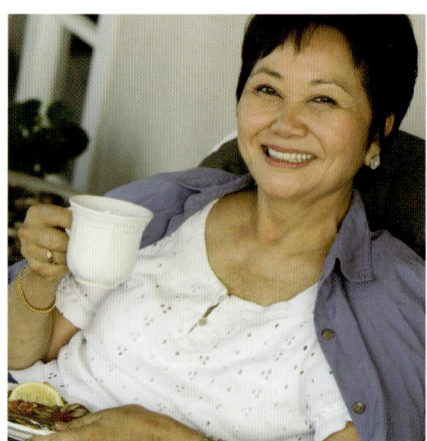

Nebenwirkungen führen oder die Aufnahme von Nährstoffen verändern. Deswegen sollten sie nie ohne ärztlichen Rat genommen werden.

Multivitamine Wenn Ihr Arzt nicht anderer Meinung ist, brauchen Sie möglicherweise kein eisenhaltiges Multivitaminpräparat mehr.

Kalzium Wenn Sie mit Ihrer Ernährung nicht genügend Kalzium aufnehmen (800mg/Tag – das entspricht drei Portionen Milchprodukte), könnte eine tägliche Kalziumergänzung sinnvoll sein.

Vitamin D Dieses Vitamin unterstützt Ihren Organismus bei der Kalziumaufnahme. Die meisten Multivitaminpräparate enthalten Vitamin D – achten Sie aber auf die Dosis: Die empfohlene Menge für Frauen unter 65 sind 5 µg am Tag. Vitamin D ist in vielen Nahrungsmitteln enthalten, aber auch Ihre Haut stellt es bei Tageslichtexposition her (s. S. 33).

IMPFUNGEN

Für Grippe-, Tetanus-, Diphtherie-, Keuchhusten- und Nachholimpfungen gilt das Gleiche wie im Alter von 40 bis 50 (s. S. 39).

DIE WECHSELJAHRE

Frauen in Deutschland kommen im Durchschnitt mit Anfang 50 in die Wechseljahre. Für die meisten Frauen bedeuten die Wechseljahre aber nicht nur das Ende der Menstruation – wenn sie vorbei sind, haben viele Frauen das Gefühl von Energie und Tatendrang (s. S. 137).

Es gehört in das Reich der Mythen, dass alle Frauen unter Wechseljahresbeschwerden leiden. 30 bis 50 Prozent empfinden überhaupt keine Einschränkungen durch die Menopause. Das heißt aber auch, dass 50 bis 70 Prozent Beschwerden haben. Diese Beschwerden variieren im Laufe der Wechseljahre ganz erheblich. Zu den klassischen Problemen gehören Hitzewallungen, nächtliches Schwitzen, Scheidentrockenheit, Stimmungsschwankungen, Reizbarkeit und Schlafstörungen (s. S. 136–141).

HORMONERSATZTHERAPIE

Eine der ganz großen Fragen für Frauen in den Wechseljahren, die mäßige bis schwere Beschwerden haben, ist »Hormonersatztherapie – ja oder nein?« (s. S. 138). Eine der Hauptsorgen ist, dass die Hormonersatztherapie vielleicht das Risiko von ernsthaften Erkrankungen, ganz besonders Brustkrebs und Krebs der Gebärmutterschleimhaut, erhöht.

In der riesigen Flut an Informationen zu diesem Thema gibt es auch eine irritierende Studie der WHI (Women's Health Initiative). Diese Studie ist die größte, die je mit Frauen in den Wechseljahren durchgeführt wurde. Letztendlich kommt sie zu dem Schluss, dass jede Frau selbst ihre persönlichen Umstände, ihre Symptome und Risiken und die Vorteile, die sie von einer ärztlichen Behandlung hat, abwägen muss. Bei einer zweiten Studie der WHI zur Überprüfung der vorangegangenen konnte bei Frauen, die zwischen 50 und 59 Jahren Östrogene eingenommen hatten, kein erhöhtes Risiko für Herzerkrankungen gefunden werden.

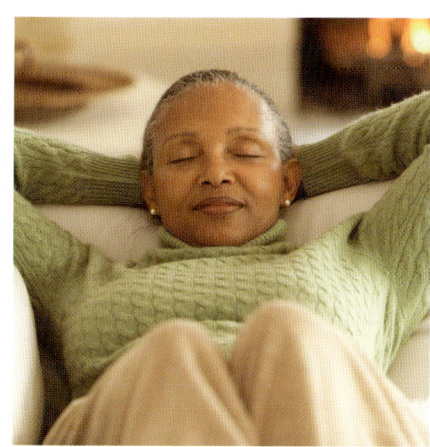
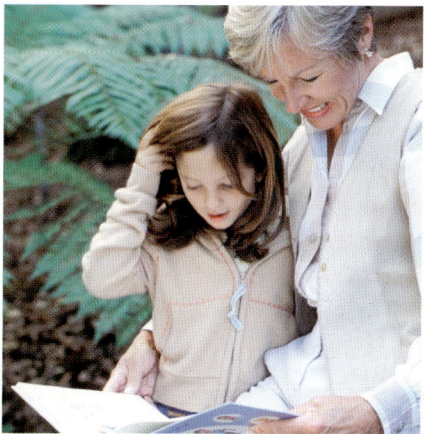
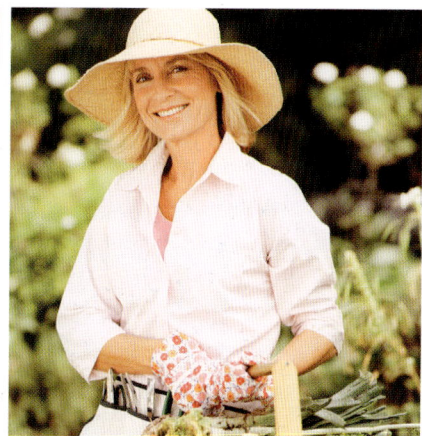

Zwischen 60 und 70

Frauen in diesem Alter sind heutzutage so aktiv wie nie zuvor. Viele arbeiten über das übliche Rentenalter hinaus weiter, entdecken neue Beschäftigungen und gehen neue Beziehungen ein. Im Durchschnitt hat ein gesunde 60-Jährige noch gut 24 Jahre vor sich – 18 davon in guter, sehr guter oder sogar exzellenter Gesundheit. Ein aktives Liebesleben muss sie also nicht aufgeben.

»Walking, Schwimmen und Low-Impact-Aerobic reduzieren das Risiko von Herzkrankheiten,

SPORT

Bleiben Sie aktiv: Wenn Sie Spaß an einer bestimmten Sportart haben, betreiben Sie sie auch weiterhin. Wenn Sie bislang eher unsportlich waren, ist es auch jetzt nicht zu spät, mit Sport zu beginnen. Was halten Sie von folgenden Sportarten?

- Walking, Schwimmen und Low-Impact-Aerobic reduzieren das Risiko von Herzkrankheiten und fördern die Ausdauer.
- Leichtes Krafttraining und Tennis erhalten die Muskelmasse und stärken die Knochen.
- Sportarten wie Yoga und Pilates erhalten Beweglichkeit und Gleichgewichtssinn und beugen Stürzen vor.

KÖRPERLICHE VERÄNDERUNGEN

Die körperlichen Zeichen des Alterns werden nun sichtbarer. Seh- und Hörvermögen lassen weiter nach – 30 Prozent der über 65-Jährigen hören deutlich schlechter. Mit Harninkontinenz kämpfen 10 Prozent der Frauen. Darüber hinaus können Blasen-, Seh- und Hörprobleme sowie Bewegungsmangel zu sozialer Isolation beitragen.

KRANKHEITEN

Bei Frauen mit Osteoporose kann es zu einem leichten Buckel kommen, sie können auch kleiner werden. Arthritis wird zum Problem, wenn die Finger sich verformen und andere Gelenke steif werden. Krebs- und Herzerkrankungen nehmen zu. Außerdem steigt die Zahl anderer Krankheiten, etwa Parkinson oder Erkrankungen des Verdauungssystems, an.

SEELISCHE GESUNDHEIT

Dass Frauen in den Sechzigern an Depressionen und Einsamkeit leiden, trifft in der Regel nicht zu. Trotzdem sollten Frauen mit ernsten körperlichen Beschwerden sich auch und besonders um ihre seelische Gesundheit kümmern.

MULTIVITAMIN- UND MINERALSTOFFPRÄPARATE

Sprechen Sie mit Ihrem Arzt, bevor Sie auf eigene Faust Nahrungsergänzungsmittel einnehmen.

Multivitamine Möglicherweise brauchen Sie jetzt kein eisenhaltiges Vitaminpräparat mehr.

Kalzium und Vitamin D Wenn Ihre tägliche Kost nicht genügend

FRAGEN IN DEN SECHZIGERN AN DEN ARZT

Hier ein paar der Fragen, die Sie Ihrem Arzt jetzt stellen sollten:

- Brauche ich Vitaminpräparate oder Nahrungsergänzungsmittel?
- Gibt es irgendwelche zusätzlichen Untersuchungen, die ich machen sollte?
- Sollte ich irgendetwas in meinem Leben oder in meinem Verhalten ändern, um meine Gesundheit optimal zu verbessern?
- Ist mein Herz gefährdet?
- Wann sollte ich meine Knochendichte messen lassen?

TESTS FÜR FRAUEN ZWISCHEN 60 UND 70

In diesem Lebensjahrzehnt sollten Sie weiterhin die empfohlenen Routineuntersuchungen durchführen lassen – die meisten davon kennen Sie schon aus früheren Jahren. Bis zum Alter von 70 Jahren werden Frauen die regulären Mammografien angeboten. Da insbesondere die Gefahr für Krebserkrankungen der Verdauungsorgane im Alter ansteigt, wird die Darmkrebsvorsorge immer wichtiger.

Routineuntersuchungen

✔ Untersuchen Sie weiterhin regelmäßig Ihre Brust (s. S. 154).

✔ Lassen Sie alle drei Jahre eine Mammografie machen.

✔ Gehen Sie weiter regelmäßig zur Krebsvorsorgeuntersuchung beim Frauenarzt.

✔ Lassen Sie Ihre Augen regelmäßig auf Glaukom, grauen Star oder Makuladegenerationen untersuchen.

✔ Machen Sie einmal im Jahr einen Hörtest.

✔ Gehen Sie zweimal im Jahr zum Zahnarzt, um Ihre Zähne checken und reinigen zu lassen.

✔ Nehmen Sie die Gelegenheit zum allgemeinen Gesundheits-Check-up bei Ihrem Hausarzt wahr. Alle zwei Jahre bezahlt ihn die Krankenkasse.

✔ Kontrollieren Sie Ihre Haut regelmäßig auf verdächtige Veränderungen oder Leberflecke (s. S. 358–360).

✔ Lassen Sie eine Knochendichtemessung (s. S. 260) vornehmen, wenn Sie 65 oder darüber sind.

Zusätzliche Vorsorge

✔ Ab 55 können Sie im Rahmen der Darmkrebs-Früherkennung alle zwei Jahre einen Test auf okkultes (verstecktes) Blut im Stuhl machen. Oder Sie lassen stattdessen eine Darmspiegelung durchführen (zwei Darmspiegelungen im Abstand von zehn Jahren übernimmt die Krankenkasse).

✔ Erkundigen Sie sich bei Ihrem Arzt, ob ein Schilddrüsentest bei Ihnen sinnvoll ist. Mit diesem sogenannten TSH-Test (s. S. 328) wird die Schilddrüsenfunktion überprüft. Wenn Sie keine Symptome für eine Über- oder Unterfunktion der Schilddrüse zeigen, ist dieser Test wahrscheinlich nicht nötig.

✔ Fragen Sie Ihren Arzt, ob er Ihnen rät, Ihr Blut auf eine Anämie hin zu untersuchen.

Kalzium (s. S. 33) oder Vitamin D enthält (Sie benötigen 10 μg am Tag, wenn Sie über 65 sind, s. auch S. 419), brauchen Sie möglicherweise ergänzende Präparate.

IMPFUNGEN

Lungenentzündung Entsprechende Impfungen werden ab 60 routinemäßig angeboten.

Grippe Ab 60 übernimmt die Krankenkasse jährliche Impfungen mit dem aktuellen Impfstoff.

Tetanus, Diphtherie Auch hier sind Auffrischimpfungen wichtig.

Gürtelrose Seit 2006 ist in Europa ein Impfstoff gegen Gürtelrose zugelassen – diese Impfung reduziert das Erkrankungsrisiko um 50 Prozent, muss jedoch meist aus eigener Tasche bezahlt werden.

HAUPTTODESURSACHEN VON FRAUEN ZWISCHEN 60 UND 70

Eine Durchsicht der Todesursachenstatistik des Statistischen Bundesamtes in Deutschland zeigt, dass die Hauptursachen von Todesfällen bei Frauen zwischen 60 und 70 Jahren im Jahr 2007 die folgenden waren:

1 Krebs (alle Arten)

2 Herzerkrankungen, vor allem koronare Herzkrankheit

3 Leberzirrhose und andere Lebererkrankungen

4 Erkrankungen des Atmungssystems

5 Erkrankungen des Nervensystems

70 und darüber

Immer mehr Frauen in diesem Alter und darüber hinaus sind aktiv und gesund. Tatsächlich dürfen zum Beispiel 70-jährige Frauen in Deutschland davon ausgehen, dass sie durchschnittlich noch zwölf Jahre vor sich haben. Die Herausforderung besteht darin, alles zu tun, um so gesund und mobil wie möglich zu bleiben – denken Sie daran: Es ist nie zu spät, etwas für seine Gesundheit zu tun.

SEELISCHE UND KÖRPERLICHE GESUNDHEIT

Für Frauen in den Siebzigern sind seelische und soziale Gesundheit genauso wichtig wie körperliche. Wegen der längeren Lebenserwartung und der Tendenz vieler Frauen, ältere Männer zu heiraten, können die meisten Frauen davon ausgehen, dass sie in ihren späten Jahren Single sind. »Single« heißt jedoch nicht automatisch auch Alleinsein.

Um der Einsamkeit zuvorzukommen, arbeiten viele Frauen ab 70 freiwillig oder bezahlt länger, treten in Vereine ein, besuchen Kurse in der Volkshochschule, treiben Sport oder teilen andere Interessen. Haustiere können ebenfalls eine wunderbare Gesellschaft sein.

Aus Untersuchungen geht hervor, dass ältere Frauen, die sozial isoliert sind, dreimal häufiger an Krebs sterben. Auch Depressionen können die Mortalität an anderen Erkrankungen noch erhöhen, wenn sie nicht behandelt werden.

Immerhin 32 Prozent aller über 70-jährigen Frauen sind nicht mehr oder kaum dazu in der Lage, in ganz alltäglichen Dingen gut für sich zu sorgen. Die verbreitetsten Ursachen dafür sind Schmerzen

der Skelettmuskulatur, allgemeine Schwäche und Probleme mit dem Gleichgewicht.

LIBIDO

Ein anderer weitverbreiteter Mythos ist der, dass Menschen über 70 kein Sexualleben mehr hätten. Tatsächlich sind viele von ihnen weiterhin sexuell aktiv. Trotzdem zeigte eine groß angelegte Studie, dass etwa die Hälfte aller Männer und Frauen über zumindest ein sexuelles Problem berichten.

Unter den Frauen waren die verbreitetsten Probleme eine geringe Libido (43 Prozent), Scheidentrockenheit (39 Prozent) und Orgasmusschwierigkeiten (34 Prozent). Libidoverlust und Probleme, zum

Orgasmus zu kommen, sind komplexe sexuelle Vorgänge. Scheidentrockenheit lässt sich jedoch mit einem frei verkäuflichen Gleitmittel auf Wasserbasis oder verschreibungspflichtigen Östrogencremes leicht beheben. Leider sprechen die meisten älteren Frauen mit behandelbaren sexuellen Problemen aus verschiedenen Gründen nicht mit ihrem Arzt darüber.

DARM UND VERDAUUNG

Mit etwa 70 Jahren beginnt die Verdauung langsamer zu werden – weil die Betroffenen Probleme mit den Zähnen haben, weniger Magensäure produziert wird und die Speisen langsamer durch den Darm transportiert werden. Dadurch kann

---

FRAGEN AB SIEBZIG AN DEN ARZT

Wenn Ihr siebtes Lebensjahrzehnt begonnen hat, sind zum Beispiel die folgenden Fragen sinnvoll:

- Brauche ich Vitamin- oder Mineralstoffpräparate, oder gibt es zusätzliche Untersuchungen, die bei mir gemacht werden sollten?
- Wie oft sollte ich eine Mammografie machen lassen?
- Sollte ich meine Schilddrüse untersuchen lassen?
- Sollte ich irgendwelche Lebensgewohnheiten ändern, um meine Gesundheit zu erhalten?
- Bei einem Risiko für Herzkrankheiten: Welche Vorsorge ist sinnvoll?
- Wäre eine Physiotherapie jetzt gut für mich?

TESTS FÜR FRAUEN ÜBER 70

Die Liste der Untersuchungen und Tests, die für Sie jetzt empfehlenswert sind, ist der für Frauen zwischen 60 und 70 ziemlich ähnlich. Achten Sie darauf, rechtzeitig Termine für Ihre Routineuntersuchungen, speziell zur Mammografie und zur Augenuntersuchung, zu vereinbaren. Wichtig sind auch Blutdruckkontrolle, Knochendichtemessung und Darmkrebs-Früherkennung.

Routineuntersuchungen

✔ Das Risiko für Brustkrebs steigt. Untersuchen Sie weiterhin Ihre Brüste (s. S. 154).

✔ Lassen Sie alle drei Jahre eine Mammografie (s. S. 155) vornehmen, auch dann, wenn das Routineprogramm für Frauen ab 70 endet.

✔ Gehen Sie zweimal im Jahr zum Zahnarzt, um Ihre Zähne checken und reinigen zu lassen.

✔ Lassen Sie eine Knochendichtemessung machen (s. S. 260).

✔ Lassen Sie Ihre Augen regelmäßig auf Glaukom, grauen Star oder Makuladegenerationen untersuchen, und machen Sie einmal im Jahr einen Hörtest.

✔ Gehen Sie zum Check-up zu Ihrem Hausarzt (s. S. 163).

✔ Kontrollieren Sie Ihre Haut regelmäßig auf Veränderungen (s. S. 358–360), und suchen Sie ggf. einen Hautarzt auf.

Zusätzliche Vorsorge

✔ Wenn Sie besorgt sind, bitten Sie Ihren Arzt um einen Test auf okkultes (verstecktes) Blut im Stuhl, um Darmkrebs auszuschließen.

✔ Erkundigen Sie sich bei Ihrem Arzt, ob ein Schilddrüsentest bei Ihnen sinnvoll ist. Mit diesem sogenannten TSH-Test (s. S. 328) wird die Schilddrüsenfunktion überprüft. Wenn Sie keine Symptome für eine Über- oder Unterfunktion der Schilddrüse zeigen, ist dieser Test wahrscheinlich nicht nötig.

---

es zu Verstopfung und schlechter Verdauung kommen. Manchmal schwindet auch der Appetit. Hinter Energielosigkeit kann ein Mangel an Eiweiß stecken, an Kalorien, Eisen, Vitamin B_{12} oder Vitamin D. Fragen Sie daher Ihren Arzt, ob Sie täglich ein Multivitaminpräparat nehmen oder zu einer Ernährungsberaterin gehen sollten.

Verschiedene Vorsorgemaßnahmen können helfen, Ihren Darm gesund zu erhalten – zum Beispiel

● regelmäßig kleine Mahlzeiten zu sich zu nehmen,
● mehr Ballaststoffe aufzunehmen,
● probiotischen Joghurt zu essen,
● täglich mehr (alkoholfreie) Flüssigkeit zu sich zu nehmen oder

● jeden Tag 20 bis 30 Minuten spazieren zu gehen.

KNOCHEN UND ZÄHNE

Aufgrund mangelnder Hygiene, Osteoporose des Kiefers und Zahnfleischerkrankungen ist der Verlust der Zähne bei 70- bis 80-Jährigen weit verbreitet.

Weil ihre Knochen immer mehr an Festigkeit verlieren, ist es für Frauen über 70 so wichtig, nicht zu stürzen. Knochendichtemessungen, die Behandlung von Osteoporose

---

HAUPTTODESURSACHEN VON FRAUEN ZWISCHEN 70 UND 80

Eine Durchsicht der Todesursachenstatistik des Statistischen Bundesamtes in Deutschland zeigt, dass die Hauptursachen von Todesfällen bei Frauen zwischen 70 und 80 Jahren im Jahr 2007 die folgenden waren:

1 Herzkrankheiten und Gehirndurchblutungsstörungen
2 Krebs (alle Arten)
3 Erkrankungen des Atemsystems
4 Erkrankungen des Verdauungssystems
5 Stoffwechselkrankheiten (Diabetes)

und die Einnahme von Kalzium und Vitamin D gewinnen zunehmend an Bedeutung: Fast 60 Prozent der Menschen über 75 leiden in Deutschland unter Osteoporose, am häufigsten sind Frauen betroffen.

AUGEN UND OHREN

Eine geringe Sehkraft erhöht die Gefahr von Stürzen und macht den Alltag zu einer regelrechten Herausforderung. Auch das Gehör kann sich ab 70 verschlechtern. Scheuen Sie sich nicht, Ihren Arzt auf ein Hörgerät anzusprechen – es gibt eine Vielzahl von Geräten, die optisch kaum auffallen.

HAUT

Ab 70 wird die Haut dünner, trockener, empfindlicher und gereizter, es kommt daher schneller zu blauen Flecken, Wunden und Hautinfektionen. Die meisten Probleme dieser Art sind zwar unbedenklich, Sie sollten aber dennoch auf mögliche bösartige Veränderungen achten. Menschen über 70 sind oft empfindlicher gegenüber Temperatur-

»Verschiedene Vorsorgemaßnahmen helfen dabei, Ihr Verdauungssystem gesund zu halten.«

veränderungen. Unterkühlungen sind durchaus ernst zu nehmen. Sorgen Sie deshalb dafür, dass es zu Hause immer angenehm warm ist.

SPORT

Körperlich aktiv zu bleiben ist eine der wichtigsten Strategien, um sich wohlzufühlen. Mit den Enkeln (wenn Sie welche haben) zu toben ist eine wunderbare Art, sich sportlich zu betätigen. Einer neueren Studie zufolge leiden Frauen zwischen 72 und 79, die mindestens einmal die Woche eine Stunde mäßigen Sport betreiben, deutlich seltener unter Symptomen einer Arthritis.

Es ist ein Märchen, dass ältere Menschen keinen Sport treiben sollten. Im Gegenteil: Bewegungsmangel schadet Ihrer Gesundheit! Sie müssen einfach irgendeine Art von körperlicher Aktivität finden, die zu Ihnen passt. Regelmäßige Übungen für mehr Beweglichkeit, wie Yoga oder Dehnübungen, eignen sich

genauso gut wie Schwimmen oder – unter Anleitung – Krafttraining. Solange Ihr Arzt Ihnen nicht von Sport abrät, ist das Alter kein Grund, mit einer Sportart aufzuhören, die Ihnen immer Spaß gemacht hat. Wenn Sie Zweifel haben, sprechen Sie mit Ihrem Arzt.

MULTIVITAMIN- UND MINERALSTOFFPRÄPARATE

Die folgenden Vitamine und Mineralien können Sie dabei unterstützen, Ihr Leben zu genießen. Sprechen Sie vor der Einnahme mit Ihrem Arzt.

Multivitamine Möglicherweise brauchen Sie nun kein Präparat mehr, das Eisen enthält.

Kalzium Wenn Ihre Ernährung nicht genügend Kalzium enthält (800 mg am Tag), sollten Sie täglich ein Kalziumpräparat einnehmen. Achten Sie aber immer auch auf eine gesunde Ernährung (s. S. 52–57).

Vitamin D Dieses lebenswichtige Vitamin hilft dem Körper dabei, Kal-

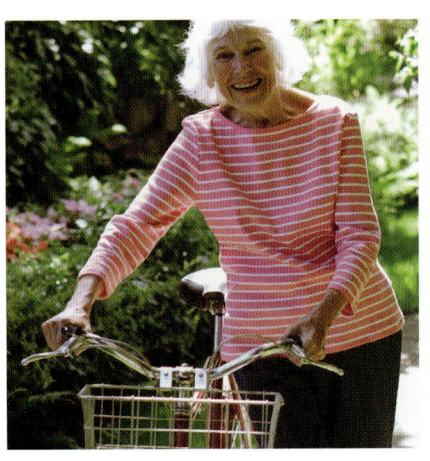
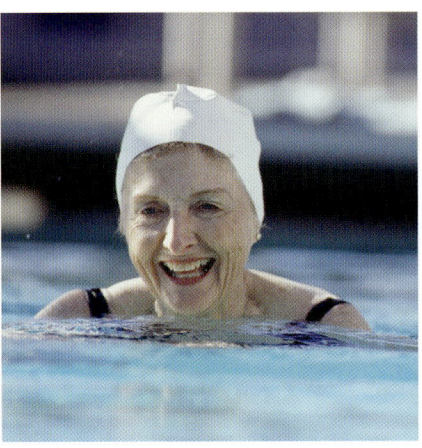
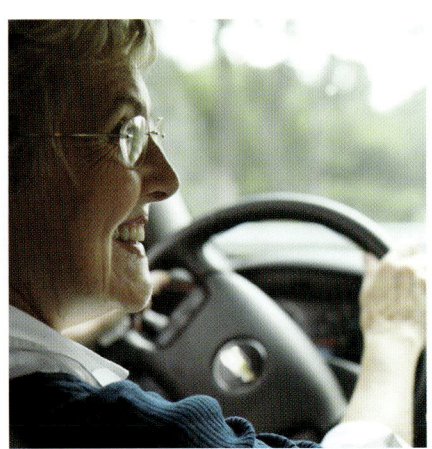

zium aufzunehmen und die Knochen stark zu halten. Die meisten Multivitaminpräparate enthalten Vitamin D, achten Sie aber immer auf die Dosierung – Frauen ab 65 brauchen täglich 10 µg. Vitamin D ist nicht nur in vielen Früchten enthalten, auch die Haut produziert es, wenn sie dem Tageslicht ausgesetzt ist (auch dann, wenn nicht einmal die Sonne scheint). Wenn Sie nicht mindestens 20 Minuten am Tag im Freien sind, sollten Sie über zusätzliche Vitamin-D-Gaben nachdenken.

IMPFUNGEN

Lungenentzündung Entsprechende Impfungen werden ab 60 routinemäßig angeboten.

Grippe Ab 60 übernimmt die Krankenkasse jährliche Impfungen mit dem aktuellen Impfstoff.

Tetanus, Diphtherie Auch hier sind Auffrischimpfungen wichtig.

Gürtelrose Seit 2006 ist in Europa ein Impfstoff gegen Gürtelrose zugelassen – diese Impfung reduziert das Erkrankungsrisiko um 50 Prozent, muss jedoch meist aus eigener Tasche bezahlt werden.

DEMENZ UND ALZHEIMER

Vergesslichkeit und Demenz bereiten Frauen über 70 zunehmend Sorgen. Die Alzheimer-Erkrankung (s. S. 184–185) ist die verbreitetste Form von Demenz. Die Wahrscheinlichkeit zu erkranken, nimmt ab dem 75. Lebensjahr rasant zu. Rund 40 Prozent der Menschen mit einer Parkinson-Erkrankung entwickeln eine Demenz. Aber auch andere Faktoren erhöhen das Demenzrisiko:

- Bluthochdruck, Diabetes, Fettstoffwechselstörung
- Raucher werden im Durchschnitt 2,3 Jahre früher als Nichtraucher demenzkrank. Andere Studien geben an, dass das Risiko bei Rauchern um 50 Prozent erhöht ist.
- Die Auswirkungen des Rauchens sind noch gravierender, wenn man eine genetische Veranlagung für eine Demenzerkrankung hat.
- Menschen, die zwei- und mehrmals täglich Alkohol trinken, entwickeln durchschnittlich 4,8 Jahre früher als Nichttrinker eine demenzielle Symptomatik.
- Menschen mit allen drei der genannten Risikofaktoren entwickeln Alzheimer durchschnittlich 8,5 Jahre früher als Menschen ohne diese Risiken.

So können Sie Ihr Risiko, an Demenz zu erkranken, senken:

- Hören Sie mit dem Rauchen auf, und schränken Sie Ihren Alkoholkonsum ein (s. S. 64–65).
- Treiben Sie regelmäßig sportlich (s. S. 56–57). Damit reduzieren Sie das Erkrankungsrisiko bzw. verlangsamen den Verlauf der Erkrankung. Denn die Nervenzellen im Gehirn (besonders im Hippocampus) können sich unser ganzes Leben lang regenerieren. Dafür benötigen sie jedoch eine gute Durchblutung des Gehirns, die durch aeroben Sport gesteigert werden kann.
- Nehmen Sie Vitamin E und Omega-3-Fettsäuren. Jedoch ist die genaue Wirkung noch nicht belegt, die wirksame Dosis noch nicht definiert.

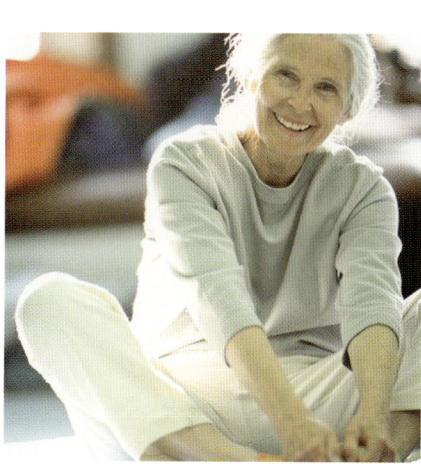
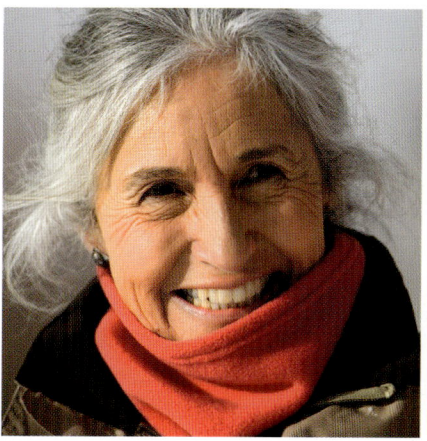
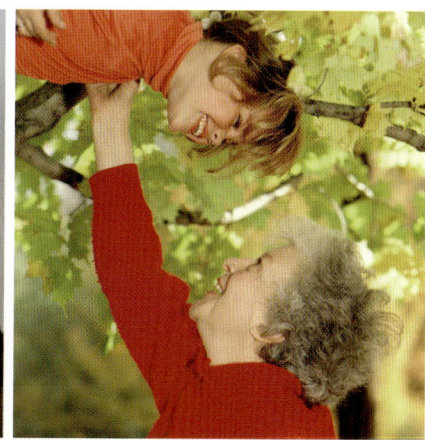

Sich wohl-fühlen und gesund bleiben

Dr. Dawn Harper

Die Gesundheit erhalten

Übergewicht, Diabetes und Herzerkrankungen sind in den westlichen Industrienationen weit verbreitet. Nach Meinung der Ärzte sind diese Krankheiten »multifaktoriell« – was nichts anderes heißt, als dass es viele verschiedene Faktoren gibt, die das Krankheitsrisiko erhöhen. Gegen einige, unsere Gene zum Beispiel, können wir nicht viel tun. Aber die meisten Faktoren haben wir ganz und gar selbst in der Hand. Wie wir leben, uns ernähren und mit Stress umgehen – all das spielt eine Rolle dabei, wie gesund wir sind und wie lange wir leben.

Unser Leben wird immer geschäftiger – bei Frauen vielleicht noch mehr als bei Männern: Heute arbeiten mehr Frauen als jemals zuvor. Viele versuchen, Beruf und Haushalt unter einen Hut zu bringen. Es ist gar nicht ungewöhnlich für Frauen, abends um sieben mit der Arbeit zu beginnen, für die ihre Mütter und Großmütter den ganzen Tag Zeit hatten. Da bleibt wenig Muße, um etwas für seine Gesundheit zu tun! Immer noch stellen zu viele Frauen ihre eigenen Bedürfnisse hintan. Wenn Sie Glück haben, ist der Warnschuss nur ein sanfter Stupser, zum Beispiel vermehrte Infekte, weil Ihr Immunsystem zu geschwächt ist, um sich gegen Viren zu wehren.

Seine eigenen Bedürfnisse zu ignorieren kann jedoch auch sehr viel schwerer wiegende Konsequenzen

UNSER SEELISCHES WOHLBEFINDEN

Wenn wir gesund sein und bleiben wollen, genügt es nicht, sich nur um die körperliche Gesundheit zu kümmern. Bedeutungsvolle Beziehungen, die wir mit unserem Partner, mit Freunden und Bekannten eingehen, helfen dabei, uns emotional »Nahrung« zu geben. Sie sind ein Gewinn für unser seelisches Wohlbefinden – ebenso, wie es auch Spiritualität (in welcher Form auch immer) sein kann. Unsere Identität und unser Selbstwertgefühl hängen eng mit diesen wichtigen sozialen Beziehungen zusammen. Unsere Hoffnungen, Träume und Erfolge mit einem liebevollen, vertrauten Partner oder mit einer guten Freundin teilen zu können ist genauso wichtig, wie einander bei Konflikten, Herausforderungen, Sorgen und Enttäuschungen, wie wir sie alle im Leben haben, zu unterstützen. Sich mit Freunden zu entspannen und die Gesellschaft anderer zu genießen kann uns helfen loszulassen – dadurch sinken unsere Stresspegel (s. S. 62–63), und wir fühlen uns wieder lebendig und voller Tatendrang.

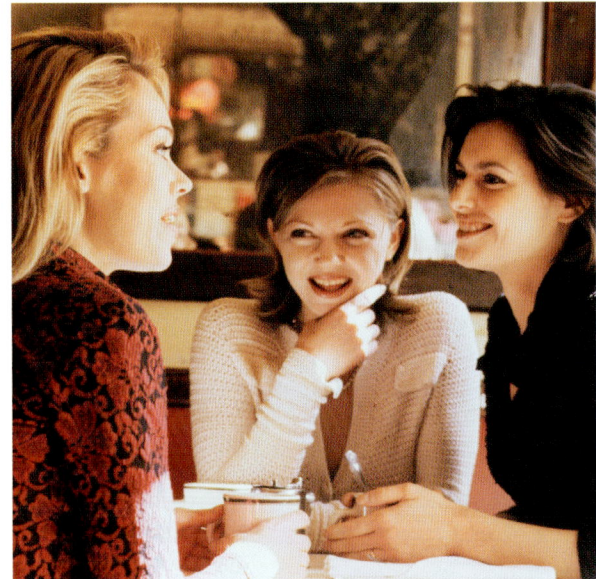

Gute Freunde
Untersuchungen haben gezeigt, dass die Unterstützung durch ein stabiles soziales Netz unerlässlich für das Wohlbefinden ist – gerade für uns Frauen.

haben. Die meisten Frauen verschwenden kaum einen Gedanken an einen Herzinfarkt; jedoch im Jahr 2007 gingen allein 6,4 Prozent aller Todesfälle von Frauen in Deutschland auf das Konto eines Myokardinfarkts. Die meisten Frauen fragen einfach nicht ihren Arzt, wie hoch ihr Blutdruck oder ihr Cholesterinspiegel ist.

Ironischerweise geben Tausende von Frauen sehr viel Zeit und Geld dafür aus, um gut auszusehen – ob für den Friseur, Kosmetik oder neue Garderobe. Aber erschreckenderweise sind nur wenige von uns bereit, auch ihr inneres Wohlbefinden ernst genug zu nehmen. Dabei reichen oftmals ein paar einfache Änderungen unserer Lebensgewohnheiten, um uns länger rundum wohlzufühlen. Sich gesund zu ernähren, regelmäßig Sport zu treiben und den Stress in den Griff zu bekommen stärkt das Immunsystem und hält länger gesund.

In diesem Kapitel werden Sie nichts finden, für das Sie übermenschliche Willenskraft bräuchten. Tatsächlich trifft das genaue Gegenteil zu. Die meisten von uns können sich für ein oder zwei Wochen an eine strenge Diät halten oder ihren Alkoholgenuss für eine kurze Zeit einschränken, aber leider nur sehr wenige können oder wollen solche Einschränkungen Monate durchhalten – geschweige denn ihr ganzes Leben.

ERREICHBARE ZIELE

Wenn positive Veränderungen Ihrer Gewohnheiten irgendeinen Effekt auf Ihre Gesundheit haben sollen, müssen sie machbar und nachhaltig sein – Sie brauchen also keine Angst zu haben, sich auf einen anstrengenden Marathon vorbereiten zu müssen. Das Ziel dieses Kapitels ist nur, Ihnen die richtige Richtung zu zeigen. Das hilft Ihnen dabei, kleine Veränderungen in Ihrer Lebensweise vorzunehmen. So winzig sie sind, werden sie einen spürbaren Effekt auf Ihre Gesundheit und Ihr Wohlbefinden haben und Sie und Ihre Familie darin unterstützen, sich länger einer guten Gesundheit zu erfreuen.

»Wenn Sie sich nicht um Ihre eigenen Bedürfnisse kümmern, werden Sie sich auch nicht gut um andere kümmern können.«

SCHÜTZEN SIE IHR IMMUNSYSTEM

Tag für Tag muss unser Organismus mit Tausenden von Bakterien und Viren fertig werden, die alle zu einer Infektion führen können. Unser Immunsystem schützt uns jedoch vor den meisten dieser Angreifer. Leicht empfinden wir ein gutes Immunsystem als selbstverständlich. Wenn Sie jedoch öfter als andere den üblichen Schnupfen und Husten haben, der gerade die Runde macht, sollten Sie sich möglicherweise etwas mehr um sich selbst kümmern.

Ernähren Sie sich ausgewogen. Gesunde Ernährungsgewohnheiten stärken Ihr Immunsystem (s. S. 52–55). Zink, Vitamin C (s. S. 55) und Selen sind ganz besonders wichtig dafür, dass es gut funktioniert.

Bekommen Sie Stress in den Griff. Ein bisschen Stress tut gut, weil er lebendig hält. Chronischer Stress dagegen schwächt das Immunsystem. Wie man mit Stress umgehen kann, finden Sie auf den Seiten 62–63.

Nehmen Sie sich Zeit für Entspannung. Yoga oder Pilates eignen sich gut, um abzuschalten und gleichzeitig den Körper zu kräftigen.

Hören Sie auf zu rauchen. Raucher nehmen 30 Prozent weniger Vitamin C aus der Nahrung auf als Nichtraucher. Sie bekommen auch häufiger Atemwegsentzündungen als Nichtraucher und haben ein höheres Osteoporose-Risiko. Informationen dazu, wie Sie das Rauchen aufgeben können, finden Sie auf Seite 64.

Sorgen Sie für genügend Schlaf. Wie viel Schlaf jemand braucht, variiert von Mensch zu Mensch. Zu wenig Schlaf schwächt aber erwiesenermaßen das Immunsystem. Mehr Informationen zum Thema Schlaf finden Sie auf den Seiten 60–61.

Lächeln Sie. Einer Studie aus Amerika zufolge kann eine positive Haltung sogar vor Krankheiten schützen.

Waschen Sie sich regelmäßig die Hände. Erkältungen sind nicht, wie vielfach angenommen, reine Tröpfcheninfektionen, die durch Niesen oder Husten übertragen werden. Viel häufiger werden sie zum Beispiel durch Händeschütteln weitergegeben. Von dort gelangen die Erreger in die Augen und in die Nase.

Gesunde Ernährung

Vielfalt und die richtige Auswahl sind das A und O gesunder Ernährung. Hierzulande sind wir in der glücklichen Lage, das ganze Jahr lang die unterschiedlichsten Lebensmittel zur Verfügung zu haben. Es gibt also wirklich keine Entschuldigung dafür, wenn die Gesundheit aufgrund von schlechter Ernährung leidet.

Eine gesunde Ernährung senkt das Risiko für Herzkrankheiten, Schlaganfall und Diabetes. Möglicherweise hilft sie sogar, bestimmte Krebsrisiken zu reduzieren. Sich gesund zu ernähren bedeutet nicht, dass Sie auf all Ihre Lieblingsspeisen verzichten müssen, sondern nur, dass Sie mehr von bestimmten, frischen Nahrungsmitteln verzehren. Gelegentlich einmal etwas Süßes oder ein Fertiggericht zu essen ist völlig in Ordnung – solange es nicht Basis Ihrer Ernährung ist.

KOHLENHYDRATE UND BALLASTSTOFFE

Etwa die Hälfte unserer täglichen Kalorienzufuhr sollte aus komplexen Kohlenhydraten aus Obst, Gemüse, Kartoffeln und Vollkornprodukten wie Naturreis oder Vollkornnudeln bestehen. Versuchen Sie, täglich mindestens fünf Portionen frisches Obst und Gemüse zu essen – es darf auch gefroren, aus der Dose oder getrocknet sein (auch ein Glas frisch gepresster Obst- oder Gemüsesaft entspricht einer Portion). Und gehen Sie nicht der Behauptung auf den Leim, Kohlenhydrate seien Ihre »Feinde«: Komplexe Kohlenhydrate sind gesund und machen nicht dick. Versuchen Sie, bei Brot, Müsli und Reis immer unraffinierte Vollkornprodukte zu wählen. Diese Lebensmittel sind reich an Ballaststoffen und machen satt, ohne viele Kalorien zu haben. Achten Sie auf die »Begleiter«, zum Beispiel Zucker im Müsli, Butter auf dem Brot – sie enthalten oft viele Kalorien.

NAHRUNGSMITTELUNVERTRÄGLICHKEITEN UND -ALLERGIEN

Echte Nahrungsmittelallergien sind sehr selten; oftmals handelt es sich tatsächlich um Unverträglichkeiten.

Eine Allergie liegt vor, wenn der Organismus auf ein bestimmtes Nahrungsmittel sehr stark reagiert: zum Beispiel mit Juckreiz und einem Ausschlag, der wie eine Nesselsucht (Urtikaria) aussieht. In schweren Fällen sind Lippen, Zunge und Rachen geschwollen, es kommt zu Atemproblemen, der Puls rast, und der Blutdruck fällt ab. Dieser sogenannte anaphylaktische Schock kann lebensbedrohlich sein, wenn er nicht schnell behandelt wird. Zu einer allergischen Reaktion kommt es oft schon innerhalb einer Stunde nach Kontakt mit dem Allergen. Je häufiger man dem Allergen ausgesetzt ist, desto heftiger ist die Immunreaktion.

Häufige Auslöser sind:
● Erdnüsse und Nüsse
● Kuhmilch
● Hühnereier
● Fisch und Muscheln
● Soja
● Weizen

Mögliche Auslöser, die man aus der Patientengeschichte entnehmen kann, lassen sich durch Blut- oder Hauttests verifizieren.

Nahrungsmittelunverträglichkeiten betreffen eine von fünf Personen. Die Symptome können unspezifisch sein – etwa Blähungen, Übelkeit oder Durchfall. Der eigentliche Unterschied zur Allergie ist, daß die Nahrungsmittelunverträglichkeit keinen immunologischen Ursprung hat, der Körper also keine Antikörper bildet. Wenn Sie glauben, eine Intoleranz zu haben, führen Sie am besten ein Tagebuch, in dem Sie ein paar Wochen lang Nahrungsmittel und Symptome festhalten, und sprechen Sie mit Ihrem Arzt.

Nahrungsmittel richtig kombinieren

Wenn Sie sich ausgewogen ernähren wollen, essen Sie am besten viele unterschiedliche gesunde Nahrungsmittel im richtigen Mengenverhältnis. Komplexe Kohlenhydrate und Eiweiß setzen langsam Energie frei und halten daher länger vor; Obst und Gemüse sind wertvolle Lieferanten von Ballaststoffen, Vitaminen, Mineralien und Antioxidanzien. Eiweißreiche Nahrungsmittel sind notwendig, um Körperzellen aufzubauen und zu reparieren. Eine Portion entspricht in etwa Ihrer Handflächengröße.

Komplexe Kohlenhydrate

Ein Drittel des täglichen Energiebedarfs sollte aus ihnen stammen: mindestens 1 Portion pro Mahlzeit.

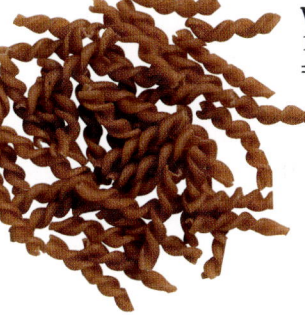

Vollkornnudeln
1 gekochte Portion
= 1 Handvoll

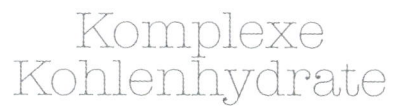

Ungeschälter Reis
1 gekochte Portion = 1 Handvoll

Eiweiße

2 Portionen am Tag.
Essen Sie mindestens 2 Portionen Fisch in der Woche, davon 1 Portion fetter Fisch.

Lachssteak
1 Portion = 1 Handvoll

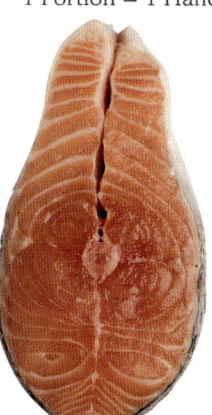

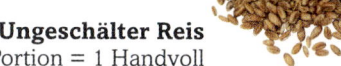

Linsen
1 gekochte Portion
= 1 Handvoll

Geflügel 1 Portion = 1 Handvoll

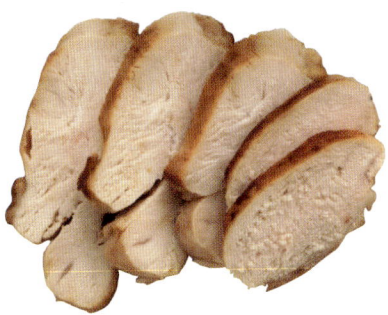

Obst und Gemüse

Essen Sie mindestens 5 Portionen Obst und Gemüse täglich.
Wählen Sie viele verschiedene Sorten in unterschiedlichen Farben.

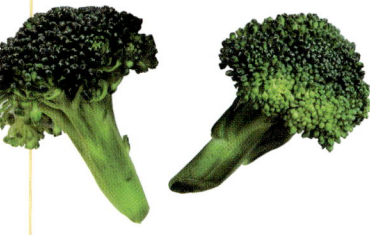

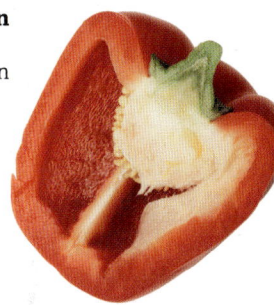

Roter Paprika
1 Portion = ½ Paprika

Brokkoli 1 Portion =
1 Handvoll (das entspricht
2 großen oder 4 kleinen Ästen)

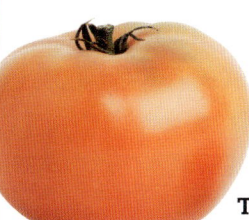

Aprikosen
1 Portion = 1 Handvoll
(das entspricht 2 kleinen
Aprikosen)

Tomaten 1 Portion =
1 mittelgroße Tomate

Milchprodukte

2–3 Portionen am Tag. Wählen Sie Käse-, Milch- und Joghurtsorten mit niedrigem Fettgehalt.

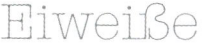

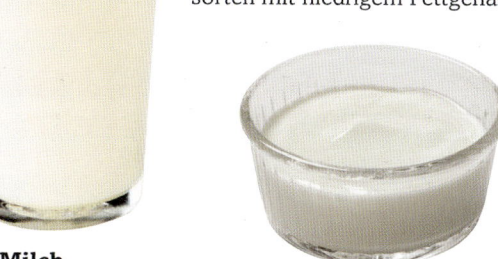

Milch
1 Portion = 1 kleines
Glas (200 ml)

Fettarmer Joghurt
1 Portion = 1 kleiner Becher (150 ml)

Einfache Kohlenhydrate sind zum Beispiel in weißem Mehl enthalten. Produkte, die daraus hergestellt werden – etwa Weißbrot, Kuchen und Gebäck – sollten nicht öfter als gelegentlich verzehrt werden. Obst, Gemüse, Vollkornprodukte, Linsen und andere Hülsenfrüchte sind reich an Ballaststoffen, die das Verdauungssystem gesund erhalten, den Cholesterinspiegel und möglicherweise sogar das Krebsrisiko senken.

MILCH UND MILCHPRODUKTE

Diese Lebensmittel sind reich an Kalzium, Eiweißen und Vitaminen, aber sie können auch sehr fett sein; besorgen Sie sich lieber Produkte mit niedrigem Fettgehalt. Achten Sie aber immer auf die Auszeichnungen auf den Packungen, denn manche fettarme Produkte enthalten zusätzlich Zucker, um den Geschmacksverlust auszugleichen.

FLEISCH UND FISCH

Mageres Fleisch wie Geflügel und Fisch enthält viel Eisen, Eiweiß, Vitamine und Mineralien. Essen Sie möglichst zweimal in der Woche Fisch, mindestens eine davon sollte eine fette Fischsorte sein, z. B. Lachs oder Makrele. Diese Fische sind reich an Omega-3-Fettsäuren. Falls Sie nicht so gern Fisch essen, ziehen Sie ein entsprechendes Nahrungsergänzungsmittel in Betracht.

FETTE UND ZUCKER

Fette in Nüssen, Samen und fettreichen Fischsorten versorgen Sie mit Vitamin A, D, E und K sowie

WIE VIEL SALZ DARF ICH ZU MIR NEHMEN?

Die großen Salzmengen, die wir in der westlichen Welt zu uns nehmen, entsprechen nicht dem, wie unsere Vorfahren sich ernährt haben. Das kann uns empfänglich für eine Reihe von Problemen durch zu viel Salz machen. Erwachsene sollten nicht mehr als 6 g Salz täglich (das entspricht einem Teelöffel) zu sich nehmen. Das meiste davon steckt schon in den Produkten, die wir fertig kaufen. Achten Sie auf die Liste der Inhaltsstoffe, ersetzen Sie Salz durch Kräuter, und salzen Sie nicht nach.

FÜNF LEBENSWICHTIGE MINERALSTOFFE

Mineralstoffe sind lebenswichtige Vitalstoffe, die an fast allen Vorgängen in unserem Körper beteiligt sind. Die empfohlene Tagesdosis (ETD) der fünf wichtigsten Mineralstoffe sowie die Anteile in jeweils 100 g der genannten Nahrungsmittel finden Sie hier.

ZINK
ETD: 15 mg

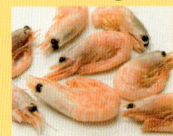

Unterstützt das Immunsystem. Gute Quellen sind u. a. Garnelen (2,2 mg), Austern (59 mg), Kalbsleber (15,9 mg) und Vollkornbrot (1,6 mg).

KALZIUM
ETD: 800 mg

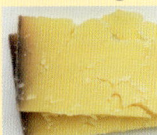

Wichtig für starke Knochen und Zähne. Gute Quellen sind u. a. halbfester Schnittkäse (657–865 mg), Magermilchjoghurt (162 mg), teilentrahmte Milch (120 mg), Tofu (519 mg) und Brokkoli (40 mg).

KALIUM
ETD: 3500 mg

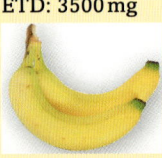

Unterstützt Muskelaktivität und Nervenfunktionen und beugt Krämpfen vor. Gute Quellen sind u. a. Bananen (400 mg), Avocados (450 mg) und Kidneybohnen (420 mg).

EISEN
ETD: 14 mg

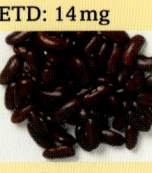

Wird gebraucht für die Produktion roter Blutzellen. Eisenmangel kann zu Müdigkeit führen. Gute Quellen sind u. a. Kidneybohnen (2 mg), Kalbsleber (12,2 mg) und getrocknete Aprikosen (3,4 mg).

MAGNESIUM
ETD: 300 mg

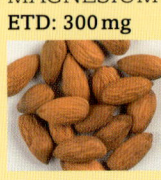

Notwendig für ein gesundes Nervensystem. Gute Quellen sind u. a. Nüsse, z. B. Mandeln (270 mg), gedünsteter Spinat (34 mg) und Vollkornbrot (66 mg).

essenziellen Fettsäuren, die die Zellmembranen gesund erhalten. Diese Lebensmittel sollten jedoch nicht mehr als ein Drittel Ihres täglichen Kalorienbedarfs ausmachen. Es gibt:

- Einfach ungesättigte Fette, z. B. in Olivenöl und Nüssen
- Mehrfach ungesättigte Fette, z. B. in fetten Fischarten

- Gesättigte Fette, z. B. in süßen und pikanten Snacks, Fertiggerichten, Kuchen und einigen Milchprodukten. Diese Fette sollten maximal ein Drittel Ihrer täglichen Fettzufuhr ausmachen. Ungesättigte Fettsäuren erhöhen das »gute« Cholesterin, während gesättigte das »schlechte« Choles-

terin in die Höhe treiben (s. S. 163). Zahlreiche industriell verarbeitete Nahrungsmittel enthalten große Mengen an gesättigten Fettsäuren.

Wie Fett hat auch Zucker sehr viele Kalorien, aber kaum wichtige Nährstoffe. Deswegen sollten Sie Ihren Zuckerkonsum möglichst weit einschränken.

NEUN LEBENSWICHTIGE VITAMINE

Unser Körper braucht nur kleine Mengen an Vitaminen, um reibungslos zu funktionieren und gegen Krankheiten gewappnet zu sein. Die empfohlene Tagesdosis (ETD) der neun wichtigsten Vitamine sowie die Anteile in jeweils 100 g der genannten Nahrungsmittel finden Sie hier.

VITAMIN B_{12}
ETD: 1 µg

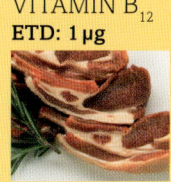

Beugt Anämie vor, unterstützt ein gesundes Nervensystem und lindert Reizbarkeit. Gute Quellen sind u. a. Lamm (3 µg), Lachs (5 µg), 30%iger Camembert (3,1 µg) und Eier (2,7 µg).

VITAMIN A
ETD: 800 µg

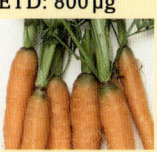

Stärkt das Immunsystem. Gute Quellen sind u. a. Milchprodukte. Betacarotin, das in gelbem und orangefarbenem Obst und Gemüse, z. B. in Karotten (5,3 µg), enthalten ist, wird im Körper zu Vitamin A umgebaut.

VITAMIN C
ETD: 60 mg

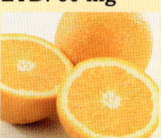

Erhöht die Widerstandskraft des Körpers gegen Infektionen und freie Radikale. Gute Quellen sind u. a. Apfelsinen (54 mg), roter Paprika (140 mg) und gedünsteter Brokkoli (44 mg).

VITAMIN B_1
ETD: 1,4 mg

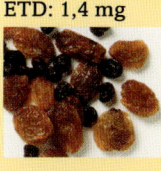

Notwendig, um Kohlenhydrate in Energie umzuwandeln. Gute Quellen sind u. a. Rosinen (0,12 mg), Eier (0,09 mg), Vollkornbrot (0,25 mg) und geröstete Vollkornflocken (0,8 mg).

VITAMIN D
ETD: 5 µg

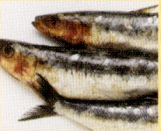

Wichtig für starke, gesunde Knochen und unverzichtbar für die Aufnahme von Kalzium. Gute Quellen sind u. a. Hering (16,1 µg), Makrele (8,8 µg), Lachs (7,1 µg) und Eier (1,75 µg).

VITAMIN B_2
ETD: 1,6 mg

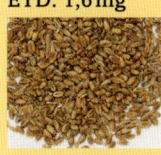

Hilft den Augen, der Haut und dem Nervensystem, gesund zu bleiben. Gute Quellen sind u. a. gekochter Reis (0,02 mg), Pilze (80,31 mg), teilentrahmte Milch (0,24 mg) und Eier (0,45 mg).

VITAMIN E
ETD: 10 mg

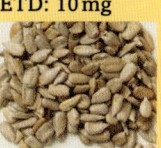

Schützt vor dem Angriff freier Radikale und hält Haut, Nerven und Muskeln gesund. Gute Quellen sind u. a. Sonnenblumenkerne (37,7 mg), Erdnüsse (10 mg) und Mandeln (23,9 mg).

VITAMIN B_6
ETD: 2 mg

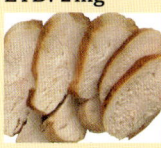

Ermöglicht dem Körper, Energie, die wir mit der Nahrung aufnehmen, zu nutzen und zu speichern. Gute Quellen sind u. a. Hähnchen (0,36 mg), Truthahn (0,49 mg), Kabeljau (0,21 mg) und Erdnüsse (0,59 mg).

FOLSÄURE
ETD: 200 µg

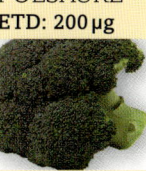

Unterstützt die Eiweißverdauung und hilft, Geburtsfehler zu vermeiden. Gute Quellen sind u. a. gedünsteter Brokkoli (64 µg), Erbsen (33 µg) und Kichererbsen (66 µg).

Sport für die Gesundheit

Wir verbringen immer größere Abschnitte unseres Lebens im Sitzen. Kein Wunder, dass Rückenprobleme mittlerweile als Volkskrankheit gelten. Regelmäßiger Sport steigert die Energie, hilft bei der Bewältigung von Stress, fördert den Schlaf, hält fit und schützt vor Krankheiten, die mit Übergewicht zusammenhängen.

JEDEN TAG 10 000 SCHRITTE!

Jeden Tag insgesamt 5–7,5 Kilometer zu laufen fällt leichter mit den folgenden Tipps:

- Tragen Sie ein Pedometer (s. unten), und messen Sie die Anzahl Ihrer Schritte – damit können Sie sich selbst motivieren, Ihr Ziel zu erreichen. Durchschnittlich ist ein Schritt 50–75 cm lang.
- Wenn Sie öffentliche Verkehrsmittel nehmen, steigen Sie eine Station früher aus.
- Nutzen Sie die Treppe anstelle des Fahrstuhls. Treppensteigen ist ein hervorragender Sport.
- Parken Sie Ihr Auto etwas weiter entfernt von dem Ort, den Sie erreichen wollen.
- Statt zum Telefon zu greifen, wenn Sie mit Kollegen sprechen wollen, gehen Sie hin.

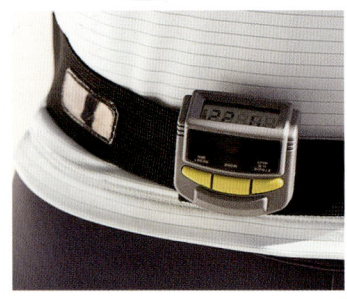

Das Leben in der westlichen Welt hat sich innerhalb ziemlich kurzer Zeit stark verändert. Vor hundert Jahren gab es keine Internetbestellung frei Haus, keine Waschmaschinen oder Wäschetrockner, und wir sind auch nicht überallhin gefahren. Frauen verbrannten um die 4 000 Kalorien jeden Tag nur durch Hausarbeit und brauchten deswegen keinen Mitgliedsausweis fürs Fitnessstudio. Heute benötigen wir normalerweise nur rund die Hälfte dieser Kalorien, nehmen aber oft genug weit mehr zu uns. Kein Wunder also, dass wir immer dicker werden. Mit diesem besorgniserregenden Trend geht die Zunahme einer Vielzahl von Krankheiten einher – darunter Herzerkrankungen (s. S. 158–174), Diabetes (s. S. 322–325) und sogar Depressionen (s. S. 210–211).

Frauen hören oft früher mit dem Sport auf als Männer. Während 40 Prozent der 20- bis 29-jährige Frauen rund zwei Stunden Sport pro Woche treiben, sind es nur noch 22 Prozent der Frauen in den Siebzigern.

WIE VIEL SPORT IST GENUG?

Als Minimum sollten Sie 10 000 Schritte am Tag gehen (s. links). Zusätzlich sollten Sie versuchen, fünfmal pro Woche 30 Minuten mäßigen Sport bzw. dreimal die Woche 30 Minuten Sport zu treiben, bei dem Sie aus der Puste kommen. Im Grunde ist es egal, was Sie tun – Hauptsache, Ihr Herz beginnt so richtig zu pumpen. Suchen Sie nach etwas, das Ihnen Spaß macht, zum Beispiel Tanzen oder Schwimmen. Zusammen mit einer Freundin wird es leichter, routinemäßig Sport zu treiben. Integrieren Sie Ihr Vorhaben realistisch in den Tagesplan – es ist vielleicht sinnvoll, etwas früher aufzustehen und Sport zu treiben, bevor der Tag beginnt. Oder Sie engagieren, wenn Sie sich das leisten

BERECHNEN SIE IHRE MAXIMALE HERZFREQUENZ (MHF)

So hoch sollte Ihr Puls während des Trainings sein: Ziehen Sie Ihr Alter von 220 ab (MHF). Ihr Puls beim Training sollte 70–85 % davon betragen.

Zum Beispiel: Wenn Sie 40 sind, berechnen Sie Ihre MHF so:

220	—	40	=	180	70–85 %	=	126–153	Pulsfrequenz
		Ihr Alter		MHF				Trainings-MHF

können, einen privaten Trainer oder Coach, der darauf achtet, dass Sie sich an den Plan halten. Setzen Sie sich Ziele: wieder in Ihr »kleines Schwarzes« zu passen oder an einem Lauf teilzunehmen. So haben Sie etwas, das Sie motiviert.

TRAINIEREN SIE INTENSIV GENUG?

Wenn Sie problemlos während des Trainings mit jemandem plaudern können, dann trainieren Sie nicht intensiv genug – wenn Sie um Luft ringen, dann übertreiben Sie. Das richtige Maß liegt in der Mitte. Zu Beginn werden Sie vielleicht finden, dass einfach nur zügig zu gehen alles ist, was Sie brauchen. Je fitter Sie aber sind, desto anstrengender wird es für Sie, das gleiche Ergebnis zu erzielen. Investierten Sie in eine Pulsuhr, und setzen Sie sich zum Ziel, mit 70–85 Prozent Ihrer maximalen Herzfrequenz (s. links) zu trainieren.

SPORT UND ABNEHMEN

3 500 Kalorien müssen Sie verbrennen, um ein Pfund Fett zu verlieren. Es ist natürlich schwierig, allzu dogmatisch festzulegen, wie viele Kalorien wir bei den unterschiedlichen Sportarten verbrauchen – schon weil die Menge davon abhängt, wie intensiv Sie trainieren und wie viel Sie wiegen. Dicke Frauen benötigen bei der exakt gleichen Sportart mehr Kalorien als dünne. Aber als grobe Richtlinie kann man sagen: Eine Frau, die 57 kg wiegt, verbraucht die folgenden Kalorienmengen pro 30 Minuten Sport:

Drei Wege zur Krafterhaltung

Krafttraining ist ein wichtiger Bestandteil eines jeden Fitnesstrainings, weil es die Muskeln stärkt und die Knochen gesund hält. Die Übungen unten trainieren viele der großen Muskelgruppen – und man kann sie schnell und einfach überall ausführen.

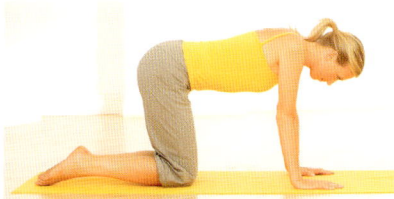

Oberkörper 1
Eine wunderbare Übung für Arme, Brust und Bauch. Knien Sie auf allen Vieren, den Rücken gerade, den Bauch eingezogen.

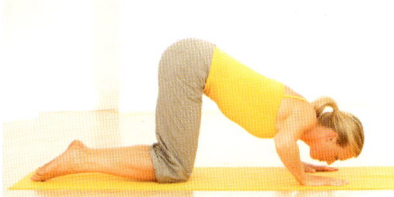

Oberkörper 2
Beugen Sie Ihre Ellbogen seitwärts. Bewegen Sie die Brust langsam ab- und wieder aufwärts; 8-mal wiederholen.

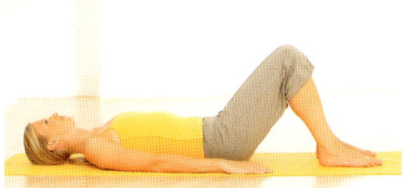

Unterkörper 1
Diese Übung sorgt für eine starke Wirbelsäule und kräftigt Gesäß und Oberschenkel.

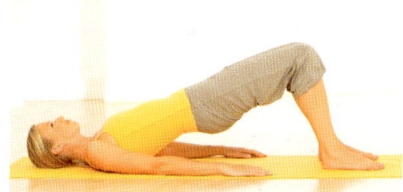

Unterkörper 2
Ziehen Sie den Bauch ein und spannen das Gesäß an. Heben und senken Sie langsam die Hüften; 8-mal wiederholen.

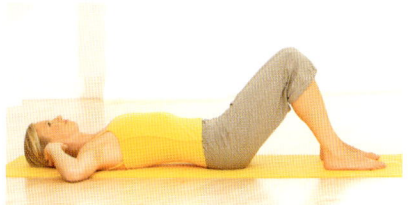

Bauchmuskulatur 1
Legen Sie sich auf den Rücken, Knie gebeugt, Füße hüftbreit aufgestellt. Führen Sie Ihre Fingerspitzen seitlich an den Kopf.

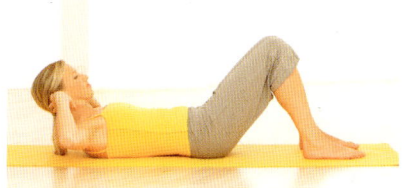

Bauchmuskulatur 2
Rollen Sie sich langsam hoch und zurück (Kinn nicht beugen). Die Schultern heben dabei vom Boden ab; 8-mal wiederholen.

- Golf – 143 Kalorien
- Reiten – 217 Kalorien
- Mit dem Hund spazieren gehen – 125 Kalorien
- Hausarbeit – 135 Kalorien
- Gartenarbeit – 160 Kalorien

- Gymnastik – 108 Kalorien
- Tanzen (sportlich) – 200 Kalorien
- Aerobic – 170 Kalorien
- Radfahren (langsam) – 170 Kalorien
- Schwimmen – 270 Kalorien
- Joggen (mittel) – 280 Kalorien

Gewichtsprobleme

Übergewicht ist ein wachsendes Problem der Industrienationen. Man geht heute davon aus, dass vor allem Frauen dieses Risiko eingehen. In Deutschland stieg in den letzten 20 Jahren die Zahl der übergewichtigen Frauen um 3,6 Prozentpunkte, diejenige der stark übergewichtigen Frauen gar um 7,1 Prozentpunkte.

HABE ICH ÜBERGEWICHT?

Als übergewichtig gilt man, wenn man für seine Körpergröße zu viel Fett mit sich herumträgt. Ärzte benutzen zur genauen Berechnung den BMI (Body-Mass-Index), mit dem sich das Verhältnis von Körpergröße und Gewicht bestimmen lässt. Wenn Sie sehr muskulös sind, haben Sie vielleicht einen höheren BMI, obwohl Ihr Körperfettanteil im grünen Bereich liegt, denn Muskelgewebe wiegt mehr als Fett.

Die Messung von Taille und Hüfte Aus diesem Grund vertrauen viele Ärzte eher der Messung des Taillenumfangs. Er gibt Anhaltspunkte über das Risiko für bestimmte Erkrankungen, speziell Diabetes und Herzerkrankungen. Wenn Ihr Taillenumfang mehr misst als 79 cm, haben Sie ein erhöhtes Risiko für diese Krankheiten; wenn Ihr Taillenumfang über 86 cm liegt, sogar ein sehr hohes Risiko.

Und so berechnen Sie das Verhältnis von Taille und Hüfte: Messen Sie Ihre Taille dort, wo sie am schlanksten ist, und dann die Hüften, wo sie am breitesten sind. Teilen Sie den Taillenumfang durch den Hüftumfang. Wenn Ihr Quotient über 0,8 liegt, haben Sie eine sogenannte »Apfelfigur« (s. rechts) und damit das Risiko ernster Gesundheitsprobleme.

DIE GEFAHREN DES ÜBERGEWICHTS

Mit Übergewicht sehen wir älter aus und fühlen uns auch so. Was aber wirklich zählt, ist, wie es uns im Inneren altern lässt. Wenn Übergewicht nicht aus ästhetischen Gründen stört, passiert es schnell, dass man die Warnzeichen ignoriert. Übergewicht kann Sie jedoch zehn Jahre Ihres Lebens kosten. Die Risiken sollte man ganz nüchtern betrachten:

Diabetes Übergewicht ist die Hauptursache für Typ-2-Diabetes (s. S. 322–325), der wiederum für eine ganze Reihe von schweren Erkrankungen prädisponiert – etwa Herzkrankheiten, Schlaganfall, Nierenleiden und Blindheit.

Bluthochdruck Je dicker Sie sind, desto höher ist wahrscheinlich auch Ihr Blutdruck (s. S. 161). Das wiederum erhöht Ihr Risiko für Herzkrankheiten und Schlaganfall.

Herzkrankheiten und Schlaganfall Übergewichtige Frauen haben ein 3,2-fach höheres Risiko für Herzinfarkte (s. S. 166) und ein 1,3-fach höheres Schlaganfallrisiko (s. S. 196).

SO BERECHNEN SIE IHREN BMI

Teilen Sie Ihr Gewicht (in Kilogramm) durch Ihre Größe (in Metern) im Quadrat.

Laut WHO sagt der BMI:
Unter 18,5 Untergewicht
18,5–24,9 Normalgewicht

25–29,9 Übergewicht Grad I
30–34,9 Übergewicht Grad II
Über 40 Übergewicht Grad III

Ein Beispiel: Wenn Sie 1,69 m groß sind und 65 kg wiegen, rechnen Sie wie folgt:

1,60 Körpergröße (in Metern)	×	1,60 Körpergröße (in Metern)	=	2,56 Größe (im Quadrat)		65 Gewicht (in Kilogramm)	÷	2,56 Größe (im Quadrat)	=	25,39 Ihr BMI

BERECHNUNG DES TÄGLICHEN KALORIENBEDARFS

Bei gesundem BMI können Sie, um Ihr Gewicht zu halten, Ihren täglichen Kalorienbedarf so berechnen: [(0,062 x Gewicht in kg) + 2,036] x 239.

Sind Sie zwischen 35 und 55, ziehen Sie von der Summe 200–300 Kalorien ab, sind Sie 55 oder älter, sind es 400–600 Kalorien.

Dann multiplizieren Sie die Kalorienzahl mit Ihrem Aktivitätslevel, und Sie haben Ihren Tagesbedarf:
● Kein Sport: mal 1,4
● Täglich 30 Minuten mäßiger Sport: mal 1,5
● Drei- oder mehrere Male pro Woche intensiver aerober Sport: mal 1,6

Ein Beispiel: Wenn Sie 65 kg wiegen, 41 Jahre alt sind und dreimal die Woche aeroben Sport betreiben, sieht die Berechnung so aus:

$$\Big[(0{,}062 \text{ x } 65 = 4{,}03) + 2{,}036 = 6{,}066 \Big] \times 239 = 1\,449$$

Ihr Körpergewicht (65 kg)   Kalorienbedarf

$$- \quad 200 \quad = \quad 1\,249 \quad \times \quad 1{,}6 \quad = \quad 1\,998$$

Alter: 35–55   Aktivitätslevel   **Kalorienbedarf**

Hohes Cholesterin Mit dem Gewicht steigen die Cholesterinwerte – Risikofaktor für Angina pectoris (s. S. 164), Herzinfarkt (s. S. 166) und Schlaganfall (s. S. 196).

Krebs Je stärker Ihr Übergewicht, desto größer die Gefahr, an Brust-, Gebärmutter-, Eierstock- oder Nierenkrebs zu erkranken.

Unfruchtbarkeit Übergewichtige Frauen leiden häufiger an einer unregelmäßigen Periode, Unfruchtbarkeit und Schwangerschaftskomplikationen (s. S. 124–131).

Arthrose Übergewichtige Frauen leiden dreimal häufiger an schwer zu behandelnder Arthrose des Kniegelenks (s. S. 263–265).

Depressionen Übergewichtige Frauen neigen eher zu Depressionen (s. S. 210–211).

DIE GEFAHREN DES UNTERGEWICHTS

Liegt Ihr BMI unter 18,5, haben Sie Untergewicht und damit ein erhöhtes Risiko für Unfruchtbarkeit und Osteoporose. Ein zu niedriges Gewicht kann auch in Zusammenhang mit Depressionen und Angstzuständen stehen (s. Kapitel 9, S. 200–227).

DER GESUNDE MITTELWEG

Bei gesundem BMI rechnen Sie aus, wie viele Kalorien Ihr Körper täglich braucht (s. o.), und halten sich dann an unsere Vorschläge für eine gesunde Kost (s. S. 52–55). Müssen Sie abnehmen, reduzieren Sie Ihre wöchentliche Kalorienaufnahme um rund 3500 Kalorien, um pro Woche ein halbes Kilo abzunehmen.

DER APFEL-TYP

Wenn Sie übergewichtig und ein »Apfel-Typ« sind (unten ein normalgewichtiger Apfel-Typ), haben Sie ein höheres Risiko für Diabetes oder Herzkrankheiten, als wenn Sie das Fett an Oberschenkeln und Po einlagern. Eventuell liegt das daran, dass sich bei Apfel-Typen das Fett v. a. um die inneren Organe herum einlagert und sie so resistent gegen Insulin macht (s. S. 324).

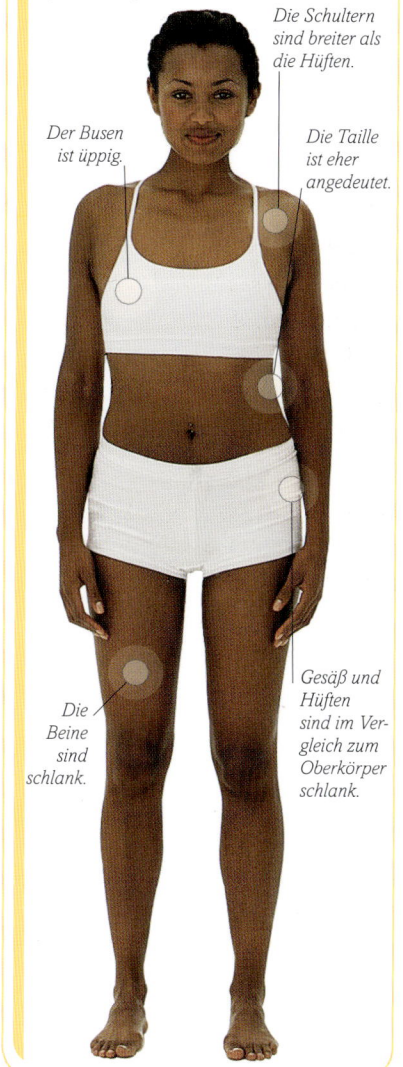

Die Schultern sind breiter als die Hüften.

Der Busen ist üppig.

Die Taille ist eher angedeutet.

Die Beine sind schlank.

Gesäß und Hüften sind im Vergleich zum Oberkörper schlank.

Guter Schlaf

Ein guter Schlaf ist von größter Bedeutung für unser körperliches und seelisches Wohlbefinden. Mehrere Nächte hintereinander nicht gut zu schlafen kann unserem Immunsystem schaden, macht uns reizbar und unkonzentriert. Es fällt uns dann schwer, Entscheidungen zu treffen und gelassen mit Stress umzugehen.

Obwohl wir alle unterschiedlich viel Schlaf brauchen – je nach Aktivität am Tage und je nach Lebensphase –, sind Experten davon überzeugt, dass zwischen sieben und neun Stunden Schlaf jede Nacht optimal sind. Und damit ist nicht gemeint, wie viele Stunden wir im Bett verbringen, sondern wie viele wir tatsächlich schlafen.

NORMALE SCHLAFMUSTER
Nachts wechseln wir zwischen zwei Schlafmustern: dem REM-Schlaf und dem Non-REM-Schlaf (REM steht für »Rapid Eye Movement«, schnelle Augenbewegungen). Etwa ein Viertel der Zeit sind wir im REM-Schlaf – ein leichterer Schlaf, in dem wir die meisten Träume haben. Den Rest der Zeit verbringen wir in dem tiefen und auch erholsameren Non-REM-Schlaf, bei dem man vier aufeinanderfolgende Stadien unterscheidet, jedes ein bisschen intensiver als das vorangehende.

Wenn wir nachts permanent zu wenig Schlaf bekommen, fehlt uns Non-REM-Schlaf, in dem wir unsere Batterien aufladen. Wir wachen dann müde und unausgeschlafen auf.

YOGA FÜR DIE ENTSPANNUNG

Die hier gezeigte einfache Yogaübung hilft dabei, den Körper abends zu entspannen und den Geist zu beruhigen. Halten Sie jede Stellung zehn Sekunden und richten dabei Ihre Aufmerksamkeit nach innen. Spüren Sie die Dehnung in Ihrem Rücken, den Hüften und den Knien, während Sie die Folge dreimal wiederholen.

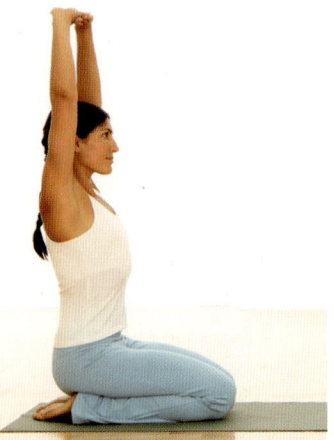

Schritt 1
Strecken Sie im Knien die Arme Richtung Decke, die Hände gefaltet, die Handflächen zeigen nach oben.

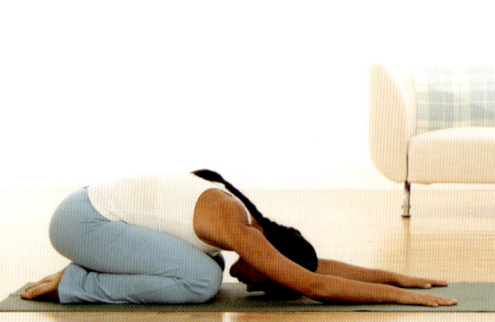

Schritt 2
Beugen Sie sich nach vorn, und legen Sie die Arme gestreckt vor sich auf den Boden. Legen Sie die Stirn auf dem Boden ab.

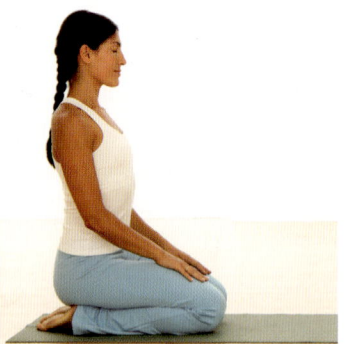

Schritt 3
Kommen Sie wieder hoch, Hände auf den Schenkeln, Augen geschlossen. Atmen Sie tief und langsam.

SCHLAFLOSIGKEIT

Chronische Schlafstörungen sind weitverbreitet. Unser Schlaf hängt davon ab, wie wir uns fühlen. Frauen leiden zweimal so oft an Schlaflosigkeit wie Männer, und soziale Faktoren wie Arbeitslosigkeit oder Scheidung scheinen das Risiko noch zu erhöhen. Schlafprobleme nehmen offenbar auch mit dem Alter zu.

Im Folgenden sind einige der Faktoren aufgelistet, die Quantität und Qualität unseres Schlafes beeinflussen, sowie Vorschläge für einen besseren Schlaf.

Stress Versuchen Sie, belastende Probleme zu lösen, bevor Sie zu Bett gehen. Wenn es Ihnen schwerfällt abzuschalten, legen Sie sich Papier und Bleistift neben das Bett und schreiben auf, was Ihnen durch den Kopf geht. Das kann Ihnen dabei helfen abzuschalten und einzuschlafen. Mehr Informationen zum Umgang mit Stress finden Sie auf den Seiten 62–63.

Ärger Der Rat, nicht die Sonne über einem Streit untergehen zu lassen, hat viel für sich. Versuchen Sie, Streitigkeiten immer außerhalb des Schlafzimmers zu lösen.

Depressionen Menschen, die unter Depressionen leiden, schlafen zwar meist sehr schnell ein, wachen aber in den frühen Morgenstunden auf und finden dann nicht in den Schlaf zurück. Wenn Sie unter Niedergeschlagenheit leiden und Nacht für Nacht viel zu früh aufwachen, sprechen Sie Ihren Arzt darauf an.

Hormone Hitzewallungen und Nachtschweiß während der Wechseljahre sind eine häufige Ursache von Schlafproblemen. Wenn Sie um jede Minute Schlaf kämpfen müssen, ziehen Sie eine Hormonersatz-Therapie (HET) in Betracht. Ihr Arzt kann Sie über die Vor- und Nachteile informieren. Wenn Sie sich dagegen entscheiden, gibt es auch wirksame Alternativen zur HET.

Schmerzen Die wenigsten von uns können mit Schmerzen gut schlafen, geschweige denn durchschlafen. Sollte das bei Ihnen der Fall sein, bitten Sie Ihren Arzt um entsprechende Medikamente.

Lärm Wenn Sie einen lauten Nachbarn oder einen schnarchenden Partner haben, besorgen Sie sich gute Ohrstöpsel, um den Lärm auszublenden.

Raumtemperatur und Licht Im Bett zu frieren oder zu schwitzen kann Ihre Chancen auf einen guten Schlaf ebenso mindern wie Licht im Schlafzimmer. Nehmen Sie entsprechende Änderungen vor, damit Sie sich wohlerfühlen.

Koffein Vermeiden Sie nach 18.00 Uhr koffeinhaltige Getränke – etwa Kaffee, Tee oder Cola.

Alkohol Setzen Sie nicht auf Alkohol – er macht Sie vielleicht müde, stört aber Ihren natürlichen Schlafrhythmus und damit Ihren Schlaf.

Rauchen Nikotin putscht auf. Wenn Sie unbedingt rauchen möchten, dann nicht nach 18.00 Uhr.

Medikamente Sollten Sie feststellen, dass Ihr Schlaf sich geändert hat, seit Sie Medikamente nehmen, sprechen Sie mit Ihrem Arzt darüber. Die Medikamente könnten die Ursache dafür sein, und vielleicht gibt es Alternativen.

DIE BESTEN SCHLAF-TIPPS

Es gibt ein paar goldene Regeln, die Ihnen helfen, gut zu schlafen:

- **Feierabend** ist mindestens eine Stunde, bevor Sie zu Bett gehen, damit Sie genügend Zeit zum Abschalten haben.
- **Sorgen Sie für Ruhe im Schlafzimmer** und möglichst viel Bequemlichkeit, damit das Zubettgehen eine friedliche Erfahrung ist.
- **Gehen Sie immer zur selben Zeit schlafen,** und verzichten Sie auf das Nickerchen tagsüber. Ein guter Nachtschlaf ist auch eine Frage der Routine.
- **Seien Sie tagsüber aktiv** – verzichten Sie aber auf Sport am späteren Abend. Denn das treibt Ihren Energiepegel in die Höhe, sodass es schwierig werden kann abzuschalten.
- **Schauen Sie kein Fernsehen im Bett,** und lesen Sie dort auch nicht. Das Schlafzimmer ist nur zum Schlafen und für den Sex da!
- **Wenn Sie im Bett sind,** wälzen Sie sich nicht stundenlang herum, um einschlafen zu können. Wenn Sie nach 20 Minuten noch nicht schlafen, stehen Sie auf, gehen in ein anderes Zimmer und lesen dort, bis Sie so müde sind, dass Sie wieder zu Bett gehen können. Achten Sie aber darauf, was Sie lesen – ein Krimi oder Thriller macht Sie womöglich noch wacher.

Den Stress im Griff

Ein völlig stressfreies Leben ist nahezu unmöglich und wohl auch gar nicht wünschenswert. Denn ein bisschen Stress hält in Schwung und versetzt uns in die Lage, unseren Pflichten nachzukommen. Sind wir jedoch zu angespannt, müssen wir irgendwo Abstriche machen – bei unserer Gesundheit sollte das nicht sein.

Wenn wir unter Stress stehen oder uns überfordert fühlen, verursachen die Stresshormone, die unser Körper als Antwort auf die Situation ausschüttet, einen Anstieg von Pulsfrequenz und Blutdruck, um uns auf Flucht oder Angriff vorzubereiten. Für unsere Vorfahren war das eine sehr gute Lösung, weil sie dadurch schnell reagieren und gegebenenfalls vor der Gefahr fliehen konnten. Heute ist das nicht mehr nötig – unsere Stressauslöser kommen und bleiben bestehen, für Tage, Wochen und sogar Monate.

Heutzutage ist es für die meisten Frauen normal, mehrere Aufgaben gleichzeitig erledigen zu müssen, weil sie sich um ihren Beruf und ihre Familie kümmern müssen. Viele von uns haben sich daran gewöhnt, ständig unter Druck zu stehen, und haben Stresssituationen gut im Griff. Wachsen uns die Aufgaben aber über den Kopf oder gibt es zu Hause dauernd Streit, dann bekommen wir mit der Zeit das Gefühl, ständig gestresst, genervt und körperlich überfordert zu sein. All das zehrt am seelischen und körperlichen Wohlbefinden. Das erklärt wenigstens teilweise, warum Frauen eher unter Stresssymptomen leiden als Männer.

MIT STRESS UMGEHEN

Stress lässt sich schwer definieren oder auf einer Skala messen. Hinzu kommt, dass jede anders mit Stress umgeht. Was die eine zur Weißglut

---

TIEFENATMUNG

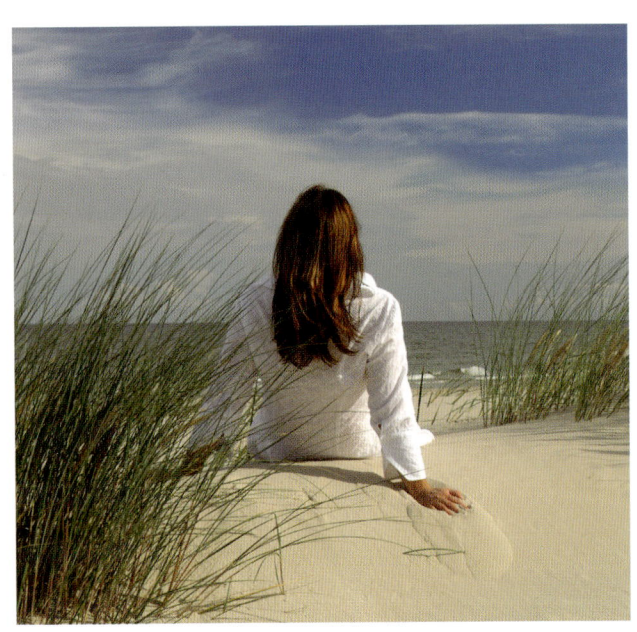

Mit dieser einfachen Meditation können Sie Körper und Geist entspannen und wieder Energie tanken:

1 Setzen oder legen Sie sich entspannt hin. Legen Sie eine Hand auf den Bauch, die andere auf die Brust. Schließen Sie, wenn Sie mögen, die Augen.

2 Beruhigen Sie Körper und Geist. Um sich entspannen zu können, stellen Sie sich einen Strand oder einen anderen schönen Ort vor; genießen Sie seinen Anblick, die Geräusche und die Gerüche.

3 Verlangsamen Sie Ihre Atmung. Während Sie einatmen, zählen Sie bis fünf, dann halten Sie 1–2 Sekunden inne und atmen dann, bis fünf zählend, wieder aus.

4 Atmen Sie bewusst mit jedem Atemzug alle Anspannung aus. Fühlen Sie, wie die Bauchdecke sich hebt und senkt. Wiederholen Sie das so oft Sie wollen – schon nach 5–10 Minuten sind Sie ruhiger und konzentrierter.

treibt, lässt die andere kühl. Wenn Sie Stress unter Kontrolle haben, sind Sie hellwach und können sich gut konzentrieren, ordentlich essen und am Ende des Tages gut abschalten. Bei Angst oder Anspannung, Herzrasen, einem Knoten im Hals oder anderen Stresssymptomen sollten Sie lieber jetzt als später etwas gegen Ihren Stress tun.

WENN STRESS DER GESUNDHEIT SCHADET

Stresssymptome zu erkennen kann dabei helfen, das Leben besser in den Griff zu bekommen. Typische Anzeichen von Stress sind u. a.:

- Schlafstörungen und ständige Müdigkeit
- Depressionen, Angst, Panikattacken
- Ständige Erkältungen wegen des geschwächten Immunsystems
- Migräne und Spannungskopfschmerzen
- Aufflackern von Hautproblemen wie Ekzeme, Akne oder Schuppenflechte
- Verdauungsprobleme oder Reizdarmsymptome

Wenn Sie derartige Symptome an sich bemerken und nichts dagegen tun, gehen Sie das Risiko ein, dass der Stress sich negativ auf Ihre Gesundheit auswirkt (s. unten). Wichtig ist auch, dass Sie wieder lernen, sich zu entspannen. Deswegen sollten Sie ein paar einfache Entspannungstechniken oder Meditationen (s. Tiefenatmung links) erlernen. Wenn Sie gar nicht mehr wissen, wo Sie überhaupt anfangen sollen, und der Stress Sie völlig überwältigt, sprechen Sie so bald wie möglich mit Ihrem Arzt darüber.

DIE BESTEN TIPPS GEGEN STRESS

Frauen geraten schnell in die Falle, es allen und jedem recht machen zu wollen. Dadurch kann Ihr Stresspegel sich dramatisch erhöhen. Versuchen Sie es mit diesen Lösungen:

Machen Sie eine Liste. Schreiben Sie alles auf, was in der Woche erledigt werden muss, und setzen dann Prioritäten. Das hilft Ihnen dabei, Ihre Zeit besser zu planen und die wichtigsten Dinge zuerst zu tun. Wenn etwas ganz unten auf der Liste unerledigt bleibt, ist es immerhin etwas weniger Entscheidendes.

Delegieren Sie. Niemand kann oder sollte von Ihnen erwarten, dass Sie alles selbst tun. Ihr Partner oder Ihre Kinder räumen vielleicht nicht so gründlich auf wie Sie, aber sie können es wenigstens versuchen!

Reden Sie. Es ist überhaupt nichts dabei, einzugestehen, dass Sie mit dem ganzen Zeitdruck nicht klarkommen. Möglicherweise wissen sonst nicht einmal die Menschen, mit denen Sie zusammenleben, wie sehr Sie kämpfen müssen. Sie werden feststellen, dass allein schon die Dinge beim Namen zu nennen eine ganze Menge hilft.

Nehmen Sie Hilfe an. Ob es ein Nachbar ist, der Ihre Kinder von der Schule abholt, oder ein Kollege im Büro, der Ihnen etwas Arbeit abnimmt – die Chance ist groß, dass es nette Helfer gibt, wenn Sie sie lassen.

Lernen Sie, »Nein« zu sagen. Frauen haben damit meist Probleme. Wenn Sie keine Zeit haben, etwas zu erledigen, sagen Sie das. Der Tag hat nur 24 Stunden, und was nicht geht, geht eben nicht.

Nehmen Sie sich Zeit für sich. Egal, ob eine Stunde Gymnastik oder eine Tasse Kaffee mit einer Freundin – sich etwas Zeit von der Routine zu gönnen hilft Ihnen dabei abzuschalten und am nächsten Tag wieder effektiver arbeiten zu können – ganz zu schweigen davon, eine bessere Mutter und Partnerin zu sein. Frauen fühlen sich notorisch schuldig, wenn sie etwas für sich selbst tun. Rufen Sie sich deshalb ins Gedächtnis, dass niemand etwas davon hat, wenn Sie gestresst sind oder Ihnen die Nerven durchgehen.

Treiben Sie regelmäßig Sport. Sport reduziert den Stress und schützt vor Depressionen. Wenn Sie immer müde sind, kommt Ihnen der Vorschlag, sich auch noch zum Sport zu zwingen, vielleicht albern vor. Aber: Er funktioniert! Denn Sport belebt und gibt Energie.

Die meisten von uns schaffen es, ihren Stress in den Griff zu bekommen, wenn sie ein paar dieser kleinen Änderungen vornehmen. Wenn Sie sich dennoch vom Stress überfordert fühlen oder wenn Ihnen der Stress körperliches Unwohlsein bereitet, brauchen Sie die Hilfe eines Arztes.

Willenskräfte aktivieren

Schlechte Angewohnheiten abzulegen ist immer schwierig, denn es bedarf dazu einer ganzen Portion Willenskraft. Wesentlich ist, dass Sie selbst diese Angewohnheiten wirklich loswerden wollen. Sobald Sie sich tatsächlich dazu entschlossen haben, sollten Sie sich auch die Unterstützung anderer suchen.

RAUCHEN

Wenn Sie lange und gesund leben wollen, müssen Sie auf Nikotin verzichten. Fakt ist: Die Hälfte aller Raucher stirbt an Erkrankungen, die mit dem Zigarettenkonsum zusammenhängen, etwa an chronisch obstruktiver Bronchitis (s. S. 240–241), Herzerkrankungen (s. S. 158–174) oder Krebs. Und Frauen sind sogar noch anfälliger als Männer: Rauchen richtet bei ihnen deutlich mehr Schäden an als bei den Männern – und dafür müssen Sie gar keine starke Raucherin sein. Einer Studie aus Dänemark zufolge haben Frauen, die nur drei Zigaretten am Tag rauchen, ein fast doppelt so hohes Risiko für Herzerkrankungen. Das Risiko für andere, nicht lebensbedrohliche Erkrankungen wie Osteoporose (s. S. 260–262), grauen Star (s. S. 190), Schuppenflechte (s.- S. 356–357), Zahnfleischerkrankungen und Zahnverlust ist bei Rauchern ebenfalls erhöht. Mit dem Rauchen aufzuhören kann ein lebensentscheidender Schritt sein: Wenn Sie es aufgeben, bevor Sie 35 sind, ist Ihre Lebenserwartung nur wenig geringer, als wenn Sie niemals zur Zigarette gegriffen hätten. Wenn Sie mit 50 aufhören, sinkt die Gefahr, an einer mit dem Rauchen in Zusammenhang stehenden Erkrankung zu sterben, um etwa 50 Prozent.

DIE BESTEN TIPPS GEGEN DEN BLAUEN DUNST

Das Rauchen aufzugeben ist nicht einfach. Die folgenden Tipps helfen, die nötige Entschlossenheit aufzubringen:

Denken Sie an die Kosten. Ein Jahr lang 20 Zigaretten am Tag zu rauchen kostet beinahe so viel wie ein Familienurlaub. Nehmen Sie sich einen Augenblick Zeit, und überlegen Sie, was Sie noch für dieses Geld bekämen.

Schreiben Sie Pro und Kontra auf. Welche Liste ist länger? Bewahren Sie diese Liste so auf, dass Sie sie in einem schwachen Moment zur Hand haben.

Führen Sie ein Rauch-Tagebuch. Dahinterzukommen, wann Sie Ihre schwächsten Momente haben, erhöht Ihre Chancen, der Versuchung zu widerstehen.

Legen Sie einen Zeitpunkt fest. Wenn Sie gerade unter großem Druck stehen, ist es vielleicht nicht sinnvoll, »jetzt sofort« aufzuhören. Begeben Sie sich aber nicht in die Falle endloser Entschuldigungen und Ausreden.

Planen Sie, was Sie stattdessen tun wollen. Ein neues Hobby zu finden kann Ihnen helfen, sich abzulenken.

Rechnen Sie mit schwachen Momenten. Sie kommen bestimmt. Bitten Sie Freunde und Familie, Ihnen in solchen Situationen zu helfen, indem sie Ihre Aufmerksamkeit auf etwas anderes lenken.

Denken Sie an Ihre Kinder. Wenn Sie rauchen, sind Ihre Kinder automatisch den Gefahren des Passivrauchens ausgesetzt und haben später ein dreifach höheres Risiko, selbst Raucher werden.

Hören Sie ganz und gar auf. Vielleicht gefällt Ihnen die Idee besser, schrittweise aufzuhören. Aber selbst wenn Sie nur wenige Zigaretten rauchen, bleiben die Nikotinsucht und deren Risiken bestehen.

Lassen Sie sich helfen. Untersuchungen zufolge steigt die Chance, für immer mit dem Rauchen aufzuhören, ganz enorm, wenn Sie den Rückhalt einer ärztlichen und/oder psychotherapeutischen Begleitung haben. Ihr Arzt wird Sie darüber informieren und die verschiednen Arzneimittel kennen, etwa Kaugummis oder Pflaster, die helfen können.

DIE BESTEN TIPPS GEGEN ZU VIEL ALKOHOL

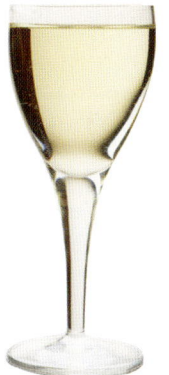

Rot- oder Weißwein
1 kleines Glas (125 ml)
12 % Alkohol

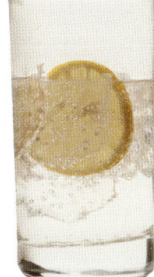

Gin Tonic
1 großes Glas
35 ml Alkohol

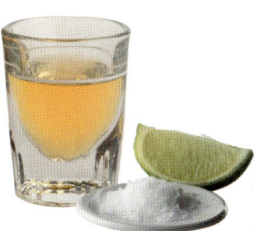

Tequila
35 ml Alkohol

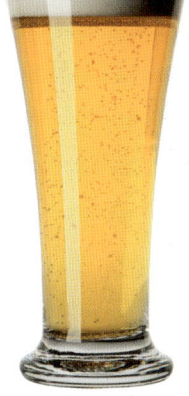

1 Glas Bier
284 ml
5 % Alkohol

Sich einzugestehen, dass man ein Alkoholproblem hat, ist der erste Schritt. Der zweite besteht darin, realistische Wege zu finden, die Menge zu reduzieren oder ganz aufzuhören. Versuchen Sie es mit diesen drei Tipps:

Führen Sie Tagebuch. Notieren Sie eine Woche lang jedes einzelne Glas, und rechnen Sie dann aus, wie viel Alkohol (s. unten) Sie insgesamt getrunken haben. Vielleicht sind Sie schockiert, aber schummeln Sie trotzdem nicht.

Trinken Sie nur beim Essen.

Verordnen Sie sich zwei alkoholfreie Tage pro Woche, das ist ein guter Einstieg.

Bieten Sie an zu fahren, wenn Sie ausgehen, und trinken Sie dann nur alkoholfreie Getränke.

Finden Sie heraus, welches alkoholfreie Getränk Sie wirklich mögen. Wenn Sie Lust auf ein oder zwei Drinks haben, wechseln Sie zwischen Alkohol und Ihrem Lieblingsgetränk ab. Auf diese Weise erhalten Sie Flüssigkeit und senken zugleich die Alkoholmenge, die Sie trinken.

Denken Sie an die Kalorien. Alle alkoholischen Getränke machen dick – auch ohne die Knabbereien zu berücksichtigen, die Sie sich einverleiben, während der Alkohol Ihre Willenskraft dahinschwinden lässt.

ALKOHOL

Mehr und mehr Frauen trinken regelmäßig zu viel Alkohol. Die Deutsche Gesellschaft für Ernährung (DGE) empfiehlt ein Limit von maximal 10 g Alkohol, und das noch nicht einmal täglich. Achten Sie auf das Flaschenetikett, denn der Alkoholgehalt von Wein zum Beispiel schwankt von Lage zu Lage. Ein großes Glas Bier, also ½ Liter, enthält meist schon 20 g Alkohol, also doppelt so viel wie die für Frauen empfohlene Menge. Mit einem Viertel Wein kommen Sie ebenfalls auf mindestens 20 g Alkohol. Deswegen rät die DGE Frauen, sich auf ein kleines Glas (125 ml) am Tag zu beschränken – und das auch nur ausnahmsweise.

Frauen sind empfänglicher für die schädlichen Wirkungen von Alkohol als Männer – inzwischen sterben mehr Frauen an Alkoholkonsum als an Gebärmutterhalskrebs.

Haben Sie ein Alkoholproblem?

Beantworten Sie die nachfolgenden Fragen. Wenn Sie auf zwei oder mehr Fragen mit »Ja« antworten, haben Sie ein Alkoholproblem, gegen das Sie etwas unternehmen sollten.

- Haben Sie das Gefühl, Sie sollten lieber weniger trinken?
- Hat es Sie schon einmal geärgert, weil andere kritisiert haben, dass Sie trinken?
- Fühlen Sie sich schuldig wegen Ihres Trinkens?
- Brauchen Sie Alkohol, um den Tag zu beginnen?

Ihr Arzt kann Sie dabei unterstützen, Hilfe zum Loskommen zu finden.

Gesund von Kopf bis Fuß

Ihren Körper zu pflegen und auf ein positives Selbstbild zu achten – das ist alles, was Sie tun müssen, um das Beste aus sich zu machen. Wir brauchen normalerweise keine Schönheitschirurgie oder andere von den Medien propagierte Mittelchen, wenn wir uns von innen wie von außen gut pflegen.

Haarpflege

Das Geschäft mit dem schönen Haar ist eine Milliardenindustrie. Wie wir unser Haar Tag für Tag pflegen, ist ebenso wichtig wie ein guter Haarschnitt alle paar Wochen.

DAS HAAR GESUND HALTEN

Probieren Sie diese einfachen Vorschläge zur Haarpflege aus:

Waschen Sie Ihr Haar regelmäßig. Mit regelmäßigen Haarwäschen und -spülungen fühlt sich Ihr Haar gesund an und sieht auch so aus. Waschen Sie Ihr Haar ruhig so oft Sie wollen. Vermeiden Sie jedoch Produkte, die chemische Konservierungsmittel wie Parabene oder Natriumdodecylsulfat enthalten, weil sie Ihrem Haar das natürliche Fett entziehen.

Entwirren Sie Ihr Haar zunächst mit einem grobzinkigen Kamm. Anschließend befeuchten Sie es sorgfältig mit warmem Wasser, bevor Sie es shampoonieren. Massieren Sie Ihren Kopf mindestens 30 Sekunden mit dem Shampoo, das Sie vorher in den Händen verteilt haben. Spülen Sie dann Ihre Haare doppelt so lange, wie Sie es für ausreichend halten – stumpfes Haar ist nämlich oft das Ergebnis von zu wenig Spülen.

Wenn Sie Schuppen haben, verwenden Sie regelmäßig ein Antischuppen-Shampoo. Schuppen entstehen übrigens meist nicht aufgrund von Trockenheit, sondern weil das Haar zu fettig ist.

Spülen Sie Ihr Haar nach jeder Wäsche mit einer Haarspülung. Geben Sie die Spülung nur auf die Spitzen, nicht auf den Haaransatz.

Benutzen Sie Produkte speziell für Ihren Haartyp. Wenn Sie nicht genau wissen, ob Ihr Haar fein, normal oder dick ist, fragen Sie Ihre Friseurin danach.

Schützen Sie Ihr Haar vor zu viel Hitze, zum Beispiel durch den Fön. Zum Trocknen drücken Sie Ihr Haar sanft und kämmen es anschließend mit einem grob gezinkten Kamm durch. Wenn Sie einen Fön benutzen, nehmen Sie einen mit einer weiten Öffnung und halten ihn etwa 15 cm von Ihrem Haar entfernt. Das Fönen von bereits trockenem Haar schädigt ebenso wie der zu häufige Gebrauch eines Haarglätters.

Rauchen Sie nicht. Graues Haar ist hauptsächlich genetisch bedingt, aber Rauchen fördert das vorzeitige Ergrauen der Haare.

WIE VIEL SONNENSCHUTZMITTEL BRAUCHE ICH?

Oft achten wir nicht auf ausreichenden Hautschutz, wenn wir uns in der prallen Sonne aufhalten. Ein durchschnittlicher Erwachsener benötigt etwa 2 mg Sonnencreme, um einen Quadratzentimeter Haut zu schützen. Mit anderen Worten: Sie brauchen rund 35 ml – also etwa ein Schnapsglas voll – um sich am ganzen Körper einzucremen. Erneuern Sie den Schutz spätestens nach zwei Stunden, weil die Creme zum Beispiel durch Schwitzen leicht entfernt wird.

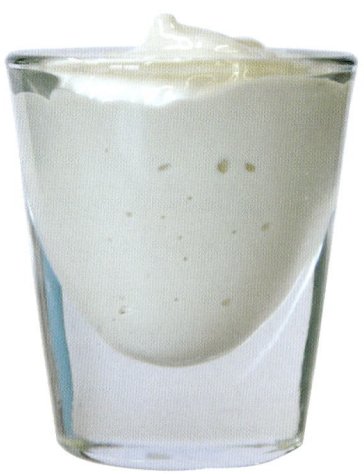

Ein Schnapsglas voll Sonnencreme braucht ein Erwachsener.

Körperhaltung

Eine gute Haltung ist die Basis für eine optimale Muskel- und Gelenkfunktion. Bei schlechter Haltung kann es zu Nacken- und Schulterverspannungen, Kopf- und Rückenschmerzen kommen. Zusätzlich zu der hier abgebildeten Übung verbessern auch die Übungen von S. 59 Ihre Haltung.

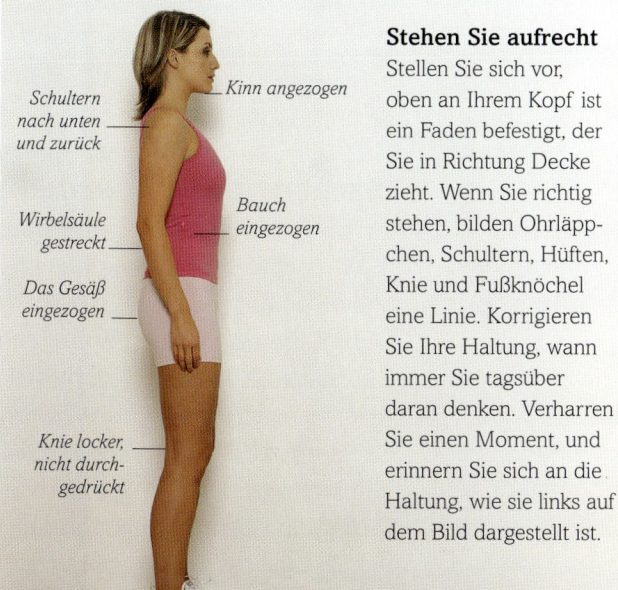

Schultern nach unten und zurück

Kinn angezogen

Wirbelsäule gestreckt

Bauch eingezogen

Das Gesäß eingezogen

Knie locker, nicht durchgedrückt

Stehen Sie aufrecht

Stellen Sie sich vor, oben an Ihrem Kopf ist ein Faden befestigt, der Sie in Richtung Decke zieht. Wenn Sie richtig stehen, bilden Ohrläppchen, Schultern, Hüften, Knie und Fußknöchel eine Linie. Korrigieren Sie Ihre Haltung, wann immer Sie tagsüber daran denken. Verharren Sie einen Moment, und erinnern Sie sich an die Haltung, wie sie links auf dem Bild dargestellt ist.

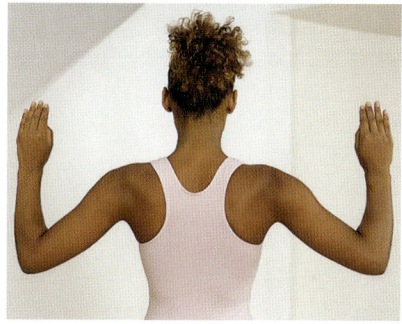

»W-Übung«
Schritt 1 Mit dieser Übung können Sie Ihre Rumpfmuskulatur trainieren. Nehmen Sie die Arme dazu seitwärts wie auf dem Bild. Die Ellbogen sind gebeugt.

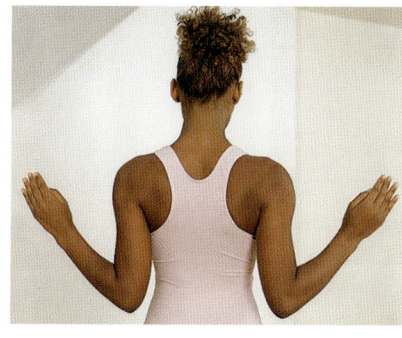

»W-Übung«
Schritt 2 Ziehen Sie die Schulterblätter nach hinten unten zusammen, während Sie die Ellbogen langsam zur Taille hinziehen. 10-mal wiederholen.

Hautpflege

Es lohnt sich, schon heute gute Hautpflegegewohnheiten zu entwickeln, damit die Haut auch später noch strahlend und gesund ist.

FÜR DIE HAUT SORGEN

Eine gestresste und ausgetrocknete Haut können Sie vermeiden, wenn Sie diese einfachen Tipps beherzigen:
Schützen Sie sich vor der Sonne Eine schön gebräunte Haut lässt Sie vielleicht heute gut aussehen – zu viel Sonne schädigt aber Ihre Haut irreversibel (s. links).
Rauchen Sie nicht. Rauchen führt zu vorzeitiger Hautalterung, weil es die Durchblutung der Haut mindert und sie so nicht ausreichend mit Sauerstoff und Nährstoffen versorgt wird. Folge: Die Elastin- und Kollagenfasern der Haut nehmen Schaden. Zigarettenrauch enthält zudem viele Giftstoffe, die sich verheerend auf die Haut und ihre Regenerationsfähigkeit auswirken.
Gehen Sie sanft mit Ihrer Haut um. Langes Duschen oder Baden mit heißem Wasser entzieht der Haut ihre natürlichen Fette. Auch starke Seifen und bestimmte Inhaltsstoffe können Ihre Haut irritieren und austrocknen und sollten möglichst nicht verwendet werden. Tupfen Sie Ihre Haut sanft trocken (nicht rubbeln), damit noch etwas Feuchtigkeit auf Ihrer Haut zurückbleibt. Cremen Sie sich danach mit einer Feuchtigkeitscreme ein.
Benutzen Sie regelmäßig Feuchtigkeitscremes. Die Feuchtigkeit Ihrer Haut können Sie erhalten, indem Sie großzügig eine Feuchtigkeitscreme auftragen, die sich wie ein Schutzfilm über Ihre Haut legt und sie vor Wasserverlust schützt. Idealerweise sollte die Hautcreme einen Lichtschutzfaktor von mindestens 15 haben. Vermeiden Sie parfümierte Produkte und solche mit künstlichen Farbstoffen und Konservierungsmitteln (Parabene, Natriumdodecylsulfat).

Ohren

Anders als bei unseren Augen gibt es keinen Grund, unsere Ohren regelmäßig überprüfen zu lassen – es sei denn, Sie haben ein spezielles Problem. Wenn Ihre Familie sich aber darüber beschwert, dass Sie nicht antworten oder den Fernseher immer zu laut stellen, sollten Sie Ihre Ohren checken lassen.

OHRENPFLEGE

Im Allgemeinen können wir unsere Ohren sich selbst überlassen. Ein gelegentliches Problem ist:

Taubheit durch Ohrenschmalz Eine häufige Ursache von schlechtem Hören ist Ohrenschmalz – einer von drei Menschen über 50 wird davon geplagt. Widerstehen Sie der Versuchung, tiefe Ablagerungen mit einem Wattestäbchen entfernen zu wollen – das führt nur zu Irritationen des empfindlichen Gehörgangs, zu Entzündungen und noch mehr Ohrenschmalz. Ohrentropfen aus der Apotheke weichen den Ohrenschmalz auf. Meist genügt das schon, um das Problem in den Griff zu bekommen. Lässt der Pfropfen sich nicht lösen, suchen Sie Ihren Arzt auf, damit er ihn entfernen kann.

Augen

Gut sehen zu können trägt wesentlich zu unserer Lebensqualität bei – trotzdem halten viele von uns es für ganz selbstverständlich. Tatsächlich aber sollten wir uns immer gut um unsere Augen kümmern.

AUGENPFLEGE

Unsere Augen pflegen sich sozusagen von selbst. Trotzdem gibt es ein paar sehr wichtige Maßnahmen, die es zu beachten gilt:

Lassen Sie Ihre Augen regelmäßig testen – auch wenn Sie glauben, dass Sie gut sehen. Machen Sie alle paar Jahre einen Augenarzttermin aus (öfter, wenn Sie Probleme damit haben, s. S. 189–191).

Rauchen Sie nicht. Tabakrauch enthält viele chemische Substanzen, die für die Augen giftig sind. Rauchen kann eine ganze Reihe von Augenproblemen verursachen oder verstärken – darunter grauen Star (s. S. 190) und altersbedingte Makuladegeneration (s. S. 191).

Schützen Sie Ihre Augen vor der Sonne. Ultraviolettes Licht kann zu grauem Star (s. S. 190) und Makuladegeneration (s. S. 191) führen und ist in der westlichen Welt eine der häufigsten Ursachen für Erblindung. Ein Sonnenhut mit breitem Rand reduziert die UV-Strahlung um 50 Prozent. Ihre Sonnenbrille muss den Standards zum UV-Schutz genügen, achten Sie darauf.

Ernähren Sie sich gesund. Vitamin A, C und E sind wichtig für die Gesundheit Ihrer Augen, und eine Ernährung, die reich ist an den Antioxidanzien Lutein und Zeaxanthin, die in dunklem Obst und Gemüse enthalten sind, kann helfen, das Sehvermögen zu schützen (s. S. 55).

Zähne, Mund und Zahnfleisch

Die richtige Hygiene schützt Ihre Zähne vor Verfärbungen und verhindert schlechten Atem. Mit regelmäßiger Pflege haben Sie gute Aussichten, sich bis ins hohe Alter an gesunden Zähnen freuen zu können.

DIE RICHTIGE MUNDHYGIENE

Ein paar einfache Maßnahmen sind die Grundlage für gesunde Zähne und festes Zahnfleisch.

Gehen Sie regelmäßig zum Zahnarzt. Die meisten Zahnärzte empfehlen alle sechs Monate einen Check-up sowie eine professionelle Reinigung.

Putzen Sie Ihre Zähne richtig mit einem erbsengroßen Stück fluorhaltiger Zahnpasta. Bürsten Sie Ihre Zähne mindestens zweimal täglich nach den Mahlzeiten für 3 Minuten mit kurzen, sanften Strichen vom Zahnfleisch weg. Verwenden Sie eine Bürste mit weichen, abgerundeten Borsten; zu harte Zahnbürsten können das Zahnfleisch verletzen. Ersetzen Sie Ihre Zahnbürste etwa alle drei Monate.

Reinigen Sie die Zahnzwischenräume regelmäßig mit Zahnseide. Wickeln Sie dazu ein etwa 40 cm langes Stück mit den Enden um die Mittelfinger, fassen Sie die Zahnseide mit Daumen und Zeigefinger, ziehen Sie die Seide dann vorsichtig

»Zahnfleischerkrankungen können mit anderen Krankheiten zusammenhängen – gegebenenfalls sollten Sie mit Ihrem Arzt darüber sprechen.«

durch die Zahnzwischenräume, und reinigen Sie sie, indem Sie die Seide immer vom Zahnfleisch weg ziehen. Auf beiden Seiten des Mundes wiederholen.

Achten Sie darauf, was Sie essen. Durch Zucker produzieren die Bakterien, die natürlicherweise in Ihrem Mund leben, Säure. Diese greift den Zahnschmelz an und zerstört ihn. Reduzieren Sie deswegen den Zucker in Ihrer Ernährung so weit wie möglich. Zuckerfreies Kaugummi nach den Mahlzeiten stimuliert die Speichelproduktion und neutralisiert Säuren.

Rauchen Sie nicht. Das erhöht das Risiko für Zahnfleischerkrankungen und Zahnbelag, was schließlich zum Verlust von Zähnen führt.

Hände und Füße

Abgesehen von Ihrem Gesicht sind Hände und Füße wahrscheinlich die am stärksten beanspruchten Körperteile und können am meisten über Ihr Alter und Ihre Gesundheit aussagen.

HAND- UND FUSSPFLEGE

Cremen Sie Ihre Hände mehrmals täglich mit einer guten Feuchtigkeits- oder Schutzcreme ein. Vor allem im Sommer tut eine Feuchtigkeitscreme auch den Füßen gut und verhindert die Hornhautbildung.

Entfernen Sie Hornhaut an den Fußsohlen, damit sie schön zart bleiben. Rubbeln Sie nach dem Bad die aufgeweichte Hornhaut mit Bimsstein oder einer Hornhautfeile ab.

Untersuchen Sie Ihre Nägel auf Veränderungen. Sind sie brüchig oder haben Rillen? Das könnte ein Zeichen für Eisenmangel sein. Sind sie dünn und fein, splittern sie? Dann könnte das mit einer Schilddrüsenerkrankung (s. S. 356) oder einer Pilzinfektion zusammenhängen. Horizontale Verdickungen der Nägel können auf eine zurückliegende Erkrankung hinweisen: Gesunde Nägel wachsen normalerweise etwa 0,5–1 mm pro Woche, bei einer ernsten Erkrankung stellen sie jedoch ihr Wachstum ein.

Schneiden Sie Ihre Fußnägel immer gerade, auch wenn Sie es anders vielleicht schöner finden. Auf diese Weise können Sie eingewachsenen Fußnägeln vorbeugen.

STÄRKENDE FUSSMASSAGE

Achten Sie darauf, stets gut passende Schuhe zu tragen (wenn wir älter werden, werden unsere Füße breiter und sollten deswegen hin und wieder nachgemessen werden). Wenn Sie eine Vorliebe für hochhackige Schuhe haben, tragen Sie sie nur zu besonderen Anlässen – Ihre Füße werden es Ihnen danken. Die folgende 5-Minuten-Fußmassage ist wunderbar entspannend und hilft kleine Beschwerden und Schmerzen zu lindern.

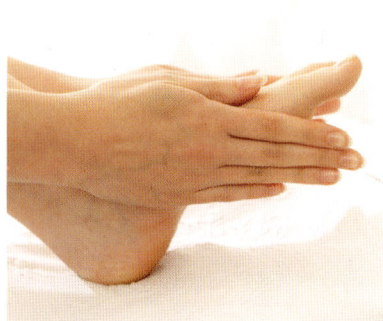

Schritt 1
Streichen Sie 3- bis 4-mal mit beiden Händen sanft, aber fest von den Zehen zum Fußgelenk, am besten mit Massageöl.

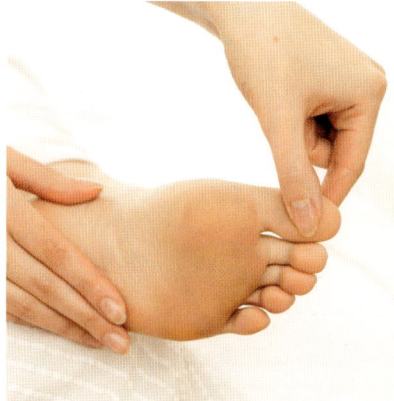

Schritt 2
Kreisen Sie sanft den großen Zeh 3- bis 4-mal in die eine und dann in die andere Richtung. Mit jeder Zehe wiederholen.

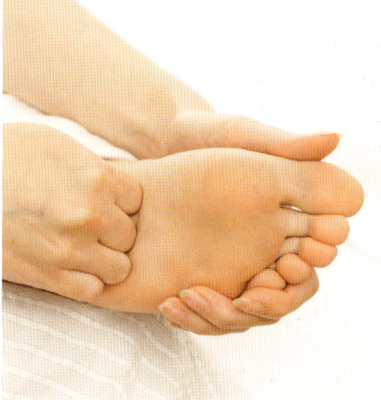

Schritt 3
Massieren Sie Ihre Fußsohle mit den Fingerknöcheln (vor allem die empfindlicheren Gebiete). Wiederholen Sie dann Schritt 1.

Die Signale erkennen

Dr. Sarah Jarvis

Symptom-Wegweiser

Ihr Körper ist ein Wunderwerk fein aufeinander abgestimmter Muskeln, Nerven, Blutgefäße und Organe, die über ein immenses Netz miteinander in Kontakt stehen. Er ist genau auf Ihre Bedürfnisse zugeschnitten, aber auch ständigen Belastungen und dem Alltagsstress ausgesetzt. Dadurch wird das empfindliche Gleichgewicht leicht einmal gestört. Weil manche Organe die Funktion anderer, oft entfernt liegender Körperteile beeinflussen, kann eine Störung in einem Bereich zu Symptomen an ganz anderer Stelle führen.

In diesem Abschnitt möchten wir Ihnen Hinweise darauf geben, was bestimmte Symptome in den einzelnen Körperregionen alles bedeuten können. Manchmal ist der Zusammenhang klar: Ein brennender Bauchschmerz, verschlimmert durch Essen, hat sehr wahrscheinlich mit dem Magen zu tun. Oft ergeben aber Körpersignale keinen rechten Sinn, wenn man sich in der Medizin nicht auskennt. Zum Beispiel:

- Geschwollene Fußknöchel können bedeuten, dass Ihr Herz nicht richtig pumpt (in diesem Fall leiden Sie vielleicht unter Atemnot, wenn Sie flach im Bett liegen).
- Grübchen in den Nägeln können bedeuten, dass Sie an einer Hautkrankheit leiden.
- Wenn Ihre Ärztin eine Lungenembolie ausschließen will, wird sie untersuchen, ob Sie rote und schmerzhafte Unterschenkel haben, da eine tiefe Beinvenenthrombose die Ursache für die Embolie sein kann.

WENN SIE HAUTPROBLEME HABEN

Zusätzliche Symptome können am ganzen Körper auftreten. Gerade die Haut ist oft ein exzellentes Barometer dafür, was sich im restlichen Organismus abspielt:

- Stumpfe und glanzlose Haut kann ein Zeichen dafür sein, dass man sich schon seit längerer Zeit zu viel zugemutet hat (s. Kapitel 3, S. 48–69).
- Trockene Haut kann auf eine Schilddrüsenhormonstörung hinweisen.
- Eine Akne, die später im Leben noch einmal auftritt, kann ein Zeichen für ein polyzystisches Ovarialsyndrom sein (s. S. 95).

- Eine gelbliche Haut mit Gelbfärbung des Weißen im Auge kann ein Zeichen für eine Leberschädigung oder Leberentzündung sein.
- Die übermäßige Neigung zu blauen Flecken kann für eine Blutgerinnungsstörung sprechen.
- Sehr milde Symptome einer Schuppenflechte können in manchen Fällen auf eine Gelenkerkrankung hinweisen.
- Das Auftauchen rötlicher Hautflecken, die nicht verblassen, wenn man auf sie drückt, kann eines der Anzeichen für eine Hirnhautentzündung oder Blutvergiftung sein – suchen Sie dann sofort einen Arzt auf!

WENN DIE LYMPHKNOTEN GESCHWOLLEN SIND

Das Lymphsystem durchzieht den ganzen Körper mit Kanälen, die sich in Knotenpunkten treffen. Hier sammeln sich die Lymphzellen, die vom Körper zur Infektabwehr gebildet werden, und scharen sich in größeren Mengen zusammen, wenn beispielsweise eine Entzündung auftritt. Manchmal vergrößert sich ein einzelner Lymphknoten oder eine Lymphknotengruppe aufgrund einer lokalen Infektion, so z. B. bei der Mandelentzündung, die zur Schwellung der Halslymphknoten führen kann. Bei anderen Erkrankungen können Lymphknoten in großer Zahl und über den ganzen Körper verteilt anschwellen.

Hinter scheinbar harmlosen Symptomen kann manchmal eine ernste Erkrankung stecken, auf der anderen Seite können Krankheitszeichen, die auf den ersten Blick dramatisch aussehen, aber auch eine einfache Ursache haben, die lediglich eine gewisse Zeit braucht, um von selbst auszuheilen.

SYMPTOM-WEGWEISER

Die Symptom-Wegweiser auf den folgenden Seiten sollen Ihnen einen allgemeinen Überblick darüber geben, was bestimmte Krankheitszeichen und Symptome der einzelnen Körperregionen bedeuten können. Gleichzeitig werden Sie auf die entsprechenden Abschnitte hingewiesen, in denen Sie mehr darüber erfahren. Dieser Führer ist jedoch kein Ersatz für eine ärztliche Konsultation, und wenn Sie in irgendeiner Weise besorgt oder beunruhigt sind, sollten Sie Ihren Arzt aufsuchen oder holen, damit er Sie beraten kann.

Kopf und Gesicht

Dieser Abschnitt behandelt nicht nur Kopf-, Gesichts- und Nackenschmerzen, sondern auch Erkrankungen, die das Gleichgewicht stören können. Er weist zudem auf mögliche Quellen von Stimmungsveränderungen hin.

Nacken und Rücken

Die Wirbelsäule, die sich vom Nacken bis zum Steißbein erstreckt, wird durch unzählige Gelenke, Muskeln und Bindegewebssträne in Form gehalten.

Oberer Brustbereich

Hier befinden sich einige Ihrer bedeutendsten Organe. Die lebenswichtigen: Herz und Lungen. Aber auch die weiblichen Brüste spielen eine fundamentale Rolle, weil sie uns als Frauen auszeichnen.

Becken

Der Ort der weiblichen Fortpflanzungsorgane – folglich konzentriert sich dieses Kapitel auf Frauenkrankheiten. Manchmal können entsprechende Symptome allerdings auch allgemeinmedizinische Ursachen haben.

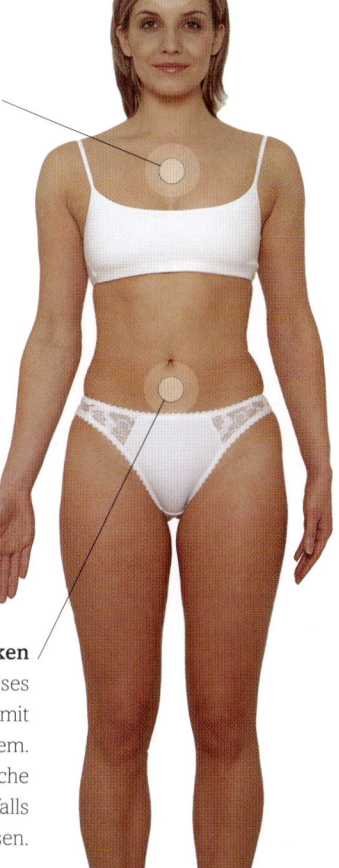
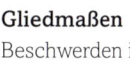

Bauch bis Becken

Die meisten Kapitel dieses Abschnitts befassen sich mit dem Verdauungssystem. Einige frauenspezifische Probleme können ebenfalls Bauchsymptome auslösen.

Gliedmaßen

Beschwerden in einzelnen Gliedmaßen können von Gelenken, Muskeln, Blutgefäßen oder Nerven herrühren, eher allgemeine Gliedmaßenprobleme auch auf Störungen des Immun- oder des Zentralnervensystems beruhen.

Kopf und Gesicht

Kopfschmerzen sind uns allen bekannt, aber könnten Sie Migräne von einer Hirnhautentzündung unterscheiden? Das Gehirn beeinflusst den ganzen Körper. Bestimmte Teile des Nervensystems verursachen lokale Symptome, die speziell die Augen oder Ohren betreffen.

Kopf

Kopfschmerzen:

- Moderate, sich verschlimmernde Schmerzen: S. 180
- Übelkeit, Lichtscheu mit starken, pochenden Schmerzen: siehe Migräne, S. 182
- Mit Ausschlag, Übelkeit, Fieber und Lichtscheu: Meningitis ausschließen, S. 181
- Am schlimmsten beim Aufwachen, verbunden mit Übelkeit, Seh- und Gleichgewichtsstörungen: Hirntumore ausschließen, S. 181

Ungewöhnliche Stimmungsveränderungen:

- Mit Veränderungen von Menstruation und Libido: siehe Wechseljahre, S. 136
- Mit unangebrachter Sorge oder Panik und Erschöpfung: siehe generalisierte Angststörung, S. 204, Panikstörung, S. 205, soziale Angststörung, S. 206
- Mit Zwangsgedanken und -handlungen: siehe Zwangsstörungen, S. 207
- Mit anhaltender Traurigkeit, Gewichtsverlust/-zunahme: siehe Depressionen, S. 210. In bestimmten Jahreszeiten: siehe saisonal abhängige Depression, S. 213
- Mit emotionaler Stumpfheit, Reizbarkeit, Schlafstörung: siehe PTBS, S. 208
- Mit Gedankenflucht, Konzentrationsstörungen, übertriebenem Selbstbewusstsein: siehe bipolare Störung, S. 212

- In der Schwangerschaft: siehe Schwangerschaftsdepression, S. 214
- Kurz nach der Entbindung: siehe Wochenbettdepression, S. 215
- Angst, an Gewicht zuzunehmen: siehe Anorexie, S. 216, Bulimie, S. 217
- Persönlichkeitsstörungen: S. 218
- Verbunden mit Missbrauch von Drogen, Alkohol oder Arzneimitteln: siehe Substanzenmissbrauch, S. 220
- Fehlende Libido: siehe Störungen der Sexualität, S. 222
- Fehlende sexuelle Erregung: siehe sexuelle Erregungsstörungen, S. 222, Orgasmusstörungen, S. 223
- Mit Nachlassen des Gedächtnisses: Alzheimer-Demenz ausschließen, S.184

Schwindel:

- Mit Benommenheit, Schwitzen, Blässe: siehe Schwindelanfälle und Stürze, S. 192
- Plötzlicher Beginn, mit Übelkeit, Erbrechen: siehe Schwindel/Menière-Krankheit, S. 192
- Mit Übelkeit, Erbrechen, Sehstörungen: siehe (Neuro-) Labyrinthitis, S. 193
- Bewusstseinseintrübung oder Bewusstlosigkeit, Gliederzucken, ungewöhnliche Empfindungen, Abkoppelung von der Realität: siehe Epilepsie, S. 194

Haut

Ausschlag:

- Anfallsweise gerötete, heiße Haut mit Schweißausbruch: siehe Menopause, S. 36
- Dunkle, unregelmäßige Flecken: siehe Chloasma, S. 361
- In Schmetterlingsform über Nase und Wangen: siehe Lupus, S. 269

Lippen:

- Kribbelnde Bläschen: siehe Lippenherpes, S. 367

Pickel:

- Auf fettiger Haut mit Mitessern: siehe Acne vulgaris, S. 362
- Mit Rötung und erweiterten Äderchen: siehe Rosazea, S. 364
- Schmerzhaft mit Blasen und honigfarbenen Krusten: siehe Eiterflechte, S. 367

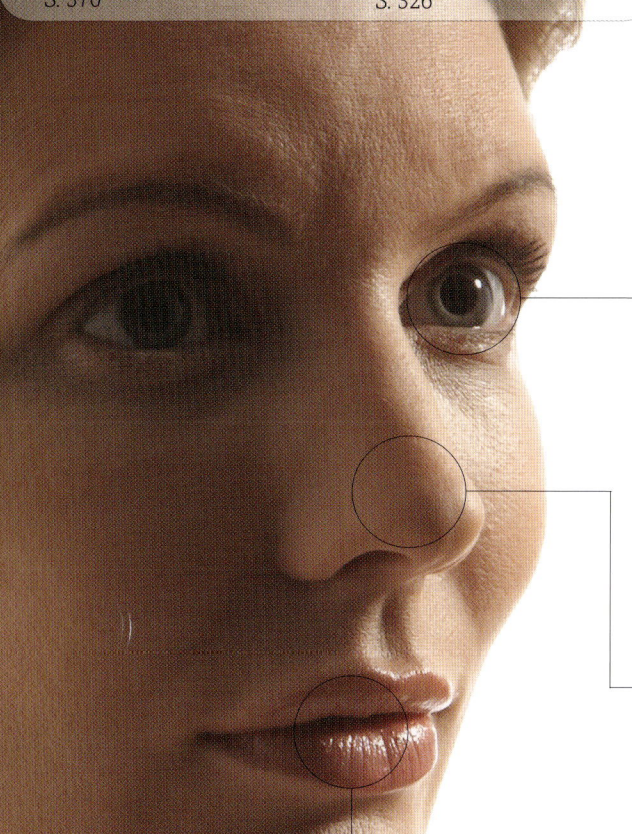

Haare

Haarausfall:
- Überwiegend an den Schläfen: siehe androgenetische Alopezie, S. 371
- Kleine, runde, kahle Flecken: siehe kreisrunder Haarausfall, S. 370
- Diffuser Haarausfall: S. 369
- Vorübergehender Haarausfall: S. 369
- Ausgedünntes Haar mit Gewichtszunahme: siehe Schilddrüsenerkrankungen, S. 326

Augen

Schmerzende Augen:
- Mit Rötung, Sekret, Jucken: siehe Bindehautentzündung, S. 190
- Mit Sehstörung, Lichtscheu: siehe grüner Star, S. 191
- Trocken, mit trockenem Mund: siehe Sjögren-Syndrom, S. 271

Gelbe Augen:
- Siehe Gallen- und Lebererkrankungen, S. 294

Eingeschränkte Sehschärfe:
- Weit- oder kurzsichtig: siehe Sehstörungen, S. 189, Makuladegeneration, S. 191
- Lichtscheu, schmerzendes Auge: siehe grüner Star, S. 191. Mit Gesichtskribbeln, Taubheitsgefühl der Glieder, Schwanken: Multiple Sklerose ausschließen, S. 198

Verschwommenes Sehen:
- Mit gelblicher oder rötlicher Tönung, Verzerrung: siehe grauer Star, S. 190

Ohren, Nase, Hals

Ohrenschmerzen:
- Mit Jucken, Eiterbildung: siehe Gehörgangsentzündung, S. 186
- Plötzliche Schmerzen, schlechteres Hören: siehe Mittelohrentzündung, S. 187
- Wiederkehrende Schmerzen: siehe »Leim-Ohr«, S. 187
- Klingeln, Zischen oder Brummen: siehe Schwerhörigkeit, S. 188, Tinnitus, S. 188
- Hörverlust: S. 188

Verstopfte Nase:
- Mit Schmerzen über Stirn und Wangenknochen: siehe Nebenhöhlenentzündung, S. 235

Äußere Halsschwellung:
- Bewegt sich beim Schlucken mit: siehe Schilddrüsenerkrankungen, S. 326, Kropf, S. 329, Basedow-Krankheit, S. 329

Halsschmerzen:
- Mit Niesen und Husten: siehe Erkältung, S. 232
- Mit Fieber: siehe Grippe, S. 232
- Mit Heiserkeit: siehe Kehlkopfentzündung, S. 236
- Mit Nasenlaufen und Fieber: siehe Rachenentzündung, S. 237
- Chronische Heiserkeit: siehe Stimmbandknötchen, S. 237

Mund

Trockener Mund:
- Bei starkem Durst, häufigem Wasserlassen, Müdigkeit, verschwommenem Sehen: siehe Typ-1-Diabetes, S. 320
- Mit trockenen Augen: siehe Sjögren-Syndrom, S. 271

Schluckschwierigkeiten:
- Mit Brustschmerzen: siehe Speiseröhrenerkrankungen, S. 293

Verwaschene Sprache:
- Mit Gesichtslähmung, Schwäche, Kribbeln der Gliedmaßen, Ungeschicklichkeit, Sehstörung: siehe Schlaganfall, S. 196

Zunge
- Entzündet: siehe Zungenentzündung, S. 288
- Unregelmäßige Flecken, glatt und rot: siehe Landkartenzunge, S. 288. Schwarz und haarig: siehe schwarze Haarzunge, S. 288
- Weiße Flecken, wund und entzündet: siehe Mundsoor, S. 288

Oberer Brustbereich

Wie Sie in Kapitel 7 (Herz und Kreislauf) sehen werden, sind Frauen keinesfalls immun gegen Herzkrankheiten. Im Brustraum liegt die Lunge, sie kann von chronischen Krankheiten wie Asthma und akuten, z. B. einer Lungenentzündung, betroffen sein. Der Brustkorb schützt Herz und Lunge. Auch er kann mit seinen Knochen, Gelenken und Muskeln Symptome hervorrufen.

Brustorgane

Stechender Brustschmerz:

- Verstärkt beim Atmen, mit Bluthusten und Atemnot: siehe Lungenembolie, S. 252

Schmerz in der Brustmitte:

- Mit Aufstoßen, saurem Geschmack im Mund, oftmals abhängig vom Essen: siehe Refluxkrankheit, S. 290
- Mit Schluckschwierigkeiten: siehe Speiseröhrenerkrankungen, S. 293
- Ausstrahlend in Hals, Kiefer oder linken Arm, ausgelöst durch Kälte, Anstrengung oder Aufregung, gebessert durch Ruhe: siehe Angina pectoris, S.164
- Stark oder drückend, kann in Arme, Kiefer, Hals, Rücken oder Bauch ausstrahlen, mit Schwitzen und Übelkeit, Atemnot, zunehmender Müdigkeit, Schwindel und Benommenheit: Herzinfarkt ausschließen, S. 165
- Mit Atemnot, Schwindelanfällen, geschwollenen Knöcheln: siehe Herzklappenerkrankungen, S. 174

Herzklopfen:

- Wenn das Herz zu schnell, zu langsam oder unregelmäßig schlägt: siehe Herzrasen, S. 167

Husten:

- Mit verstopfter Nase und Fieber: siehe akute Bronchitis, S. 232
- Chronischer Husten, S. 233
- Mit Blut im Auswurf, Fieber und Krankheitsgefühl: siehe Lungenentzündung, S. 234. Mit pfeifendem Atem: siehe Asthma, S. 238
- Jahrelanger Husten mit allmählich zunehmender Atemnot: siehe chronisch obstruktive Lungenerkrankung, S. 240. Bei zusätzlichem schnellen Gewichtsverlust: Lungenkrebs ausschließen, S. 242

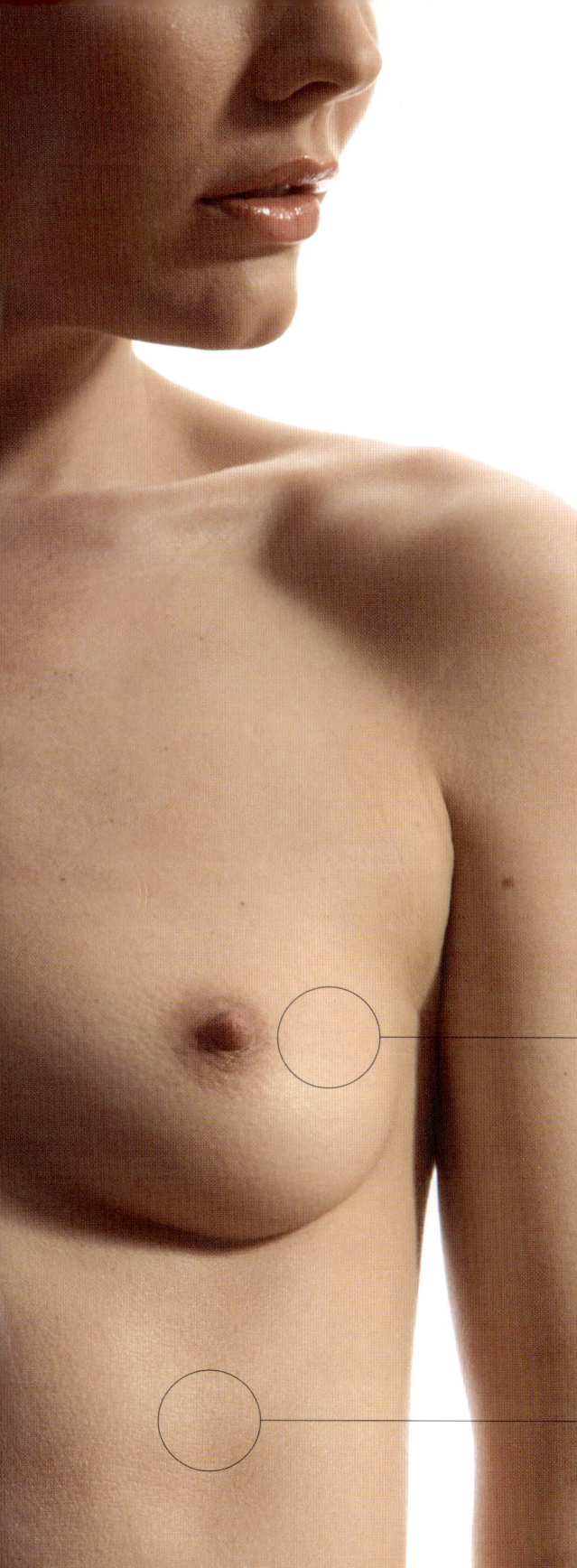

Die weiblichen Brüste

Schmerzende Brüste:

- Vor der Periodenblutung, ausstrahlend in die Achsel-
  höhlen: siehe zyklische Brustschmerzen, S. 146
- Einseitig, konstant oder zeitweilig: siehe zyklusunabhängige
  Brustschmerzen, S. 146; Brustkrebs ausschließen, S. 152

Angeschwollene Brüste:

- Insgesamt empfindlich und fest, mit geröteter Haut und
  Fieber bei einer stillenden Mutter: siehe Mastitis, S. 148
- Mit geröteter, blauroter oder bläulicher Orangenhaut,
  Schmerzen, Schwellung in den Achselhöhlen, eingezo-
  gener Brustwarze: siehe entzündlicher Brustkrebs, S. 153

Veränderung der Brustwarzen:

- Einziehung der Brustwarze auf einer Seite: Brustkrebs
  ausschließen, S. 152
- Ekzemartiger Ausschlag auf der Brustwarze: Brustkrebs
  ausschließen, S. 152

Brustknoten:

- Schwellung, erbsen- oder murmelartiger Knoten,
  Verdickung oder Erhebung, »Kies«: Brustkrebs ausschließen, S. 152

Haut

Blasse Haut:

- Pigmentreduzierung: siehe Vitiligo, S. 361

Ausschlag:

- Juckend, trocken: siehe Ekzeme, S. 354
- Muttermal, das seine Form und Größe verändert: siehe
  Melanom, S. 360

Bauch und Becken

Viele Leute sprechen von ihrem Magen,
wenn sie eigentlich den Bauchraum meinen.
Der Magen nimmt nämlich tatsächlich nur
einen kleinen Teil des Bauchraums ein –
den Rest machen größtenteils der Dünn-
und der Dickdarm sowie die Leber auf der
oberen rechten Seite aus.

Magen-Darm-Trakt

Durchfall:

- Chronisch: siehe Durchfall, S. 302
- Mit Bauchschmerzen und Fieber: siehe Magen-Darm-Entzündung, S. 300
- Mit Blut und Schleim: siehe chronische Darmentzündungen, S. 310
- Abwechselnd mit Verstopfung, Darmblutung und Gewichtsverlust: Dickdarmkrebs ausschließen, S. 307

Verstopfung:

- Chronisch, S. 303, siehe Divertikulose, S. 312
- Neu auftretend, mit Bauchkrämpfen: siehe Divertikulitis, S. 312; Dickdarmkrebs ausschließen, S. 307
- Mit Schmerzen und Blutung bei der Darmentleerung: siehe Hämorriden, S. 314
- Einriss in der Aftergegend mit Blutabgang und Jucken: siehe Analfissur, S. 315
- Mit unerklärlicher Gewichtszunahme: siehe Schilddrüsenunterfunktion, S. 327. Mit Appetitlosigkeit, Gewichtsabnahme, Muskelkrämpfen, depressiven Verstimmungen: siehe Krankheiten der Nebenschilddrüse, S. 330

Bauchschmerzen in der Schwangerschaft

- Einseitig in den ersten drei Monaten: siehe ektopische Schwangerschaft, S. 125
- Vierter bis neunter Monat: siehe vorzeitige Plazentaablösung, S. 128
- Mit starker morgendlicher Übelkeit, Schlaflosigkeit, schneller Gewichtszunahme im ersten Schwangerschaftsdrittel: siehe Mehrlingsgeburt, S. 131
- Mit Bluthochdruck, geschwollenen Füßen, Kopfschmerzen, gelegentlich Übelkeit und Erbrechen: siehe Präeklampsie, S. 128
- Regelmäßige Wehen, Blasensprung vor der 37. Woche: siehe Frühgeburt, S. 129
- Vaginale Blutung, krampfartige Schmerzen im Unterbauch, Übelkeit, schmerzhafte Brüste: siehe Fehlgeburt, S. 124
- Vaginale Blutung, Schulterschmerzen: siehe ektopische Schwangerschaft, S. 125

Oberbauch

Oberbauchschmerzen:

- Übelkeit, Völlegefühl, Sodbrennen: siehe Magenbeschwerden, S. 292
- Rechtsseitig, ausstrahlend in den Rücken rechts oben, heller Stuhl, Übelkeit, Gelbfärbung von Haut und Augen: siehe Gallensteine, S. 294
- Schmerzen in der Lebergegend, Fieber, Müdigkeit, Übelkeit: siehe Hepatitis B, S. 118. Mit hellem Stuhl und dunklem Urin: siehe Hepatitis, S. 296
- Gewichtsverlust, Fieber, Gelbsucht: siehe alkoholische Leberkrankheit, S. 297
- Neigung zu Blutergüssen, Gelbsucht, leichte Verwirrtheit, Zunahme des Bauchumfangs: siehe Zirrhose, S. 298
- Mit Gelbsucht, Schluckproblemen: Speiseröhrenkrebs ausschließen, S. 306

Unterbauch

Unterbauchschmerzen:

- Vor der Monatsblutung: siehe prämenstruelles Syndrom, S. 92
- Stark und einseitig, mit Druck auf den Mastdarm: siehe Eierstockszysten, S. 94; Krebs des Harntrakts ausschließen, S. 348
- Fieber, übel riechender Ausfluss, starke Schmerzen: siehe entzündliche Beckenerkrankungen, S. 98
- Mit einer Schwellung in der Leiste: siehe Hernie, S. 291
- Wellenförmig mit Durchfall: siehe Magen-Darm-Entzündung, S. 300
- Lockerer, voluminöser und fettiger Stuhl, Blähungen, juckender Ausschlag: siehe Zöliakie, S. 301
- Verbunden mit Durchfall und Verstopfung im Wechsel, Erleichterung durch Abgang von Blähungen: siehe Reizdarmsyndrom, S. 304
- Mit unregelmäßigem Menstruationszyklus, Kopfschmerzen, verschwommenem Sehen: siehe Krankheiten der Hypophyse, S. 330
- Mit Gewichtszunahme im Bauchbereich, Gesichtsrötung, verstärktem Haarwuchs: siehe Nebennierenstörungen, S. 331
- Mit häufigem Harndrang: siehe Harninkontinenz, S. 339
- Mit schmerzhaftem Wasserlassen: siehe Infektionen des Harntrakts, S. 337, Blasenschmerzsyndrom, S. 343
- Schmerzausstrahlung in den Rücken: siehe Nierensteine, S. 346

Becken, Genitalien und Blase

Nur Frauen können Kinder bekommen, und nur Frauen verfügen über den Fortpflanzungsapparat, der dazu nötig ist. Von der Pubertät an über die Jahre der Fruchtbarkeit bis hin zu den Wechseljahren sind unsere Fortpflanzungsorgane einem ständigen monatlichen Wandel unterzogen.

Geschlechtsorgane

Scheidenausfluss:

- Prämenopause und Postmenopause: Zunehmend heftige Periodenblutungen sowie zwischen den Perioden und nach dem Sex, starker, unangenehm riechender Ausfluss: siehe zervikale Dysplasie, S. 106; Gebärmutterkrebs ausschließen, S. 104
- Unangenehm riechend (oft nach Fisch): siehe Scheidenentzündung, S. 108
- Aussehen »wie Hüttenkäse«, Reizung der Scheide und Vulva: siehe Soor, S. 109
- Blutig durchsetzt, mit Schmerzen im Enddarm und Blutung nach dem Verkehr: Scheidenkrebs ausschließen, S. 111
- Mit Brennen der Scheide und Harnröhre, Reizung des Afters, Blutungen zwischen den Perioden: siehe Gonorrhö, S. 114
- Mit Unterbauchschmerzen, Brennen beim Wasserlassen: siehe Chlamydieninfektion, S. 115
- Grün-gelblich, juckend oder schmerzhaft, riechend: siehe Trichomonadeninfektion, S. 119

Scheidenschmerzen:

- Beim Sex: siehe Dyspareunie, S. 109. Mit ungewöhnlicher Blutung und starkem wässrigen Ausfluss: Gebärmutterhalskrebs ausschließen, S. 107
- Mit Ausfluss: siehe Scheidenentzündung, S. 108, Vulvitis, S. 113
- Brennende Schmerzen: siehe Vulvodynie, S. 112
- Mit Geschwüren: siehe Genitalherpes, S. 116

Blutungen:

- Fehlen der Periodenblutungen: siehe Amenorrhö, S. 90
- Starke Periodenblutungen: siehe Menorrhagie, S. 91
- Zu seltene Periode: siehe Oligomenorrhö, S. 90
- Unregelmäßig mit fliegender Hitze: siehe Wechseljahre, S. 136
- Mit Schmerzen: siehe Dysmenorrhö, S. 91
- Auffallende Gesichtsbehaarung und fettige Haut: siehe polyzystisches Ovarialsyndrom, S. 95
- Blutungen zwischen den Perioden: siehe Gebärmutterpolypen, S. 100
- Starke Periodenblutungen, Druck im Becken, Schmerz, häufiges Wasserlassen, Verstopfung: siehe Myome, S. 99
- Mit Verstopfung, Unfruchtbarkeit: siehe Endometriose, S. 101, Endometriumhyperplasie, S. 103
- Mit Scheidenausfluss, Unterbauchschmerzen, Fieber: siehe Endometritis, S. 102
- Zwischen den Regelblutungen, mit stechenden Schmerzen im Becken: siehe Adenomyose, S. 102
- Von leichten Schmier- bis zu schweren Blutungen, ohne Bauchschmerzen, in der Schwangerschaft: siehe Placenta praevia, S. 130

Einengungen der Scheide:

- Druckgefühl, Vorwölbung in die Scheide: siehe Gebärmuttersenkung, S. 105
- Verkrampfungen, Angst vor der Penetration, Verlust des sexuellen Verlangens: siehe Scheidenkrampf, S. 110
- Mit Schmerzen und Schwellung: siehe Bartholin-Zyste, S. 113
- Mit rauer Oberfläche: siehe Genitalwarzen, S. 117

Haut

Ausschlag:

- Mit schmerzlosen Wunden an Vulva, After, Zunge oder Lippen: siehe Syphilis, S. 115

Geschwollene Lymphknoten:

- Mit Bläschen, Kopfschmerzen, Fieber, Brennen beim Wasserlassen: siehe Genitalherpes, S. 116

Harnblase

Schmerzen beim Wasserlassen:

- Mit häufigerem Wasserlassen: siehe Harnwegsinfektionen, S. 336
- Mit Fieber und Rückenschmerzen: siehe Nierenbeckenentzündung, S. 338
- Mit häufigerem Wasserlassen, Unterbauchschmerzen, Blut im Urin: siehe Blasenschmerzsyndrom, S. 343
- Häufiges Wasserlassen, starker Durst, verschwommenes Sehen, Energieverlust: siehe Typ-1-Diabetes, S. 320. Mit wiederholten Hautinfektionen: siehe Typ-2-Diabetes, S. 322. In der Schwangerschaft: siehe Schwangerschaftsdiabetes, S. 127
- Blut im Urin, häufiges Wasserlassen, Harndrang, ggf. dauernde Schmerzen in der Flanke: Krebs des Harntrakts ausschließen, S. 348

Veränderungen beim Wasserlassen:

- Unwillkürlicher Abgang kleiner Urinmengen: siehe Stressinkontinenz, S. 339
- Häufiger plötzlicher Harndrang: siehe Dranginkontinenz, S. 339

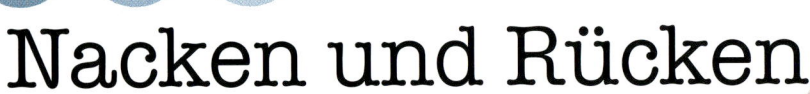

Nacken und Rücken

Jede zehnte Krankschreibung geht in Deutschland auf das Konto von Rückenschmerzen. Auch Nackenschmerzen kommen bei Frauen häufig vor. Nicht nur die körperliche Anstrengung, sondern auch der Stress, jeden Tag eine Vielzahl von Aufgaben unter einen Hut bringen zu müssen, kann zu Beschwerden in den Muskeln und Knochen des Rückens führen.

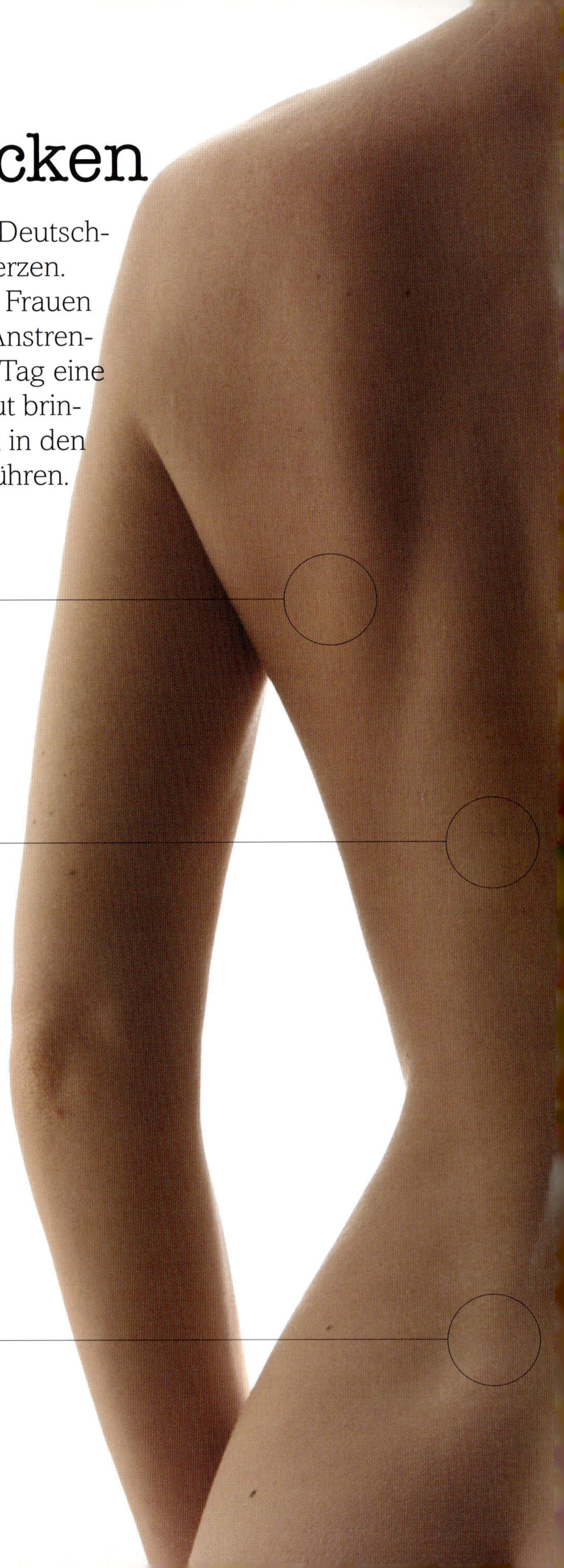

Schulter

- Schmerz, Druckempfindlichkeit, Bewegungseinschränkung: siehe Schulterschmerzen, S. 282

Oberer Rücken

Rückenschmerzen:

- Über der Wirbelsäule, verbunden mit Abnahme der Körpergröße: siehe Osteoporose, S. 260

Schmerzen des mittleren Rückens:

- Einseitig, mit Fieber über 38 °C: siehe Nierenbeckenentzündung, S. 338
- Wellenförmig, ausstrahlend in die Leiste: siehe Nierensteine, S. 346

Unterer Rücken

Kreuzschmerzen:

- Vor der Menstruation: siehe PMS, S. 92
- Ausstrahlend in das Gesäß oder den Oberschenkel: siehe Rücken- und Nackenschmerzen, S. 272
- Allmählich oder plötzlich, mit Steifigkeit, oft wiederkehrend: siehe mechanische Schmerzen, S. 272

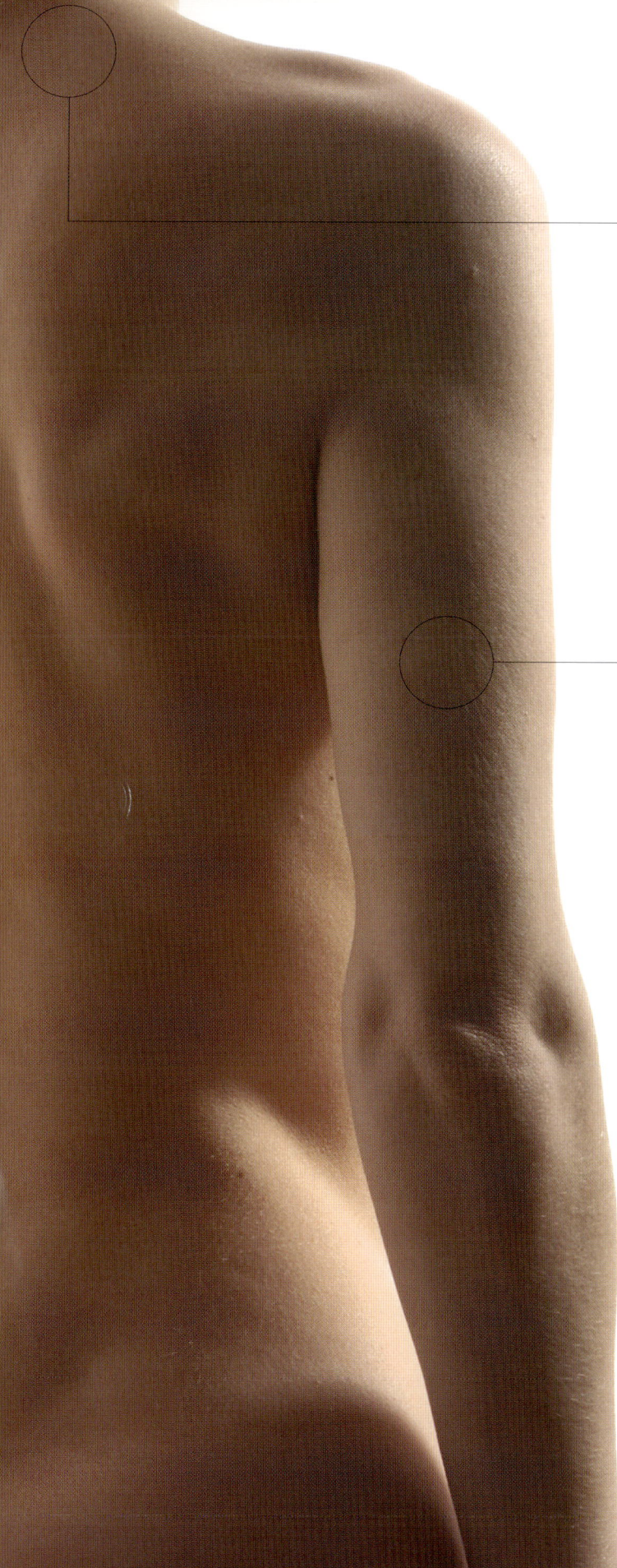

Nacken

Nackenschmerzen:

- Mit Ausstrahlung in Schulter und Arme: siehe zervikale Spondylose, S. 272
- Mit generalisierten Muskelschmerzen, geschwollenen Gelenken, Kribbeln, Kopfschmerzen: siehe Fibromyalgie, S. 276
- Schmerzen, Steifigkeit, Druckempfindlichkeit, Schwellung: siehe RSI-Syndrom, S. 280

Haut

Ausschlag:

- Juckend, trocken, mit Schuppen und Blasenbildung: siehe Ekzeme, S. 354
- Schuppend, erhaben, lachsfarben: siehe Schuppenflechte, S. 356
- Nicht abheilend, schuppig und rau: siehe Plattenepithelkarzinom, S. 359. Mit nässenden Krusten: siehe Basalzellkarzinom, S. 359
- Mit reduzierter Pigmentierung: siehe Vitiligo, S. 361
- Neigung zu blauen Flecken (auch spontan), verlängerte/verstärkte Blutung: siehe Blutgerinnungsstörungen, S. 250

Gliedmaßen

Die Gelenke und Muskeln der Gliedmaßen sind anfällig für Verstauchungen, Zerrungen und Verschleiß. Manche Symptome können jedoch auf ein zugrunde liegendes Problem mit dem Herzen oder dem Kreislaufsystem hindeuten, das vielleicht dringend ärztlicher Behandlung bedarf.

Hände

- Schmerzen, Taubheitsgefühl, Kribbeln in den Händen: siehe Karpaltunnelsyndrom, S. 283

Zittern:

- Oft zunächst auf einer Seite, steife Glieder, langsame Bewegungen: Parkinson-Krankheit ausschließen, S. 197

Gelenke

Gelenkschmerzen:

- Schmerzende Gelenke (ohne Rötung), schlimmer werdend: siehe Arthrose, S. 263
- Schmerzen, Schwellung, Morgensteife: siehe rheumatoide Arthritis, S. 266
- Mit Schwellung des Großzehengelenks: siehe Zehenballenentzündung, S. 265
- Von einem Gelenk zum anderen wandernde Schmerzen, Schwäche, anhaltende Halsschmerzen, Frösteln: siehe chronisches Müdigkeitssyndrom, S. 278
- Mit Abneigung gegen Wärme, dünner werdende Haare, Durchfall: siehe Schilddrüsenüberfunktion, S. 328

Haut

Blasse Haut:

- Blasse Haut, Neigung zu blauen Flecken, Lymphknotenschwellung an Hals und in der Leiste: siehe Anämien, S. 248; Blutkrebs ausschließen, S. 254

Ausschlag:

- Mit Pigmentmangel: siehe Vitiligo, S. 361
- Rötliche Flecken, die auf Druck nicht abblassen: Ausschluss von Meningitis, S.181, und Blutgerinnungsstörungen, S. 250
- Kleine gelbe Pickel, mit Eiter, juckend: siehe Follikulitis, S. 366

Arme

Armschmerzen:

- Mit Schulterschmerzen, Steifigkeit und Bewegungseinschränkung, S. 282
- Am Ellbogen, Schmerzen und Knochenverdickung in Gelenknähe: siehe Tennisellbogen, S. 281, Golferellbogen, S. 281
- Verbunden mit heftigen Schmerzen in der Brustmitte: siehe Herzinfarkt, S. 166
- Stechende Schmerzen im Arm: siehe zervikale Spondylose, S. 272
- Verschlimmert durch ständig wiederholte Bewegungen: siehe RSI-Syndrom, S. 280
- Mit Schwäche, Taubheitsgefühl, verwaschener Sprache, Sehstörung: siehe Schlaganfall, S. 196

Beine

- Stechende Schmerzen im Bein bis zum Knöchel: siehe Rücken- und Nackenschmerzen, S. 272
- Schmerzende Beine mit erweiterten Venen: siehe Krampfadern, S. 175
- Geschwollene Knöchel mit Atemnot: siehe Herzinsuffizienz, S. 166
- Warmer, roter, geschwollener Unterschenkel, Schmerzen, Krampfgefühl: siehe tiefe Beinvenenthrombose, S. 252
- Schwäche und Ungeschicklichkeit der Beine, mit Taubheit und Kribbeln: siehe Multiple Sklerose, S. 198
- Steifigkeit der Beine, verwaschene Sprache, Muskelzuckungen: Motoneuronerkrankung ausschließen, S. 199

Füße

Zehen:

- Schmerzen, Taubheit, Veränderung der Hautfarbe: siehe Raynaud-Phänomen, S. 270

Nägel:

- Brüchige Nägel, mit Kribbeln in Zehen/Fingern, geschwollene Knöchel: siehe Anämien, S. 248

Warzen:

- Mit schwarzen Punkten, schmerzhaft: S. 366

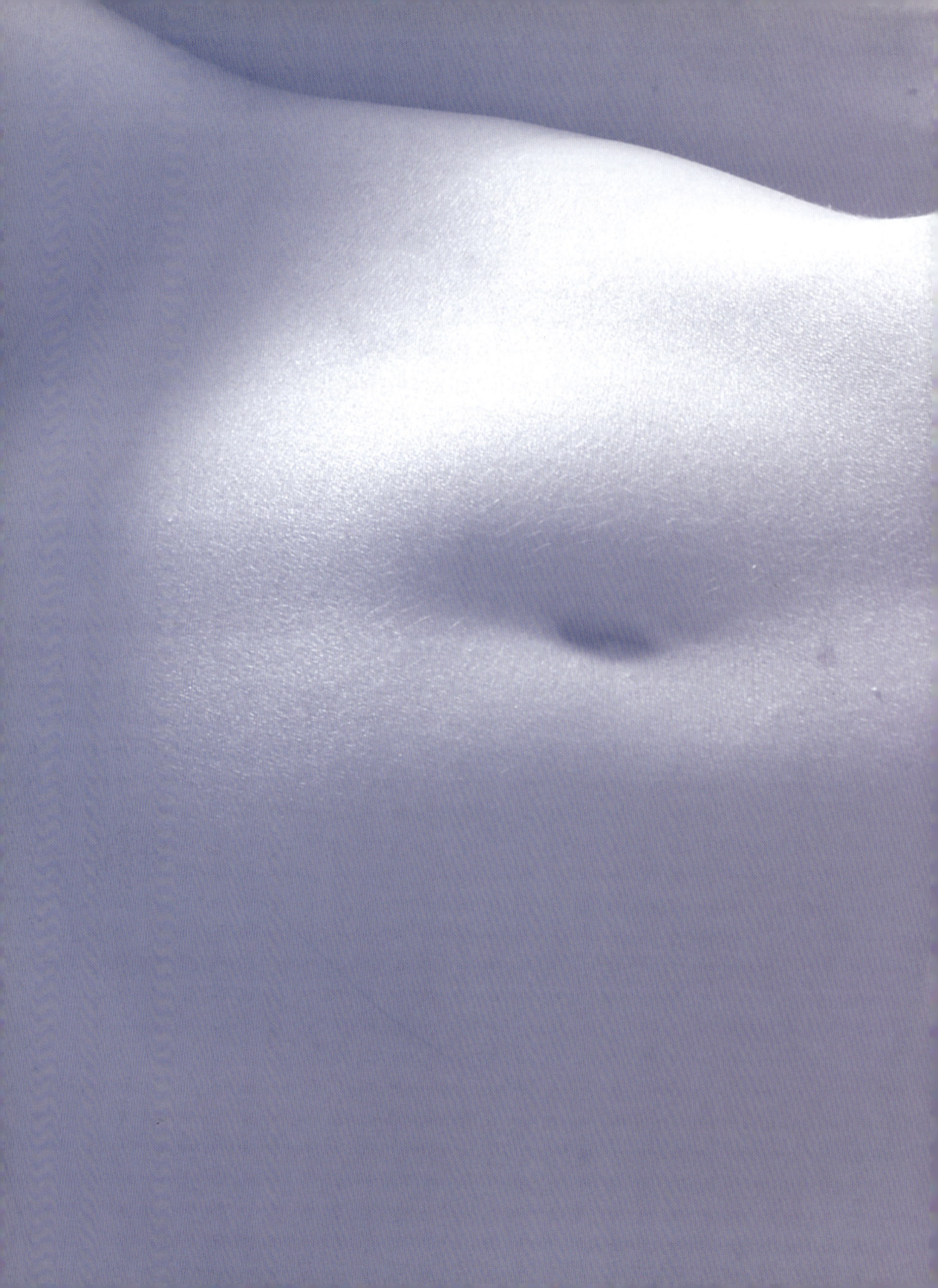

Fortpflanzungs-system

Dr. Melanie Tipples

Fortpflanzungssystem

Die Hauptaufgabe unseres Fortpflanzungssystems wird von den Eierstöcken übernommen. Schon vor unserer Geburt verfügen wir über rund 800 000 Eizellen, die irgendwann einmal heranreifen – im Laufe der fruchtbaren Jahre normalerweise eines, manchmal mehrere im Monat –, um von einem Spermium befruchtet zu werden. Unbefruchtete Eizellen werden mit der Gebärmutterschleimhaut bei der Periode ausgeschieden. Dieser Prozess wird von einem ausgeklügelten Hormonsystem gesteuert, das unsere gesamten fruchtbaren Jahre lang arbeitet.

DAS WEIBLICHE FORTPFLANZUNGSSYSTEM

Auf diesem Bild sehen Sie die wichtigsten Fortpflanzungsorgane der Frau. Sie liegen tief im unteren Becken zwischen Schambein und Hüftknochen. Die Gebärmutter liegt knapp oberhalb der Blase und vor dem Mastdarm. Auf beiden Seiten der Gebärmutter befinden sich die Eierstöcke, die auch die weiblichen Sexualhormone produzieren. Dicht an jedem Eierstock sitzt der Eileiter, in dem die Eizellen Richtung Gebärmutter transportiert werden.

Die Muskelwand der Gebärmutter kann sich während der Schwangerschaft enorm ausdehnen, um das wachsende Baby zu tragen. Während der Geburt erweitern sich Gebärmutterhals und Scheide, um dem Baby den Zugang zur Welt zu erleichtern.

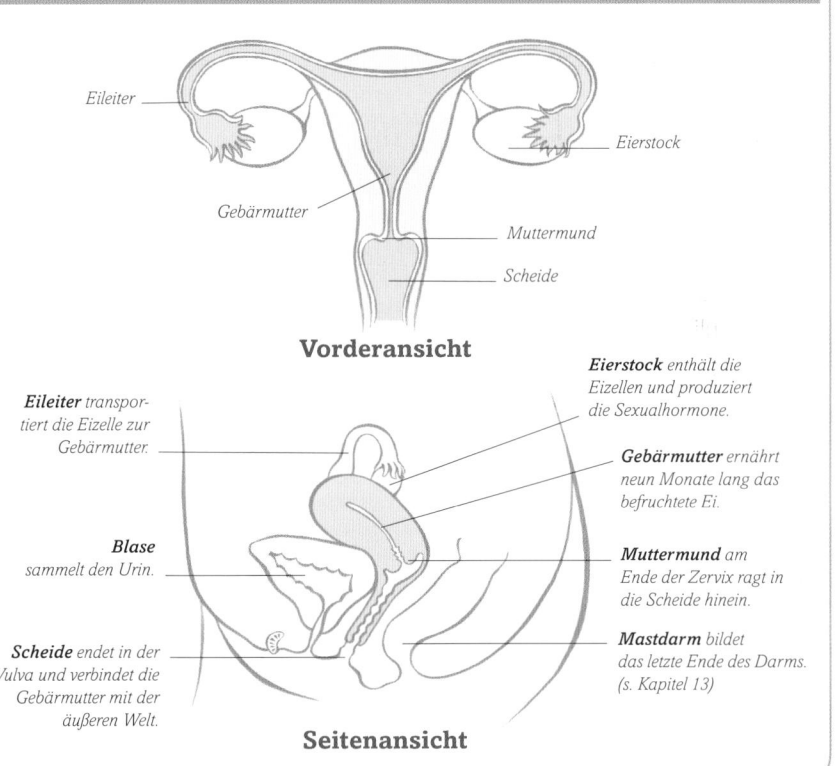

Eileiter

Eierstock

Gebärmutter

Muttermund

Scheide

Vorderansicht

Eileiter transportiert die Eizelle zur Gebärmutter.

Blase sammelt den Urin.

Scheide endet in der Vulva und verbindet die Gebärmutter mit der äußeren Welt.

Eierstock *enthält die Eizellen und produziert die Sexualhormone.*

Gebärmutter *ernährt neun Monate lang das befruchtete Ei.*

Muttermund *am Ende der Zervix ragt in die Scheide hinein.*

Mastdarm *bildet das letzte Ende des Darms. (s. Kapitel 13)*

Seitenansicht

Die meisten unserer Fortpflanzungsorgane liegen tief verborgen im unteren Becken. Den sichtbaren Anteil dieses Systems bildet die Vulva um den Scheideneingang herum. Hier befinden sich auch die Klitoris und die Schamlippen. Die Vagina ist ein abgeflachter Schlauch, der zum Gebärmutterhals (der Zervix) führt. Die Gebärmutter ist eine Art Kammer mit dicken Muskelwänden, in der das Baby während der neun Monate der Schwangerschaft ernährt wird. Die beiden Eierstöcke – die weiblichen Sexualdrüsen – liegen links und rechts der Gebärmutter und werden durch die beiden Eileiter, die wie mit »Fingern« die Eizellen empfangen und sie beim Eisprung in die Eileiter leiten (s. rechts), mit der Gebärmutter verbunden.

DER MENSTRUATIONSZYKLUS

Monat für Monat durchläuft der Körper der Frau einen Zyklus, um für Empfängnis und Schwangerschaft bereit zu sein. In den Eierstöcken reift in einem winzigen, mit Flüssigkeit angefüllten Säckchen, dem Follikel, ein Ei heran (s. rechts). Zur gleichen Zeit beginnt die Gebärmutterschleimhaut, dicker zu werden. Wenn das reife Ei vom Eierstock ausgestoßen wird, gelangt es in den Eileiter. Trifft es dort auf eine Spermazelle, kann es zur Befruchtung kommen. Das Ei braucht dann noch ein paar Tage, um seine Reise zur Gebärmutter zu beenden. Befruchtet kann es sich in der dicken Gebärmutterschleimhaut einnisten, und die Schwangerschaft beginnt. Hat keine Befruchtung stattgefunden, werden Ei und Gebärmutterschleimhaut mit der Menstruationsblutung ausgeschieden. Der Zyklus beginnt von vorn.

DIE ROLLE DER HORMONE

Die Eierstöcke produzieren auch die weiblichen Sexualhormone Östrogen und Progesteron, die für Sexualentwicklung, Menstruationszyklus und Fruchtbarkeit unverzichtbar sind. Der genaue Ablauf wird von dem follikelstimulierenden Hormon (FSH) und dem luteinisierenden Hormon (LH) gesteuert, die beide in der Hypophyse im Gehirn gebildet werden. Die Hormonausschüttung während des Zyklus folgt einem ganz genauen Rhythmus von Hochs und Tiefs – kurz vor dem Eisprung erreichen Östrogen und LH ihre höchsten Werte.

WENN DIE ZEIT DER GEBURTEN VORBEI IST

In früheren Generationen folgte auf die Zeit der Fruchtbarkeit einer Frau ziemlich häufig rasch der Tod

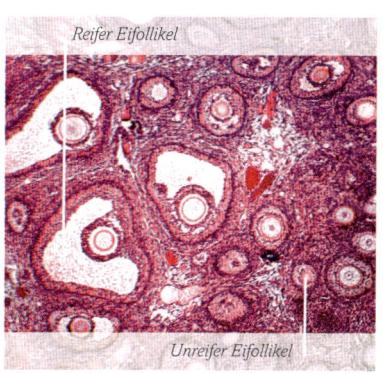

Die Eireifung
Die Eizellen in den Eierstöcken befinden sich in unterschiedlichen Reifestadien, wie man in dieser Vergrößerung erkennen kann. Normalerweise reift jeden Monat nur ein Ei heran und gelangt zum Eisprung.

Reifer Eifollikel

Unreifer Eifollikel

INNENANSICHT EINES EIERSTOCKS

In jedem der beiden Eierstöcke befinden sich viele Tausend unreifer Eizellen in ihren Follikeln; andere Eizellen beginnen gerade zu reifen, und wieder andere sind voll ausgereift. Beim Eisprung reißt der Follikel, um das reife Ei auszustoßen. Der leere Follikel produziert das Hormon Progesteron, welches das Wachstum der Gebärmutterschleimhaut einleitet.

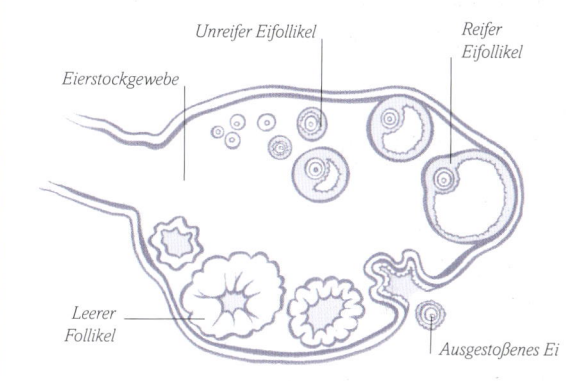

Unreifer Eifollikel

Reifer Eifollikel

Eierstockgewebe

Leerer Follikel

Ausgestoßenes Ei

– Schuld daran hatten die schlechte Ernährung, der mangelhafte Gesundheitszustand und die Erschöpfung vieler Frauen, die über Jahre hinweg entweder schwanger waren oder gestillt hatten. Heute hat sich das glücklicherweise geändert – Frauen können inzwischen davon ausgehen, nach ihren Wechseljahren durchschnittlich noch bis zu 30 Jahre zu leben. Bei einigen Frauen kann der Östrogenmangel jedoch sowohl seelisch als auch körperlich unangenehme Folgen haben. Die Schattenseite dieser Jahre kann das »Leeres-Nest-Syndrom« sein: die Kinder aus dem Haus, Probleme mit dem Partner und pflegebedürftige Eltern, die Hilfe benötigen. Trotzdem kann jetzt eine wunderbare Zeit beginnen, denn Sie haben endlich »Ihr« Leben zurück, nachdem Sie Jahre vielleicht nur für die Familie da waren. Unerwünschte Schwangerschaften sind nicht mehr zu erwarten, und der Stress der früheren Jahre ist wie weggeblasen.

> »Frauen können heute davon ausgehen, nach den Wechseljahren durchschnittlich noch bis zu 30 Jahre zu leben.«

Menstruationsprobleme

Die Menstruation ist ein hochkomplexer Kreislauf, der von Hormonen gesteuert wird. Der Menstruationszyklus einer Frau ist einzigartig, genauso, wie die Stärke der Monatsblutungen von Frau zu Frau verschieden ist. Die meisten Menstruationsprobleme haben keine ernste Ursache und können leicht behandelt werden.

Oligo-/Polymenorrhö

Beginn und Dauer der ersten Perioden sind oft nicht vorhersagbar. Danach treten unregelmäßige Perioden meist erst wieder auf, wenn die Wechseljahre kurz bevorstehen.

WAS IST DAS?

Wenn der Abstand zwischen zwei Regelblutungen mehr als 35 Tage beträgt, spricht man von Oligomenorrhö, bei weniger als 25 Tagen von Polymenorrhö. Solche Unregelmäßigkeiten sind meist unproblematisch, sie können aber auch die Folge eines hormonellen Ungleichgewichts sein (s. S. 95).

DIE NÄCHSTEN SCHRITTE

Wenn die Unregelmäßigkeit fortbesteht oder Sie andere Probleme entdecken, gehen Sie zum Arzt.

THERAPIEMÖGLICHKEITEN

Möglicherweise wird man Ihnen die Pille verschreiben oder, wenn Sie kurz vor den Wechseljahren stehen, eine Hormonersatztherapie anbieten.

SELBSTHILFE

Schreiben Sie über zwei oder drei Monate auf, wann Sie Ihre Periode haben, um festzustellen, ob die Unregelmäßigkeit normal für Sie ist.

SYMPTOM-CHECK

Als unregelmäßig gilt eine Periode, wenn
- sie zu selten oder zu häufig kommt, also der Abstand zwischen zwei Blutungen weniger als 25 oder mehr als 35 Tage beträgt,
- die Periode keinerlei Regelmäßigkeit mehr hat.

Gehen Sie zum Arzt, wenn Sie wegen Ihrer unregelmäßigen Perioden besorgt sind oder Sie sehr häufige oder sehr seltene Perioden haben.

Amenorrhö

Eine Amenorrhö tritt natürlich bei einer Schwangerschaft auf, kann aber auch mit Krankheit oder Stress, intensivem Sport oder extremem Gewichtsverlust zusammenhängen.

SYMPTOM-CHECK

Gehen Sie zum Arzt, wenn
- Sie mit 16 Jahren noch keine Periodenblutung hatten,
- drei Perioden ausfielen.

WAS IST DAS?

Das Ausbleiben der Periodenblutung nennt man Amenorrhö.

DIE NÄCHSTEN SCHRITTE

Können eine Schwangerschaft oder die Wechseljahre ausgeschlossen werden, wird Ihr Arzt Sie auf Hormonstörungen untersuchen, einen Ultraschall des Bauches machen oder Sie vaginal untersuchen.

THERAPIEMÖGLICHKEITEN

Wahrscheinlich wird zuerst mit einer Hormonbehandlung versucht, die Periode wieder in Gang zu setzen. Fragen Sie in diesem Fall nach eventuellen Nebenwirkungen.

SELBSTHILFE

Überprüfen Sie Ihre Lebensweise. Vermeiden Sie zu intensiven Sport oder Diäten.

Menorrhagie

Eine starke Blutung kann störend sein, und die Eisenverluste durch exzessive Blutungen führen manchmal zur Anämie (s. S. 248–249). Eine Menorrhagie kann ein Hinweis auf Gebärmutterprobleme (s. S. 98–99) oder Hormonstörungen sein.

WAS IST DAS?

Eine Menorrhagie ist eine verstärkte, verlängerte Regelblutung von meist 7–14 Tagen.

DIE NÄCHSTEN SCHRITTE

Zu den ärztlichen Diagnosemethoden gehören Eisen- und Hormonspiegelbestimmung und eine vaginale Gewebeprobe der Gebärmutter. Eine weitere mögliche Untersuchungsmethode ist die Ultraschalldiagnostik über die Bauchdecke oder über eine Sonde, die in die Scheide eingeführt wird.

THERAPIEMÖGLICHKEITEN

Zur Behandlung können die nachfolgenden Maßnahmen gehören. Bitten Sie Ihren Arzt, Ihnen eventuelle Nebenwirkungen zu erklären:

- Ein mit Progesteron beschichtetes Intrauterinpessar (IUP, S. 132)
- Antibabypille (s. S. 134)
- Eisengabe (gegen die Anämie)
- Tranexamsäure oder entzündungshemmende Tabletten
- Laserchirurgie (bei Endometriose, s. S. 101)
- Operation (bei Myomen, s. S. 99)

SYMPTOM-CHECK

Ihre Blutung ist stark, wenn

- sie sieben Tage und länger andauert,
- sie mit Binden und Tampons nicht in den Griff zu kriegen ist,
- zusammen mit dem Blut auch Blutklümpchen ausgeschieden werden.

Gehen Sie zum Arzt, wenn eines oder mehrere dieser Symptome bei Ihnen zutreffen.

SELBSTHILFE

Bei Eisenmangel versuchen Sie, eisenreich zu essen – z. B. mageres Fleisch, Leber, grüne Blattgemüse, Vollkornprodukte und Nüsse.

Dysmenorrhö

Es gibt zwei Arten von schmerzhaften Perioden: Zur primären Dysmenorrhö kommt es beim Eisprung durch natürliche Substanzen im Körper. Eine sekundäre Dysmenorrhö ist meist Folge einer Erkrankung.

WAS IST DAS?

Bei der Dysmenorrhö ist die Monatsblutung mit krampfartigen Schmerzen verbunden.

DIE NÄCHSTEN SCHRITTE

Wenn Sie unter schmerzhaften Perioden leiden, konsultieren Sie Ihren Arzt, um sicherzugehen, dass keine Erkrankung vorliegt. Diagnosemethoden sind vaginale Untersuchung, Zervix-Abstrich und Ultraschall. Möglicherweise wird eine Bauchspiegelung (s. S. 98) gemacht.

THERAPIEMÖGLICHKEITEN

Durch Medikamente können die Schmerzen oftmals gelindert werden. Fragen Sie Ihren Arzt nach eventuellen Nebenwirkungen. Ihr Arzt oder Ihre Ärztin schlägt Ihnen vielleicht Folgendes vor:

- Entzündungshemmende Medikamente wie Ibuprofen (die die Wirkung der schmerzverursachenden Substanz Prostaglandin hemmen)
- Krampflösende Medikamente
- Die Pille als Kombinationspräparat (Östrogen plus Gestagen)

SYMPTOM-CHECK

Schmerzen kurz vor oder kurz nach dem Beginn der Blutung:

- Wellenförmige Krämpfe im Unterbauch
- Schmerzen im unteren Rücken und in den Beinen
- Ein ziehendes Gefühl in der Schambeingegend

Gehen Sie zum Arzt, wenn es zu unangenehm wird.

SELBSTHILFE

Oft hilft schon eine Wärmflasche auf dem Bauch. Wenn nicht, versuchen sie es zusätzlich mit frei verkäuflichen Schmerzmitteln.

Prämenstruelles Syndrom

In der Woche vor der Periode leiden viele Frauen unter einer ganzen Reihe von unangenehmen Symptomen. Aufgedunsenheit, Migräne und Stimmungsschwankungen sind nur einige der Dinge, die ihnen das Leben schwer machen können. Aber es gibt Möglichkeiten, mit denen man PMS lindern kann.

WAS IST DAS?

Die Symptome des prämenstruellen Syndroms (PMS) werden wahrscheinlich von den hormonellen Veränderungen kurz vor der Periode verursacht. Nahezu 90 Prozent aller Frauen haben Monat für Monat mit ein paar der Symptome zu kämpfen, die wieder verschwinden, sobald die Periode beginnt.

Eine ausgeprägtere Variante des PMS, die prämenstruelle dysphorische Störung (PMDS, s. rechts), kann eine Frau ernsthaft bei der Bewältigung ihres Alltags beeinträchtigen. Und wenn Sie die meisten Tage im Monat unter Depressionen (s. S. 210–211) leiden, können diese sich im Vorfeld der Periode durch das PMS noch verschlimmern.

DIE NÄCHSTEN SCHRITTE

Wenn PMS Ihr ganzes Leben beeinträchtigt, sollten Sie mit einem Arzt darüber sprechen. Er rät Ihnen wahrscheinlich, über mehrere Perioden hinweg die Symptome aufzuschreiben, um die Diagnose zu sichern.

THERAPIEMÖGLICHKEITEN

In den letzten 15 Jahren hat sich einiges in der Behandlung des PMS getan. Trotzdem ist der Erfolg nicht immer garantiert. Am besten

---

SYMPTOM-CHECK

Über 150 PMS-Symptome wurden bisher identifiziert. Sie können von Monat zu Monat variieren; für eine sichere Diagnose müssen Sie aber mindestens eine Woche im Monat symptomfrei sein. Typisch sind:

- Schmerzempfindliche Brüste oder Knötchen
- Gefühl des Aufgeschwemmtseins
- Stimmungswechsel, Reizbarkeit
- Depressionen und/oder Ängste
- Müdigkeit
- Konzentrationsschwäche
- Kopfschmerzen oder Migräne, sofern Sie davon betroffen sind
- Rücken- und Muskelsteifigkeit
- Schlafstörungen
- Heißhunger
- Verminderte sexuelle Lust

Manche Frauen leiden auch an Übelkeit, Erbrechen, Kaltschweißigkeit, Hitzewallungen und Schwindel.

Gehen Sie zum Arzt, wenn eines der Symptome Ihnen Sorge bereitet.

---

probieren Sie ein paar Monate lang verschiedene Strategien aus. Eventuell ist eine Kombination von Medikamenten am wirkungsvollsten. Lassen Sie sich vom Arzt immer auch die möglichen Nebenwirkungen erklären.

Antidepressiva Serotoninwiederaufnahmehemmer (SSRI) wie zum Beispiel Fluoxetin und Paroxetin können sinnvoll sein, wenn zu den Symptomen auch Erschöpfung, Heißhunger, Stimmungslabilität und Schlafstörungen gehören. Bei nicht so schwerer Symptomatik brauchen Sie diese Medikamente (in Absprache mit Ihrem Arzt) eventuell nur in den beiden Wochen vor der Menstruation zu nehmen.

Diuretika Bekommen Sie die Gewichtszunahme, die Aufgedunsenheit und die Wassereinlagerungen mit Diät und Sport allein nicht in den Griff, können Diuretika wie Spironolacton Ihre Nieren dabei unterstützen, Wasser auszuschwemmen.

Kombinationspille Die früheren Antibabypillen, die die Hormonproduktion reguliert haben, hatten eine überraschend geringe Wirkung auf das PMS – bei manchen Frauen haben sich die Symptome sogar verstärkt. Ein neu entwickeltes synthetisches Gestagen – Drospirenon – kann manchen Frauen jedoch helfen. Da es in einigen der neuen Antibabypillen enthalten ist, können diese neben der Empfängnisverhütung auch zur Behandlung des PMS eingesetzt werden.

Synthetische Steroidhormone

Mitunter wird auch Danazol gegen das PMS verabreicht. Es senkt die Produktion von Progesteron und Östrogen und mindert so die PMS-Symptome. Danazol wird nicht oft verschrieben, weil es schwere Nebenwirkungen haben kann. Danazolhaltige Fertigarzneimittel gibt es in der Schweiz und in Österreich, nicht jedoch in Deutschland.

SELBSTHILFE

Es gibt eine ganze Reihe von Heilmitteln gegen PMS. Natürlich wird nicht alles bei Ihnen wirken, aber Ausprobieren lohnt sich, weil sie der Gesundheit allgemein guttun.

Aerobic Dieser Sport war jahrelang der Grundpfeiler der PMS-Therapie. Drei- oder viermal die Woche mindestens 30–45 Minuten Aerobic erhöht den Endorphinspiegel im Gehirn. Endorphine sind als »Wohlfühlhormone« wirkungsvolle natürliche Schmerzkiller (s. Übungshinweise S. 56–57).

PMDS – SCHWERES PMS ODER MEHR?

Bei PMDS scheiden sich die Geister: Ist es eine Variante des PMS oder eine echte Depression? Die Symptome sind schwere PMS-Symptome. Interessante Unterschiede gibt es in der Wirkung von SSRI. Frauen mit PMDS spüren schon innerhalb eines Tages nach SSRI-Einnahme eine Besserung, Frauen mit Depressionen dagegen erst drei bis vier Wochen später. Frauen mit PMDS brauchen SSRI nur in den 10 Tagen zu nehmen, wenn die Symptome auftreten, während depressive Frauen ihre Medikamente jeden Tag einnehmen müssen. Darüber hinaus scheint sich bei Frauen mit PMDS die Symptomatik nur mit SSRI zu verbessern – depressive Frauen dagegen erzielen auch mit anderen Antidepressiva eine Besserung. Frauen mit PMDS haben ein höheres Risiko für Wochenbettdepressionen (s. S. 215) – sprechen Sie ggf. mit Ihrem Arzt darüber.

Ernährungsgewohnheiten ändern Viele Fachleute raten dazu, vor der Periode weniger Salz und mehr komplexe Kohlenhydrate (s. Ernährungsvorschläge S. 52–57) zu verzehren.

Kalzium Einige Studien belegen, dass eine tägliche Kalziumzufuhr von 1 200 mg (verteilt auf drei Gaben) die Symptome bessern kann.

Vitamin E und B$_6$ 200–400 IE Vitamin E und 100–200 mg Vitamin B$_6$ täglich können die Spannungsgefühle in der Brust mildern.

Heilkräuter Manche Frauen schwören auf Heilkräuter (s. unten). Es gibt jedoch noch nicht genügend wissenschaftliche Beweise für ihre Wirksamkeit. Besonders beliebt ist Nachtkerzenöl, das Schmerzen in der Brust lindern soll: Normalerweise werden 1 000 IE am Tag (das entspricht zwei Standardkapseln) eingenommen. Um eine gute Qualität zu bekommen, achten Sie auf zuverlässige Bezugsquellen, und befolgen Sie immer die vom Hersteller empfohlene Dosis.

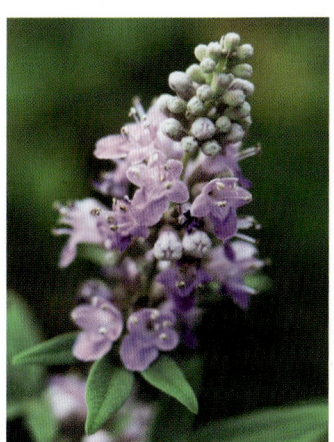
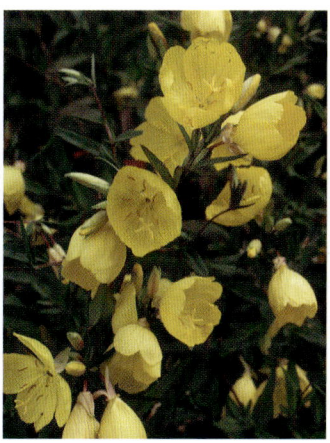
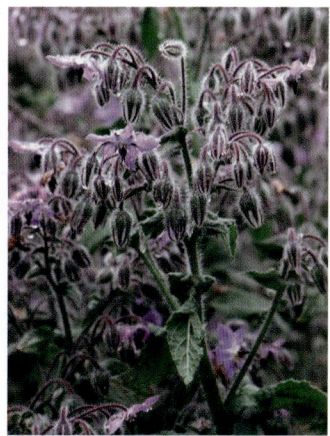

Heilkräuter gegen PMS
Mönchspfeffer (ganz links) wird normalerweise als Tinktur verabreicht und soll helfen, die Hormone auszugleichen. Das Öl von Nachtkerze (Mitte) und Borretsch (rechts) enthält Omega-6-Fettsäuren, die mit ihren antientzündlichen Eigenschaften die Schmerzen in der Brust lindern sollen.

Erkrankungen der Eierstöcke

In den Eierstöcken sind sämtliche Eizellen enthalten. Sie produzieren aber auch weibliche Sexualhormone, die den Menstruationszyklus regulieren und das körperliche und seelische Wohlbefinden mitbestimmen. Da die Eierstöcke tief im kleinen Becken liegen, sind Störungen nicht immer leicht zu erkennen.

Eierstockzysten

Dieser Befund ist sehr verbreitet und fast immer harmlos. Solange die Zyste nicht so groß ist, dass sie auf benachbarte Organe, zum Beispiel die Blase, drückt, bemerken Sie meist noch nicht einmal, dass Sie eine Zyste haben. Vergleichsweise selten und eher bei Frauen über 40 kommt es vor, dass eine Zyste bösartig wird.

WAS IST DAS?

Eierstockzysten sind Blasen in oder auf den Eierstöcken, die normalerweise mit Flüssigkeit gefüllt sind. Am häufigsten kommen Zysten in einem der Follikel oder Follikelsäckchen vor, in denen das Ei heranreift. Eine andere Zystenart, die sogenannten Dermoidzysten, wird von Körperzel-

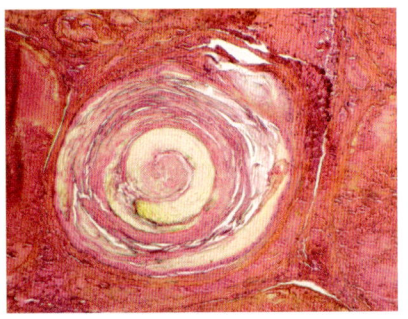

Dermoidzyste
Diese Eierstockszyste enthält Gewebe, das normalerweise in den Knochen und in den Zähnen vorkommt.

len gebildet und kann Haare, Zähne und Knochen enthalten.

Zysten können winzig klein oder so groß sein, dass der Bauch wie geschwollen aussieht. Meistens treten sie einzeln auf; multiple Zysten werden durch hormonelle Störungen verursacht, die man als polyzystisches Ovarialsyndrom bezeichnet (s. rechte Seite).

DIE NÄCHSTEN SCHRITTE

Wenn Ihr Arzt den Verdacht hat, dass Sie eine Eierstockzyste haben, macht er wahrscheinlich eine Ultraschalluntersuchung. Das geschieht entweder durch die Bauchdecke oder vaginal. So lässt sich feststellen, ob tatsächlich eine Zyste vorliegt, wie groß sie ist und – ganz wichtig – wie sie mit Blut versorgt wird. Eine massive Blutzufuhr kann auf Krebs hinweisen, denn um bösartige Zellen entwickeln sich häufig neue Blutgefäße. In den allermeisten Fällen sind Zysten jedoch nicht bösartig.

THERAPIEMÖGLICHKEITEN

Ziemlich oft verschwinden Zysten ganz von selbst, und eine Behandlung ist nicht nötig. Trotzdem kann es sinnvoll sein, die Zyste regelmäßig überwachen zu lassen, um zu sehen, ob sie größer wird.

Drainage Wenn eine flüssigkeitsgefüllte Zyste immer größer wird, kann der Arzt die Flüssigkeit ablassen.
Operation Manchmal ist es besser, die Zyste operativ zu entfernen. Mitunter kann die Zyste nicht isoliert entnommen werden, und der ganze Eierstock muss entfernt werden.

SELBSTHILFE

Wenn Sie Schmerzen im Beckenbereich haben (s. oben), sprechen Sie unbedingt mit Ihrem Arzt darüber.

Polyzystisches Ovarialsyndrom

Diese Störung betrifft in Deutschland rund eine Million Frauen und ist verantwortlich für unterschiedliche Symptome, die schwierig zu diagnostizieren sein können.

WAS IST DAS?

Beim polyzystischen Ovarialsyndrom (PCOS) führt ein hormonelles Ungleichgewicht zum Ausbleiben des Eisprungs und zu einer Überproduktion des männlichen Hormons Testosteron. Häufig bilden sich viele kleine, mit Flüssigkeit gefüllte Bläschen in den Eierstöcken. Dies kann den Menstruationszyklus beeinträchtigen. PCOS ist die Hauptursache für Unfruchtbarkeit und erhöht eventuell auch das Risiko für andere Erkrankungen wie Diabetes (s. S. 320–325) und Gebärmutterkrebs (s. S 104). Oft kommt es zu männlichen Geschlechtsmerkmalen wie einer starken Gesichtsbehaarung.

DIE NÄCHSTEN SCHRITTE

Bei Verdacht auf PCOS wird der Hormonspiegel bestimmt. In der Regel wird auch eine Ultraschalluntersuchung gemacht.

THERAPIEMÖGLICHKEITEN

Die Behandlung von PCOS hängt davon ab, wie schwer die Symptome sind und ob Sie ein Baby planen. Lassen Sie sich von Ihrem Arzt über mögliche Nebenwirkungen beraten.
Hormontherapie Wenn Sie nicht vorhaben, ein Baby zu bekommen, wird Ihr Arzt Ihnen wahrscheinlich die Pille verschreiben, um Ihren Zyklus zu regulieren und das Wachstum der Zysten zu unterdrücken. Die Pille hilft auch gegen den übermäßigen Haarwuchs.
Behandlung der Unfruchtbarkeit Wenn Sie keinen Eisprung haben und sich ein Baby wünschen, brauchen Sie Medikamente, um die Fruchtbarkeit zu aktivieren, z. B. Clomifen. Viele Frauen werden nach dieser Therapie erfolgreich schwanger.
Medikamente zur Senkung des Diabetes-Risikos Weil PCOS zu erhöhten Blutzuckerspiegeln und möglicherweise Diabetes führen kann, verschreibt Ihnen Ihr Arzt wahrscheinlich Metformin, ein Medikament, das den Blutzucker senkt.

SELBSTHILFE

Ein ruhiger Lebensstil kann gegen PCOS-Symptome helfen.
Achten Sie auf Ihr Gewicht Mit PCOS haben Sie vermutlich einen sehr hohen Blutzuckerspiegel, deswegen achten Sie ganz besonders auf Ihr Gewicht. Eine gesunde Ernährung und viel Sport können helfen, den Blutzuckerspiegel zu regulieren und das Diabetes-Risiko zu senken.
Stress in den Griff bekommen Ihre Hormonspiegel können durch Stress völlig aus dem Ruder laufen. Versuchen Sie, mit Entspannungsübungen den Stress in Ihrem Leben unter Kontrolle zu bringen.

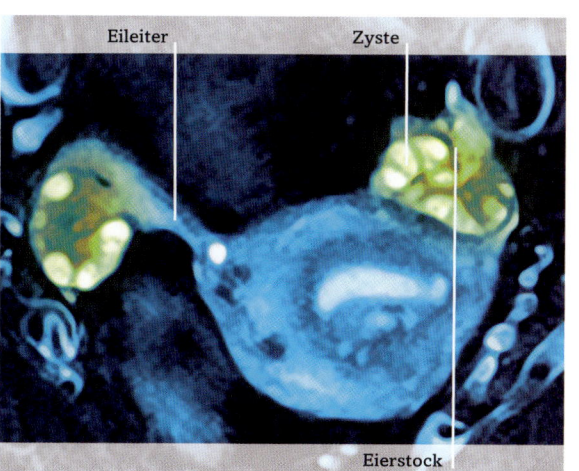

Eileiter   Zyste

Eierstock

Multiple Zysten
Dieses Magnetresonanztomogramm zeigt eine große Zahl von Zysten (weiße Bereiche) an beiden Eierstöcken (grün) bei einer Frau mit PCOS. Diese Störung ist die Hauptursache von Unfruchtbarkeit – bösartig sind die Zysten nicht.

Eierstockkrebs

Jedes Jahr erkranken in Deutschland etwa 10 000 Frauen an Eierstockkrebs – die meisten haben die Wechseljahre bereits hinter sich.

WAS IST DAS?

Gelegentlich entsteht aus einer Eierstockzyste (s. S. 94) ein bösartiger Tumor – in den meisten Fällen gibt es keine frühen Warnsymptome. Eierstockkrebs kann vom Deckgewebe der Eierstöcke, deren Stützgewebe oder von den Eizellen ausgehen; sehr seltene Krebsarten können nicht mit Sicherheit einem bestimmten Zelltyp zugeordnet werden. Eine Frau mit Eierstockkrebs bemerkt möglicherweise in den Anfangsstadien nichts davon. Häufig tauchen Symptome erst auf, wenn der Krebs bereits in andere Organe gestreut hat – man spricht dann von Metastasen – und es dort zu Schmerzen und Schwellungen kommt.

DIE NÄCHSTEN SCHRITTE

Wenn Ihr Arzt den Verdacht hat, dass Sie an Eierstockkrebs leiden, werden Sie wahrscheinlich für bestimmte Untersuchungen an einen Spezialisten überwiesen. Dazu gehören eine Ultraschalluntersuchung (vaginal oder über die Bauchdecke) und einige Blutuntersuchungen. Es gibt einen Test, der sogenannte Tumormarker aufdeckt – in diesem Fall ein Protein, das CA-125, das von bestimmten bösartigen Tumoren produziert wird. Dieser Test kann allerdings auch hohe Werte anzeigen, wenn Sie gerade Ihre Periode haben oder unter Endometriose leiden. Andere Bluttests sind noch in der Entwicklung.

Wenn die Ergebnisse der ersten Untersuchungen nicht eindeutig sind, werden detailliertere wie Computertomografie (CT), Magnetresonanztomografie (MRT) oder eine Bauchspiegelung (s. S. 98) durchgeführt. Parallel dazu wird meist eine kleine Gewebeprobe von einem oder mehreren der erkrankten Areale entnommen.

Wenn in Ihrer Verwandtschaft Fälle von Eierstock- oder Brustkrebs aufgetreten sind (s. rechte Seite), bietet man Ihnen vielleicht einen Gentest an. Mit einem solchen Test auf Brustkrebs lässt sich herausfinden, ob Sie das BRCA-Gen in sich tragen, das auch mit einem hohen Risiko für Eierstockkrebs assoziiert ist. Wenn Sie diese erbliche Veranlagung besitzen, sollten Sie mit Ihrem Gynäkologen darüber sprechen, welche Vorteile eine Eierstockentfernung für Sie haben könnte, nachdem Sie die Phase der Familienplanung abgeschlossen haben.

THERAPIEMÖGLICHKEITEN

Wie bei den meisten Krebsarten verläuft die Behandlung in verschiedenen Stadien. Sie hängt auch davon ab, wie weit der Tumor fortgeschritten ist und ob er bereits in andere Organe gestreut hat. Die Hauptpfeiler sind Operation und Chemotherapie. Alle Therapiemöglichkeiten und ihre Chancen und Risiken sollten gründlich mit dem behandelnden Arzt besprochen werden. Nach der Behandlung wird regelmäßig kontrolliert, ob der Krebs nicht wieder aufgetreten ist.

Operation Hier ist die Entfernung der Gebärmutter, beider Eileiter und Eierstöcke das Mittel der Wahl. Obwohl es eine große Operation ist, wird sie relativ häufig vorgenommen – bei einer von fünf Erkrankten muss die Gebärmutter entfernt werden, und die meisten erholen

---

SYMPTOM-CHECK

Viele, aber nicht alle Frauen haben schon in einem frühen Stadium Symptome, z.B.:

- Aufgeblähtheit/Zunahme des Bauchumfangs
- Schmerzen in Becken oder Bauch
- Essprobleme und das Gefühl, schnell »voll« zu sein
- Dauernder oder schlecht beherrschbarer Harndrang
- Abnormale vaginale Blutungen (selten)

Gehen Sie zum Arzt, wenn ein Symptom in letzter Zeit an mehr als 12 Tagen im Monat auftrat.

»Bei Frauen, die über einen langen Zeitraum hinweg die Pille genommen haben, ist das Risiko von Eierstockkrebs um die Hälfte reduziert.«

> »Derzeit läuft eine ganze Reihe von klinischen Untersuchungen, um den Erfolg der Behandlung zu überprüfen und zu bestätigen.«

sich ohne Komplikationen. Trotzdem sind, wie bei jeder Vollnarkose, gewisse Risiken mit der Operation verbunden. Darüber hinaus kann es zu Blutungen, Entzündungen nach der Operation und Thrombosen (Blutgerinnseln, s. S. 252) kommen, aber auch zu versehentlichen Verletzungen der Blase, des Darms oder zu anderen seltenen Komplikationen. Wenn Sie noch Ihre Periode haben, kommt es durch die Entfernung der Eierstöcke sofort zu den Wechseljahren, die mit den typischen Wechseljahresbeschwerden einhergehen können. In diesem Fall sollten Sie mit Ihrem Arzt besprechen, welche Möglichkeiten Sie jetzt haben.

Chemotherapie Meist wird auch eine Chemotherapie angesetzt – entweder vor der Operation, um die Größe des Tumors zu reduzieren, oder danach, um eventuell zurückgebliebene Krebszellen abzutöten.

Andere Möglichkeiten Eine Bestrahlung kommt bei bestimmten Eierstockkrebsarten oder in spezifischen Situationen zum Einsatz. Wenn der Krebs nach Operation und Chemotherapie wiederkommt, rät man in der Regel zu einem weiteren chemotherapeutischen Zyklus oder einer Operation.

Derzeit laufen verschiedene klinische Studien, um verschiedene Therapieformen und Kombinationen von chemotherapeutischen Substanzen zu testen und die Erfolgsaussichten der Behandlung noch zu verbessern.

SELBSTHILFE

Da man bis heute noch nicht genau weiß, wie es zu Eierstockkrebs kommt, ist es natürlich schwierig, Ratschläge zu geben, welche Änderungen in der Lebensweise davor schützen könnten. Man vermutet

RISIKO-CHECK

Sie haben ggf. ein höheres Risiko für Eierstockkrebs, wenn Sie

- keine Kinder haben,
- wegen Unfruchtbarkeit behandelt wurden,
- spät in die Wechseljahre gekommen sind,
- in der Familie Fälle von Brust- oder Eierstockkrebs aufgetreten sind – etwa bei ein oder zwei Angehörigen 1. Grades (Mutter, Schwester, Tochter) oder bei zwei Angehörigen 2. Grades (Oma, Tante, Cousine) bzw. einer Angehörigen ersten Grades und zwei Angehörigen 2. Grades. Genaue Zusammenhänge sind noch nicht geklärt.

jedoch, dass die langfristige Einnahme der Antibabypille das Risiko für Eierstockkrebs um etwa die Hälfte reduziert. Vielleicht sprechen Sie einmal mit Ihrem Arzt darüber, wenn Sie zurzeit andere Verhütungsmethoden praktizieren.

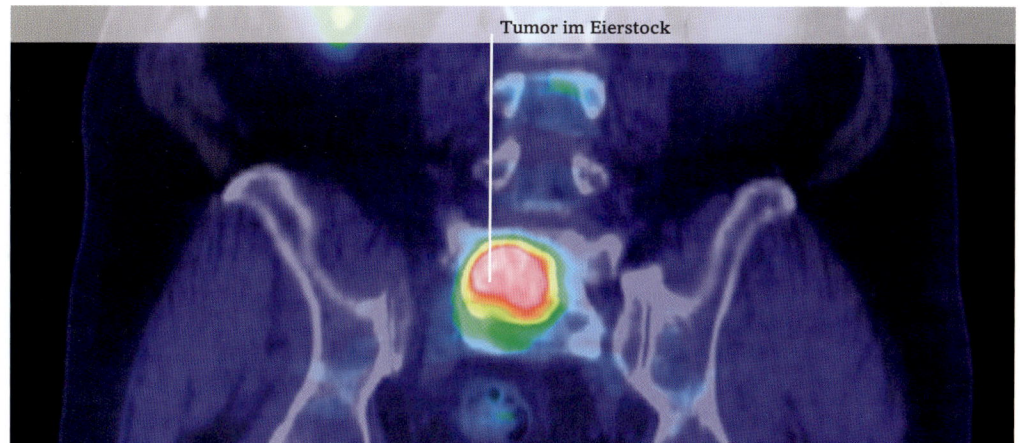

Krebs diagnostizieren
Bei dieser Aufnahme wurden CT und PET (Positronenemissionstomografie) kombiniert, um ein genaues Bild des Eierstockkrebses bei der betroffenen Frau zu erhalten. Der Tumor (grün) ist auf der Oberfläche des Eierstocks (rot) zu sehen.

Tumor im Eierstock

Gebärmuttererkrankungen

Probleme mit der Gebärmutter wie Infektionen, Entzündungen und Tumore sind recht verbreitet. Nicht alle geben Anlass zur Sorge. Sie sollten aber immer sofort behandelt werden, vor allem, wenn Sie noch schwanger werden möchten. Denn alles, was Ihre Gebärmutter betrifft, betrifft auch Ihre Fruchtbarkeit.

Entzündliche Beckenerkrankungen

Obwohl entzündliche Beckenerkrankungen (Pelvic Inflammatory Disease, PID) häufige Ursache für Schmerzen im Becken- und Bauchbereich sind, können sie auch länger bestehen, ohne offensichtliche Beschwerden zu verursachen.

WAS IST DAS?
PID ist eine Entzündung von Gebärmutter, Eileitern und Eierstöcken, meist durch sexuell übertragbare Infektionen (s. S. 114–119) verursacht. Unbehandelt kann ein PID zu Unfruchtbarkeit führen.

NÄCHSTE SCHRITTE
Der Arzt untersucht Sie und macht einen Abstrich, um die Infektion genau bestimmen zu können. Ggf. wird zur Bauchspiegelung geraten.

THERAPIEMÖGLICHKEITEN
Das PID behandelt man mit Medikamenten, um der Infektion Herr zu werden. Möglicherweise rät Ihr Arzt Ihnen auch zu Schmerzmitteln.
Orale Antibiotika Ist die Infektion nicht zu stark ausgeprägt, gibt der Arzt Antibiotika zum Einnehmen.
Intravenöse Antibiotika Wenn das PID zu einem schweren Krankheitsbild geworden ist, werden die Antibiotika im Krankenhaus intravenös verabreicht.

SELBSTHILFE
Praktizieren Sie Safer Sex, und benutzen Sie Kondome. Wenn Sie eine Spirale tragen und eine Infektion bekommen, kann die Entfernung der Spirale nötig werden.

BAUCHSPIEGELUNG

Dieser Eingriff wird unter Vollnarkose durchgeführt und ermöglicht dem Operateur, die Fortpflanzungsorgane der Frau zu sehen und ggf. auch zu operieren. Dazu werden kleine Schnitte in die Bauchdecke gemacht, durch die das sogenannte Laparoskop und das Operationsinstrument in das Innere der Bauchhöhle eingeführt werden.

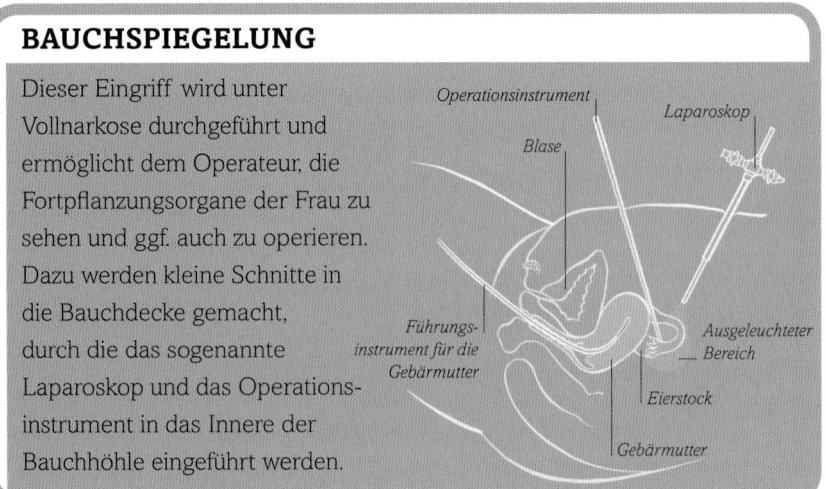

Operationsinstrument

Laparoskop

Blase

Führungsinstrument für die Gebärmutter

Ausgeleuchteter Bereich

Eierstock

Gebärmutter

Myome

Am Ende der fruchtbaren Jahre entstehen oft sogenannte Myome in der Gebärmutter. Sie machen so lange keinerlei Probleme, wie sie nicht zu sehr wachsen oder stark bluten.

WAS IST DAS?

Myome sind gutartige Gewebewucherungen der Gebärmuttermuskulatur. Sie variieren in Größe und Form – von Erbsengröße bis hin zur Größe einer Pampelmuse. Große Myome können den Uterus verformen, gestielte können sich verdrehen.

DIE NÄCHSTEN SCHRITTE

Wenn der Arzt bei der Untersuchung ein Myom tastet und die Diagnose absichern will, macht er über die Bauchdecke oder vaginal eine Ultraschalluntersuchung. Weitere Untersuchungsmöglichkeiten können z. B. eine Spiegelung der Gebärmutter (s. S. 100), eine Bauchspiegelung (s. links), CT oder MRT sein.

THERAPIEMÖGLICHKEITEN

Solange die Myome keine Probleme bereiten, brauchen Sie vielleicht gar keine Behandlung. Das Wachstum von Myomen ist östrogenabhängig, nach den Wechseljahren beginnen sie also von selbst zu schrumpfen.

GnRH-Agonisten Diese Medikamente, z. B. Leuprorelin, beeinflusst die Hypophyse (s. S. 318, 330), damit die Eierstöcke weniger Östrogen und Progesteron produzieren. Diese Wirkung lässt nach, wenn die Medikamente abgesetzt werden. Die Myome können dann wieder auftreten.

Synthetische Androgene Ein männliches Hormon, z. B. Danazol, kann dazu beitragen, dass die Myome schrumpfen, es reduziert aber auch die Größe der Gebärmutter und verhindert die Monatsblutung. Darüber hinaus haben solche Medikamente auch andere unangenehme Nebenwirkungen, etwa Gewichtszunahme, Kopfschmerzen, unerwünschten Haarwuchs und eine tiefe Stimme.

Operationen Myome kann man auf verschiedene Weisen operativ entfernen: durch den Gebärmutterhals mit einem Hysteroskop, im Rahmen einer Bauchspiegelung (s. links) oder durch einen Schnitt in die Bauchdecke (Myomektomie). Mitunter ist auch die Entfernung der Gebärmutter nötig (s. S. 103). In einem neueren, hochwirksamen Verfahren, der sogenannten Uterusarterienembolisation, werden blutgerinnungsfördernde Substanzen in ein Blutgefäß der Gebärmutter gegeben. So wird die Blutzufuhr zum Myom unterbunden und es damit zum Schrumpfen gebracht.

SELBSTHILFE

Man kann nichts tun, um Myomen vorzubeugen. Sie können lediglich Ihrem Arzt auffällige Symptome schildern.

SYMPTOM-CHECK

Viele Myome werden nur zufällig gefunden. Sie können aber auch folgende Beschwerden bereiten:
- Druck im Becken
- Beckenschmerzen
- Starke Perioden
- Dauerndes Urintröpfeln
- Verstopfung
- Rückenschmerzen

Gehen Sie zum Arzt, wenn Sie sich Sorgen wegen Ihrer Beschwerden machen.

ARTEN VON MYOMEN

Myome werden danach klassifiziert, wo sie in der Gebärmutter lokalisiert sind. Sie können direkt unter der Gebärmutterschleimhaut entstehen, in der Gebärmutterwand, unter der Außenhülle (Serosa) der Gebärmutter oder im Gebärmutterhals, der Zervix. Manchmal wachsen Myome auf einem Stiel, der sich verdrehen kann.

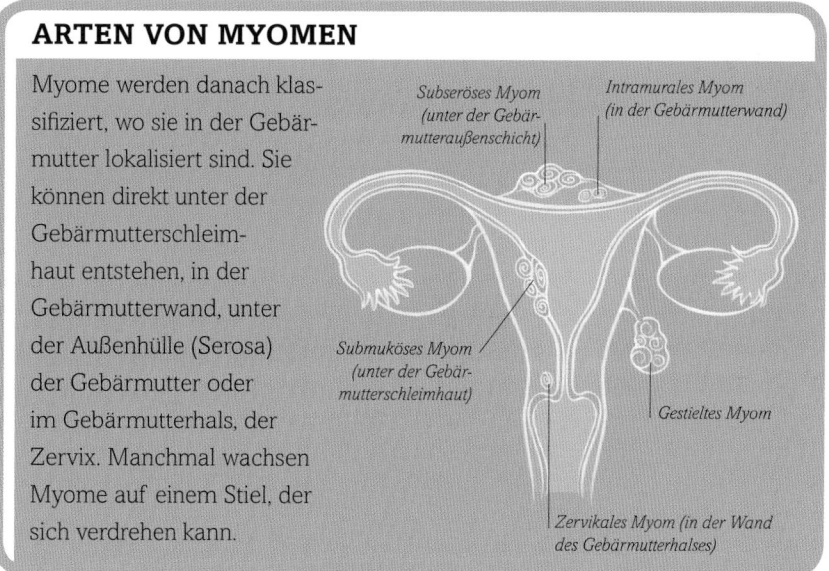

Subseröses Myom (unter der Gebärmutteraußenschicht)

Intramurales Myom (in der Gebärmutterwand)

Submuköses Myom (unter der Gebärmutterschleimhaut)

Gestieltes Myom

Zervikales Myom (in der Wand des Gebärmutterhalses)

Gebärmutterpolypen

Gebärmutterpolypen sind meist harmlos. Manchmal verursachen sie jedoch Blutungen, dann sollten ernstere Ursachen ausgeschlossen werden. Frauen zwischen 40 und 60 haben häufiger Polypen als andere.

WAS IST DAS?

Uteruspolypen sind kleine Zellwucherungen in der Gebärmutterschleimhaut – klein wie ein Sesamsamen oder groß wie ein Golfball. Sie können einzeln oder auch zu mehreren auftreten. Die häufigste Art sitzt auf einem kleinen Stiel.

DIE NÄCHSTEN SCHRITTE

Um Polypen abzuklären, wird eine vaginale Ultraschalluntersuchung gemacht, die ggf. auch mit einer Hysterosonografie kombiniert wird, bei der eine Kochsalzlösung in die Gebärmutter injiziert wird, um sie aufzuweiten und so besser beurteilen zu können. Alternativ dazu kann auch eine Gebärmutterspiegelung durchgeführt werden (s. unten).

THERAPIEMÖGLICHKEITEN

Wenn die Polypen sehr klein sind und keine Beschwerden bereiten, ist eine Behandlung nicht unbedingt erforderlich. Die Polypen können sogar spontan von selbst wieder verschwinden. Andernfalls müssen sie chirurgisch entfernt werden. Leider können Polypen manchmal wieder nachwachsen.

Wenn ein Polyp in den Gebärmutterhals hineinragt, kann es sein, dass Ihr Arzt ihn sogar mit einer kleinen Zange entfernen kann. Wenn das nicht möglich ist, kann einer oder beide der nachfolgenden Eingriffe notwendig werden:

Ausschabung Bei diesem Verfahren werden die Polypen mit einer Art Schlinge abgekratzt. Wenn ein Polyp während einer Gebärmutterspiegelung entdeckt wird (s. unten), kann er oft noch während der Spiegelung auf diese Weise entfernt werden.

Gebärmutterentfernung Polypen, die bei einer Ausschabung entfernt werden, schickt man immer zur Untersuchung ins Labor. Sehr selten werden dabei Vorstufen von Krebs entdeckt. In solchen Fällen und je nach dem Alter der Patientin kann dann eine Gebärmutterentfernung angebracht sein (s. S. 103).

SELBSTHILFE

Um andere Erkrankungen auszuschließen, sollten Sie Blutungen außer der Reihe immer so bald wie möglich ärztlich abklären lassen.

SYMPTOM-CHECK

Meist tritt wenigstens eines der folgenden Symptome auf:
- Unregelmäßige Perioden
- Zwischenblutungen
- Starke Blutungen
- Unfruchtbarkeit
- Blutungen nach den Wechseljahren

Gehen Sie zum Arzt, wenn Sie eines dieser Symptome haben. Treten Blutungen nach den Wechseljahren auf, müssen Sie sofort zum Arzt gehen.

GEBÄRMUTTERSPIEGELUNG

Ein spezielles Instrument, das Hysteroskop, wird durch Scheide und Gebärmutterhals in die Gebärmutter eingeführt, um die Schleimhaut zu untersuchen. Die Gebärmutterhöhle wird mit Gas oder Flüssigkeit gefüllt, um das Innere besser sehen zu können. Meist werden auch Gewebeproben entnommen und eventuelle Polypen und Myome (s. S. 99) entfernt.

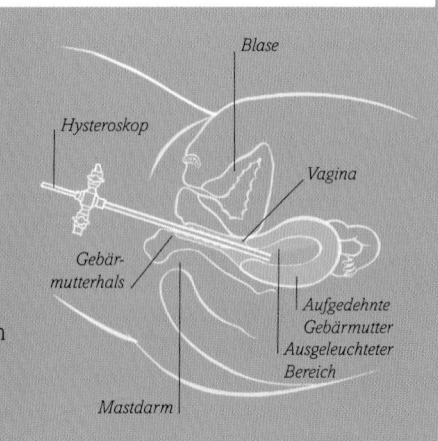

Blase
Hysteroskop
Vagina
Gebärmutterhals
Aufgedehnte Gebärmutter
Ausgeleuchteter Bereich
Mastdarm

Endometriose

Obwohl diese Erkrankung recht häufig ist, weiß man bis heute nicht, warum es dazu kommt. Die Symptome sind sehr unterschiedlich, daher ist eine Endometriose manchmal schwierig zu diagnostizieren.

WAS IST DAS?

Bei einer Endometriose tauchen winzige Fragmente der Gebärmutterschleimhaut (des Endometriums) an anderen Stellen des Körpers wieder auf. Das Schleimhautgewebe kann sich an einem Nachbarorgan, etwa den Eierstöcken, der Blase oder dem Darm, festsetzen. Es ist wie die Gebärmutterschleimhaut selbst dem Menstruationszyklus unterworfen. Wenn es dann zur Periode kommt, blutet dieses verstreute Gewebe ebenfalls. Weil es aber im Körper »gefangen« ist, kommt es zu Schwellungen und Schmerzen. Manchmal bildet sich auch Narbengewebe. Das Endometriose-Risiko ist bei Frauen, die erst nach 30 schwanger wurden, höher. Die Erkrankung lässt üblicherweise mit einer Schwangerschaft nach und verschwindet mit den Wechseljahren ganz.

Endometriose wird oft mit anderen Erkrankungen, die zu Schmerzen im Unterbauch führen, verwechselt, etwa PID (s. S. 99) oder CED (s. S. 310–311).

DIE NÄCHSTEN SCHRITTE

Ihr Gynäkologe wird Sie untersuchen und wahrscheinlich einen Ultraschall oder MRT machen. Manchmal ist auch eine Bauchspiegelung erforderlich (s. S. 98).

THERAPIEMÖGLICHKEITEN

Für den Arzt spielen Alter und Schwere der Symptome eine Rolle, bevor er sich für eine Therapie entscheidet.

Die Pille Jahrelang war die Standardbehandlung die Pille. Diese Therapie ist recht wirksam.

GnRH-Agonisten wirken wie Hormone. Nach Injektion senken sie den Östrogenspiegel, verhindern die Menstruation und lassen das verstreute Gewebe einschrumpfen. Die Behandlung muss möglicherweise wiederholt werden, falls die Symptome wieder auftreten.

Operation Eine weitere Möglichkeit besteht darin, das versprengte Gewebe im Rahmen einer Bauchspiegelung mit Laser zu zerstören. Wenn Sie noch schwanger werden möchten, achtet Ihr Gynäkologe ganz besonders darauf, so vorsichtig wie möglich vorzugehen, um nicht Ihre Fortpflanzungsorgane zu beschädigen. Wenn Sie nicht mehr schwanger werden wollen, könnte auch die operative Entfernung der Gebärmutter einschließlich der Eileiter (s. S. 103) in Betracht kommen.

SELBSTHILFE

Ein warmes Bad, ein Heizkissen oder eine Wärmflasche auf dem Bauch verringern oftmals die unangenehmen Bauchkrämpfe. Gegen die Schmerzen können Sie frei verkäufliche Schmerzmittel einnehmen. Manche Frauen finden auch in Selbsthilfegruppen eine enorme Unterstützung.

SYMPTOM-CHECK

Am verbreitetsten ist der Schmerz. Oft kommen andere Symptome hinzu:

- Schmerzhafte Perioden (Dysmenorrhö, s. S. 91)
- Unterleibsschmerzen oder Schmerzen im unteren Rücken während des Eisprungs, beim Stuhlgang oder Wasserlassen
- Zu kurze, zu lange oder sehr starke Perioden (Oligo-/Polymenorrhö, s. S. 90, Menorrhagie, s. S. 91)
- Verstopfung, Durchfall
- Unfruchtbarkeit

Gehen Sie zum Arzt, wenn Ihre Beschwerden Ihre Lebensqualität stark beeinträchtigen.

VORKOMMEN DER ENDOMETRIOSE

Versprengtes Uterusgewebe setzt sich am häufigsten in den unten dargestellten Regionen fest:

Auf der Außenseite der Gebärmutter

Um die Eileiter und die Eierstöcke herum

In den Eingeweiden und dem Darm

In der Blase

In der Vagina und am Muttermund

Adenomyose

Adenomyose ist eine seltene, ungefährliche Form der Endometriose (s. S. 101), die eine ganze Menge Beschwerden verursacht.

WAS IST DAS?

Eine Adenomyose liegt vor, wenn versprengte Teilchen der Uterusschleimhaut sich in der Gebärmuttermuskulatur festsetzen. Während der Menstruation blutet dieses Gewebe und führt zu starken Perioden und Schmerzen im Unterleib.

DIE NÄCHSTEN SCHRITTE

Ihr Arzt untersucht den Unterleib und lässt ggf. ein MRT oder eine Ultraschallaufnahme der Gebärmutter anfertigen. Eine Adenomyose ist sehr schwer zu diagnostizieren, denn manche Symptome ähneln denen anderer Gebärmuttererkrankungen, wie Polypen (s. S. 100) oder Myomen (s. S. 99). Diese müssen zunächst ausgeschlossen werden. Die einzige echte Diagnosemöglichkeit ist eine Gewebeanalyse nach Entfernung der Gebärmutter (s. rechte Seite).

THERAPIEMÖGLICHKEITEN

Die Behandlung hängt davon ab, wie nahe Sie den Wechseljahren sind, denn die Adenomyose verschwindet wieder, sobald Sie keine Periode mehr haben.
Entzündungshemmende Medikamente wie Ibuprofen tragen dazu bei, die Schmerzen in den Griff zu bekommen. Sie sind vielleicht die beste Therapie, wenn Sie kurz vor den Wechseljahren stehen.
Hormonbehandlungen wie z. B. die Gabe der Antibabypille können die Schmerzen lindern und die Blutungen verringern. Eine mit Progesteron überzogene Spirale (Hormonspirale, s. S. 132, 135) kann Erleichterung bringen, weil sie die Periode unterdrückt.
Operation Wenn Sie unter sehr starken Schmerzen leiden und die Wechseljahre noch lange vor sich

SYMPTOM-CHECK

Eine Adenomyose kann symptomlos verlaufen. Die folgenden Symptome sind aber recht häufig:
- Starke oder verlängerte Menstruationsblutungen, manchmal mit Blutklümpchen im Blut
- Starke, stechende Unterleibsschmerzen
- Schmerzhafte Krämpfe während der Periode
- Schmerzen beim Sex
- Zwischenblutungen
Gehen Sie zum Arzt, wenn eines dieser Symptome Ihre Lebensqualität beeinträchtigt.

haben, rät Ihnen Ihr Frauenarzt wahrscheinlich dazu, die Gebärmutter entfernen zu lassen (s. rechts).

SELBSTHILFE

Eie Wärmflasche auf dem Bauch kann starke Schmerzen lindern.

SYMPTOM-CHECK

Die Hauptsymptome einer akuten wie auch einer chronischen Endometritis sind:
- Schmerzen im Unterbauch
- Vaginale Blutungen
- Vaginaler Ausfluss
- Fieber
Gehen Sie zum Arzt, wenn Sie eines dieser Symptome haben und sich unwohl fühlen.

Endometritis

Von Endometritis (nicht zu verwechseln mit der Endometriose, s. S. 101) können Frauen jedes Alters betroffen sein – vor und nach den Wechseljahren. Die Erkrankung kann sich allmählich entwickeln oder abrupt auftreten.

WAS IST DAS?

Endometritis ist eine Entzündung der Gebärmutterschleimhaut (des Endometriums), häufig als Folge einer Entzündung des Genitaltrakts.

Chronische Endometritis Diese Form der Entzündung entwickelt sich allmählich und kann wesentlicher Teil einer entzündlichen Beckenerkrankung (s. S. 98) sein, die selbst meist durch eine sexuell übertragbare Infektion verursacht wird (s. S. 114–119). In manchen Fällen kann hinter einer Endometritis auch eine Tuberkulose stecken.

Akute Endometritis Diese Form, bei der sich die Symptome innerhalb kurzer Zeit entwickeln, tritt in aller Regel als Komplikation eines gynäkologischen Eingriffs auf, etwa eines Schwangerschaftsabbruchs oder eines Kaiserschnitts. Wenn die Spirale (s. S. 132) eingesetzt wird, kann das ebenfalls zu einer Entzündung führen. 20 Tage nach dem Eingriff besteht aber kein spezielles Risiko mehr dafür.

DIE NÄCHSTEN SCHRITTE

Ihr Arzt wird wissen wollen, unter welchen Beschwerden Sie leiden und vor allem seit wann. Es ist sehr wichtig, zwischen chronischer und akuter Endometritis zu unterscheiden, um die richtige Behandlung einzuleiten. Ihr Arzt untersucht Sie auch körperlich, um festzustellen, ob Ihr Bauch besonders empfindlich ist. Außerdem wird meist Blut abgenommen und ein Abstrich gemacht, um den Erreger der Infektion genau bestimmen zu können.

THERAPIEMÖGLICHKEITEN

Eine Endometritis wird mit Antibiotika behandelt. Ihr Arzt wird die entsprechenden Medikamente verschreiben, je nachdem, ob Sie z. B. gerade entbunden haben und wie schwer die Symptome sind. Die meisten Fälle von leichter Endometritis lassen sich erfolgreich mit Antibiotika behandeln. Wenn Sie allerdings sehr krank sind, müssen Sie vielleicht in die Klinik, um die Antibiotika als Infusion zu bekommen. Das wird meist mit Antibiotika zum Einnehmen kombiniert, oder beide Varianten werden nacheinander gegeben.

SELBSTHILFE

Um das Risiko von Infektionen zu mindern, sollten Sie beim Geschlechtsverkehr immer Kondome verwenden.

Endometriumhyperplasie

Diese Erkrankung kommt häufig bei Frauen in der Perimenopause vor und kann manchmal zu Gebärmutterkrebs (s. S. 104) führen.

WAS IST DAS?

Eine Hyperplasie des Endometriums ist das übermäßige Wachstum der Gebärmutterschleimhaut. Die Ursache dafür kann ein hormonelles Ungleichgewicht sein oder eine medikamentöse Behandlung.

DIE NÄCHSTEN SCHRITTE

Zusätzlich zur Untersuchung wird möglicherweise eine vaginale Ultraschalluntersuchung gemacht. Mit einem Abstrich wird nach bösartig veränderten Zellen gesucht.

THERAPIEMÖGLICHKEITEN

Es kommen sowohl Medikamente als auch eine Operation infrage.
Hormontherapie Wenn keine Zellveränderungen vorliegen, erhalten Sie wahrscheinlich eine Hormontherapie, um das übermäßige Schleimhautwachstum zu bremsen.
Entfernung der Gebärmutter Wenn Zellveränderungen gefunden werden oder Sie in den Wechseljahren sind, rät man Ihnen wahrscheinlich zur Hysterektomie (s. unten), um die Entwicklung von Krebs zu verhindern.

SELBSTHILFE

Lassen Sie Symptome frühzeitig abklären, um das Risiko von Krebs zu reduzieren.

SYMPTOM-CHECK

Symptome sind zum Beispiel:
- Zwischenblutungen
- Starke Periode
- Blutungen nach den Wechseljahren

Gehen Sie zum Arzt, wenn Ihre Periode sich auffällig verändert.

GEBÄRMUTTERENTFERNUNG

Eine Hysterektomie ist eine Operation zur Entfernung der gesamten Gebärmutter oder von Teilen. Sie dient der Behandlung von Erkrankungen wie Krebs und Endometriose. Manchmal werden Eileiter und Eierstöcke gleich mit entfernt, was sofort zu den Wechseljahren führt.

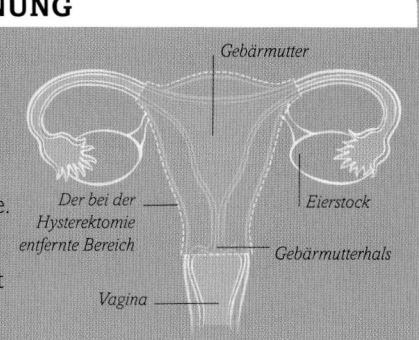

Gebärmutter

Der bei der Hysterektomie entfernte Bereich

Eierstock

Gebärmutterhals

Vagina

Gebärmutterkrebs

SYMPTOM-CHECK

Die Symptome richten sich danach, ob Sie bereits in den Wechseljahren sind:

- Davor: zunehmend starke Blutungen, Zwischenblutungen oder Blutungen nach dem Sex
- Danach: Wiederauftreten von Blutungen – von leichtem Tröpfeln bis hin zu starken Blutungen

Gehen Sie zum Arzt, wenn Sie unnormale Blutungen haben. Denken Sie aber daran: Solche Blutungen sind ein häufiges Symptom bei vielen Erkrankungen, die nicht bösartig sind.

Gebärmutterkrebs ist in Deutschland der vierthäufigste Krebs. Wenn er frühzeitig entdeckt wird, kann er häufig erfolgreich behandelt werden.

WAS IST DAS?

Der Krebs beginnt oft als abnormales Wachstum in der Gebärmutterschleimhaut. Viel seltener betrifft der Krebs die Gebärmuttermuskulatur.

DIE NÄCHSTEN SCHRITTE

Hat der Arzt den Verdacht auf Gebärmutterkrebs, untersucht er den Unterleib und entnimmt eine kleine Gewebeprobe der Gebärmutter zur Untersuchung. Oft wird noch eine Ultraschalluntersuchung über die Vagina gemacht, um Gebärmutter, Eierstöcke und Eileiter aus nächster Nähe beurteilen zu können.

Sind große Gewebeproben erforderlich, werden sie bei einer Gebärmutterspiegelung (s. S. 101) entnommen. Bei positivem Befund werden weitere Untersuchungen gemacht, um festzustellen, in welchem Stadium sich der Krebs befindet (s. rechts).

THERAPIEMÖGLICHKEITEN

Die Behandlung richtet sich nach dem Stadium. Fragen Sie Ihren Arzt nach möglichen, eventuell schweren Nebenwirkungen der Behandlung.

Operation Üblicherweise werden Gebärmutter, Eierstöcke und Eileiter entfernt (Hysterektomie, s. S. 103). Dabei werden unter Umständen auch Lymphknoten aus dem Beckenbereich mit entnommen.

Bestrahlung Oft wird nach der Operation bestrahlt, um ggf. zurückgebliebene Krebszellen zu zerstören.

Chemotherapie Die Behandlung mit Chemotherapeutika kann erforderlich sein, wenn der Krebs in die Lymphknoten gestreut hat.

SELBSTHILFE

Gehen Sie gleich zum Arzt, wenn Sie irgendwelche ungewöhnlichen Symptome bemerken.

DIE VIER STADIEN VON UTERUSKREBS

An Gewebeproben von Gebärmutter und Lymphknoten lassen sich je nach Größe und Ausbreitung vier Stadien unterscheiden. Es ist sehr wichtig, diese Stadien genau zu identifizieren, weil erst dann entschieden werden kann, welche die beste Behandlung ist.

Stadium 1
Der Krebs ist nur in der Gebärmutterwand nachweisbar.

Stadium 2
Der Krebs hat sich auf den Gebärmutterhals ausgebreitet.

Stadium 3
Der Krebs hat in den Beckenraum gestreut, eventuell sind die Lymphknoten mit betroffen.

Stadium 4
Der Krebs hat sich auf Blase oder Mastdarm ausgebreitet und möglicherweise auch schon in Regionen außerhalb des Beckenraums, etwa auf die Lunge oder die Leber.

RISIKO-CHECK

Das Risiko, an Gebärmutterkrebs zu erkranken ist erhöht, wenn Sie

- übergewichtig sind,
- Ende 50 und älter sind,
- keine Kinder haben,
- Bluthochdruck haben,
- eine rein östrogenbasierte Hormonersatztherapie erhalten haben,
- Brustkrebs hatten und über 2 Jahre mit Tamoxifen behandelt wurden,
- eine Endometriumhyperplasie (s. S. 103) haben.

Gebärmutter-senkung

Schwangerschaften, Beckenboden-schwäche und Alter schwächen bei vielen Frauen die Muskeln und Bänder, die die Gebärmutter halten.

WAS IST DAS?

Eine Gebärmuttersenkung kann geringfügig sein, aber es kann auch bis zum Vorfall (Prolaps) kommen, wenn der Uterus durch die Vagina tritt und von außen sichtbar wird.

DIE NÄCHSTEN SCHRITTE

Ihr Arzt stellt die Senkung bei der körperlichen Untersuchung fest.

SYMPTOM-CHECK

Bei einer leichten Senkung treten vielleicht gar keine Symptome auf. Ist die Senkung ausgeprägter, oder kommt es zum Vorfall, sind diese Symptome typisch:

- Ein Schweregefühl oder Zug im Unterleib
- Harninkontinenz: Dranginkontinenz (wenn Sie immer ganz schnell zur Toilette müssen), Stressinkontinenz (Harnträufeln beim Husten oder Springen) oder beides
- Schmerzen im unteren Rücken
- Probleme beim Stuhlgang
- Das Gefühl, auf einem kleinen Ball zu sitzen
- Schmerzen beim Sex

Gehen Sie zum Arzt, wenn Sie eines dieser Symptome haben.

RISIKO-CHECK

Zu den Risikofaktoren für eine Gebärmuttersenkung gehören eine oder mehrere vaginale Geburten, die Wechseljahre, häufiges schweres Heben, chronischer Husten (s. S. 240–241), Übergewicht und Verstopfung.

THERAPIEMÖGLICHKEITEN

Wenn die Symptome nicht allzu störend sind, zeigt Ihnen Ihr Arzt Selbsthilfemaßnahmen (s. rechts). Bei stärkeren Beschwerden gibt es entsprechende Behandlungen:

Pessar Ein speziell angepasstes Pessar wird in die Scheide eingeführt, um die Gebärmutter in der richtigen Lage zu halten. Es muss regelmäßig ausgewechselt werden.

Operation Moderne Operationsmethoden machen es möglich, die Organe wieder an die richtige Stelle zu bringen und den Blasen- und Beckenboden zu raffen. Wenn Sie sich keine Kinder mehr wünschen, ist die übliche Methode bei einem Vorfall die vaginale Entfernung der Gebärmutter (s. S. 103).

SELBSTHILFE

Die folgenden Maßnahmen beugen einer Gebärmuttersenkung vor bzw. korrigieren leichtere Formen einer solchen Senkung:

Gewichtsabnahme, wenn Sie übergewichtig sind.

Mit dem Rauchen aufhören.

Grunderkrankungen behandeln, die Hustenreiz auslösen.

Das Heben von schweren Gewichten vermeiden.

Verstopfung vorbeugen – durch reichlich Ballaststoffe, Obst und Gemüse, Wasser und Sport (s. S. 303).

Stärkung der Beckenbodenmuskulatur durch tägliche spezielle Übungen (s. S. 341).

DER GEBÄRMUTTERVORFALL

Vergleichen Sie die normale Gebärmutter (links) mit einer vorgefallenen Gebärmutter (rechts): Bei einem Prolaps rutscht die Gebärmutter in die obere Hälfte der Scheide. Das führt dazu, dass die Blase sich in die vordere und der Mastdarm in die hintere Scheidenwand wölbt.

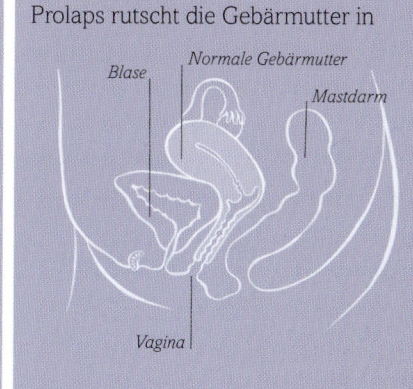

Blase
Normale Gebärmutter
Mastdarm
Vagina
Normal

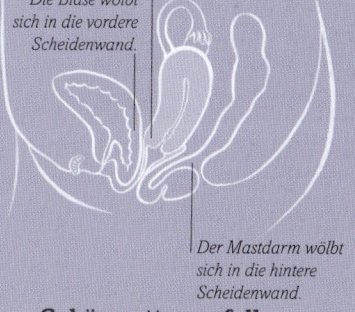

Die Blase wölbt sich in die vordere Scheidenwand.
Prolabierter Uterus
Der Mastdarm wölbt sich in die hintere Scheidenwand.
Gebärmuttervorfall

Erkrankungen der Zervix

Der Gebärmutterhals (die Zervix) ist der untere Teil der Gebärmutter. Seine Muskeln verschließen ihn in der Schwangerschaft fest und dehnen sich dann bei der Geburt. Gelegentlich kommt es zu Veränderungen der Zellen auf der Oberfläche des Gebärmutterhalses, die bösartig werden können.

Zervikale Dysplasie

Obwohl diese krankhafte Veränderung ein frühes Warnsignal für Krebs sein kann, wird sie bei den meisten Frauen nicht bösartig.

WAS IST DAS?

Bei einer Zervixdysplasie zeigen die Zellen des Gebärmutterhalses Fehlbildungen. In den meisten Fällen ist ein Virus, der sogenannte humane Papillomavirus (HPV, s. S. 366) die Ursache, der durch Geschlechtsverkehr übertragen wird. Bei einer leichten Dysplasie normalisieren sich die veränderten Zellen oft wieder. In schweren Fällen kann sich ohne rechtzeitige Behandlung Krebs entwickeln.

DIE NÄCHSTEN SCHRITTE

Diese Veränderung wird normalerweise nur durch einen Abstrich diagnostiziert. Wird dabei ein Frühstadium von Krebszellen entdeckt, untersucht der Arzt den Gebärmutterhals mit einem speziellen Instrument, dem sogenannten Kolposkop. Es wird eine Gewebeprobe des am meisten veränderten Areals entnommen und analysiert.

THERAPIEMÖGLICHKEITEN

Die Behandlung richtet sich nach dem Grad der Veränderung. Oft ist überhaupt keine Therapie erforderlich, weil die Dysplasie nur leicht ist. In diesem Fall untersucht man Sie alle sechs Monate, um weitere Zellveränderungen auszuschließen. Bei schwereren Veränderungen müssen alle veränderten Zellen entfernt oder zerstört werden:

Vereisung Die veränderten Zellen werden mit extremer Kälte zerstört.
Lasertherapie Die Zerstörung geschieht mit Laserstrahlen.
Operation Bei einer sogenannten Elektrokoagulation nutzt man

SYMPTOM-CHECK

Manche Frauen haben – wie bei Gebärmutterhalskrebs – ungewöhnliche vaginale Blutungen, manche gar keine Symptome.

Hochfrequenzstrom, um den veränderten Gewebsbereich herauszuschneiden (örtliche Betäubung). Bei der Konisation wird ein kegelförmiger Bereich aus dem betroffenen Gebiet ausgeschnitten – normalerweise unter Vollnarkose.

SELBSTHILFE

Lassen Sie immer den routinemäßigen Abstrich beim Gynäkologen machen, rauchen Sie nicht, und schützen Sie sich beim Geschlechtsverkehr durch Kondome.

RISIKO-CHECK

Folgende Faktoren gelten als Risiko für eine Dysplasie:

- Ungeschützter Sex vor dem 18. Lebensjahr
- Ungeschützter Sex mit unterschiedlichen Partnern
- Rauchen

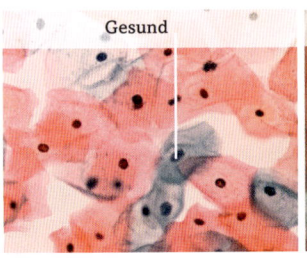
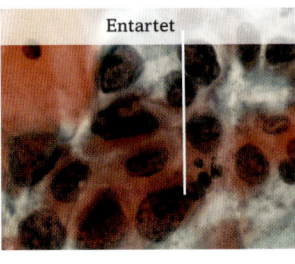

Gesund · Entartet

Dysplasie
Diese beiden Abstriche zeigen unter dem Mikroskop links normale und rechts entartete Zellen des Gebärmutterhalses.

Gebärmutter-halskrebs

Diese Erkrankung ist der zehnt-häufigste Krebs bei Frauen. In Deutschland haben die zervikalen Vorsorgeprogramme die Erkran-kungsrate ganz erheblich reduziert.

WAS IST DAS?

Bei Gebärmutterhalskrebs sind die Zellen des Gebärmutterhalses schwer verändert. Die Erkrankung wird durch den humanen Papilloma-virus (HPV) beim Geschlechtsver-kehr übertragen. Trotzdem verur-sachen nur einige wenige der vielen unterschiedlichen HPV-Typen Krebs.

DIE NÄCHSTEN SCHRITTE

Wenn Ihr Arzt den Verdacht hat, dass Sie unter Gebärmutterhals-krebs leiden, wird der Gebärmutter-

---

hals durch ein spezielles Instrument, das Kolposkop, inspiziert und eine Gewebeprobe entnommen. Das kann durch eine Stanzbiopsie (die Entnahme eines kleinen Bereichs des Gebärmutterhalses) oder durch eine Konisation gemacht werden, bei der ein kegelförmiger Ausschnitt aus dem Gebärmutterhals entnom-men wird. Eventuell werden auch noch weitere Untersuchungen vor-genommen, z. B. Bluttest, Röntgen, CT und MRT.

THERAPIEMÖGLICHKEITEN

Ihr Arzt wird die Behandlung je nach Ihrem Alter, Gesundheits-zustand und Erkrankungsstadium auswählen. Wenn Sie nicht operiert werden wollen, können eventuell auch Chemotherapie und Bestrah-lung in Betracht gezogen werden.

Operation In einem frühen Sta-dium kann die Erkrankung auf eine Konisation (s. S. 103) oder eine Ent-fernung der Gebärmutter noch gut ansprechen. Wenn der Krebs auf den Gebärmutterhals begrenzt ist, schlägt Ihnen Ihr Arzt wahrschein-lich die radikale Entfernung der Gebärmutter oder Chemotherapie und Bestrahlung vor.

Bei einer operativen Entfernung der Gebärmutter werden Gebär-mutterhals, Gebärmutter und benachbarte Gewebe ebenso ent-fernt wie die Lymphdrüsen in dieser Region. Die Eierstöcke werden nicht

---

---

mit entfernt. Manche Kliniken bieten auch Behandlungen an, bei denen die Fruchtbarkeit erhalten bleibt – darüber sollten Sie ggf. mit Ihrem Arzt sprechen.

Chemotherapie Die Chemothe-rapie wird normalerweise vor oder nach der Operation angesetzt und mit einer Bestrahlung kombiniert. Es gibt verschiedene Therapieoptionen.

Bestrahlung Eine Strahlenbehand-lung kann durch das Becken oder innerlich eingesetzt werden.

SELBSTHILFE

Lassen Sie immer den routinemä-ßigen Abstrich beim Gynäkologen machen, hören Sie mit dem Rau-chen auf (s. S. 64), und vermeiden Sie ungeschützten Geschlechtsver-kehr. Mädchen zwischen 12 und 17 Jahren können sich gegen Gebär-mutterhalskrebs impfen lassen.

»Aufgrund der verbesserten Frühdiagnostik konnte in Deutschland die Zahl der Neuerkrankungen an Gebärmutterhalskrebs deutlich gesenkt werden.«

Erkrankungen der Vagina

Die Scheide (Vagina) verbindet die äußeren, sichtbaren Anteile der weiblichen Geschlechtsorgane mit dem Gebärmutterhals und der Gebärmutter. Die zarten, feuchten Hautfalten, welche die dicke Muskelwand der Scheide auskleiden, produzieren das Scheidensekret, das die Scheide reinigt und vor Infektionen schützt.

Scheiden-entzündung

Diese Erkrankung, die mit Juckreiz und Irritationen einhergeht, kann jede Frau in jedem Alter betreffen. Eine Scheidenentzündung ist unangenehm, aber harmlos.

WAS IST DAS?

Die Schleimhaut der Scheide ist entzündet. Ursache dafür kann eine Infektion sein, eine allergische Reaktion oder Trockenheit. Oft ist gleichzeitig die Vulva entzündet und juckt. Häufige Erreger sind Hefepilze (*Candida albicans*), die Soor verursachen (s. rechts), und bestimmte Mikroorganismen, die sogenannten Trichomonaden (s. S. 119).

DIE NÄCHSTEN SCHRITTE

Der Arzt macht zunächst einen Abstrich, um den Erreger genau zu bestimmen. Zusätzlich kann eine Urinprobe nötig sein, um festzustellen, ob ein Diabetes (s. S. 320–325) vorliegt: Bei Diabetes ist Zucker im Urin, der das Wachstum von Hefepilzen begünstigt.

THERAPIEMÖGLICHKEITEN

Ihr Arzt wird Ihnen eine Behandlung empfehlen, die sich nach der Art des Erregers richtet.

Bei bakteriellen Infektionen werden Antibiotika verschrieben.

Bei Pilzinfektionen wird ein Antimykotikum, das Pilze abtötet, verschrieben. Es wird entweder eingenommen oder als Creme oder Zäpfchen in die Scheide appliziert.

Zur Linderung des Juckreizes geben Sie Creme auf die Vulva. Ihr Apotheker kann Sie beraten, welches Präparat geeignet ist.

Bei Scheidenentzündung durch Trockenheit wird meist eine befeuchtende Creme verschrieben oder Cremes, Tabletten oder ein Vaginalring, die Östrogen enthalten.

SYMPTOM-CHECK

Die folgenden Symptome weisen auf eine Scheidenentzündung hin:

● Brennen
● Juckreiz
● Soor
● Scheidenausfluss
● Unangenehmer, häufig auch fischiger Vaginalgeruch
● Schmerzen beim Sex

Gehen Sie zum Arzt, wenn Ihre Selbsthilfemaßnahmen (s. rechts) nicht greifen.

RISIKO-CHECK

Ein Risiko für Scheidenentzündungen haben Sie, wenn Sie

● parfümierte Seifen, Waschlotionen oder Binden verwenden,
● Intimspray benutzen,
● gerade eine Antibiotikabehandlung hinter sich haben,
● Diabetes haben oder schwanger sind,
● sich sehr kohlenhydratreich ernähren,
● zu lange Ihren nassen Badeanzug oder Sportsachen tragen bzw. Ihre Jeans zu eng sind.

SELBSTHILFE

Es gibt einige Möglichkeiten, sich selbst zu helfen:

Vermeiden Sie parfümierte Produkte, etwa Badeöle, Waschlotionen, parfümierte Damenbinden oder Intimspray.

Achten Sie auf Ihre Genitalhygiene, indem Sie den Genialbereich trocken, sauber und kühl halten. Tragen Sie Baumwollunterwäsche und lockere Kleidung.

Essen Sie Joghurt, Sauermilch oder Probiotika. Manche Frauen schwören darauf, ein mit Joghurt präpariertes Tampon einzuführen.

Soor

Viele Frauen kennen ihn: den unangenehmen Juckreiz in der Scheide, der von dickem, weißlichem Ausfluss begleitet wird und meist in den fruchtbaren Jahren auftritt.

WAS IST DAS?

Soor wird durch eine Infektion mit dem Hefepilz *Candida albicans* verursacht, der ganz natürlich in der Scheide lebt und normalerweise von den »guten« Bakterien in Schach gehalten werden. Sterben diese ab, fängt Candida an, sich ungehindert zu vermehren. Die »guten« Bakterien können durch Antibiotika, spermienabtötende Mittel oder Schwankungen der weiblichen Sexualhormonspiegel beeinträchtigt werden. Soor wird auch beim Sex übertragen.

DIE NÄCHSTEN SCHRITTE

Ihr Arzt wird wahrscheinlich Ihren Unterleib untersuchen und einen Abstrich des Ausflusses machen.

THERAPIEMÖGLICHKEITEN

Meist verschreibt der Arzt antimykotische Zäpfchen, Creme oder Tabletten. Manche dieser Produkte sind auch rezeptfrei erhältlich. Fragen Sie Ihren Arzt oder den Apotheker nach eventuellen Nebeneffekten.

SELBSTHILFE

Waschen Sie Ihren Intimbereich nur mit Wasser, und verzichten Sie auf spermienabtötende Mittel, parfümierte Damenbinden und Intimpflegetüchlein. Achten Sie darauf, dass das Äußere der Vagina stets sauber ist, und sorgen Sie für ein trockenes und kühles Klima in dieser Region, indem Sie Baumwollwäsche und lockere Kleidung tragen.

> **SYMPTOM-CHECK**
>
> Soor macht sich bemerkbar mit:
> - Scheidenausfluss, der ein bisschen wie Hüttenkäse aussieht
> - Vagina- und Vulvareizungen
>
> **Gehen Sie zum Arzt,** wenn Sie sich Sorgen wegen dieser Symptome machen oder Selbsthilfemaßnahmen erfolglos waren.

Schmerzen beim Sex (Dyspareunie)

Tausende von Frauen haben Schmerzen beim Geschlechtsverkehr – entweder immer (primäre Dyspareunie) oder hin und wieder (sekundäre Dyspareunie). Eine Behandlung dieser Probleme kann gute Erfolge haben.

WAS IST DAS?

Die Ursachen für die Schmerzen können medizinischer Art sein, z. B.:
- Unterleibsoperation
- Bestrahlung oder Chemotherapie
- Endometriose, Eierstockzysten oder Myome

Es gibt aber auch seelische Ursachen:
- Schlechte Erfahrungen, z. B. sexueller Missbrauch oder eine Vergewaltigung

DIE NÄCHSTEN SCHRITTE

Ihr Arzt wird ausführlich Ihre Krankengeschichte aufnehmen, Sie ggf. körperlich untersuchen und eine Ultraschallaufnahme machen.

THERAPIEMÖGLICHKEITEN

Zunächst werden eventuelle medizinische Ursachen behandelt.

Hormontherapie Haben Sie die Wechseljahre hinter sich, kann Ihnen Östrogen helfen – als Creme, Tabletten oder Vaginalring.

Desensibilisierung Mit Übungen zur Entspannung von Scheide und Beckenboden lassen sich die Schmerzen oftmals reduzieren.

Beratung Eine Sexualberatung löst ggf. zugrunde liegende Probleme.

> **SYMPTOM-CHECK**
>
> Schmerzen können auftreten,
> - immer, wenn etwas in die Scheide eingeführt wird,
> - nur unter bestimmten Umständen (bestimmte Partner),
> - nach schmerzfreiem Verkehr,
> - bei stoßenden Bewegungen,
> - als Brennen oder Schmerz.
>
> **Gehen Sie zum Arzt,** wenn Sie eines der Symptome haben.

SELBSTHILFE

Verwenden Sie keine parfümierten Pflegeprodukte, sie irritieren oft die Scheidenregion.

Probieren Sie andere Stellungen beim Sex aus, nehmen Sie Gleitmittel.

Scheidenkrampf

Scheidenkrämpfe (Vaginismus) sind eine Störung, unter der viele Frauen leiden. Sie kann zwar viel Stress verursachen, die gute Nachricht ist aber: Man kann sie behandeln.

WAS IST DAS?

Von einem Scheidenkrampf spricht man, wenn sich Ihre Scheide gegen Ihren Willen schmerzhaft zusammenzieht. Meist steckt die unbewusste Angst vor der Penetration dahinter.

Eine Frau, die an Vaginismus leidet, kann entweder keinen oder nur sehr schmerzhaften Geschlechtsverkehr haben. Was eigentlich ein Genuss und Liebesakt sein sollte, fühlt sich wie Gewalt an. Gefühle von Furcht, Schuld, Scham und Versagen machen alles noch schlimmer – vor allem dann, wenn eine Frau nicht über ihr Problem sprechen möchte.

DIE NÄCHSTEN SCHRITTE

Obwohl Vaginismus oft als peinlich empfunden wird, ist es von größter Bedeutung, offen mit dem Arzt darüber zu sprechen. Die Krankengeschichte und eine körperliche Untersuchung (die ebenfalls schmerzhaft sein könnte) werden klären, ob weitere Untersuchungen erforderlich sind. Ihr Arzt überprüft, ob körperliche Ursachen vorliegen, etwa eine Infektion oder eine verengte Scheide.

THERAPIEMÖGLICHKEITEN

Eine oder auch alle diese Strategien können infrage kommen:

Vaginaldilatatoren Sie können versuchen, die Scheidenmuskulatur mit einem Set von Dilatatoren zu trainieren. Ihr Partner kann Ihnen dabei vielleicht helfen. Beginnen Sie mit dem kleinsten Dilatator und wenn Sie ganz entspannt sind; sobald das ohne Schmerzen möglich ist, nehmen Sie den nächstgrößeren. Wenn Sie auch mit dem größten Dilatator gut zurechtkommen, fühlen Sie sich wahrscheinlich auch bereit für Geschlechtsverkehr.

Medikamente können erforderlich werden, um eine Infektion auszuheilen. Hormone können der Scheidenverengung entgegenwirken.

Beratung Sich an einen Psychologen oder Sexualtherapeuten zu wenden bringt vielen Frauen Besserung (s. S. 202–277).

RISIKO-CHECK

Verschiedene Faktoren können das Risiko für Vaginismus erhöhen:

- Eine Verletzung von Scheide oder Unterleib
- Schmerzen beim Geschlechtsverkehr (Dyspareunie, S. 109)
- Schlechte sexuelle Erfahrungen
- Nachwirkungen einer Geburt
- Religiöse oder kulturelle Tabus in Bezug auf Sex
- Eine Erziehung, die Geschlechtsverkehr tabuisierte

SELBSTHILFE

Was Sie brauchen, ist viel Geduld, Selbstvertrauen und einen Partner, der Sie unterstützt.

Lernen Sie Ihren Körper kennen Nehmen Sie ein warmes Bad und entspannen sich auf dem Bett. Berühren Sie sich im Bereich des Scheideneingangs. Wenn Sie anfangen, sich zu verkrampfen, hören Sie auf und atmen ruhiger. Versuchen Sie es dann noch einmal. Nach ein paar Tagen versuchen Sie, einen Finger in die Scheide einzuführen, oder bitten Sie Ihren Partner, das zu tun. Als Nächstes versuchen Sie es mit einem Tampon. Setzen Sie das so lange fort, bis Geschlechtsverkehr möglich ist.

SYMPTOM-CHECK

Gehen Sie zum Arzt, wenn Sie eines dieser Symptome haben:

- Eine Verkrampfung der Muskulatur um die Scheide herum
- Angst vor Schmerzen
- Echte Schmerzen
- Intensive Angst vor Geschlechtsverkehr
- Verlust des sexuellen Verlangens

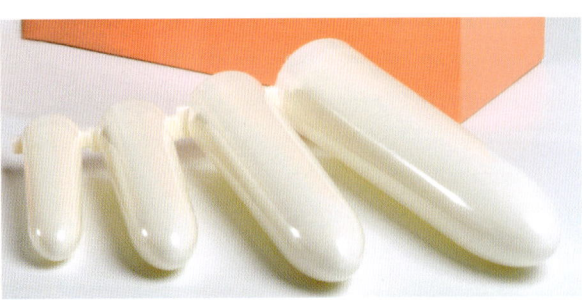

Vaginaldilatatoren
Bei der Dilatationstherapie gegen Vaginismus werden Dilatatoren mit zunehmender Größe verwendet, um die Scheidenmuskulatur zu trainieren.

VAIN

Die vaginale intraepitheliale Neoplasie (VAIN) ist eine Erkrankung, die ohne Symptome verläuft. Meist erkranken eher Frauen über 60.

WAS IST DAS?
Bei VAIN verändern sich die Zellen der Vaginalschleimhaut. Die Ursache ist noch nicht völlig geklärt; eine Infektion mit dem humanen Papillomavirus (HPV) könnte ein Risikofaktor sein. Sehr selten führt die Krankheit zu Scheidenkrebs. Wie schwer sie ist, hängt davon ab, bis in welche Tiefe die Zellen betroffen sind.

NÄCHSTE SCHRITTE
Bei Verdacht auf VAIN erlaubt ein optisches Instrument, das Kolposkop, eine vergrößerte Ansicht der Scheide. Dabei wird meist auch eine Gewebeprobe entnommen.

THERAPIEMÖGLICHKEITEN
Leichte Fälle von VAIN bilden sich manchmal ohne Behandlung von selbst zurück. Ansonsten kommen folgende Maßnahmen zum Einsatz:

Ablation Mit diesem Verfahren werden die entarteten Zellen entweder mit Laser oder einer elektrochirurgischen Schlingenexzision unter örtlicher Betäubung abgetragen.

Operation Auch mit einer Operation kann man das betroffene Gewebe entfernen. In schweren Fällen muss ggf. etwas mehr Vaginalschleimhaut entfernt werden.

Bestrahlung wird bei Rezidiven eingesetzt oder wenn die Erkrankung großflächig ist. Sie erfolgt innerlich mithilfe eines Instruments, das ähnlich wie ein Tampon appliziert wird.

Chemotherapie Medikamente gegen Krebs werden oft in Form von Cremes verwendet, die in die Scheide eingebracht wird.

SELBSTHILFE
Früherkennung ist wichtig – lassen Sie deshalb regelmäßig einen Abstrich machen.

Scheidenkrebs

Scheidenkrebs ist eine seltene Krankheit, an der überwiegend Frauen zwischen 50 und 70 erkranken.

WAS IST DAS?
Die Ursache für den Krebs ist nicht genau bekannt. Bei der häufigsten Form, dem Plattenepithelkarzinom (s. S. 359), kommt es meist im oberen Teil der Scheide zu Tumoren.

DIE NÄCHSTEN SCHRITTE
Der Arzt wird Ihren Unterleib untersuchen, eine Kolposkopie (Scheidenspiegelung) und einen Abstrich machen. Darüber hinaus wird er wahrscheinlich auch eine Gewebeprobe entnehmen.

THERAPIEMÖGLICHKEITEN
Bei der Behandlung kommt es unter anderem darauf an, wie alt Sie sind, wie groß der Tumor ist und ob er bereits gestreut hat.

Bestrahlung Dies ist die übliche Behandlung. Sie kann von außen durch das Becken oder von innen mithilfe eines tamponähnlichen Applikators erfolgen.

Operation Der Tumor und umgebendes Gewebe werden chirurgisch entfernt, wobei versucht wird, so viel wie möglich von der Scheide zu erhalten.

Chemotherapie Durch Infusionen verabreichte Mittel gegen den Krebs sind manchmal die einzige Möglichkeit bei sehr fortgeschrittenem oder wiederkehrendem Scheidenkrebs.

SELBSTHILFE
Wichtig ist die Früherkennung: Gehen Sie zu den Vorsorgeuntersuchungen!

Erkrankungen der Vulva

Der äußerlich sichtbare Teil der weiblichen Geschlechtsorgane, die Vulva, ist nicht sehr empfänglich für Erkrankungen. Aber hin und wieder treten Komplikationen auf. Diese Region ist hochempfindlich, und Schmerzen und Juckreiz können ziemlich unangenehm sein. Ignorieren Sie solche Symptome nicht.

Vulvodynie

Eine von zehn Frauen leidet hin und wieder unter Vulvodynie, also Schmerzen der äußeren Geschlechtsorgane. Diese Schmerzen können so stark sein, dass Sex oder allein das Hinsetzen extremes Unbehagen bereiten kann.

WAS IST DAS?

Vulvodynie ist ein derber, brennender Schmerz, der viele Ursachen haben kann – in der Regel kann keine genaue gefunden werden. Mögliche Ursachen können Irritationen umgebender Nerven sein, Infektionen, Allergien oder zu niedrige Östrogenspiegel nach den Wechseljahren.

DIE NÄCHSTEN SCHRITTE

Die Erkrankung ist meist schwierig zu diagnostizieren. Daher werden zuerst andere Erkrankungen ausgeschlossen, welche die gleichen Symptome verursachen können. Vielleicht wird auch eine Gewebeprobe entnommen und analysiert, um eine chronische Entzündung festzustellen.

THERAPIEMÖGLICHKEITEN

Selbst wenn alle behandelbaren Erkrankungen als Ursache ausgeschlossen wurden, gibt es vielfältige Möglichkeiten, eine Linderung der Beschwerden zu erreichen.

Medikamente Eine Möglichkeit ist es, niedrig dosierte Antidepressiva, wie z. B. Amitriptylin, oder krampflösende Medikamente wie Gabapentin zu verschreiben, die beide die Schmerzen lindern können. Möglicherweise rät der Arzt Ihnen zu einer örtlich betäubenden Salbe, die vor dem Geschlechtsverkehr aufgetragen wird, um die Beschwerden zu reduzieren. Auch östrogenhaltige Cremes helfen gegen den Schmerz. Fragen Sie Ihren Arzt nach eventuellen Nebenwirkungen.

Biofeedback Mit dieser Methode lernen Sie, Ihren Beckenboden bewusst zu entspannen, um die Schmerzen zu verringern.

Physikalische Therapie Sie bietet eine Reihe der unterschiedlichsten Behandlungsformen einschließlich Massage und transkutane elektrische Nervenstimulation (TENS).

SYMPTOM-CHECK

Der Schmerz einer Vulvodynie kann dauerhaft oder schubweise auftreten – über Monate und sogar Jahre hinweg. Typisch ist es, wenn

- der Genitalbereich brennt und wund ist,
- Sitzen unangenehm ist,
- es unmöglich, ist Sex zu haben,
- der Schmerz der Vulva nicht zu lindern ist.

Gehen Sie zum Arzt, wenn die Beschwerden, die Sie haben, zu einem oder mehreren der

SELBSTHILFE

Diese Tipps helfen, die Schmerzen bei Vulvodynie einzudämmen:

- Kalte Kompressen im Bereich der äußeren Geschlechtsorgane
- Enge Strumpfhosen und Nylonslips vermeiden
- Nach Möglichkeit keine heißen Bäder nehmen
- Den Vulvabereich nicht zu energisch waschen
- Antihistaminika einnehmen
- Regelmäßig Sport treiben
- Beim Geschlechtsverkehr ein Gleitmittel benutzen

»In den letzten Jahren hat sich eine ganze Reihe von Kliniken darauf spezialisiert, diese spezielle Krankheit zu erforschen und zu behandeln.«

Bartholin-Zyste

Nahe dem Scheideneingang befinden sich die Bartholindrüsen, mit deren Sekret die Scheide befeuchtet wird. Die Bartholindrüsen sind erbsengroß und normalerweise nicht zu sehen. Hin und wieder passiert es, dass ihre Ausführungsgänge verstopfen.

WAS IST DAS?

Ist ein Ausführungsgang verstopft, bildet sich eine mit Flüssigkeit gefüllte Zyste (Bartholin-Zyste). Solche Zysten können in der Größe sehr variieren – bis hin zur Größe einer Zitrone. Sehr unangenehm ist es, wenn sie sich entzünden, denn dann kann es zu einem schmerzhaften Abszess kommen.

DIE NÄCHSTEN SCHRITTE

In der Regel nimmt der Arzt die Krankengeschichte auf und untersucht den Unterleib.

THERAPIEMÖGLICHKEITEN

Die meisten Zysten können mit Selbsthilfemaßnahmen oder Antibiotika geheilt werden; manchmal ist sogar überhaupt keine Therapie erforderlich.

Drainage der Zyste Eine große Zyste wird unter örtlicher Betäubung eröffnet, damit das Sekret ablaufen kann.

Marsupialisation Bei diesem chirurgischen Verfahren wird die Zyste eröffnet und ein künstlicher Drüsenausgang geschaffen.

Entfernung der Drüse Diese Maßnahme ist nur sehr selten nötig.

SELBSTHILFE

Ist die Ursache der Bartholin-Zyste nicht erkennbar, können Sie folgende Gegenmaßnahmen ergreifen:

Warme Bäder Ein warmes Bad mehrmals am Tag kann dazu führen, dass die Zyste platzt, das Sekret austritt und die Beschwerden nachlassen.

Schmerzmittel Mit frei verkäuflichen Schmerzmitteln lassen sich die Schmerzen lindern.

Vulvitis

Die sehr verbreitete und häufig auftretende Entzündung der Vulva verursacht einen starken Juckreiz und das Gefühl, wund zu sein. Viele der Symptome ähneln denen einer Scheidenentzündung (s. S. 108).

WAS IST DAS?

Eine Vulvitis ist eine Entzündung der Vulva, die Juckreiz, Wundsein oder Brennen verursacht. Eine ganze Reihe von Ursachen kann dafür infrage kommen – einschließlich Soor (s. S. 109), Herpes (s. S. 116), Warzen (s. S. 117), Filzläuse oder Krätze. Eine Vulvitis kann aber auch als allergische Reaktion auf Seife und Lotionen auftreten.

DIE NÄCHSTEN SCHRITTE

In der Regel untersucht der Arzt Sie, nachdem er Ihre Krankengeschichte aufgenommen hat.

THERAPIEMÖGLICHKEITEN

Ihr Arzt wird Ihnen raten, welche Behandlung die beste für Sie ist:

Spezielle Feuchtigkeitsmittel helfen gegen den Juckreiz.

Lokale Medikamente für die Vulva behandeln die jeweilige Ursache.

SELBSTHILFE

Mit diesen einfachen Maßnahmen können Sie einer Vulvitis vorbeugen:

Vermeiden Sie Kontakt der Vulva mit Seifen, Parfüms, Intimspray usw.

Tragen Sie keine enge Unterwäsche, die in diesem Bereich eine Überwärmung verursachen könnte.

Genitale Kontaktinfektionen

Die in diesem Kapitel beschriebenen Infektionen werden meist beim Sex übertragen. Besonders bei Frauen haben nicht alle von ihnen deutlich sichtbare Symptome. Wenden Sie sich im Zweifelsfall gegebenenfalls trotzdem an einen Arzt. Die frühe Behandlung dieser Erkrankungen erspart spätere Komplikationen.

Gonorrhö

Auch wenn diese Infektion heute seltener ist als früher, besteht das Risiko, sich damit anzustecken, weiterhin. Bei Männern treten z. B. Schmerzen beim Wasserlassen auf, viele Frauen haben hingegen keine Symptome.

WAS IST DAS?

Gonorrhö wird von Bakterien hervorgerufen, die bei oralem, vaginalem oder analem Geschlechtsverkehr übertragen werden. Die Infektion kann sich im Beckenraum ausbreiten und sogar die Gelenke befallen.

SYMPTOM-CHECK

Vielleicht fühlen Sie sich gut, Symptome können aber sehr plötzlich auftreten:
- Ausfluss aus der Scheide; Brennen in der Scheide und der Harnröhre
- Dauernder Harndrang
- Anale Irritationen oder Ausfluss
- Zwischenblutungen oder stärkere Perioden

Gehen Sie zum Arzt, wenn Ihre Beschwerden zu einem der genannten Symptome passen.

DIE NÄCHSTEN SCHRITTE

Wenn Sie oder Ihr Partner den Verdacht haben, infiziert zu sein, sollten Sie keine Zeit verlieren und zum Arzt gehen. Dort wird ein Abstrich gemacht und analysiert. Innerhalb weniger Tage haben Sie wahrscheinlich das Ergebnis des Tests. Wenn Gonorrhö festgestellt wurde, wird eventuell auch nach anderen sexuell übertragbaren Infektionen gesucht.

THERAPIEMÖGLICHKEITEN

Eine frühzeitige Therapie ist wichtig, denn Gonorrhö kann ernste Komplikationen zur Folge haben (s. rechts).

Antibiotika Die Infektion kann meist mit nur einer Antibiotika-Dosis zum Abklingen gebracht werden.

Operation Bei einem Abszess im Beckenraum und einer entzündlichen Beckenerkrankung wird möglicherweise eine Drainage gelegt.

Ihr Partner Jeder Partner, den Sie in den letzten drei Monaten hatten, sollte mitbehandelt werden.

SELBSTHILFE

Praktizieren Sie vor allem, wenn Sie mehrere Partner haben, nur geschützten Geschlechtsverkehr. Wenn Sie eine Infektion haben, vermeiden Sie Sex so lange, bis Ihr Arzt Ihnen grünes Licht gibt.

RISIKO-CHECK

Die Ansteckung geschieht bei ungeschütztem Sex oder genitalem Kontakt mit einem infizierten Partner. Eine unbehandelte Gonorrhö kann zu folgenden Komplikationen führen:
- Entzündliche Beckenerkrankungen (s. S. 98), vaginale Blutungen und Unfruchtbarkeit (s. S. 122–123)
- Ausbreitung der Erkrankung in die Bauchhöhle und auf die Leber; Entzündung des Gewebes um die Leber herum (Perihepatitis)
- Verbreitung der Erreger über das Blut bis zu den Gelenken mit der Folge einer Gelenkentzündung (Arthritis)

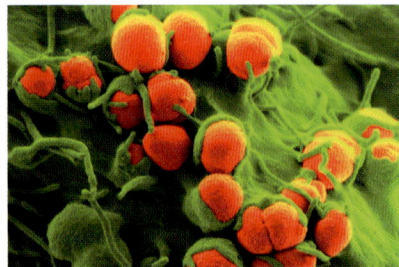

Gonorrhö
Die Vergrößerung zeigt Gonorrhö-Bakterien (rot gefärbt), die eine menschliche Zelle infizieren.

Chlamydien-infektion

Oft treten bei dieser Infektion keinerlei Symptome auf.

WAS IST DAS?

Diese bakterielle Infektion kann über Jahre unbemerkt bleiben – so lange, bis Komplikationen wie eine entzündliche Beckenerkrankung (s. S. 98) oder Unfruchtbarkeit auftreten. Einmal diagnostiziert, ist sie leicht zu behandeln.

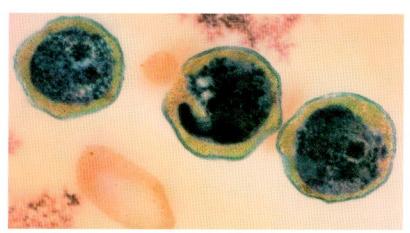

Chlamydia trachomatis
Dieses Bakterium (schwarzes Areal) kann unbehandelt ernsthaften Schaden anrichten.

DIE NÄCHSTEN SCHRITTE

Der Arzt wird bei Verdacht auf eine Chlamydieninfektion einen Abstrich vom Gebärmutterhals machen. Nach 24 Stunden sind die Ergebnisse in der Regel da.

SYMPTOM-CHECK

Obwohl Symptome oft fehlen, können die folgenden Anzeichen auf eine Infektion hinweisen:
- Ausfluss aus der Scheide
- Dauernder Harndrang
- Brennender Schmerz beim Wasserlassen
- Schmerzen im Unterbauch

Gehen Sie zum Arzt, um einen Abstrich machen zu lassen, wenn Sie eines der oben genannten Symptome haben.

THERAPIEMÖGLICHKEITEN

Antibiotika Chlamydien behandelt man mit Antibiotika. Nach drei bis vier Monaten wird dann noch einmal ein Test gemacht.

SELBSTHILFE

Schützen Sie sich beim Sex mit Kondomen, vor allem, wenn Sie mehrere Partner haben. Es gibt auch Tests, mit denen Sie – falls Sie einen Verdacht haben – zu Hause prüfen können, ob Sie sich infiziert haben.

RISIKO-CHECK

Chlamydien sind ein Risiko in jedem Alter. Besonders häufig sind aber junge Frauen damit infiziert. Das Risiko entsteht bei ungeschütztem Sex oder genitalem Kontakt mit einem infizierten Partner.

Syphilis

Unbehandelt verläuft eine Syphilis in drei Stadien. Nach den frühen Stadien kann eine infizierte Person viele Jahre lang keine Symptome haben.

WAS IST DAS?

Syphilis ist eine bakterielle Infektion. Ein Geschwür, der sogenannte Schanker, ist normalerweise das erste Anzeichen. Andere Symptome (s. rechts) entwickeln sich erst ein paar Wochen später und verschwinden dann oft wieder. Das dritte Stadium, das großen Schaden anrichtet, kann sich noch bis zu 20 Jahre später entwickeln.

DIE NÄCHSTEN SCHRITTE

Bei der Untersuchung wird Ihr Arzt unter anderem etwas Blut abnehmen, einen Abstrich von einem eventuellen Geschwür machen und in ein Labor schicken.

THERAPIEMÖGLICHKEITEN

Wichtig ist, dass Sie und auch Ihr Partner behandelt werden.
Antibiotika Gegen Syphilis werden Antibiotika eingesetzt, die injiziert werden. Fragen Sie Ihren Arzt nach den Nebenwirkungen.

SELBSTHILFE

Benutzen Sie Kondome, besonders wenn Sie mehrere Partner haben.

SYMPTOM-CHECK

Anfangssymptome:
- Schanker an Vulva, After, Zunge oder Lippen

Sekundärsymptome:
- Fieber und Schmerzen
- Hautausschlag
- Lymphknotenschwellung in der Leiste
- Haarausfall
- Flache Warzen auf der Vulva

Symptome des dritten Stadiums:
- Blindheit
- Schlaganfall, Herzkrankheiten
- Lähmung

Genitalherpes

Diese Erkrankung wird von denselben Viren hervorgerufen, die auch für Lippenherpes verantwortlich sind. Genitalherpes gehört zu den häufigsten sexuell übertragbaren Krankheiten und muss sorgfältig behandelt werden.

WAS IST DAS?

Herpes wird von dem Erreger Herpes simplex Typ II hervorgerufen. Einige Tage nach der Infektion kann es zu schmerzhaften Bläschen im Genitalbereich kommen, die jucken und brennen. Es besteht ein allgemeines Krankheitsgefühl (s. unten). Die Symptome verschwinden meist nach zwei bis drei Wochen wieder, der Virus aber bleibt für immer im Körper. Daher kann es zu weiteren Ausbrüchen kommen, während derer man ansteckend ist. Manche Leute haben nur einmal einen Ausbruch, andere erleben mehrere Rückfälle.

SYMPTOM-CHECK

Folgende Symptome können bei Genitalherpes auftreten:
- Schmerzhafte Bläschen meist auf der Vulva, aber auch anderswo
- Kopfschmerzen
- Fieber und Unwohlsein
- Starke Schmerzen
- Geschwollene Lymphknoten in den Leisten
- Brennen beim Wasserlassen

Gehen Sie zum Arzt, wenn Sie eines der Symptome aufweisen.

Oft sind die Symptome dann leichter und dauern nicht so lange.

DIE NÄCHSTEN SCHRITTE

Wenn Sie glauben, Herpes zu haben, gehen Sie so schnell wie möglich zum Arzt. Neben einer Untersuchung des Genitalbereiches wird auch eine Probe von der Bläschenflüssigkeit entnommen und ins Labor geschickt. Nach Abklingen der Symptome wird im Allgemeinen eine Blutuntersuchung gemacht.

THERAPIEMÖGLICHKEITEN

Rezeptfreie Herpesmittel aus der Apotheke helfen bei Genitalherpes nicht. Deswegen sollten Sie immer zum Arzt gehen. Achten Sie darauf, dass Ihr Partner in die Behandlung einbezogen wird:

Salben Ein Lokalanästhetikum, auf die Bläschen aufgetragen, lindert Schmerzen und Juckreiz.

Medikamente Beim ersten Ausbruch werden antivirale Medikamente verabreicht. Wenn Sie zu schweren Rückfällen neigen, können Sie auch täglich antivirale Medikamente einnehmen, um Schwere und Dauer der Ausbrüche zu reduzieren.

SELBSTHILFE

Den betroffenen Bereich zu baden, sich kalt zu duschen und locker zu kleiden kann ebenso wie auch frei verkäufliche schmerzstillende Mittel helfen, die Schmerzen und die unangenehmen Bläschen zu reduzieren. Wenn Sie einen Herpesausbruch haben, vermeiden Sie auch geschützten Sex so lange, bis die Symptome abgeklungen sind.

RISIKO-CHECK

Sie sind gefährdet, wenn Sie oralen oder genitalen Kontakt mit einem infizierten Partner hatten.

DEN HERPESMYTHOS ENTZAUBERN

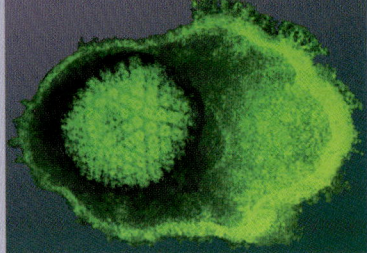

Herpesvirus
Der verbreitete Virus infiziert eine Zelle und kopiert sich dann selbst, damit er andere Zellen infizieren kann.

Mythos: Einmal Herpes, immer Herpes. Es stimmt zwar, dass der Herpesvirus im Körper bleibt – was aber nicht stimmt, ist, dass ein Ausbruch weder behandelt noch verhindert werden kann. Antivirale Medikamente können die Rückfallquote reduzieren.

Mythos: Herpes ist ein Zeichen für wechselnde Partner. Stimmt nicht! Genitalherpes wird von demselben Erreger verursacht, der auch die Lippenbläschen auslöst. Oft haben sich betroffene Frauen bei oralem Sex mit ihrem regulären Partner angesteckt, der Lippenherpes hat.

Mythos: Aus Herpes kann Krebs entstehen. Es gibt keinerlei Verbindung zwischen Herpesinfektionen und Krebs.

Genitalwarzen

Genitalwarzen sind die am meisten verbreitete sexuell übertragbare Infektion auf der ganzen Welt. Besonders Frauen zwischen 16 und 25 sind davon betroffen. Die Behandlung ist bei ihnen leicht, aber sie sind oft unerfahren und neigen so dazu, sich erneut anzustecken. Die Infektion kann nicht geheilt, aber gut in Schach gehalten werden.

WAS IST DAS?

Genitalwarzen werden durch eine Infizierung mit dem humanen Papillomavirus (HPV, s. S. 366) verursacht. Sie wachsen als kleine, schmerzlose Geschwüre in und um den Scheideneingang und den After. Nach der Ansteckung kann es bis zu 18 Monate dauern, bis die Warzen auftreten. Manche Menschen haben gar keine Symptome. Auch ohne sichtbare Warzen können Sie Ihren Partner damit anstecken.

Glücklicherweise führen die HPV-Viren, die die Warzen verursachen, nicht zu Krebs. Trotzdem ist es wichtig, regelmäßig einen Abstrich machen zu lassen, um bösartige Veränderungen frühzeitig zu entdecken.

DIE NÄCHSTEN SCHRITTE

Wenn die Möglichkeit besteht, dass Sie an Genitalwarzen leiden, gehen Sie zum Arzt und lassen sich untersuchen. Die Diagnose kann nach einer körperlichen Untersuchung und einem eventuellen Test auf andere sexuell übertragbare Krankheiten gestellt werden.

THERAPIEMÖGLICHKEITEN

Versuchen Sie nicht, Genitalwarzen mit Medikamenten zu behandeln, die Sie ohne Rezept in der Apotheke gekauft haben – sie wirken nicht. Sprechen Sie lieber mit Ihrem Arzt über die beste Behandlung mit den wenigsten Nebenwirkungen. Stellen Sie sicher, dass Ihr Partner mitbehandelt wird. Unabhängig von der Art der Therapie kommen Genitalwarzen oft wieder.

Creme oder Tinktur tötet die infizierten Hautzellen ab.

Laserbehandlung Wenn andere Therapien wirkungslos bleiben, schlägt Ihr Arzt Ihnen vielleicht vor, die Warzen mit Laser zu entfernen.

Impfung Man kann sich gegen eine Ansteckung mit HPV impfen lassen. Bei Mädchen zwischen 12 und 17 Jahren übernimmt die Krankenkasse diese Impfung. Die Impfung reduziert auch das Risiko, an Gebärmutterhalskrebs zu erkranken, um schätzungsweise 70 Prozent.

SELBSTHILFE

Die wichtigste Vorsorgemaßnahme ist es, mit Ihrem Partner nur geschützten Verkehr zu haben.

Abstinenz Wenn Ihr Partner oder Ihr potenzieller Partner sichtbare Genitalwarzen hat, sollten Sie sexuellen Kontakt vermeiden. Da der Virus eine lange Inkubationszeit hat, ist es aber auch möglich, von einem neuen Partner infiziert zu werden, der zwar noch keine Symptome zeigt, den Virus aber in sich trägt.

Kondome Wenn Sie für bis zu drei Monate nach der Infizierung immer, wenn Sie Sex haben, Kondome benutzen, kann das helfen, einer Reinfektion vorzubeugen. Außerdem schützt es Sie auch vor anderen sexuell übertragbaren Erkrankungen. Da aber ein Kondom möglicherweise nicht alle betroffenen Bereiche abdeckt, ist es keine hundertprozentige Garantie.

SYMPTOM-CHECK

Die Warzen variieren in Größe und Aussehen von winzig bis zu blumenkohlgroß. Meist

- treten sie einzeln oder in Gruppen an Vulva, Scheide, Gebärmutterhals oder After auf (bei Männern an After, Vorhaut, Penisschaft oder Eichel) und
- verursachen ein Jucken.

Gehen Sie zum Arzt, wenn Sie den Verdacht haben, dass Sie oder Ihr Partner Genitalwarzen haben könnte.

RISIKO-CHECK

Sie sind gefährdet, wenn Sie sexuellen oder direkten Hautkontakt mit einem infizierten Partner haben.

»Gegen Genitalwarzen kann man sich am besten durch Safer Sex schützen – auch wenn der Partner keine sichtbaren Symptome zeigt.«

Hepatitis B

Zu einer Hepatitis kann aus es einer ganzen Reihe von Gründen kommen. Am häufigsten ist eine Virusinfektion, von der es wiederum verschiedene Typen gibt. Der Hepatitis-B-Virus wird durch sexuellen Kontakt und den Austausch von Körperflüssigkeiten einschließlich Speichel, Sperma und Blut übertragen.

WAS IST DAS?

Die Hepatitis B ist eine Infektion der Leber. In den meisten Fällen kommt es zu einer kurzen oder akuten Infektion mit oder ohne Symptome (s. rechts). Häufig klingt die Hepatitis innerhalb von drei Monaten wieder ab. Wenn die Leberentzündung jedoch mehr als sechs Monate besteht, gilt sie als chronisch und kann die Leber dauerhaft schädigen. Wenn Sie Hepatitis B haben und schwanger sind, können Sie das Kind während der Geburt anstecken. Aus diesem Grund werden heute alle Schwangeren auf diese Erkrankung getestet. Babys werden sofort nach der Geburt gegen Hepatitis B geimpft.

DIE NÄCHSTEN SCHRITTE

Wenn Sie glauben, an Hepatitis B erkrankt zu sein, sollten Sie unbedingt zum Arzt gehen. Er wird nicht nur Ihr Blut untersuchen, sondern auch Ihre Leberfunktion überprüfen.

THERAPIEMÖGLICHKEITEN

Sprechen Sie mit Ihrem Arzt über eine Behandlung, die möglichst wenige Nebenwirkungen hat.
Lebensweise Es gibt keine spezielle Behandlung bei akuter Hepatitis. Ruhe und eine gesunde, alkoholfreie Ernährung können jedoch helfen.
Medikamente Bei einer chronischen Hepatitis können Medikamente dazu beitragen, einen noch größeren Leberschaden zu verhindern.

SYMPTOM-CHECK

Nicht immer zeigen sich Symptome. Möglich sind u. a.:
● Leichtes Fieber
● Schmerzen
● Müdigkeit
● Appetitverlust
● Übelkeit und/oder Erbrechen und Durchfall
Gehen Sie zum Arzt, wenn die Symptome Sie beunruhigen.

Impfung Wenn Sie gefährdet sind, sollten Sie sich impfen lassen.

SELBSTHILFE

Praktizieren Sie nur Safer Sex, und vermeiden Sie alles, was mit unsauberen Nadeln zu tun haben könnte – auch Tätowierungen.

RISIKO-CHECK

Sie sind gefährdet, sich mit Hepatitis B zu infizieren, wenn Sie mit einem infizierten Partner ungeschützt Sex haben oder die Nadel tauschen bzw. wenn Sie eine offene Wunde haben und in Kontakt mit infiziertem Blut kommen. Wenn Sie vorhaben, in ein Land zu reisen, in dem Hepatitis B verbreitet ist, oder sich in einer solchen Region mehr als drei Monate aufhalten wollen, besteht auch ein erhöhtes Risiko durch Teilnahme an Kontaktsportarten oder durch ärztliche bzw. zahnärztliche Behandlung.

WAS GESCHIEHT BEI EINER HEPATITIS?

Eine Hepatitis, die durch eine Virusinfektion entstanden ist, kann akut oder chronisch verlaufen. Eine akute Infektion tritt plötzlich auf und verursacht eine kurzfristige Entzündung der Leber. Bei einer chronischen Hepatitis dauert die Leberentzündung sechs Monate und länger und kann sich sogar über Jahre hinziehen. Dazu können auch solche Formen gehören, die durch sexuellen Kontakt übertragen werden (s. S. 296).

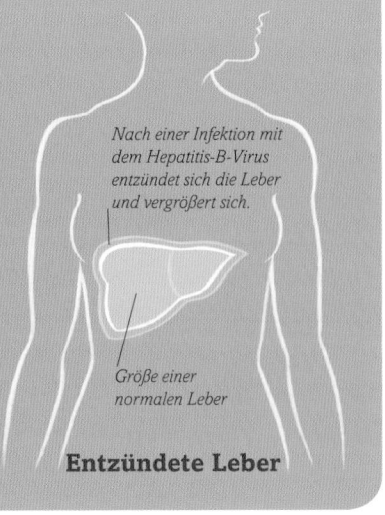

Nach einer Infektion mit dem Hepatitis-B-Virus entzündet sich die Leber und vergrößert sich.

Größe einer normalen Leber

Entzündete Leber

Trichomonaden-infektion

Diese Infektion ist eine relativ häufige Infektion des Genitaltraktes, die normalerweise (aber nicht immer) durch sexuellen Kontakt übertragen wird. Meist ist es keine schwere Erkrankung. Sie kann Männer und Frauen jedes Alters betreffen. Bei Frauen ist sie leichter zu diagnostizieren.

WAS IST DAS?

Eine Trichomonadeninfektion wird von einem winzigen Organismus, dem sogenannten *Trichomonas vaginalis*, hervorgerufen. Sie betrifft die Scheide und die Harnröhre. Bei Frauen können die Symptome entweder ein paar Tage nach der Infizierung einsetzen oder sich erst nach ein paar Wochen entwickeln. Das früheste Symptom ist ein schaumiger, gelblicher, übel-

riechender Scheidenausfluss. Etwa die Hälfte aller infizierten Frauen bemerkt keinerlei Symptome – Sie können also infiziert sein, ohne es zu wissen. Die Trichomonaden werden deswegen oft erst beim routinemäßigen Abstrich entdeckt.

Falls Sie infiziert sind und schwanger werden, haben Sie ein leicht erhöhtes Frühgeburtsrisiko.

DIE NÄCHSTEN SCHRITTE

Wenn Sie den Verdacht haben, eine Trichomonadeninfektion zu haben, sollten Sie zum Arzt gehen. Mit einem Abstrich kann man den Erreger leicht feststellen. Dabei wird gelegentlich auch nach anderen sexuell übertragbaren Krankheiten gesucht.

THERAPIEMÖGLICHKEITEN

Trichomonadeninfektionen lassen sich meist leicht und schnell behandeln. Achten Sie darauf, dass auch Ihr Partner untersucht und gegebenenfalls mitbehandelt wird.

Antibiotika sind die übliche Behandlungsmethode. In den meisten Fällen wird das Antibiotikum Metronidazol eingesetzt, das sehr wirksam ist. Manchmal verursacht es Übelkeit und Erbrechen. Wenn Sie erbrechen müssen, sollten Sie das Ihrem Arzt mitteilen, da die Wirkung in diesem Fall vielleicht beeinträchtigt ist. Sofern Sie mit Pille oder Pflaster verhüten und Metronidazol verschrieben bekommen haben, überprüfen Sie mit Ihrem Arzt, ob der Empfängnisschutz noch sicher

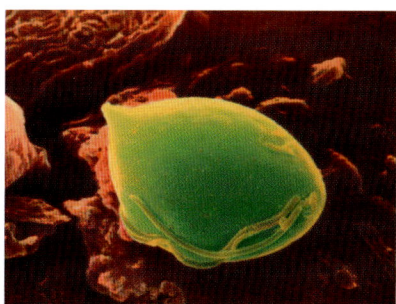

Trichomonadeninfektion
Der Mikroorganismus, der die Infektion verursacht, infiziert Zellen in der Scheide und der Harnröhre.

ist. Wenn nicht, sollten Sie zusätzliche Maßnahmen ergreifen.

Nachuntersuchung Sofern nach der Antibiotika-Behandlung noch immer Symptome vorhanden sind, muss möglicherweise nachbehandelt werden.

Alkoholabstinenz Wenn Sie Metronidazol nehmen, sollen Sie bis zu 48 Stunden nach Ende der Behandlung keinen Alkohol trinken. Es kann sonst zu ernsten Nebenwirkungen kommen.

SELBSTHILFE

Leben Sie enthaltsam, oder benutzen Sie zumindest eine Kondom, um sich nicht wieder zu infizieren, solange Sie die verschriebenen Medikamente einnehmen.

»Schützen Sie sich beim Geschlechtsverkehr, und benutzen Sie ein Kondom.«

HIV-Infektion und Aids

Der humane Immundefizienzvirus (HIV), der zu Aids führen kann, ist heute weltweit einer der am meisten gefürchteten Krankheitserreger. Eine frühe Diagnose und die richtige Behandlung können die Aussichten für Menschen, die mit HIV infiziert sind, jedoch sehr verbessern.

SYMPTOM-CHECK

Die ersten Symptome einer HIV-Infektion treten meist innerhalb der ersten sechs Wochen auf:

- Fieber
- Abgeschlagenheit
- Schmerzen
- Hautausschlag auf der Brust

Der akuten Infektion folgt dann eine Ruhephase, in der man sich oft ganz gesund fühlt. Unbehandelt setzt der Virus jedoch die Immunabwehr herab. Es kann zu folgenden Symptomen kommen:

- Gewichtsverlust
- Nachtschweiß
- Dauerdurchfälle
- Permanent geschwollene Lymphknoten
- Herpesinfektionen
- Hefepilzinfektionen in Mund und Scheide

Wenn das Immunsystem schwer geschädigt ist – ein Prozess, der sich bis zu zehn Jahre hinziehen kann –, kann Folgendes eintreten:

- Tuberkulose
- Lungenentzündung
- Kaposi-Sarkom (Hautkrebsart)
- Lymphom (Krebs der Lymphknoten)

WAS IST DAS?

HIV greift das Immunsystem an und schwächt dadurch die körpereigene Abwehr. HIV-Infektionen können über Blut, Sperma, Scheidensekret und in einem gewissen Umfang auch durch die Muttermilch übertragen werden. Der Virus gerät über analen Sex leichter in den Organismus als über vaginalen Geschlechtsverkehr. Sobald er ins Blut gelangt ist, befällt er weiße Blutzellen, die sogenannten CD4-Zellen, die für die Infektabwehr zuständig sind. In kürzester Zeit zerstört der HI-Virus diese Zellen. Obwohl der Körper sie wieder ersetzen kann, kann der Virus deren Anzahl so weit reduzieren, dass das Immunsystem versagt und sich Aids entwickelt. Man spricht von einer Aids-Erkrankung, wenn bestimmte Krankheiten auftreten, die typischerweise mit diesem Syndrom verbunden sind (s. links).

DIE NÄCHSTEN SCHRITTE

Wenn Sie sich einem HIV-Risiko ausgesetzt haben, sollten Sie zum Arzt gehen, damit Ihr Blut auf Antikörper gegen den Virus untersucht wird. Ist der Test negativ, wird man Ihnen raten, drei Monate später einen weiteren Test zu machen, weil es eine lange Zeit dauern kann, bis sich die Antikörper entwickelt haben. Wenn der Test positiv ist, gilt Folgendes:

- Sie werden in eine HIV-Spezialklinik überwiesen, in der Sie professionell behandelt werden.
- Sprechen Sie mit Ihrem Sexualpartner – auch er sollte sich auf den Virus testen lassen.
- Mindestens einmal im Jahr wird ein Abstrich gemacht, weil HIV-positive Frauen ein hohes Risiko für Gebärmutterhalskrebs haben.

THERAPIEMÖGLICHKEITEN

Der HI-Virus kann seine Gestalt sehr leicht verändern. Das bedeutet, dass bis heute kein Impfstoff entwickelt werden konnte, um sich vor HIV zu schützen – jedes Mal, wenn

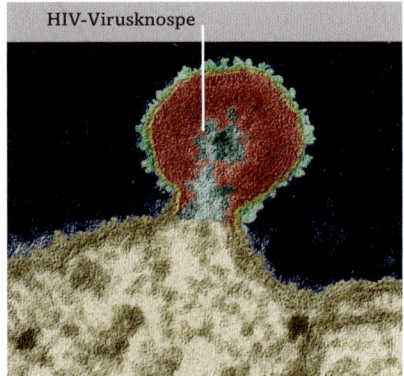

HI-Virus
Dieses HI-Virusteilchen treibt »Knospen« aus einer menschlichen Zelle. Von hier aus kann es andere Zellen infizieren.

der Virus seine Gestalt verändert, müsste ein anderes Medikament gegen ihn eingesetzt werden.

Medikamente Glücklicherweise ist es in den letzten 15 Jahren gelungen, Medikamente zu entwickeln, die das Fortschreiten der Infektion stoppen und die Entwicklung von Aids verhindern. Bei vielen Betroffenen haben sie dazu geführt, dass der Virus im Blut fast nicht mehr nachweisbar ist. Einige dieser Wirkstoffe können jedoch zu Nebenwirkungen wie Übelkeit führen.

Trotzdem sind diese Medikamente keine »Wunderkur gegen HIV« – sie können die Krankheit nur unter Kontrolle halten.

SELBSTHILFE

Von größter Wichtigkeit für alle, bei denen HIV diagnostiziert wurde, ist es, beim Sex immer ein Kondom zu benutzen (s. rechts). Sich gesund zu ernähren, viel Sport zu treiben und auf Zigarette, Alkohol und Drogen zu verzichten stärkt allgemein die Gesundheit.

SCHWANGERSCHAFT UND HIV-INFIZIERTE FRAUEN

Wenn Frauen schwanger sind, gelangt der HI-Virus über das Blut leicht zu dem ungeborenen Kind. Im Laufe der Jahre ist die Behandlung jedoch so weit fortgeschritten, dass man heute die Übertragung auf das Baby sehr wirksam unterbinden kann. In allen Ländern der Erde gibt es deshalb Empfehlungen, Schwangere routinemäßig auf HIV zu testen, und in vielen Ländern ist der Test für Schwangere sogar vorgeschrieben.

HI-VIRUSPARTIKEL

Ein HIV-Partikel hat eine Außenmembran mit 72 winzigen Glykoproteinkomplexen und im Inneren zwei RNA-Stränge. Mit den Glykoproteinkomplexen bindet es an eine Zelle und schleust den Virus ein, der sich vermehrt. Die neuen Viren verlassen die Wirtszelle, infizieren weitere Zellen.

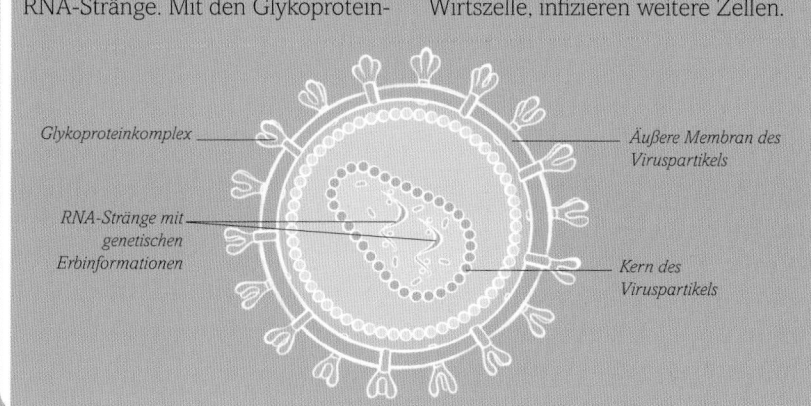

Glykoproteinkomplex

RNA-Stränge mit genetischen Erbinformationen

Äußere Membran des Viruspartikels

Kern des Viruspartikels

Unfruchtbarkeit

Wer sich für ein Kind entschieden hat, wird leicht ungeduldig, wenn er nicht von heute auf morgen schwanger wird. Bei vielen Paaren dauert es jedoch ein paar Monate, bis es klappt – besonders, wenn beide über 30 sind. Wenn Sie nicht schwanger werden, brauchen Sie oder Ihr Partner eventuell Hilfe.

SYMPTOM-CHECK

Wenn Sie seit einem Jahr nicht schwanger werden können, sprechen Sie mit Ihrem Arzt darüber.

WAS IST DAS?

Wenn bei einem Paar trotz regelmäßigen ungeschützten Geschlechtsverkehrs nach einem Jahr immer noch kein Kind unterwegs ist, ist die Ursache in etwa zu gleichen Teilen beim Mann oder bei der Frau zu finden. Manche Paare haben erst beim zweiten Kind Probleme. Man spricht dann von »sekundärer Unfruchtbarkeit«.

Es gibt viele Gründe, warum eine Empfängnis zum Problem werden kann – zum Beispiel:

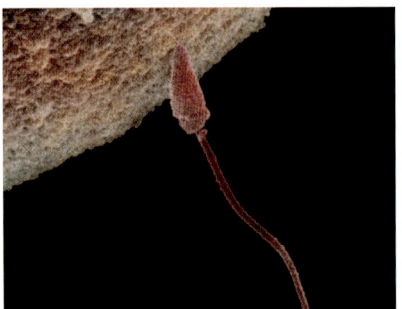

Ein Spermium befruchtet eine Eizelle
Von den bis zu 300 Millionen Spermien eines Samenergusses befruchtet nur ein einziges die reife Eizelle im Eileiter.

- Ausbleiben des Eisprungs
- Verklebung oder Beschädigung der Eileiter
- Zu zäher Zervixschleim
- Zu wenige, verformte oder bewegungseingeschränkte Spermien; selten auch blockierte Samenleiter

DIE NÄCHSTEN SCHRITTE

Holen Sie nach einem Jahr regelmäßiger Versuche ärztlichen Rat ein – wenn Sie über 35 sind, schon nach sechs Monaten. Folgende Untersuchungen kommen dann infrage:

- Eine Blutuntersuchung, um Ihren Progesteronspiegel zu überprüfen – ist der Spiegel hoch, weist das auf einen Eisprung hin.
- Ein Test, der normalerweise zu Beginn eines jeden Menstruationszyklus gemacht wird und der die Werte von luteinisierendem Hormon (LH) und follikelstimulierendem Hormon (FSH) misst. Dieser Test soll abklären, ob der Eisprung zu früh eintritt. Das Verhältnis von LH und FSH gibt möglicherweise Aufschluss, ob Sie an PCOS (s. S. 95) leiden.
- Eine Bauchspiegelung (s. S. 98), bei der Eileiter, Eierstöcke und Gebärmutter untersucht werden. Dabei können Probleme wie Endometriose (s. S. 101), Vernar-

URSACHEN DER UNFRUCHTBARKEIT

Die Ursachen können bei Männern und Frauen gleichermaßen liegen und sind zwischen den Geschlechtern ziemlich paritätisch aufgeteilt.

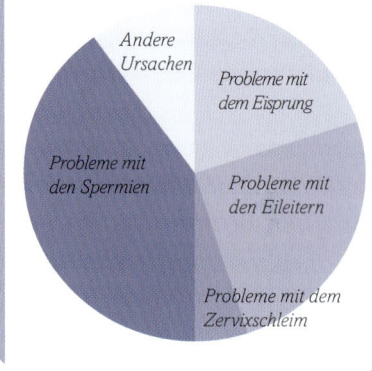

bungen oder eine entzündliche Beckenerkrankung (s. S. 98) ausgeschlossen werden. Während der Bauchspiegelung wird oftmals ein Farbstoff durch den Gebärmutterhals in die Gebärmutter injiziert, um festzustellen, ob er sich bis in die Eileiter ausbreiten kann. Auf diese Weise kann der Arzt prüfen, ob Ihre Eileiter blockiert sind.

- Eine Hysterosalpingografie. Mit dieser einfachen Röntgenuntersuchung kann der Arzt ebenfalls feststellen, ob die Eileiter durchgängig sind. Wie auch bei der Bauchspiegelung wird ein Farbstoff eingesetzt, um eine Blockade auszuschließen.

- Eine Samenanalyse Ihres Partners, um Zahl, Gestalt und die Beweglichkeit der Spermien zu bestimmen. Bei diesem Test wird auch seine Samenflüssigkeit untersucht.

Fallen alle Tests negativ aus, spricht man von einer »Infertilität ungeklärter Ursache«. Die gute Nachricht ist: Etwa die Hälfte aller Paare mit ungeklärter Infertilität wird doch noch von selbst schwanger. Wenn bei dem Test jedoch konkrete Ursachen festgestellt werden, wird der Arzt Sie in der Regel an einen Spezialisten überweisen.

THERAPIEMÖGLICHKEITEN

Bei Unfruchtbarkeit gibt es eine Reihe von Behandlungsoptionen:

Clomifen Dieses Medikament kann helfen, einen Eisprung auszulösen.

Hormonspritzen Wenn Clomifen nicht hilft, können Sie FSH und LH injiziert bekommen, um die Eierstöcke zu aktivieren.

Operation Wenn die Eileiter blockiert sind, rät man Ihnen wahrscheinlich dazu, sie operativ durchgängig machen zu lassen.

In-vitro-Fertilisation (IVF) Einige Ärzte empfehlen diese Behandlung (s. oben).

Verbesserung der Spermien-qualität des Partners Wenn das Problem beim Sperma Ihres Partners liegt, rät man ihm wahrscheinlich, ein paar Änderungen in seiner Lebensweise vorzunehmen – etwa mit dem Rauchen aufzuhören,

IN-VITRO-FERTILISATION (IVF)

Die IVF ist eine der verbreitetsten Fruchtbarkeitsbehandlungen. Dabei werden der Frau Eizellen entnommen und im Labor mit dem Sperma des Partners vermischt, sodass es außerhalb des Körpers zur Befruchtung kommt. Eine oder mehrere befruchtete Eizellen werden dann in die Gebärmutter eingesetzt. Wenn sich die Einzelle in der Gebärmutterschleimhaut einnistet, kann daraus eine ganz normale Schwangerschaft entstehen. Der Erfolg einer IVF hängt von der Frau ab, aber auch von der Klinik, in der sie vorgenommen wird. Ihr Arzt kann Sie beraten.

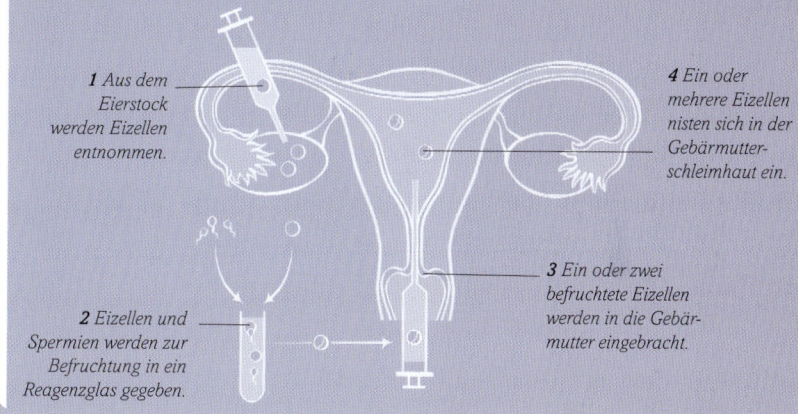

1 Aus dem Eierstock werden Eizellen entnommen.

2 Eizellen und Spermien werden zur Befruchtung in ein Reagenzglas gegeben.

3 Ein oder zwei befruchtete Eizellen werden in die Gebärmutter eingebracht.

4 Ein oder mehrere Eizellen nisten sich in der Gebärmutterschleimhaut ein.

regelmäßig Sport zu treiben, locker sitzende Unterhosen zu tragen und sich so zu ernähren, dass er viel Vitamin A, D und E zu sich nimmt.

- Wenn die Qualität der Spermien nicht verbessert werden kann, kann man ein Spermium direkt in die Eizelle injizieren. Dieser Eingriff, ICSI genannt, geschieht außerhalb der Gebärmutter (s. rechts). Danach wird der Embryo wieder zurück in den Körper der Frau gesetzt (s. oben).

Samenspende Bleiben andere Behandlungen erfolglos, gibt es noch die Möglichkeit der Samenspende.

SELBSTHILFE

Sie können sich einen Ovulationscomputer besorgen, mit dem Sie

Veränderungen Ihrer Hormonspiegel messen können, die anzeigen, ob und zu welchem Zeitpunkt Sie Ihren Eisprung haben. Der Computer zeigt Ihnen genau an, welche die besten Tage für Sex sind.

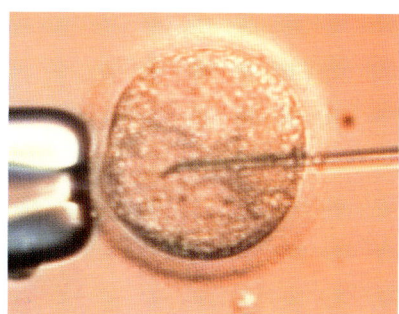

ICSI
Intracytoplasmatische Spermieninjektion: Die Mikronadel auf der rechten Seite injiziert das Spermium in die Eizelle, die von der Pipette links gehalten wird.

Schwangerschaftsprobleme

In den neun Monaten ihrer Schwangerschaft macht sich wohl jede Frau Sorgen darüber, was alles schiefgehen könnte. In den allermeisten Fällen verläuft die gesamte Schwangerschaft von der Empfängnis bis zur Geburt jedoch problemlos. Manchmal kann es aber zu Komplikationen kommen.

Fehlgeburt

Zu einer Fehlgeburt kommt es bei etwa 15 Prozent aller Schwangerschaften – meist innerhalb der ersten zwölf Wochen. Eine Fehlgeburt zu haben heißt aber nicht, dass die nächste Schwangerschaft nicht erfolgreich verlaufen könnte.

WAS IST DAS?
Als Fehlgeburt bezeichnet man den spontanen Verlust eines Babys vor der 24. Woche. Die Ursachen dafür sind zahlreich – genetische Defekte beim Fötus zum Beispiel oder eine Erkrankung der Gebärmutter. Oft ist die Ursache jedoch unbekannt. Ein erhöhtes Risiko haben Sie, wenn Sie
- über 35 sind,
- stark rauchen oder
- eine Zwillings- oder Mehrlingsschwangerschaft haben.

Nach einer Fehlgeburt kann es hilfreich sein, die Unterstützung eines Therapeuten in Anspruch zu nehmen, um den Verlust zu verarbeiten. Sex dürfen Sie wieder haben, sobald die begleitenden Symptome (s. rechts) nachgelassen haben. Trotzdem rät Ihnen Ihr Arzt vielleicht, ein paar Zyklen abzuwarten, bevor Sie wieder versuchen, schwanger zu werden.

DIE NÄCHSTEN SCHRITTE
Eine Blutung in den ersten Schwangerschaftswochen bedeutet nicht zwangsläufig eine Fehlgeburt. Zum Arzt sollten Sie aber trotzdem gehen, damit ein Ultraschall gemacht werden kann. Ab der sechsten Woche kann man normalerweise das kleine Herz schlagen sehen. Ein Ultraschall kann aber auch eine ektopische Schwangerschaft (s. rechts) ausschließen.

THERAPIEMÖGLICHKEITEN
Bei einer vollständigen Fehlgeburt wird der Fötus ganz natürlich aus der Gebärmutter ausgestoßen. Hören die Blutungen innerhalb von 7–10 Tagen auf, ist auch keine weitere Behandlung notwendig.
Operation Wenn Ihre Blutungen nicht aufhören oder sehr stark sind, ist eine Gebärmutterspiegelung nötig (s. S. 100). Normalerweise erfolgt dieser Eingriff, bei dem festgestellt wird, ob noch Schwangerschaftsgewebe zurückgeblieben ist, unter Vollnarkose.
Untersuchungen Wenn Sie drei oder mehr Fehlgeburten nacheinander hatten, untersucht Ihr Arzt, ob es eine spezielle Ursache dafür gibt.

SELBSTHILFE
Achten Sie auf Ihr Gewicht, denn sehr untergewichtige oder übergewichtige Frauen haben eine höhere Fehlgeburtenrate. Folsäure ist allen Frauen, die schwanger werden wollen, zu empfehlen.

SYMPTOM-CHECK

Typische Symptome für eine Fehlgeburt sind:
- Blutungen aus der Scheide
- Krampfartige Schmerzen im Unterbauch
- Plötzliches Verschwinden typischer Schwangerschaftszeichen wie Übelkeit

Rufen Sie den Arzt, wenn Sie Blutungen und/oder Krämpfe haben. Sind die Blutungen sehr stark, sollten Sie sich unverzüglich ins Krankenhaus begeben.

»Sobald Sie emotional und körperlich bereit dafür sind – meist nach ein paar Zyklen –, können Sie wieder versuchen, ein Baby zu bekommen.«

Ektopische Schwangerschaft

Etwa ein Prozent aller Schwangerschaften endet innerhalb der ersten Wochen aufgrund einer Komplikation, die man als ektopische Schwangerschaft bezeichnet. Bei dieser Komplikation sind dringend eine ärztliche Diagnose und eine medizinische Behandlung erforderlich.

WAS IST DAS?

Zu einer ektopischen Schwangerschaft kommt es, wenn sich das befruchtete Ei außerhalb der Gebärmutter einnistet – meist in einem Eileiter, aber auch im Eierstock, im Bauchraum oder dem Gebärmutterhals. In vielen Fällen endet die Schwangerschaft dann mit einer spontanen Fehlgeburt. Wenn eine ektopische Schwangerschaft unerkannt bleibt, kann sie zu einer lebensbedrohlichen Situation führen.

Eine ektopische Schwangerschaft früh zu diagnostizieren ist recht schwierig, weil die Symptome normalerweise denen einer normalen Frühschwangerschaft gleichen. Bekommen Sie aber Blutungen und spüren einen scharfen, stechenden Schmerz im Unterleib (speziell auf einer Seite), sollten Sie gleich einen Arzt aufsuchen. Nach einer Beckenoperation und nach folgenden Erkrankungen steigt das Risiko einer ektopischen Schwangerschaft:

- Entzündliche Beckenerkrankung (s. S. 98)
- Endometriose (s. S. 101)
- Chlamydieninfektion (s. S. 115)
- Frühere ektopische Schwangerschaft

DIE NÄCHSTEN SCHRITTE

Ihr Arzt lässt den Urin untersuchen um zu bestätigen, dass Sie wirklich schwanger sind. Beim Verdacht auf eine ektopische Schwangerschaft wird meist ein Ultraschall gemacht, um die Gebärmutter und die Eileiter genauer zu untersuchen.

THERAPIEMÖGLICHKEITEN

Im Falle einer ektopischen Schwangerschaft muss sofort gehandelt werden. Ihr Arzt wird mit Ihnen besprechen, was getan werden muss und welche Nebenwirkungen eventuell zu erwarten sind:

Medikamente Mit Methotrexat kann die Weiterentwicklung der Schwangerschaft gestoppt werden, sofern der Eileiter noch nicht geplatzt ist. Der Embryo wird dann vom Körpergewebe absorbiert.

Operation Ist der Eileiter bereits geplatzt, müssen Sie sofort operiert werden. Gegebenenfalls versucht man, ihn chirurgisch wiederherzustellen. Wenn das nicht möglich ist, wird der Eileiter vollständig entfernt. Machen Sie sich keine Sorgen – Sie haben dann wegen des anderen Eierstocks trotzdem gute Chancen, noch einmal schwanger zu werden.

SELBSTHILFE

Wenn Sie trotz Spirale schwanger werden, gehen Sie sofort zum Arzt. Die Gefahr einer ektopischen Schwangerschaft ist unter der Spirale höher als sonst.

EKTOPISCHE SCHWANGERSCHAFT

Wenn ein Ei befruchtet ist, gelangt es normalerweise durch die Eileiter zur Gebärmutter, wo es sich einnistet und zu entwickeln beginnt. Bei einer ektopischen Schwangerschaft nistet sich das befruchtete Ei im Gewebe außerhalb der Gebärmutter ein – am häufigsten in einem Eileiter. Dazu kann es kommen, weil das Ei den Eileiter nicht passieren kann, zum Beispiel wenn er verklebt ist.

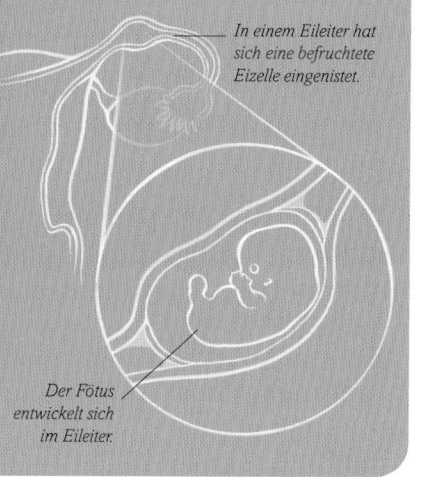

In einem Eileiter hat sich eine befruchtete Eizelle eingenistet.

Der Fötus entwickelt sich im Eileiter.

Chromosomendefekte

In jeder Zelle unseres Körpers befinden sich die sogenannten Chromosomen, die aus Genen bestehen und die Erbinformationen tragen.

WAS IST DAS?

Jeder von uns verfügt über 23 Chromosomenpaare. Manchmal tragen Eizellen oder Spermien eine falsche Chromosomenzahl oder defekte Gene, die zu Abnormalitäten bei dem Baby führen können. Die häufigste genetische Erkrankung ist das Down-Syndrom. Babys, die mit Chromosomendefekten zur Welt kommen, haben manchmal kaum Probleme und führen später ein

ganz normales Leben. Andere müssen ihr Leben lang betreut werden.

DIE NÄCHSTEN SCHRITTE

Bei dem nächsten Treffen mit Ihrer Hebamme können Sie besprechen, welche Untersuchungen für Sie geeignet sind, um nach Chromosomendefekten zu schauen. Das kann von einfachen Blutuntersuchungen bis hin zur Fruchtwasseruntersuchung (s. unten) reichen.

THERAPIEMÖGLICHKEITEN

Wenn sich bei den Untersuchungen herausstellt, dass Defekte vorliegen, können Sie sich beraten lassen, um zu entscheiden, was Sie tun wollen.

SELBSTHILFE

In einer Selbsthilfegruppe finden Sie Unterstützung und Rat.

SYMPTOM-CHECK

Nur spezielle Tests am Fötus oder dem Baby können Chromosomendefekte diagnostizieren.

FRUCHTWASSERUNTERSUCHUNG

Die Fruchtwasseruntersuchung ist ein Verfahren mit dem eine kleine Menge Fruchtwasser, welches das Ungeborene in der Gebärmutter umgibt, untersucht wird. Dabei werden Zellen des Fötus, die im Fruchtwasser enthalten sind, auf Chromosomendefekte getestet. Normalerweise wird diese Untersuchung um die 16. bis 18. Woche durchgeführt. Sie birgt ein leichtes Risiko für eine Fehlgeburt.

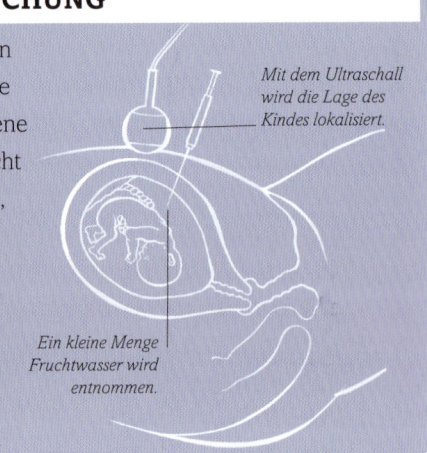

Mit dem Ultraschall wird die Lage des Kindes lokalisiert.

Ein kleine Menge Fruchtwasser wird entnommen.

Frühzeitige Muttermunderöffnung

Diese Komplikation, zu der es normalerweise nicht vor der 14. Schwangerschaftswoche kommt, kann zu einer Fehlgeburt führen.

WAS IST DAS?

Normalerweise ist der Muttermund während der ganzen Schwangerschaft eng verschlossen, damit das Baby nicht aus der Gebärmutter rutscht. Er öffnet sich erst während der Geburt. Bei einer Schwäche des

Gebärmutterhalses eröffnet sich der Muttermund zu früh. Ein erhöhtes Risiko besteht bei folgenden Erkrankungen in der Vorgeschichte:
- Mehrfache Weitungen des Gebärmutterhalses, Ausschabungen
- Operationen an Gebärmutterhals oder Gebärmutter

DIE NÄCHSTEN SCHRITTE

Wenn Sie aufgrund einer Gebärmutterhalsschwäche eine Fehlgeburt

SYMPTOM-CHECK

Meist gibt es kaum Symptome. Manche Frauen haben einen leicht blutigen, wässrigen Ausfluss.

hatten, wird Ihre nächste Schwangerschaft engmaschig überwacht.

THERAPIEMÖGLICHKEITEN

Wenn festgestellt wird, dass der Muttermund sich zu öffnen beginnt, wird er unter Narkose verschlossen (Cerclage). Meist wird dieser Eingriff zwischen der 12. und 14. Woche durchgeführt. Der Verschluss kann in der späten Schwangerschaft wieder geöffnet werden.

SELBSTHILFE
Mit einer Cerclage sollten Sie körperliche Anstrengungen vermeiden und sich so viel Ruhe wie irgend möglich gönnen.

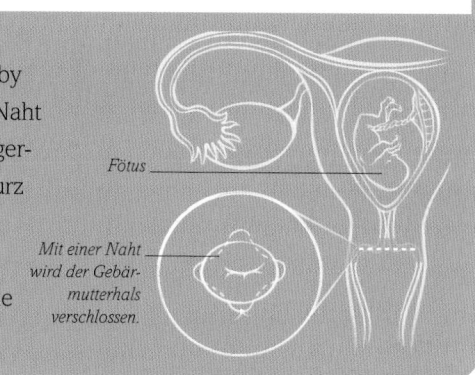

CERCLAGE

Der Muttermund kann operativ zugenäht werden, damit das Baby in der Gebärmutter bleibt. Die Naht wird bis zum Ende der Schwangerschaft nicht geöffnet und erst kurz vor dem Geburtstermin gelöst, damit einer vaginalen Geburt nichts im Weg steht. Eine Narkose ist dafür nicht nötig.

Fötus

Mit einer Naht wird der Gebärmutterhals verschlossen.

Schwangerschaftsdiabetes

In der Schwangerschaft kann es vorübergehend zu Diabetes kommen. Dieser Diabetes wird Schwangerschafts- oder Gestationsdiabetes genannt und tritt meist erst in der späten Schwangerschaft auf. Wenn Sie bereits Diabetes haben (s. S. 320), sollten Sie unbedingt dafür sorgen, dass Ihre Erkrankung vor einer Schwangerschaft gut behandelt und unter Kontrolle ist.

WAS IST DAS?
Zu einem Gestationsdiabetes kommt es, weil die Hormone, die von der Plazenta produziert werden, die Wirkung von Insulin abschwächen. Das Insulin aber ist nötig, um den Blutzuckerspiegel auszugleichen. Falls Sie bereits Diabetes in der Familie haben, älter oder stark übergewichtig sind, haben Sie ein erhöhtes Risiko für einen Gestationsdiabetes.

Manchen Frauen mit Gestationsdiabetes bekommen in späteren Jahren einen manifesten Diabetes.

DIE NÄCHSTEN SCHRITTE
Bei allen Vorsorgeuntersuchungen wird der Urin routinemäßig auf Zucker untersucht. Wenn bei Ihnen Risikofaktoren vorliegen (s. oben), wird zwischen der 24. und der 28. Woche ein sogenannter Glukosetoleranztest durchgeführt – dazu müssen Sie eine Glukosemischung trinken, bevor dann nach 30 Minuten der Blutzucker gemessen wird. Ggf. folgen weitere Untersuchungen.

THERAPIEMÖGLICHKEITEN
Bei einem Gestationsdiabetes wird normalerweise empfohlen, den Zucker in der Ernährung zu reduzieren und mehr Kohlenhydrate und Ballaststoffe zu sich zu nehmen.

SYMPTOM-CHECK

In den meisten Fällen gibt es keine typischen Symptome. Sie haben aber möglicherweise
- dauernd Durst,
- einen häufigen Harndrang
- und sind extrem müde.

Gehen Sie gleich zum Arzt, um Ihren Blutzucker überprüfen zu lassen.

Untersuchungen Regelmäßige Kontrollen durch den Arzt oder auch eigene Tests zu Hause sind nötig.
Insulin Wenn der Blutzuckerspiegel hoch bleibt, muss meist täglich Insulin gespritzt werden. Der Arzt oder ein Diabetesberater zeigt Ihnen genau, wie das gemacht wird.

SELBSTHILFE
Eine gesunde Ernährung, regelmäßiger Sport und ein Gewicht im grünen Bereich können dazu beitragen, dass Sie später keinen dauerhaften Diabetes entwickeln.

»Ein Gestationsdiabetes verschwindet normalerweise nach der Geburt wieder.«

Präeklampsie

Zu dieser potenziell gefährlichen Komplikation kommt es bei einer von acht Schwangerschaften gegen Ende des letzten Schwangerschaftsdrittels. Die Ursachen dafür sind noch nicht ganz geklärt, die Erkrankung kann aber sowohl die Mutter als auch das Kind betreffen.

WAS IST DAS?

Bei einer Präeklampsie entwickelt die Schwangere einen hohen Blutdruck und Ödeme, manchmal ist Eiweiß im Urin. Die Erkrankung steht möglicherweise mit Veränderungen der Plazenta in Zusammenhang. Unbehandelt kann eine Präeklampsie in eine Eklampsie übergehen, eine hochgefährliche Erkrankung, die zu Krampfanfällen und Koma führen kann und schlimmstenfalls lebensgefährlich ist.

DIE NÄCHSTEN SCHRITTE

Eine Präeklampsie wird normalerweise bei den normalen Vorsorgeuntersuchungen festgestellt. Wenn Sie schwere Symptome haben (s. rechts), werden Sie wahrscheinlich zur Beobachtung ins Krankenhaus überwiesen. Bei leichten Symptomen wird in der Regel empfohlen, die Abstände zwischen den ärztlichen Kontrolluntersuchungen zu verringern.

THERAPIEMÖGLICHKEITEN

Wenn Sie noch einige Schwangerschaftswochen vor sich haben, verordnet Ihr Arzt Ihnen wahrscheinlich Bettruhe, vielleicht auch im Krankenhaus. In schweren Fällen wird zur Entbindung geraten. Nach der Geburt verschwindet eine Präeklampsie normalerweise.

SYMPTOM-CHECK

Die folgenden Symptome sind typisch:

- Hoher Blutdruck
- Eiweiß im Urin (Proteinurie)
- Wassereinlagerungen im Gewebe (Ödeme), meist an den Füßen und Fußgelenken
- Sehstörungen, Kopfschmerzen
- Magenschmerzen, manchmal Übelkeit und Erbrechen

Gehen Sie sofort zum Arzt oder zu Ihrer Hebamme, wenn bei Ihnen plötzlich die letzten drei Symptome auftreten.

SELBSTHILFE

Wenn Sie nur eine leichte Präeklampsie haben, versuchen Sie, so gut wie möglich Bettruhe zu halten. Liegen Sie dabei auf der Seite.

Plazentaablösung

Eine vorzeitige Plazentaablösung ist eine häufige Ursache für Blutungen in der späten Schwangerschaft. Sie kann für Mutter und Kind gefährlich werden und gehört daher sofort in ärztliche Betreuung.

WAS IST DAS?

Normalerweise löst sich die Plazenta nach der Entbindung des Babys von der Gebärmutterwand ab und wird dann ausgestoßen. Kommt es zur Ablösung vor der Geburt, entstehen Blutungen, die entweder durch die Scheide abfließen oder in der Gebärmutter verbleiben. Sind sie sehr stark, ist das ein Notfall, der sofort im Krankenhaus behandelt werden muss. Wie es zur Ablösung der Plazenta kommen kann, ist bis heute nicht geklärt. Hoher Blutdruck, Rauchen, exzessiver Alkoholgenuss und Kokain können jedoch das Risiko erhöhen.

DIE NÄCHSTEN SCHRITTE

Der Arzt stellt die Diagnose aufgrund Ihrer Krankengeschichte und einer körperlichen Untersuchung.

THERAPIEMÖGLICHKEITEN

Die Behandlung richtet sich nach der Stärke der Blutungen und ob

SYMPTOM-CHECK

Zu den Symptomen gehören:

- Dunkelrote Blutungen aus der Scheide
- Starke Bauchschmerzen
- Gebärmutterkontraktionen

Gehen Sie sofort zum Arzt, wenn ein Symptom auftritt.

der Fötus Anzeichen einer Stressbelastung zeigt. Wenn sich nur ein kleiner Teil der Plazenta gelöst hat und die Blutungen leicht sind, kann einfache Bettruhe ausreichen, damit

Ihre Schwangerschaft normal weiterverläuft. In schweren Fällen wird das Baby normalerweise entbunden – vaginal, wenn vorzeitig Wehen eingetreten sind, oder aber durch einen Kaiserschnitt. Möglicherweise müssen dann Bluttransfusionen gegeben werden, um den Blutverlust auszugleichen.

SELBSTHILFE

Kontrollieren Sie Ihren Lebensstil kritisch: Hören Sie mit allem auf, was Ihre Schwangerschaft gefährdet, etwa Zigarettenkonsum.

WAS PASSIERT BEI EINER PLAZENTAABLÖSUNG?

In der Plazenta verlaufen zahlreiche Blutgefäße. Löst die Plazenta sich vor Ende der Schwangerschaft von der Gebärmutterwand, kann es zu schweren vaginalen Blutungen kommen. Manchmal fehlen solche deutlichen Blutungen auch, weil sich das Blut in der Gebärmutter ansammelt. Dadurch kann es zu starken Bauchschmerzen kommen, die zunehmen, je mehr Blut sich anstaut.

Die Plazenta hat sich von der Gebärmutterwand gelöst.

Blutungen aus Blutgefäßen der Plazenta.

Das Blut fließt durch die Scheide ab.

Frühgeburt

Wenn das Baby vor der 37. Woche zur Welt kommt, spricht man von einer Frühgeburt. Sind die Babys für ihr Alter entsprechend normal entwickelt, gedeihen sie bei entsprechender Pflege oft gut.

WAS IST DAS?

Manchmal setzen bei einer Schwangeren die Wehen lange vor dem Geburtstermin ein. Warum es zu vorzeitigen Wehen kommt, ist oft nicht erklärbar. In manchen Fällen gibt es einen Zusammenhang mit der Lebensweise der Mutter – wenn sie z. B. raucht, Drogen nimmt oder exzessiv trinkt. Hin und wieder kommt es durch eine Infektion im Beckenraum dazu, dass die Fruchtblase platzt. Auch bei Mehrlingsschwangerschaften ist das Risiko für eine Frühgeburt erhöht.

DIE NÄCHSTEN SCHRITTE

Wenn bei Ihnen vorzeitig die Wehen einsetzen oder Fruchtwasser abgeht, werden Sie ins Krankenhaus überwiesen. Hier werden verschiedene Untersuchungen durchgeführt, und Sie werden sorgfältig überwacht.

THERAPIEMÖGLICHKEITEN

Wenn Ihr Baby noch so klein ist, dass eine Geburt ein Risiko wäre, wird man Ihnen vermutlich Bettruhe verordnen und intravenös Medikamente verabreichen, welche die Wehentätigkeit hemmen. Steht die Geburt kurz

SYMPTOM-CHECK

Zu den Symptomen gehören:
● Regelmäßige Wehen
● Verlust von Fruchtwasser
● Vaginale Blutungen
Gehen Sie zum Arzt oder zu Ihrer Hebamme, wenn Sie Anzeichen einer Frühgeburt bemerken.

bevor, gibt man meist Glukokortikoide, um die Lungenreifung des Babys zu fördern. Häufig können die Babys ganz normal vaginal entbunden werden. Wenn das Ungeborene jedoch schon unter starkem Stress steht oder in der Steißlage liegt, wird meist zum Kaiserschnitt geraten.

SELBSTHILFE

Sie senken das Risiko einer Frühgeburt, wenn Sie sich gesund ernähren, regelmäßig Sport treiben und auf Zigaretten und Drogen verzichten.

»Wenn Sie keine Entzündung in der Gebärmutter haben und es Ihrem Baby gut geht, kann man mit Medikamenten die Wehen zum Stillstand bringen.«

Placenta praevia

Eine falsche Lage der Plazenta kann für Mutter und Kind gefährlich werden. Mit sorgfältiger Überwachung kann man diese Komplikation jedoch meist gut unter Kontrolle halten; fast immer wird ein ganz gesundes Baby geboren.

WAS IST DAS?

In der frühen Schwangerschaft ist es nicht ungewöhnlich, dass sich die Plazenta im unteren Bereich der Gebärmutter befindet. Mit dem Voranschreiten der Schwanger-

schaft wandert sie in den oberen Teil des Uterus. In der letzten Phase der Geburt wird sie dann nach dem Baby aus der Gebärmutter ausgestoßen. Bei einer Placenta praevia hingegen verbleibt die Plazenta während der gesamten Schwangerschaft unten in der Gebärmutter und kann den Muttermund ganz oder teilweise bedecken (s. unten). Dadurch sind starke Blutungen vor oder während der Geburt des Kindes möglich.

Das Risiko einer Placenta praevia kann erhöht sein, wenn

- Sie früher eine Operation der Gebärmutter einschließlich eines Kaiserschnittes hatten,
- Sie Myome haben oder wegen Myomen operiert worden sind,
- Sie älter als 35 Jahre alt sind,
- Sie schon mehrere Schwangerschaften hinter sich haben,
- Sie mehr als ein Baby erwarten.

DIE NÄCHSTEN SCHRITTE

Eine Placenta praevia wird in aller Regel bei einem Routine-Ultraschall entdeckt. Anschließend wird beobachtet, ob die Plazenta regulär nach oben wandert. Wenn Sie plötzliche, unerwartete Blutungen haben, sollten Sie sofort zur Beobachtung oder Behandlung ins Krankenhaus gehen.

THERAPIEMÖGLICHKEITEN

Die Behandlung hängt davon ab, wie stark die Blutungen sind und wie weit die Schwangerschaft vorangeschritten ist.
Bettruhe Wenn Sie leichte Blutungen hatten, wird Ihnen der Arzt Bettruhe und den Verzicht auf

anstrengende Aktivitäten (einschließlich Sex) empfehlen. Waren die Blutungen stark, benötigen Sie eine Behandlung im Krankenhaus.
Kaiserschnitt Bei sehr starken und nicht zu stoppenden Blutungen muss dafür gesorgt werden, dass das Baby rasch zur Welt kommt. Auch Transfusionen können nötig sein, um den Blutverlust auszugleichen.

Ungeachtet des Schweregrads der Placenta praevia ist manchmal ein Kaiserschnitt die einzige Möglichkeit. Selbst wenn Ihre Schwangerschaft ansonsten problemlos verlaufen ist, muss der Kaiserschnitt wahrscheinlich gemacht werden. Eine vaginale Geburt birgt nämlich das Risiko unkontrollierbarer Blutungen – selbst dann, wenn die Plazenta den Muttermund nicht vollständig verlegt hat.

SELBSTHILFE

Bei einer Placenta praevia gibt es nichts, was Sie selbst tun könnten. Sofern sie diagnostiziert wurde, sollten Sie jedoch auf alle Anzeichen einer Blutung achtgeben.

PLACENTA PRAEVIA

Es gibt drei Typen einer Placenta praevia: Die Plazenta verlegt den gesamten Muttermund (wie auf dem Bild unten), die Plazenta verlegt nur einen Teil des Muttermundes, oder die Plazenta liegt nahe am Muttermund.

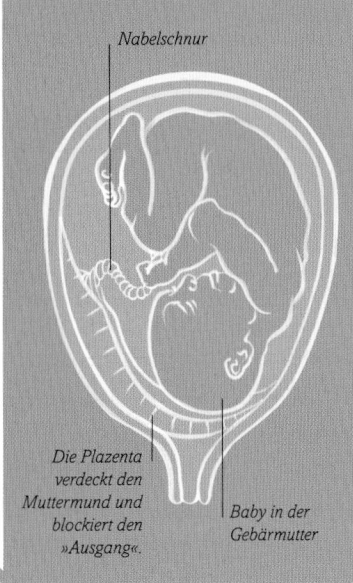

Nabelschnur

Die Plazenta verdeckt den Muttermund und blockiert den »Ausgang«.

Baby in der Gebärmutter

SYMPTOM-CHECK

Das häufigste Symptom ist:
- vaginale Blutungen, die von Schmierblutungen bis massivem Blutverlust reichen können. Schmerzen liegen nicht vor.
Gehen Sie schnell zum Arzt oder zur Hebamme, wenn es in der Schwangerschaft zu Blutungen kommt. Evtl. muss das Baby sofort entbunden werden.

Mehrlingsgeburt

Falls Sie mehr als ein Baby erwarten, haben Sie ein leicht erhöhtes Risiko für Kompliktionen – das aber durch besondere ärztliche Fürsorge sehr gut ausgeglichen wird.

WAS IST DAS?

Mehrlingsgeburt kann bedeuten: Zwillinge, Drillinge und, ganz selten, auch mehr. Die Babys entstehen entweder aus einer einzigen befruchteten Eizelle oder aus mehreren befruchteten Eizellen. Manche Mehrlingsschwangerschaften kommen ganz natürlich zustande. Zunehmend aber hängt die Empfängnis von Zwillingen oder mehr Kindern mit Hormonbehandlungen gegen Unfruchtbarkeit (s. S. 122–123) zusammen. Bei diesen Verfahren reift mehr als eine Eizelle heran und gelangt auch zum Eisprung.

DIE NÄCHSTEN SCHRITTE

Mehrlingsschwangerschaften kann man mittels Ultraschall schon früh diagnostizieren. Oft erkennt man die Babys bereits Ende des zweiten Monats. Solche Schwangerschaften verlaufen meist gut, bergen aber dennoch ein erhöhtes Risiko für:

- Bluthochdruck
- Diabetes (s. S. 127)
- Präeklampsie (s. S. 128)
- Vorzeitige Plazentaablösung (s. S. 128)
- Frühgeburt (s. S. 129)

Ihre Schwangerschaft wird engmaschig überwacht – ggf. von einem Spezialisten für Mehrlingsgeburten. Das bedeutet: mehr Untersuchungen und Ultraschall als gewöhnlich, vor allem in der fortgeschrittenen Schwangerschaft, damit sichergestellt ist, dass die Babys sich normal entwickeln und ihre Lage in der Gebärmutter stimmt.

ENTBINDUNG

Mehrlingsgeburten werden meist früher entbunden, häufig per Kaiserschnitt. Die vaginale Geburt von Zwillingen ist, je nach ihrer Lage (s. links), aber auch oft möglich.

SELBSTHILFE

Sorgen Sie dafür, dass Ihr Körper die Strapazen gut übersteht:

Gesunde Ernährung (s. S. 52–55) Wegen der Babys müssen Sie in der Schwangerschaft mehr essen.

Kalzium Verwenden Sie Nahrungsmittel, die reich an Kalzium sind, beispielsweise Milchprodukte (s. S. 55 und S. 262).

Eisen Nehmen Sie ein Eisenpräparat, um einer Anämie vorzubeugen.

Sport Treiben Sie Sport, verzichten Sie aber auf anstrengende körperliche Aktivitäten nach der 24. Woche. Walking oder Schwimmen ist geeignet, sprechen Sie aber vorher mit Ihrem Arzt.

Ruhepausen Gönnen Sie sich Ruhe, sooft Sie können.

ZWILLINGSGEBURT

Wenn bei Zwillingen das Baby, das am nächsten am Geburtskanal ist, mit dem Kopf nach unten liegt, ist oft eine normale vaginale Geburt möglich. Liegt auch das zweite Baby mit dem Kopf nach unten, wird auch dieses meist ohne Komplikationen bald nach dem ersten das Licht der Welt erblicken. Liegt das zweite Baby in der Steißlage (Po nach vorn), ist eine vaginale Geburt oft möglich, wenn das erste Kind vaginal geboren wurde. Während der Geburt wird die Lage der Babys mit Ultraschall überwacht.

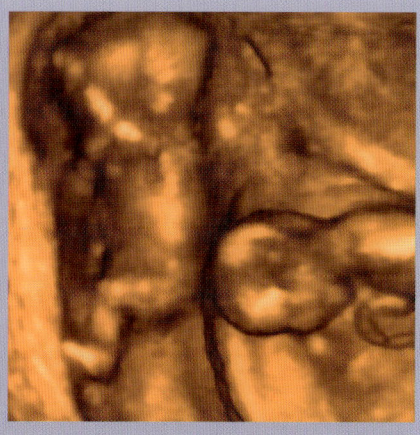

Zwillings-Föten
Diese farbige 3-D-Ultraschallaufnahme zeigt zweieiige Zwillinge in der 16. Woche. Jedes Baby hat seine eigene Plazenta.

Empfängnisverhütung

Heute gibt es eine Vielzahl von Verhütungsmethoden – einige sind zuverlässiger als andere. Meist ist die Frau die Hauptverantwortliche in Fragen der Empfängnisverhütung. Bei der Entscheidung für eine Methode sollten Sie auch Ihren Lebensstil, Ihre Partnerschaft und gesundheitliche Probleme berücksichtigen.

NATÜRLICHE METHODEN
Natürliche Familienplanung

Sie deuten die Fruchtbarkeitssignale Ihres Körpers, etwa die Temperaturveränderungen und den Zervixschleim, an jedem Tag Ihres Zyklus. Wenn Sie sich dabei ganz sicher sind, kann das funktionieren – am besten eignet sich diese Methode aber, wenn Sie seit Langem in einer festen Partnerschaft leben und es keine Probleme gibt, wenn Sie unerwartet schwanger werden.

Vorteile
- Keine Hormone oder Hilfsmittel
- Keine Nebeneffekte
- Auch geeignet zur Schwangerschaftsplanung

Nachteile
- Kein Schutz vor sexuell übertragbaren Krankheiten (s. S. 114–121)
- Voraussetzung: regelmäßiger Zyklus
- Nur mit Hilfe erlernbar
- Tägliche Dokumentation nötig
- Nicht sehr zuverlässig

Koitus interruptus Bevor es zum Samenerguss kommt, zieht Ihr Partner den Penis aus Ihrer Scheide. Da schon vorher Sperma austreten kann, ist diese Methode nicht zuverlässig.

BARRIEREMETHODEN

Kondome sind seit vielen Jahren verfügbar. Obwohl sie keine hundertprozentige Sicherheit bieten, sind sie ziemlich gut geeignet, um eine Schwangerschaft zu verhüten und vor sexuell übertragbaren Krankheiten zu schützen. Es gibt zwei Arten von Kondomen: Kondome für Männer und Kondome für Frauen.

Die Kondome für Männer sind in der Regel aus Latex. Ihre Sicherheit liegt bei richtiger Anwendung zwischen 88 und 95 Prozent. Wichtig ist der frühzeitige Einsatz: Der erste Tropfen Samen beim Vorspiel enthält schon Millionen von Spermien.

Das Kondom für die Frau ist aus Polyurethan und wird in der Scheide platziert. Wenn das richtig gemacht wird, ist es ebenso sicher wie das Kondom für Männer.

Vorteile
- Schutz vor sexuell übertragbaren Krankheiten
- Keine Nebenwirkungen
- Leicht zu handhaben und nur bei Bedarf zu verwenden

Nachteile
- Kann platzen oder abrutschen
- Kann nur einmal benutzt werden
- Manche Menschen sind allergisch gegen Latex

Intrauterinpessar/Spirale (IUP) und Hormonspiralen

Intrauterinpessare bzw. Spiralen sind klein und oftmals t-förmig. Sie verhindern, dass die Spermien in die Eileiter zur Eizelle gelangen. Vom Arzt in die Gebärmutter eingesetzt, kann ein IUP über mehrere Jahre dort verbleiben.

Eine Hormonspirale ist eine mit Gestagen beschichtete Kunststoffspirale. Das Gestagen wird nur langsam freigesetzt; es deaktiviert die Spermien, sodass sie nicht mehr aus der Gebärmutter zu den Eileitern wandern können. Eine Hormonspirale bleibt fünf Jahre in der Gebärmutter und wird ebenfalls vom Arzt eingesetzt. Bei der Verschreibung wird der Arzt Ihre Krankheitsgeschichte berücksichtigen.

Vorteile
- Schwächere oder sogar ausbleibende Periodenblutungen
- Sehr effektiv
- Hält mehrere Jahre

Nachteile
- Manchmal schwierig einzusetzen
- Kein Schutz vor sexuell übertragbaren Krankheiten
- Nebenwirkungen sind möglich

»Kondome sind praktisch überall erhältlich und schützen vor sexuell übertragbaren Krankheiten.«

Diaphragma und Portiokappe

Ein Diaphragma ist eine kuppelförmige Gummikappe. Es deckt den Muttermund großflächig ab, um die Spermien daran zu hindern, in die Gebärmutter einzudringen. Es wird entweder direkt vor dem Verkehr eingesetzt oder bis zu zwei Stunden vorher. Nach dem Sex muss das Diaphragma mindestens sechs Stunden in der Scheide bleiben. Anschließend kann es entfernt, gewaschen und wieder verwendet werden.

Das Diaphragma kann mit einer spermienabtötenden Creme oder einem Gel kombiniert werden (s. S. 134). Haben Sie mit einem Diaphragma mehr als einmal Sex, sollen Sie auf jeden Fall ein spermienabtötendes Gel benutzen. Richtig verwendet schützt ein Diaphragma mit 85- bis 95-prozentiger Sicherheit.

Eine Portiokappe ist kleiner als ein Diaphragma und passt genau über den Muttermund. Vor Gebrauch sollte man sie mit einer spermienabtötenden Creme füllen, sie kann dann mehrere Tage in der Scheide verbleiben. Portiokappen sind etwas weniger sicher als ein Diaphragma.

Vorteile
- Nur bei Bedarf zu verwenden
- Einfache Handhabung, keine generellen Gesundheitsrisiken
- Kann helfen, sexuell übertragbare Erkrankungen und Gebärmutterhalskrebs zu verhindern
- Bei richtiger Anwendung sicher

Nachteile
- Muss wegen unterschiedlicher Größen individuell vom Arzt angepasst werden

BARRIEREMETHODEN ZUR EMPFÄNGNISVERHÜTUNG

Einer der wichtigsten Gesichtspunkte, den Sie bedenken sollten, ist, wie zuverlässig der Schutz sein soll. Mit jeder Barrieremethode sollten Sie auch immer Creme oder ein Gel verwenden, das Spermien abtötet. Wenn Sie sich für ein Diaphragma oder eine Portiokappe entscheiden, lassen Sie regelmäßig vom Arzt nachprüfen, ob der Sitz noch korrekt ist.

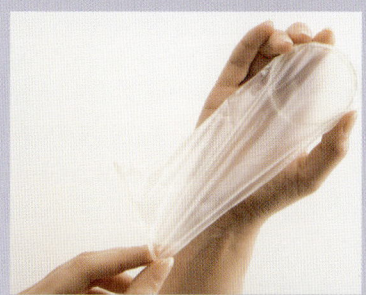

Kondome für Frauen
Das Kondom ist leicht befeuchtet und mit zwei Ringen versehen, die für den sicheren Sitz sorgen. Es muss vor dem Verkehr eingesetzt werden und kann nur einmal benutzt werden. Bei richtigem Gebrauch gelten Kondome für Frauen als 95-prozentig sicherer Schutz.

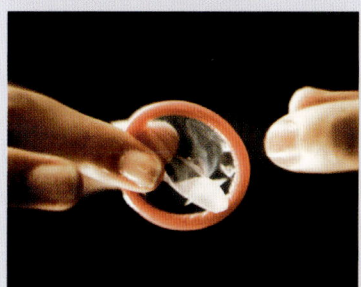

Kondome für Männer
Das Kondom sollte vor dem Verkehr sorgfältig über den erigierten Penis gerollt werden (Gummirolle außen, nicht innen). Luft am Ende muss ausgedrückt werden. Wenn sie sorgfältig verwendet werden, sind Kondome für Männer ein verlässlicher Schutz.

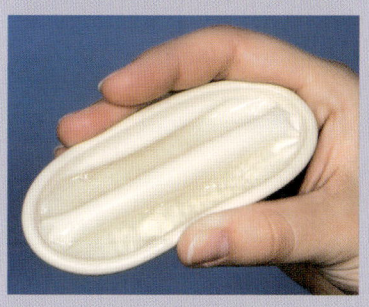

Diaphragma
Diese Kuppel aus hauchfeinem Gummi hat einen Metallring am Rand. Sie verdeckt großflächig den Muttermund. Das Diaphragma gilt als zu etwa 90 Prozent sicher, wenn es zusammen mit einer spermienabtötenden Creme verwendet wird.

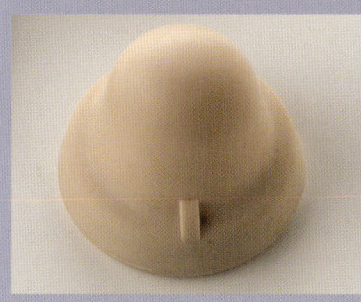

Portiokappe
Die Portiokappe, die kleiner und fester ist als ein Diaphragma, wird durch Ansaugen über dem Gebärmutterhals gehalten. Richtig und zusammen mit einem spermienabtötenden Gel verwendet, gelten Portiokappen als 85-prozentig sicher.

- Kann allergische Reaktionen hervorrufen
- Eventuell erhöhtes Risiko für Blasenentzündungen (s. S. 336–337) oder entzündliche Beckenerkrankungen (s. S. 98)

Spermizide Diese Wirkstoffe töten Spermien ab, sind aber für das Scheidenmilieu unschädlich. Es gibt sie frei verkäuflich als Gel, Creme, Vaginalzäpfchen oder Schaum. In Verbindung mit Barrieremethoden bieten sie zusätzlichen Empfängnisschutz; manche Experten sind der Meinung, dass der Schutz zwischen 97 und 98 Prozent liegt, wenn die Frau ein Spermizid und der Mann ein Kondom benutzt. Andere Experten halten es für möglich, dass Spermizide auch vor einer HIV-Übertragung schützen – letzte Beweise fehlen hier jedoch noch.

Vorteile
- Frei verkäuflich, leicht zu beziehen
- Erhöhen die Sicherheit von Diaphragma und Portiokappe

Nachteile
- Können allergische Reaktionen hervorrufen
- Schützen nicht vor sexuell übertragbaren Erkrankungen
- Nicht zuverlässig als alleiniger Schutz vor Schwangerschaft

HORMONELLE METHODEN

Die Pille gibt es seit den 1960er-Jahren. Sie ist eine der beliebtesten Methoden zur Verhütung. Richtig eingenommen ist die Pille zu 99 Prozent sicher. Es gibt verschiedene Typen. Kombinationspräparate enthalten die Hormone Östrogen und Gestagen und verhindern den

»Bei korrekter täglicher Einnahme gilt die Pille als zu 99 Prozent sicher.«

Eisprung. Sie verfestigen auch den Zervixschleim, sodass die Spermien nicht hindurchdringen können, und sorgen dafür, dass die Gebärmutterschleimhaut sich für eine Einnistung nicht ausreichend aufbaut. Was die Einnahme der Pille angeht, sollten Sie sich an den Rat des Arztes halten. Wenn Sie eine Pille vergessen haben, werden Sie vermutlich nicht gleich schwanger – wenden Sie aber dann besser zusätzlich eine Barrieremethode an und folgen den Ratschlägen aus der Packungsbeilage. Neben den Kombinationspräparaten gibt es noch die sogenannte Minipille, die nur Gestagen enthält. Die klassische Minipille verhindert nicht den Eisprung.

Vorteile
- Meist regelmäßigere, leichtere, kürzere und weniger schmerzhafte Periode
- Bei bestimmten Präparaten: Reduktion von PMS (s. S. 92–93)
- Linderung von Akne
- Linderung perimenopausaler Beschwerden (s. 136)

Nachteile
- Kein Schutz vor sexuell übertragbaren Krankheiten
- Zu Beginn der Einnahme ggf. leichte Nebenwirkungen
- Manchmal ernste Nebenwirkungen wie Herzinfarkt oder Schlaganfall, vor allem bei Raucherinnen (aus diesem Grund sollten auch ältere Frauen, die rauchen, nicht die Pille nehmen)

Dreimonatsspritze Manche Frauen bevorzugen eine lang wirksame Injektion von Gestagen als Depot. Dies verhindert drei Monate lang den Eisprung. Es ist zu 99 Prozent zuverlässig und braucht nur viermal im Jahr vom Arzt injiziert zu werden.

Vorteile
- Dreimonatiger Schutz
- Man muss nicht täglich daran denken, die Pille zu nehmen.

Nachteile
- Möglicherweise Blutungen
- Gewichtszunahme

Hormonstäbchen Wenn Sie eine sehr niedrig dosierte hormonelle Verhütung suchen, könnten Sie es mit einem Hormonstäbchen als Implantat versuchen. Dabei handelt es sich um ein kleines Stück Plastik in der Größe eines Streichholzes, das mit Gestagen präpariert ist. Das Prinzip ist ähnlich wie bei der Injektion. Das Hormonstäbchen wird vom Arzt unter örtlicher Betäubung unter die Haut des Oberarmes gesetzt und schützt drei Jahre lang vor einer Empfängnis. Danach – oder auf Ihren Wunsch auch früher – muss es vom Arzt wieder entfernt werden.

Vorteile
- Man muss nicht täglich daran denken, die Pille zu nehmen.

Nachteile
- Eventuell unregelmäßige Periodenblutungen
- Eventuell Stimmungsschwankungen und empfindliche Brüste

Verhütungspflaster Seit Kurzem gibt es Pflaster, die ähnlich wie die Kombinationspille funktionieren. Das Pflaster wird auf eine unbehaarte Hautstelle geklebt und kann dort sieben Tage verbleiben. Nach drei Wochen setzt man für eine Woche aus und bekommt in dieser Zeit auch die Periode.

Vorteile
- Nur wöchentlicher Wechsel nötig
- Meist regelmäßigere, leichtere und weniger schmerzhafte Periodenblutungen

Nachteile
- Sichtbarkeit des Pflasters, Hautirritationen möglich
- Eventuell Blutungen

DAUERHAFTE METHODEN
Sterilisation Wenn Sie keine Kinder mehr bekommen wollen, können Sie sich sterilisieren lassen. Dabei werden unter Vollnarkose die Eileiter durchtrennt oder mit einem Ring oder Klammern blockiert. Das Verfahren hat keinerlei Auswirkungen auf Ihre Hormonhaushalt oder Ihre Weiblichkeit.

Vorteile
- Sehr sicher

Nachteile
- Kein Schutz vor sexuell übertragbaren Krankheiten
- Normalerweise nicht mehr rückgängig zu machen
- Der Eingriff ist nicht so leicht wie die Sterilisation des Mannes

Sterilisation des Mannes Dieser Eingriff, die sogenannte Vasektomie, ist ebenso zuverlässig wie die Sterilisation der Frau, birgt aber weniger Risiken.

ANDERE VERHÜTUNGSMETHODEN

Damit eine Verhütungsmethode wirklich schützt, muss sie richtig angewendet werden. Die Pille, Kondome oder ein Diaphragma sind nur dann sicher, wenn sie entweder täglich eingenommen werden oder direkt vor dem Verkehr zum Einsatz kommen. Eine (Hormon-)Spirale zum Beispiel behält ihre Wirksamkeit hingegen bis zu fünf Jahre lang.

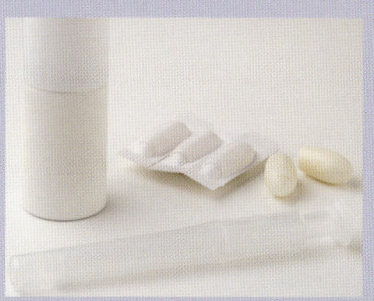

Spermizide
Einige Spermizide werden ergänzend empfohlen, andere kann man allein verwenden – sie werden mit einem Applikator möglichst nah an den Muttermund geführt und sind bei richtiger Anwendung etwa zu 70 Prozent sicher.

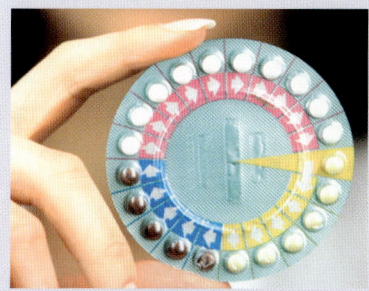

Die Pille
Bei absolut regelmäßiger Einnahme bietet die Pille einen maximalen Empfängnisschutz von 99 Prozent. Der erste Pillenzyklus beginnt mit dem ersten Tag der Periode oder fünf Tage, nachdem die Blutung begonnen hat.

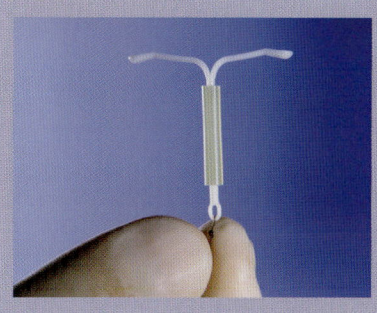

Hormonspirale
Die mit Gestagen beschichtete Plastikspirale wird vom Arzt durch den Gebärmutterhals in die Gebärmutter eingesetzt. Solange sie alle fünf Jahre erneuert wird, gilt eine Hormonspirale als zu 99 Prozent sicher.

STERILISATION DER FRAU

Bei dieser meist endgültigen Verhütungsmethode werden die Eileiter durchtrennt, entfernt oder blockiert. Der Eingriff kann im Rahmen einer Bauchspiegelung (s. S. 98) vorgenommen werden, während eines anderen chirurgischen Eingriffs im Bauch, z. B. bei einem Kaiserschnitt, oder bei einer Gebärmutterspiegelung. Nur ganz selten ist die Methode nicht wirksam.

Die Wechseljahre

In den Wechseljahren endet die Fruchtbarkeit einer Frau, und die Menstruation bleibt aus – ein ganz natürlicher Bestandteil des Älterwerdens. Diese Phase im Leben bringt eine Vielzahl hormoneller, körperlicher, mentaler und emotionaler Veränderungen mit sich. Bei Problemen gibt es jedoch vielfältige Hilfe.

SYMPTOM-CHECK

Jede Frau erlebt die Wechseljahre anders. Die einen haben eine ganze Menge Beschwerden, die anderen leiden relativ wenig. Von all den unterschiedlichen Symptomen, die Frauen jetzt zu schaffen machen können, sind dies die häufigsten:

● Hitzewallungen und Nachtschweiß
● Unregelmäßige und/oder sehr starke Periodenblutungen
● Schlafstörungen
● Scheidentrockenheit und Beschwerden beim Geschlechtsverkehr
● Stimmungsschwankungen, Depressionen und Ängstlichkeit
● Konzentrationsschwäche
● Probleme mit dem Kurzzeitgedächtnis
● Müdigkeit und Lethargie
● Trockene und juckende Haut
● Haarausfall
● Gewichtszunahme
● Herzklopfen

Gehen Sie zum Arzt, wenn Ihnen diese Symptome Beschwerden bereiten.

WAS IST DAS?

Die Wechseljahre sind die Phase im Leben, in der die Eierstöcke langsam aufhören zu arbeiten. Nachdem sie seit der Pubertät Monat für Monat eine Eizelle haben reifen lassen, stellen sie nun ihre Funktion ein. Damit geht einher, dass auch die Produktion der Hormone Östrogen und Progesteron zum Erliegen kommt. Es ist der Abfall dieser Hormone im Blut, der für die Wechseljahresbeschwerden verantwortlich ist. Das Ergebnis dieses Wandels ist, dass die Perioden aufhören und Sie nicht länger fruchtbar sind.

Die Wechseljahre vollziehen sich allmählich. Ein paar Jahre vorher, wenn Sie noch in Ihren Vierzigern sind, fällt Ihnen vielleicht auf, dass die Perioden unregelmäßig werden und die Blutungen stärker. Dieses Stadium wird als Perimenopause bezeichnet und dauert normalerweise etwa vier Jahre.

Manche Frauen erleben die Wechseljahre ohne irgendwelche Beschwerden, andere leiden unter einem oder mehreren Symptomen, Hitzewallungen etwa oder Schlafstörungen (s. links). Die Hitzewallungen sind in der Perimenopause oft stärker, innerhalb von zwei Jahren nach der letzten Periode verbessert sich die Lage jedoch für viele Frauen erheblich, und die Probleme lassen nach.

Etwa 20 Prozent aller Frauen erleben keine Hitzewallungen. Wenn Sie plötzlich in die Wechseljahre gekommen sind, z. B. weil die Eierstöcke entfernt wurden, können die Beschwerden allerdings auch stärker sein. Nur wenige Frauen leiden unter allen Wechseljahresbeschwerden, und bestimmte Risiken, etwa Rauchen und Übergewicht, können sie noch verschlimmern. Wenn Sie ein Jahr lang keine Blutung mehr hatten, spricht man von Menopause oder Postmenopause. Bis dahin sollten Sie weiterhin verhüten wie bisher.

Bei Blutungen nach der Menopause gehen Sie unbedingt zum Arzt, um auszuschließen, dass sich nichts Ernstes dahinter verbirgt.

Obwohl einige Frauen viel früher Wechseljahresbeschwerden haben als andere, liegt das durchschnittliche Alter für die Wechseljahre bei 51 Jahren. Die meisten Frauen sind

»Frauen erleben die Wechseljahre unterschiedlich – manche haben überhaupt keine Beschwerden.«

spätestens mit 59 in den Wechseljahren – es gibt jedoch einige Ausnahmen:

- Wenn die Eierstöcke entfernt wurden, kommt es sofort zu den Wechseljahren.
- Bei Chemotherapie oder Bestrahlung setzt normalerweise die Periode aus, aber nach Abschluss der Behandlung meist wieder ein.
- Raucherinnen kommen in der Regel ein oder zwei Jahre früher in die Wechseljahre.
- Eine von 100 Frauen kommt vor ihrem 40. Lebensjahr in die Wechseljahre. Wenn Sie das Gefühl haben, sehr früh betroffen zu sein, sollten Sie Ihren Arzt um Rat fragen.

Nach den Wechseljahren kann der niedrige Östrogen- und Progesteronspiegel im Körper das Risiko für bestimmte chronische Erkrankungen erhöhen, u. a.:

- Osteoporose (Knochenschwund, s. S. 260–262)
- Herzerkrankungen (s. S. 158–174)
- Schlaganfall (s. S. 196)

Wenn Sie an unklaren Beschwerden leiden oder sich Sorgen um Ihre Gesundheit machen, sprechen Sie mit Ihrem Arzt darüber.

DIE NÄCHSTEN SCHRITTE

Wenn Ihnen die Wechseljahre Beschwerden bereiten oder Sie wissen möchten, ob Sie noch Kinder bekommen können, sprechen Sie mit Ihrem Arzt. Ob Sie bereits in den Wechseljahren sind, kann er an bestimmten Symptomen, Ihrem Alter und dem Verlauf Ihrer Menstruation erkennen. Manchmal setzen Ärzte auch Hormontests ein, die aber nicht endgültig aussagekräftig sind. Gemessen wird dann z. B. das follikelstimulierende Hormon (FSH), das den Eisprung anregt.

THERAPIEMÖGLICHKEITEN

Es gibt eine ganze Menge Möglichkeiten, mit Beschwerden in den Wechseljahren besser zurechtzukommen. Sie reichen von Änderungen der Lebensweise bis zum Hormonersatz (HET) und komplementären

Verfahren. Ihr Arzt kann Sie beraten, was das Beste für Sie ist. Vielleicht finden Sie die eine Therapie, die Ihnen wirklich hilft – viele Frauen jedoch profitieren von einer Kombination aus Behandlung und Selbsthilfe.

Hormonersatztherapie (HET)

Diese Behandlung ist der wirksamste Weg, Wechseljahresbeschwerden wie Hitzewallungen, Nachtschweiß, Scheidentrockenheit und Harnwegsinfektionen zu behandeln. Bei einer Hormontherapie werden die Hormone, die der Körper natürlicherweise in den Wechseljahren aufhört zu produzieren, ersetzt. Im Allgemeinen bedeutet das, dass Sie regelmäßig eine Kombination von Östrogen und Gestagen (synthetisches Progesteron) zuführen müssen.

Wenn bei Ihnen die Gebärmutter entfernt wurde (s. S. 103), können Sie allein Östrogen als HET einnehmen.

WANN EINE HET NICHT RATSAM IST

Eine HET eignet sich, um Wechseljahresbeschwerden effektiv zu lindern. Ihr Arzt wird Ihnen diese Therapie vielleicht vorschlagen. Es gibt aber Bedingungen, unter denen sie nicht ratsam ist, z. B.:

- Wenn Sie Brust- oder Gebärmutterkrebs hatten
- Wenn Sie einen Herzinfarkt hatten oder unter Angina pectoris leiden
- Wenn Sie eine tiefe Venenthrombose hatten
- Wenn Sie abnormale vaginale Blutungen haben

Bis in die 1970er-Jahre wurde das generell allen Frauen empfohlen – bis man herausfand, dass Frauen mit intakter Gebärmutter ein höheres Risiko für Gebärmutterkrebs hatten, wenn nur Östrogen zugeführt wurde. Um die HET der natürlichen Hormonproduktion möglichst ähnlich zu machen, gibt man heute zusätzlich zu Östrogen auch Gestagen. Damit verschwand auch das erhöhte Risiko für Gebärmutterkrebs.

Die HET war in den 1980er- und 1990er-Jahren ausgesprochen beliebt und wurde auch eingesetzt, um das Risiko für Herzerkrankungen und Osteoporose zu senken. In Studien aus den USA und Großbritannien, die 2002 und 2003 durchgeführt wurden, stellte sich jedoch heraus, dass Frauen, die über mehr als fünf Jahre eine HET mit Östrogen und Gestagen erhalten hatten, ein leicht erhöhtes Risiko für Brustkrebs, Herzerkrankungen und Schlaganfall aufwiesen. Zahlreiche Experten sind der Meinung, dass das Brustkrebsrisiko am höchsten ist, wenn mehr als fünf Jahre eine HET durchgeführt wurde, und dass bei ansonsten gesunden Frauen mit mittelschweren bis schweren Wechseljahresbeschwerden die Vorteile die Risiken überwiegen.

Die kombinierte Hormonersatztherapie gibt es in verschiedenen Formen – als Tabletten zum Einnehmen, Pflaster, Implantat, Creme oder als Vaginalzäpfchen bzw. Vaginalring, die in die Scheide eingebracht

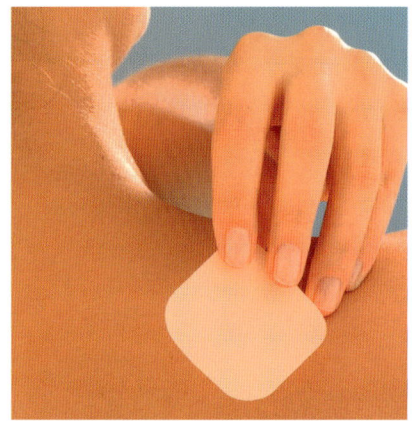

Östrogenpflaster
Durch das Östrogenpflaster gelangt langsam Östrogen ins Blut und lindert so die Wechseljahresbeschwerden.

werden und sehr wirksam z. B. bei Scheidentrockenheit sind. All diese verschiedenen Darreichungsformen gibt es auch noch in unterschiedlichen Kombinationen von Östrogen und Gestagen sowie in unterschiedlicher Stärke. Wenn Sie ein Präparat nicht so gut vertragen, gibt es also Alternativen. Eine »Einheitsgröße für alle« gibt es bei der HET nicht.

Die HET hat viele Vorteile, aber auch einige Nebenwirkungen, über die Sie mit Ihrem Arzt sprechen sollten, bevor Sie mit der Therapie beginnen. Zu den Vorteilen gehören:
- Nachlassen von Hitzewallungen und Nachtschweiß
- Weniger Scheidentrockenheit
- Bessere Schlafqualität
- Potenziell späterer Beginn von Demenzerkrankungen
- Schutz vor Osteoporose
- Geringeres Risiko für Darmkrebs

Es können aber auch Nebenwirkungen auftreten, beispielsweise:
- Empfindliche Brüste
- Stärkere Perioden
- Wassereinlagerungen
- Depressionen
- Reizbarkeit

Über einen längeren Zeitraum eine HET zu machen ist mit dem Risiko für bestimmte Erkrankungen verbunden, darunter:
- Brustkrebs
- Krebs der Gebärmutterschleimhaut und der Eierstöcke
- Tiefe Venenthrombose
- Herzerkrankungen
- Gallensteine
- Schlaganfall

Wenn Sie über eine lange Zeit eine HET machen, erhöhen sich diese Risiken und können sogar fortbestehen, wenn Sie die Therapie absetzen. Wenn Sie sich für eine HET entscheiden, ist es ratsam, regelmäßig zum Arzt zu gehen, um sicherzustellen, dass keine Probleme und Nebenwirkungen auftreten.

Vaginaltherapie Wenn Sie nur unter einer trockenen Scheide leiden, gibt es Gleitmittel und Befeuchtungsmittel zum Auftragen auf die Haut rezeptfrei in der Apotheke. Bei vielen Frauen reicht das zur wirksamen Behandlung von Trockenheit und Schmerzen beim Geschlechtsverkehr nicht aus. In diesem Fall gibt es auf Rezept auch östrogenhaltige Cremes, Zäpfchen und Scheidenringe. Die Östrogenmenge, die von Vaginaltabletten und -ringen abgegeben wird, ist minimal. Die meisten Onkologen empfehlen Brustkrebspatientinnen daher Vagi-

»Die HET ist eine der wirksamsten Möglichkeiten, Wechseljahresbeschwerden zu behandeln.«

> »Heilkräuter können durchaus eine gute Alternative sein, um Wechseljahresbeschwerden zu lindern.«

naltabletten gegen die Scheidentrockenheit. Wenn Sie HET-Pflaster oder -Tabletten verwenden, brauchen Sie vielleicht zusätzlich eine solche vaginale Therapie.

Antidepressiva Diese Medikamente können für Frauen sinnvoll sein, die keine Hormone nehmen möchten und bei denen natürliche Arzneien nicht wirken.

Zu den häufig verschriebenen Antidepressiva gehören die sogenannten selektiven Serotonin-Wiederaufnahmehemmer (SSRI) und die Serotonin-Noradrenalin-Wiederaufnahmehemmer (SNRI) – beide sind hilfreich bei Wechseljahresbeschwerden. Frauen, die Brustkrebs hatten und für die eine Behandlung mit Hormonen nicht geeignet ist, kann es mit diesen Arzneimitteln deutlich besser gehen. Die genaue Rolle, die diese Medikamente in den Wechseljahren spielen, ist jedoch noch nicht endgültig geklärt.

Natürliche Heilmittel Pflanzliche Medikamente können eine Alternative zu den konventionellen Wechseljahresbehandlungen sein und werden manchmal zusätzlich zur Schulmedizin eingesetzt.

Es gibt einige Untersuchungen, die zeigen, dass bestimmte Zubereitungen der Traubensilberkerze, die zu den Hahnenfußgewächsen gehört, gegen leichte Hitzewallungen helfen. Zwei weitere, häufig vorgeschlagene Heilkräuter sind Mönchspfeffer und Salbei. Sie sollten jedoch vorsichtig sein, wenn Sie Heilkräuter selbst dosieren. Denn nur ein paar wenige Kräuter sind bisher in strengen klinischen Studien untersucht worden. Falls Sie bereits andere Medikamente nehmen, erkundigen Sie sich immer vorher bei Ihrem Arzt, bevor Sie auf eigene Faust zusätzliche Arzneimittel verwenden. Er wird zusammen mit Ihnen nach der besten Therapie für Ihre persönlichen Beschwerden suchen und dabei berücksichtigen, welche individuellen Symptome Sie haben und welche Nebenwirkungen auftreten können.

SELBSTHILFE

Wenn Sie weder Hormone noch Heilkräuter gegen Ihre Beschwerden nehmen möchten, gibt es viele weitere Möglichkeiten, um Ihre Lebensqualität zu verbessern.

Lebensstil Oft sind einfache Veränderungen der Lebensweise schon wirksam, zum Beispiel gegen Hitzewallungen und Nachtschweiß:

- Tragen Sie leichte Kleidung aus Naturfasern wie Leinen.
- Tragen Sie mehrere Schichten übereinander, sodass Sie notfalls immer eine ablegen können.
- Treiben Sie regelmäßig Sport.
- Reduzieren Sie Stress durch Entspannungsübungen.
- Ernähren Sie sich ausgewogen.
- Wenn Sie unter Nachtschweiß leiden, sorgen Sie dafür, dass es in Ihrem Schlafzimmer kühl ist.
- Verwenden Sie keine Schlafanzüge und keine Bettwäsche aus Nylon oder Polyester.

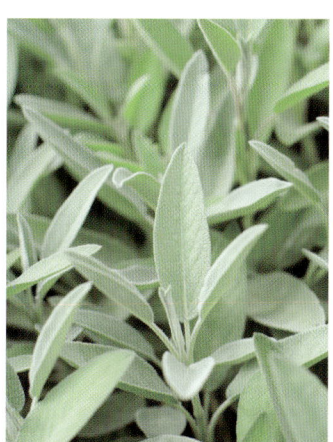 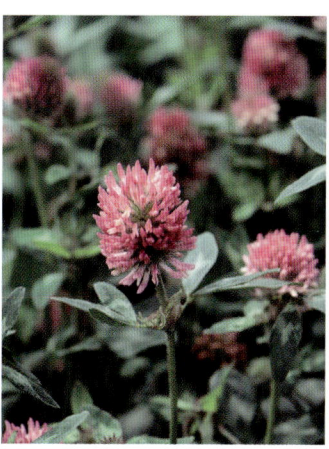 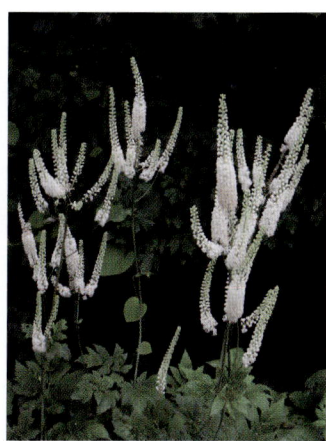

Kräuter gegen Hitzewallungen
Es gibt drei Kräuter, die gegen Hitzewallungen helfen sollen: Salbei (links), Rotklee (Mitte) und Traubensilberkerze (rechts). Heilkräuter sind nicht in gleicher Weise standardisiert wie pharmazeutische Produkte, deswegen muss man sorgfältig auf Dosierung und Qualität achten.

- Vermeiden Sie bekannte Auslöser wie beispielsweise roten Wein oder scharfe Speisen.

Soja Wenn keiner der oben aufgeführten Vorschläge bei Ihnen hilft, versuchen Sie, Sojaprodukte in Ihre Ernährung mit aufzunehmen (s. rechts). Es gibt jedoch auch einige Experten, die Soja nicht für besonders hilfreich halten, wenn Sie bereits Östrogene einnehmen.

Weitere Tipps Die folgenden Vorschläge zur Selbsthilfe kommen ganz ohne Medikamente aus und helfen Wechseljahresbeschwerden wie Reizbarkeit, Ängstlichkeit, Depressionen oder Stimmungsschwankungen zu lindern:

- Essen Sie viele Lebensmittel, die reich an Vitamin B, Zink und Magnesium sind (s. S. 54–55).
- Treiben Sie täglich 30 Minuten anstrengenden Sport, um Endorphine (die körpereigenen Stoffe gegen Stress) freizusetzen.
- Wenden Sie Entspannungstechniken wie Yoga (s. unten) oder Meditation an.

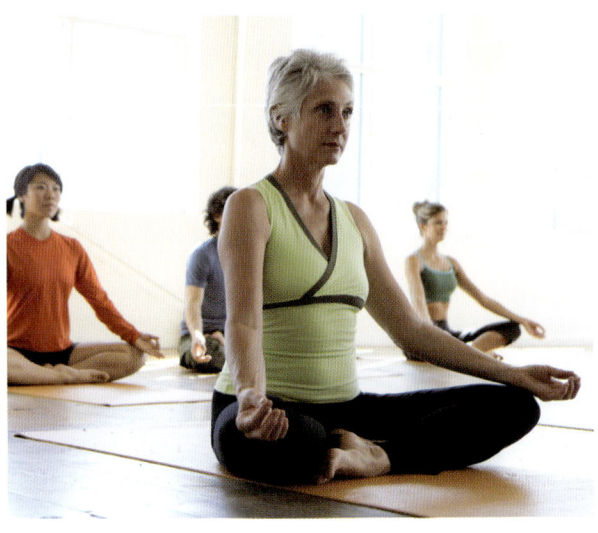

»Regelmäßiger Sport wie Walking oder Tanzen eignet sich hervorragend, um das Osteoporoserisiko zu senken.«

Für einen besseren Schlaf:
- Gehen Sie immer zur selben Zeit zu Bett.
- Treiben Sie spätabends keinen Sport mehr.
- Trinken Sie einen Becher warme Milch, bevor Sie schlafen gehen.

Gegen Hauttrockenheit:
- Verwenden Sie keine Seife, sie trocknet die Haut aus.
- Meiden Sie direktes Sonnenlicht.
- Verwenden Sie Sonnencreme.
- Sorgen Sie dafür, dass Sie genügend Vitamin A, B, C und E sowie Kalium, Zink, Magnesium, Eisen, Kalzium und essenzielle Fettsäuren (s. S. 52–55) zu sich nehmen.

OSTEOPOROSE VORBEUGEN

Frauen in den Wechseljahren erkranken leichter an Osteoporose (s. S. 260–262). So können Sie das Risiko reduzieren:

Entspannungstechniken

Ganzheitliche Praktiken wie Yoga sind ideal, um mit all dem, was die Wechseljahre emotional, physisch oder mental mit sich bringen, besser umgehen zu können. Yoga harmonisiert den Geist und hilft dem Körper, in ein gesundes Gleichgewicht zu kommen.

- Hören Sie mit dem Rauchen auf.
- Trinken Sie nur mäßig Alkohol.
- Treiben Sie regelmäßig Sport, z. B. Walking, Joggen oder Tanzen.
- Ernähren Sie sich ausgewogen.
- Essen Sie Nahrungsmittel, die viel Kalzium und Vitamin D enthalten (s. S. 262).
- Fragen Sie Ihren Arzt, ob Sie ein Kalzium- oder Vitamin-D-Präparat nehmen sollten. Frauen in den Wechseljahren werden täglich 800 mg Kalzium und 5–10 µg Vitamin D empfohlen.

HERZKRANKHEITEN VORBEUGEN

Auch Herzkrankheiten (s. S. 158–174) nehmen nach den Wechseljahren zu. So mindern Sie dies Risiko:
- Achten Sie auf ein gesundes Körpergewicht.
- Ernähren Sie sich gesund – d.h. arm an gesättigten Fettsäuren und reich an Obst und Gemüse.
- Treiben Sie regelmäßig aeroben Sport – idealerweise jeden Tag, aber mindestens drei- bis viermal die Woche für 30–40 Minuten.
- Hören Sie mit dem Rauchen auf.
- Lassen Sie Ihren Cholesterinspiegel überprüfen. Wenn er sehr hoch ist, brauchen Sie wahrscheinlich Medikamente, um ihn zu senken.
- Lassen Sie regelmäßig Ihren Blutdruck messen. Gegebenenfalls muss er medikamentös gesenkt werden (s. S. 161, 170).

Phytoöstrogene und die Wechseljahre

Eine Vielzahl von Nahrungsmitteln enthält chemische Bestandteile, die wie Östrogen wirken – so genannte Phytoöstrogene. Diese Bestandteile können helfen, Wechseljahresbeschwerden zu lindern und das Risiko für Erkrankungen wie Osteoporose und Herzleiden zu verringern, obwohl die medizinischen Beweise dafür nicht eindeutig sind. Zwei der Hauptgruppen der Phytoöstrogene sind Isoflavone und Lignane. Beide sollten Teil einer ausgewogenen Kost sein (s. S. 52–55).

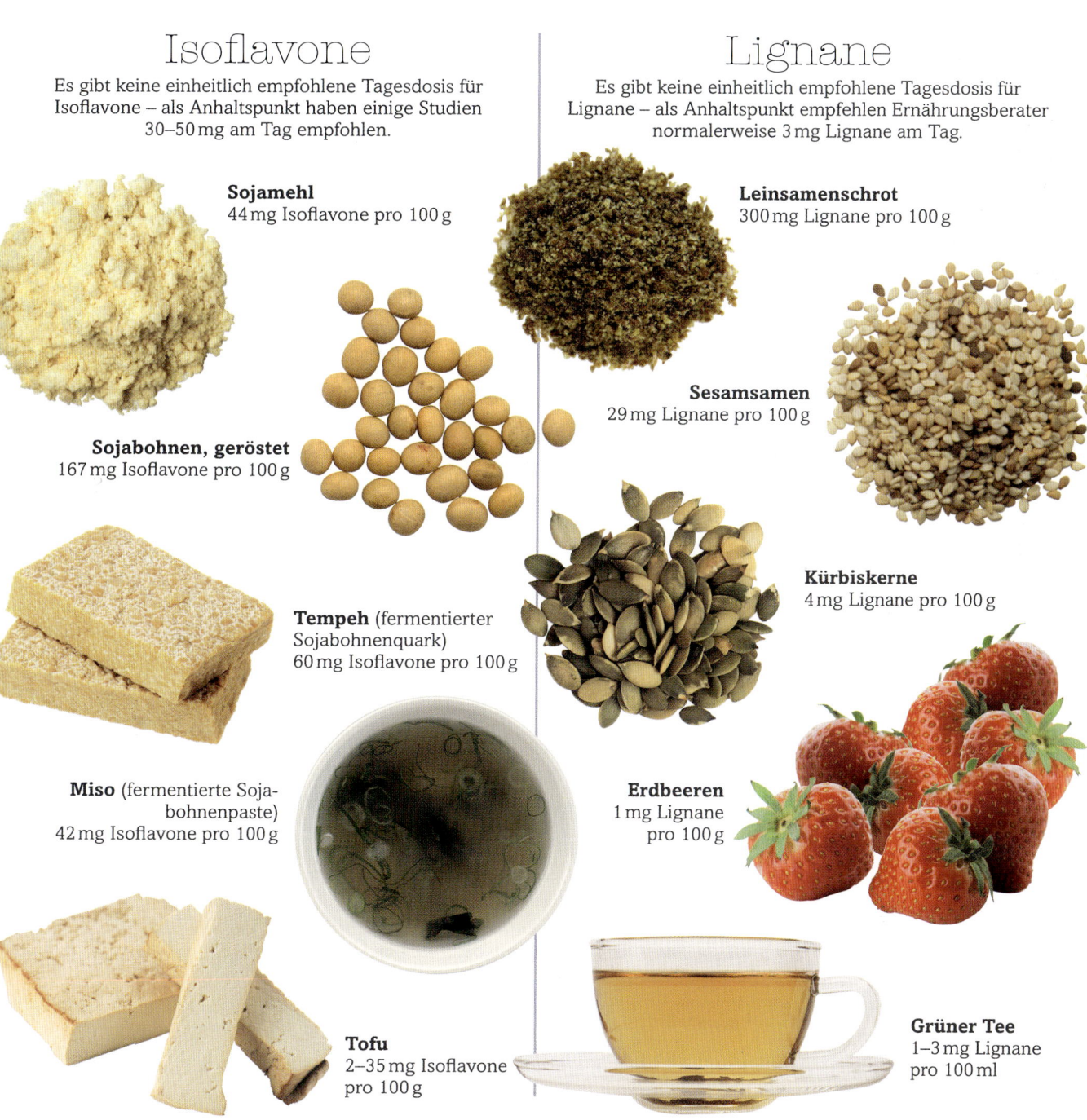

Isoflavone

Es gibt keine einheitlich empfohlene Tagesdosis für Isoflavone – als Anhaltspunkt haben einige Studien 30–50 mg am Tag empfohlen.

Sojamehl
44 mg Isoflavone pro 100 g

Sojabohnen, geröstet
167 mg Isoflavone pro 100 g

Tempeh (fermentierter Sojabohnenquark)
60 mg Isoflavone pro 100 g

Miso (fermentierte Sojabohnenpaste)
42 mg Isoflavone pro 100 g

Tofu
2–35 mg Isoflavone pro 100 g

Lignane

Es gibt keine einheitlich empfohlene Tagesdosis für Lignane – als Anhaltspunkt empfehlen Ernährungsberater normalerweise 3 mg Lignane am Tag.

Leinsamenschrot
300 mg Lignane pro 100 g

Sesamsamen
29 mg Lignane pro 100 g

Kürbiskerne
4 mg Lignane pro 100 g

Erdbeeren
1 mg Lignane pro 100 g

Grüner Tee
1–3 mg Lignane pro 100 ml

Gesundheit der Brust

Dr. Fiona MacNeill

Gesundheit der Brust

Die Brust ist ein wesentliches Merkmal des weiblichen Körpers und ein wichtiger Teil der weiblichen sexuellen Identität. Die Aufgabe der Brüste besteht natürlich darin, ein Kind zu ernähren – von seiner Geburt bis etwa zum ersten Lebensjahr. Sind Sie in der Lage zu stillen und entscheiden sich dafür, wird das Ihnen und Ihrem Baby sehr guttun. Wenn Sie älter werden, können Ihre Brüste aber auch Anlass großer Sorge sein, und zwar sowohl im Hinblick auf Ihr Aussehen als auch auf Ihre Gesundheit.

SCHNITTBILD DURCH DIE BRUST

Die Brust besteht aus Drüsen, die Milch produzieren können, und Gängen, die die Milch in Richtung Brustwarze transportieren. Diese Milchdrüsen und -gänge sind in dichtes, faserartiges Bindegewebe und Fett eingebettet.

Fettgewebe gibt der Brust ihre Form und umgibt die Milchkanäle.

Drüsen enthalten die Milch produzierenden Zellen, die sogenannten Alveolen.

Milchgänge transportieren die Milch von den Drüsen zur Brustwarze.

Erweiterter Milchgang, der die Milch enthält.

Brustmuskel ist einer der Hauptmuskeln des Brustkorbs und liegt bei Frauen unter den Brüsten..

Brustwarze ist erbsengroß und dient dem Baby zum Saugen. Sie ist von einem dunkleren Bereich umgeben, dem Warzenvorhof, der eine Flüssigkeit ausscheidet, um das Stillen zu erleichtern.

Brustkorb / Rippe

DIE ANATOMIE DER BRUST

Die Brust besteht aus Drüsenlappen, in denen Milch produziert wird, und Ausführungsgängen, welche die Milch zu den Brustwarzen leiten. Drüsen und Milchgänge sind von dichtem, faserigem Bindegewebe und von Fettgewebe umgeben. Die Menge des Fett- und des Bindegewebes variiert von Frau zu Frau, was die Unterschiede in Größe und Form von Brüsten erklärt. Wie viel Fettgewebe der Busen einer Frau enthält, wird auch von ihrem Alter, ihrer Figur und ihrem Gewicht bestimmt.

WIE SICH DIE BRUST IM LAUFE DES LEBENS VERÄNDERT

Die Brustknospen von Mädchen beginnen mit der Menarche, also der ersten Menstruation, zu wachsen. In der Pubertät, also zwischen neun und 14 Jahren, entwickeln sich dann die Brüste. Ihr Wachstum hält an, bis das Mädchen 17 oder 18 Jahre alt ist – richtig ausgereift sind sie aber erst nach einer Schwangerschaft. Die Brüste verändern ihre Form und Größe je nach der Menge der weiblichen Sexualhormone im Körper.

Das dichte Bindegewebe in den Brüsten ist verantwortlich für ihre Festigkeit und ihr jugendliches Aussehen. Nach Schwangerschaft und Stillzeit und mit zunehmendem Alter wird das Bindegewebe langsam durch Fettgewebe ersetzt, die Brüste werden weicher und beginnen zu hängen. Aus diesem Grund funktioniert die Mammografie auch besser bei über 50-jährigen Frauen: Fett erscheint in der Aufnahme schwarz, sodass Veränderungen viel deutlicher sichtbar werden, während

> »Es macht uns zufrieden, wenn wir ein Kind stillen, unsere Brüste sind aber auch ein wichtiger Bestandteil unserer sexuellen Identität.«

das Bindegewebe weiß ist und vieles verbirgt. Manche Frauen sind durch die Veränderungen ihrer Brüste verunsichert und ziehen schließlich eine chirurgische Veränderung in Betracht (s. S. 150).

DIE BEDEUTUNG DER HORMONE

Die Brüste unterliegen permanent den Hormonschwankungen unseres Organismus. Monat für Monat bereiten Östrogen und Progesteron die Brüste für eine eventuelle Schwangerschaft und Milchproduktion vor. Wenn Sie nicht schwanger werden, bildet sich das Brustgewebe wieder zurück. Die Hormonschwankungen können dazu führen, dass die Brüste sich gespannt, empfindlich und geschwollen anfühlen, vor allem kurz vor der monatlichen Periode (s. S. 146).

Als Folge der Hormonveränderungen von Schwangerschaft und Stillzeit vergrößern sich die Brüste und Brustwarzen erheblich, und die Warzenvorhöfe werden größer und dunkler. All diese Anzeichen sind ein ganz normaler Prozess.

Die Schwankungen der weiblichen Hormonspiegel sowie das zunehmende Alter führen zu weiteren Veränderungen der Brüste, die ebenfalls völlig normal sind. Zum Beispiel können flüssigkeitsgefüllte Säckchen oder Knötchen entstehen, sogenannte Zysten. Neun von zehn solcher Zysten sind harmlos. Wenn aber ein solches Knötchen noch nach der Periode zu tasten ist, sollten Sie sich vorsichtshalber ärztlich untersuchen lassen. Jede Frau, die die Wechseljahre hinter sich hat und ein Knötchen entdeckt, sollte unverzüglich zum Arzt gehen. Die Eierstöcke sind vor den Wechseljahren die Hauptquelle von Östrogen, trotzdem verändern sich die Brüste auch nach der Menopause. Der Grund: Die Nebennieren produzieren auch weiterhin Prohormone, die im Fettgewebe (und anderen Geweben) zu Östrogen umgebaut werden können – Veränderungen der Brüste hängen also eng zusammen mit der Menge des Körperfetts.

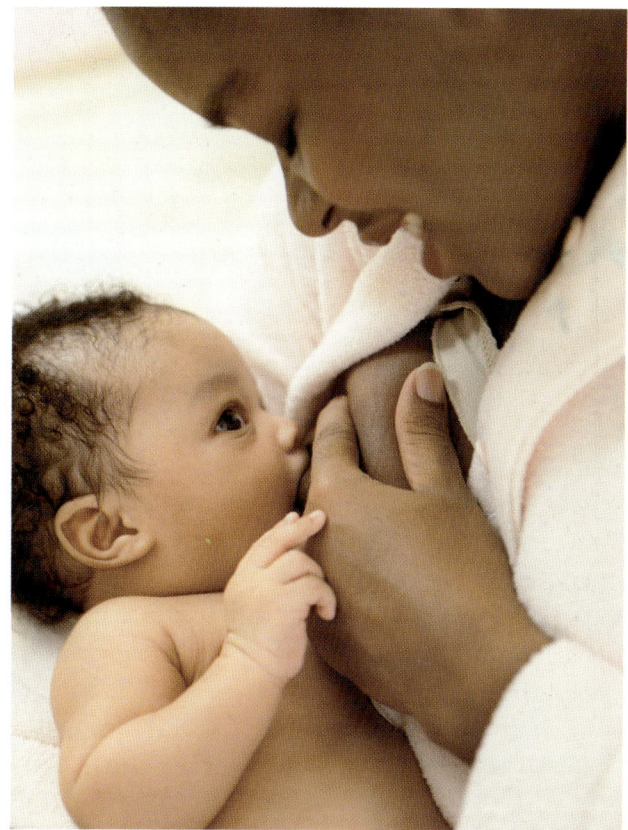

Freude am Genuss des Stillens
Wenn Sie stillen können und es auch wollen, tun Sie es! Stillen verschafft Ihnen und Ihrem Baby tiefe Befriedigung und hat viele gesundheitliche Vorteile für Ihren Säugling.

SO WICHTIG IST STILLEN

Unsere Brüste sind die wichtigsten Zeichen unserer Weiblichkeit. Ihre Hauptfunktion besteht jedoch darin, Nahrung für das Kind bereitzustellen. In einigen Kulturen werden die Brüste vor allem als Sexualobjekte betrachtet, eine Sichtweise, die ihre wunderbare lebenserhaltende Funktion überschattet. Stillen hat eine Vielzahl von Vorteilen für das Baby und die Mutter. Das Baby schützt es vor Verdauungsstörungen, Atemproblemen, Ohrentzündungen und Allergien; außerdem verbessert es das Schlafmuster und verringert das Risiko für den plötzlichen Kindstod. Zu den Vorzügen für die Mutter zählen: Stillen hilft beim Wiedererreichen des Normalgewichts und reduziert die Blutungen nach der Geburt; es stärkt die Bindung zum Kind und senkt möglicherweise auch das Risiko für Brust- und Eierstockkrebs.

Brustschmerzen

Die meisten von uns kennen den sonderbar stechenden Schmerz in der Brust, der von Zeit zu Zeit zu spüren ist. Er lässt meist schnell wieder nach, und wir vergessen ihn bis zum nächsten Mal. Bei einigen Frauen verursacht dieses Stechen jedoch erhebliche Beschwerden und wirkt sich auf ihren Alltag aus.

Brustschmerzen, häufig als Mastalgie bezeichnet, sind sehr häufig und treten meist in Zusammenhang mit dem Menstruationszyklus auf. Dieser Schmerz ist nur ganz selten ein Symptom einer ernsthaften Erkrankung. Wenn Sie dennoch besorgt sind, sollten Sie zum Arzt gehen. Häufig sind ein paar Änderungen in der Lebensweise (s. S. 148–149) ausreichend, um den Schmerz in den Griff zu bekommen.

WAS IST DAS?

Wenn der Schmerz in der Brust zyklusabhängig ist, dann ist er die Folge von Veränderungen der Hormonspiegel (s. S. 89) und wird als »zyklischer Brustschmerz« bezeichnet. Diese Art von Schmerzen ist kurz vor der Periode besonders unangenehm. Ein anderes Zeichen für zyklischen Brustschmerz ist, dass er beide Brüste im Ganzen betrifft und manchmal sogar in die Arme ausstrahlt.

Bei fast einem Drittel aller Frauen steht der Brustschmerz jedoch nicht in Zusammenhang mit den Hormonveränderungen ihres Zyklus. Dann spricht man von einem »zyklusunabhängigen Brustschmerz«, der eher nur einen Bereich einer Brust betrifft und dauerhaft sein mag, aber auch in zufälligen Intervallen auftreten kann. Für den zyklusunabhängigen Brustschmerz kommen viele Ursachen infrage. Eine mögliche Ursache ist eine Muskelzerrung – dann spüren Sie den Schmerz zum Beispiel zwischen den Brüsten und in Richtung der Arme.

Weitere Ursachen des zyklusunabhängigen Brustschmerzes sind:
- Übergewicht
- Zu hohe Östrogenproduktion
- Venenentzündung in der Brust
- Eine Infektion
- Ein erweiterter Milchgang

Für zyklusunabhängige Brustschmerzen werden zudem bestimmte Medikamente verantwortlich gemacht, unter anderem zur Behandlung von Unfruchtbarkeit, zur Empfängnisverhütung und zur Hormonersatztherapie. Infektionen und Entzündungen der Brustdrüse (wenn die Brust rot, heiß und schmerzhaft wird), die sogenannte Mastitis, treten häufig auf, wenn gestillt wird (s. S. 148).

SYMPTOM-CHECK

Der Schmerz in Ihrer Brust kann zyklusabhängig oder zyklusunabhängig auftreten:
- Bei einem zyklischen Schmerz sind oft beide Brüste betroffen, und der Schmerz kann in die Achselhöhlen ausstrahlen. Der Schmerz nimmt zu, wenn Sie kurz vor der Periode stehen.
- Zyklischer Brustschmerz kann begleitet sein von Schwellungen und Knötchen.
- Zyklusunabhängiger Brustschmerz betrifft meist nur den Teil einer Brust, der sich wund anfühlt und wehtut.
- Dieser Schmerz kann permanent oder zeitweise auftreten.

Gehen Sie zum Arzt, wenn der Schmerz schon seit einiger Zeit anhält oder Sie weitere Veränderungen Ihrer Brust bemerken.

Bei Frauen, die nicht stillen, kann eine Mastitis mitunter auf einen entzündlichen Krebs hinweisen, der sich schnell und ohne Vorzeichen entwickeln kann (s. S. 153). Obwohl er nicht sehr wahrscheinlich ist, muss dieser Krebs rasch ausgeschlossen

»Brustschmerzen sind nur selten ein Zeichen einer schweren Erkrankung wie Brustkrebs.«

> »Meist hängen Schmerzen in den Brüsten mit dem Menstruationszyklus zusammen und sind kein Grund zur Sorge.«

bzw. gegebenenfalls schnell behandelt werden. Wenn Sie dieses Symptom an sich beobachten, sollten Sie unverzüglich einen Arzt konsultieren.

Hin und wieder steckt hinter zyklusunabhängigen Brustschmerzen eine koronare Herzkrankheit (s. S. 160–173), eine gastroösophageale Refluxkrankheit (s. S. 290–291) oder eine Gallenblasenerkrankung. Sie können auch die Folge einer Verletzung oder einer Entzündung der Brustwand oder der Rippengelenke sein. Häufiger hängen sie jedoch mit einer Zyste zusammen, eher selten mit Brustkrebs (s. S. 152–157). Und dann gibt es auch noch die Fälle, bei denen der Arzt gar keine Ursache findet.

DIE NÄCHSTEN SCHRITTE

Behalten Sie den Schmerz im Auge: Wenn er nicht innerhalb von vier bis sechs Wochen nachlässt oder sich sogar verschlimmert, machen Sie einen Termin mit Ihrem Arzt aus. Versuchen Sie, ein Tagebuch darüber zu führen, wann und bei

welchem Anlass der Schmerz auftritt. Ihr Arzt nimmt Ihre komplette Krankengeschichte auf und bittet Sie, den Schmerz zu beschreiben. Machen Sie das so genau wie möglich. Ihr Arzt wird wissen wollen, wann und wie Ihre Symptome begonnen haben, wie sich der Schmerz anfühlt und wann und wie oft Sie ihn spüren.

Er wird dann auch Ihre Brüste und Achselhöhlen untersuchen, Ihre Brustwand abklopfen und mit dem Stethoskop Herz und Lungen abhören. So kann er herausfinden, ob Ihre Beschwerden von einer Erkrankung herrühren, die nichts mit Ihrer Brust zu tun hat. In solch einem Fall erhalten Sie eine entsprechende Behandlung.

Wenn sich jedoch herausstellt, dass der Schmerz zweifelsfrei mit Ihrer Brust zu tun hat, wird sich Ihr Arzt für das Schmerzmuster interessieren, um entscheiden zu können, ob es ein zyklischer oder ein zyklusunabhängiger Schmerz ist.

Bei einem zyklusunabhängigen Brustschmerz wird zuerst die Möglichkeit von Brustkrebs ausgeschlossen. Anschließend wird die Brust auf irgendwelche Knötchen oder Veränderungen des Brustgewebes untersucht. Wenn Sie über 35 Jahre alt sind und in Ihrer Familie schon einmal Krebs aufgetreten ist (mütterlicher- oder väterlicherseits), empfiehlt Ihr Arzt Ihnen eine Mammografie und Ultraschall.

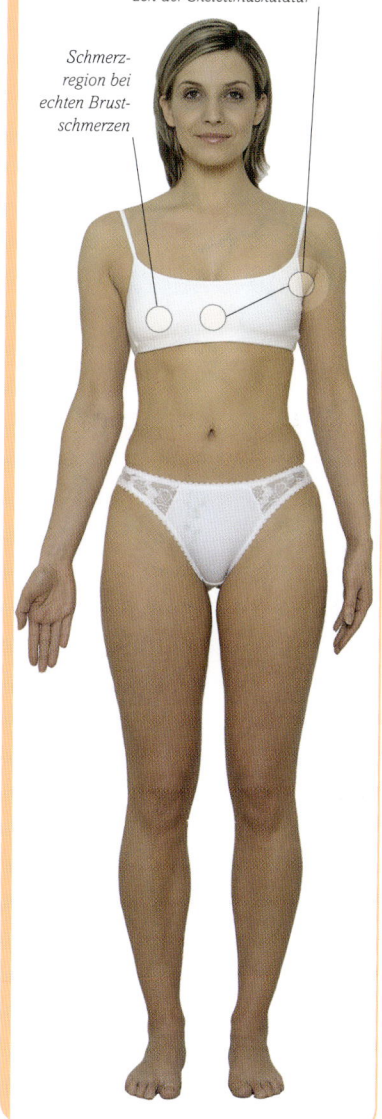

THERAPIEMÖGLICHKEITEN

Normalerweise gibt es keine spezifische Therapie gegen Brustschmerzen. Ihr Arzt wird die Behandlung für Sie finden, die geeignet ist – eine, von der Sie den größten Gewinn und die geringsten Nebenwirkungen erwarten dürfen.

Beruhigung Wurde durch Untersuchungen Brustkrebs (s. S. 152–157) ausgeschlossen, reicht diese beruhigende Gewissheit oft schon aus, damit Sie mit den Beschwerden besser umgehen können.

Medikamente Wenn Ihre Schmerzen ausgesprochen stark sind, kann der Arzt ein potentes Schmerzmittel verschreiben. Die Medikamente, die derzeit zur Verfügung stehen, haben jedoch einige Nebenwirkungen,

sodass die Behandlung am besten von einem Spezialisten durchgeführt werden sollte.

SELBSTHILFE

Gegen starke zyklusunabhängige Brustschmerzen helfen einige Veränderungen der Lebensweise, kombiniert mit Nahrungsergänzungsmitteln zum Einnehmen.

Reduzieren Sie Fett. Übermäßig viel Fett in der Ernährung erhöht wahrscheinlich das im Körper zirkulierende Östrogen. Östrogen stimuliert aber das Brustgewebe und kann so zu Schmerzen führen. Wenn Sie weniger Fett zu sich nehmen – zum Beispiel auf fettarme Lebensmittel umstellen –, können Sie damit das Ausmaß Ihrer Beschwerden lindern.

Nahrungsergänzungsmittel Nachtkerzenöl (das Gammalinolensäure enthält) kann dabei helfen, den Fettsäurehaushalt im Brustgewebe auszugleichen und die Ansprechbarkeit der Milchgänge für Hormone wie Östrogen zu senken. Man geht davon aus, dass bei einer Einnahme von zweimal täglich 1,5 g für bis zu drei Monate die Beschwerden langsam nachlassen. Einige Frauen schwören auch auf Vitamin E, B_1 und B_6 – Studien mit Placebos zum Vergleich haben jedoch gezeigt, dass es keinen Hinweis auf eine wirksame Schmerzreduzierung gibt.

Reduzieren Sie Koffein. Obwohl dieser Effekt noch nicht bewiesen ist, wird empfohlen, weniger oder gar keine koffeinhaltigen Getränke zu trinken, um die Schmerzen in der Brust zu vermindern.

Hören Sie mit dem Rauchen auf. Wenn Sie Raucherin sind, ist jetzt der richtige Zeitpunkt, weniger zu rauchen oder, wenn Sie können, ganz damit aufzuhören (s. S. 64).

Geben Sie Ihren Brüsten Halt. Sie können die Brustschmerzen ganz erheblich lindern, wenn Sie einen BH tragen, der Ihre Brüste optimal stützt. Die Brüste professionell messen zu lassen und einen gut sitzenden, stabilen BH zu tragen kann helfen, Schmerzen und Beschwerden zu lindern. Wenn Ihre Brüste besonders schwer sind und Sie starke Schmerzen haben, entdecken Sie vielleicht, dass auch nachts einen BH zu tragen wahre Wunder wirkt.

Nehmen Sie ab. Falls Sie übergewichtig sind (s. S. 58–59), werden Sie feststellen, dass eine Kombination

MASTITIS

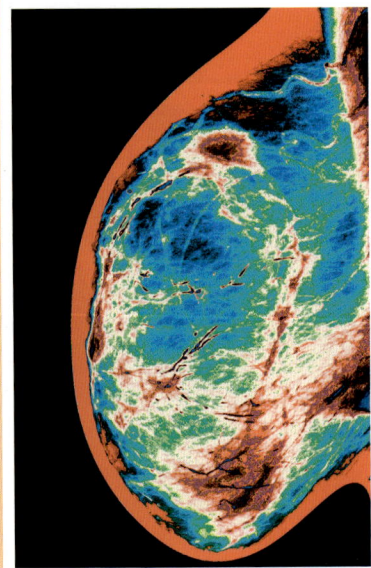

Röntgenbild der Brust
Dieses speziell eingefärbte Mammogramm zeigt durch Mastitis entzündetes Brustgewebe.

Eine Mastitis ist eine schmerzhafte Entzündung einer oder beider Brüste und betrifft eine von zehn stillenden Müttern – häufig in den ersten sechs Wochen des Stillens. Die Rötung breitet sich von den Brustwarzen aus und wird begleitet von Schwellungen, Schmerzen und eventuell Fieber und Abgeschlagenheit. Eine Mastitis wird durch die Infektion eines verstopften Milchganges verursacht. Normalerweise wird die Entzündung mit Antibiotika, warmen Kompressen und heißen Duschen behandelt. Frauen mit Mastitis sollten nicht aufhören zu stillen oder Milch abzupumpen, weil es sonst zum Abszess kommen kann. In seltenen Fällen muss dann chirurgisch eine Drainage gelegt werden.

Ernährung für eine gesunde Brust

Zu einer Kost, die gesund ist für die Brust, gehören viel frisches Gemüse, Obst, ballaststoffreiche Lebensmittel und Seefische wegen der guten Fette, die sie enthalten (s. S. 52–55). Ganz wichtig ist es auch, den Anteil gesättigter Fettsäuren und Transfettsäuren im Essen zu reduzieren (s. S. 172).

Gemüse

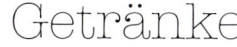

Lauchgewächse wie Zwiebeln, Lauch und v. a. Knoblauch enthalten Schwefelbestandteile, die die Gesundheit der Blutgefäße fördern.

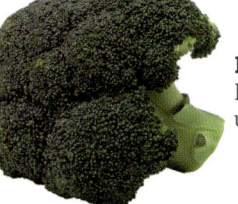

Kohl, zum Beispiel Brokkoli und Blumenkohl, steckt voller Nährstoffe und Vitamine, wie Vitamin C.

Grüne Blattgemüse wie Spinat, Mangold und Grünkohl enthalten viele essenzielle Mineralien und Vitamine.

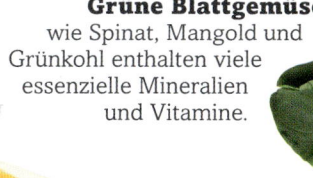

Gelbe und orange Gemüse wie Paprika und Karotten sind reich an Carotinoiden, welche die Körperzellen gesund halten.

Getränke

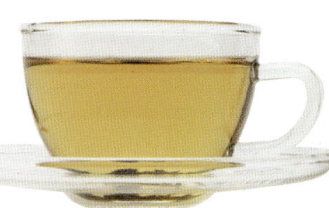

Grüner Tee enthält Polyphenole und Flavonoide – kraftvolle Antioxidanzien, die schädliche Substanzen neutralisieren können.

Obst

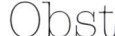

Zitrusfrüchte wie Orangen und Pampelmusen enthalten Carotinoide und Flavonoide, die das Immunsystem stärken.

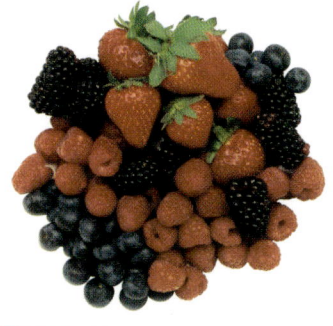

Beeren wie zum Beispiel Himbeeren, Erdbeeren und Blaubeeren sind reich an Antioxidanzien.

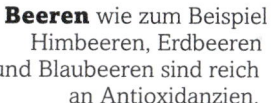

aus einer vernünftigen Reduktionskost und mehr regelmäßigem Sport die Größe Ihrer Brüste vermindern kann. Das Abnehmen beginnt häufig an den Brüsten.

Hausmittel Abwechselnd kalte und warme Kompressen auf den Brüsten sollen die Beschwerden lindern. Auch Brustmassagen können helfen, solange Sie nicht zu empfindlich dafür sind. Eine andere wirksame Methode ist, sich unter die heiße Dusche zu stellen. Versuchen Sie, den Strahl aus dem Duschkopf so kräftig und so lange, wie Sie es vertragen, auf Ihre Brüste zu richten. Möglichweise müssen Sie diese Prozedur ein paar Mal wiederholen, bis es Ihnen besser geht und die Schmerzen nachlassen.

Reduzieren Sie Stress. Man vermutet, dass Stress und Überforderung zu Schmerzen in den Brüsten beitragen können. Entspannungstechniken sollten daher etwas Erleichterung bringen. Viele Möglichkeiten stehen dafür zur Verfügung – zum Beispiel Yoga und Meditation. Andere exzellente Therapien sind z. B. Akupressur, Massage, Fußreflexzonenmassage und Pilates. Möglicherweise müssen Sie einige ausprobieren, bis Sie diejenige finden, die für Sie die richtige ist. Wenn irgendein Bereich Ihres Lebens besonders stressbelastet ist, überlegen Sie, was Sie dagegen unternehmen können.

Brustverkleinerung und Brustvergrößerung

Viele Frauen machen sich Gedanken über die Größe ihres Busens. Die kosmetische Chirurgie kann zwar dazu beitragen, sich in der eigenen Haut wohler zu fühlen, aber sie kann auch zu erheblichen Komplikationen führen. Deswegen sollten Sie sich sehr genau überlegen, ob Sie das Risiko wirklich auf sich nehmen wollen.

Brustverkleinerung

Schmerzen in Schultern, Nacken und Rücken sowie zu große Brüste sind die Hauptgründe, die Frauen dazu veranlassen, sich die Brüste verkleinern zu lassen. Dies ist einer der chirurgischen Eingriffe mit größter Patientinnenzufriedenheit.

Makromastie nennt man es, wenn die Brüste zu groß sind. Wenn das auch Ihr Problem ist, leiden Sie vielleicht auch unter Nacken-, Rücken- und Schulterverspannungen, die durch das Gewicht der Brüste verursacht werden. Unter Umständen sind Sie wund unter den Brüsten, weil hier Haut auf Haut reibt.

Doch selbst wenn Sie sich für einen chirurgischen Eingriff entschieden haben, sollten Sie gegebenenfalls mit einer Operation warten, bis Sie Kinder haben – außer die Größe Ihrer Brüste schränkt Ihre Lebensqualität erheblich ein. Obwohl Stillen auch nach einer Brustverkleinerung möglich ist, kann die Operation die Milchgänge blockieren. Zudem wird empfohlen, mit einer Operation zu warten, bis die Brüste voll entwickelt sind – also bis zum 18. Lebensjahr.

Die Operation dauert zwischen zwei und vier Stunden. So weit wie möglich versucht der Chirurg dabei, das Gefühl in den Brustwarzen zu erhalten. Der Schnitt sieht aus wie ein umgekehrtes »T«. Es ist schwierig vorauszusagen, ob Narben zurückbleiben, von kaum sichtbaren bis ziemlich deutlichen ist alles möglich.

Es kann auch zu einer Reihe von Komplikationen kommen, z. B.:

- Fettnekrose – die Zellen sterben ab und verklumpen. Das kann als Knötchen bei einer Brustuntersuchung tastbar sein oder als Kalziumablagerung, die man bei einer Mammografie feststellt.
- Eine Kalziumablagerung kann eine Biopsie erforderlich machen.
- Es kann zu einem Gefühlsverlust in den Brustwarzen kommen.

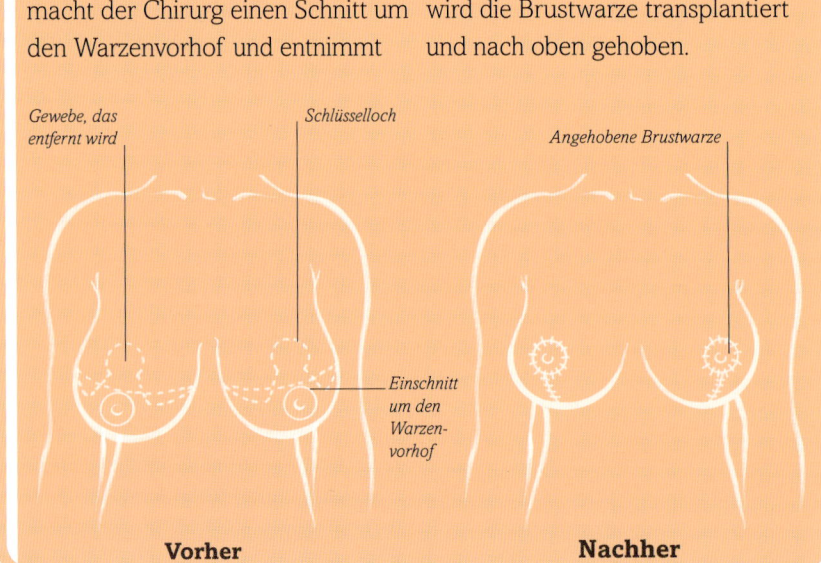

BRUSTVERKLEINERUNG

Bei dieser Operation, die unter Vollnarkose durchgeführt wird, macht der Chirurg einen Schnitt um den Warzenvorhof und entnimmt durch einen Schlüssellocheinschnitt überschüssiges Fettgewebe. Danach wird die Brustwarze transplantiert und nach oben gehoben.

Gewebe, das entfernt wird

Schlüsselloch

Angehobene Brustwarze

Einschnitt um den Warzenvorhof

Vorher

Nachher

Brustvergrößerung

Wenn Sie mit Ihren Brüste unzufrieden sind, sie zu klein finden, sie hängen oder nach der Stillzeit an Größe und Form verloren haben und Sie das psychisch stark beeinträchtigt, denken Sie vielleicht über eine Brustvergrößerung nach. Natürlich stehen hinter einem solchen Wunsch auch kosmetische Gründe.

Medizinisch gesehen sind die Hauptinteressentinnen für eine Brustvergrößerung Frauen mit erblich bedingt zu kleinen Brüsten (Mikromastie) oder Frauen, die aufgrund einer genetischen Veranlagung kein Brustfettgewebe haben. Andere Gründe für eine solche Operation sind zum Beispiel eine Brustrekonstruktion, um den Busen nach der operativen Entfernung einer Brust (Mastektomie) wieder symmetrisch zu gestalten (s. S. 157).

Bei der Brustvergrößerung wird operativ ein Implantat eingesetzt, das mit Kochsalzlösung, Silikongel oder einem Silikongemisch gefüllt ist. Auch der Aufbau mit körpereigenem Gewebe ist möglich. Dafür muss man meist über Nacht in der Klinik bleiben, eventuell auch länger, wenn die Brust auch geliftet werden soll (Mastopexie).

Zu den Komplikationen, zu denen es kommen kann, gehören:
- Das Auslaufen und/oder Platzen des Implantats
- Schmerzen und/oder Infektionen
- Veränderungen der Sensibilität von Brustwarzen und Brust
- Blut oder Flüssigkeit in der Brust
- Unzufriedenheit mit dem Aussehen der Brüste auch nach der OP
- Kalziumeinlagerungen im Gewebe um das Implantat herum
- Verzögerte Wundheilung
- Verdrängung des Implantats, es zeichnet sich unter der Haut ab
- Die Notwendigkeit weiterer Operationen wegen Komplikationen
- Kapselfibrose mit evtl. starker Verformung der Brust

SIND BRUST-IMPLANTATE SICHER?

Die Brustvergrößerung steht heute mehr denn je auf dem Prüfstand und wird kontrovers diskutiert, weil die Sicherheit der Silikonimplantate sowohl in medizinischer als auch in juristischer Hinsicht Fragen aufwirft. Die Implantate wurden in den USA bereits seit 1962 verwendet. Die Angst vor dem Auslaufen, der Bildung von Kalziumeinlagerungen und vor systemischen Autoimmunerkrankungen (s. S. 266–271) führte jedoch dazu, dass sie dort zwischen 1992 und 2006 wieder vom Markt genommen wurden.

In Europa sind Silikonimplantate für die Rekonstruktion der Brust nach Brustkrebs und zur Vergrößerung einer gesunden Brust zugelassen und gelten als sicher. Es gibt keinerlei Studien, die einen Zusammenhang zwischen Brustimplantaten und einem erhöhten Brustkrebsrisiko oder anderen Erkrankungen der Brust herstellen.

BRUSTVERGRÖSSERUNG

Brustimplantate können vor (links) oder hinter (rechts) dem Brustmuskel eingesetzt werden. Eine Mammografie ist in beiden Fällen möglich, weil die Implantate eventuelle Knötchen nicht verdecken. Eine Biopsie kann jedoch etwas schwieriger sein, wenn das Implantat vor dem Brustmuskel sitzt, weil dann das Risiko besteht, dass es beim Eingriff beschädigt wird.

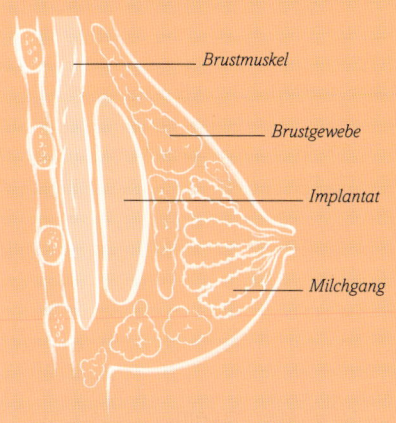

Brustmuskel

Brustgewebe

Implantat

Milchgang

Implantat vor dem Muskel

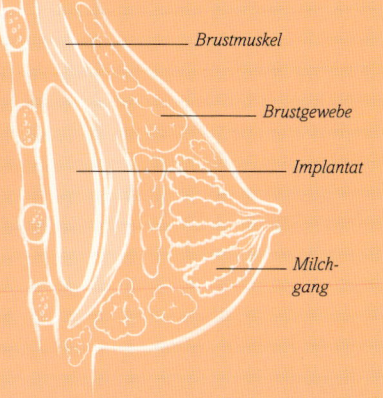

Brustmuskel

Brustgewebe

Implantat

Milchgang

Implantat hinter dem Muskel

Brustkrebs

Die Diagnose Brustkrebs kann ein Schock sein. Früh erkannt und mit modernen Methoden behandelt, ist diese Erkrankung jedoch heilbar. Egal, wie er verläuft – Brustkrebs ist ein Ereignis, das das ganze Leben verändert. Zu wissen, was man tun kann, um ihn zu behandeln, ist der erste Schritt, die Angst zu überwinden.

SYMPTOM-CHECK

Brustkrebs kann sich ganz unterschiedlich zeigen. Hier die klassischen Symptome, die meist nur eine Brust betreffen:

- Ein Knötchen in der Brust nach den Wechseljahren
- Hautveränderungen – Einziehungen der Brusthaut und, speziell im Bereich der Brustwarzen und im unteren Teil der Brust, eine Oberflächenstruktur wie »Orangenhaut«
- Veränderungen der Brustwarzen – ungewohnte Einziehungen und ein Ekzem (Schorf, Blutungen usw.) um die Brustwarze. Ausfluss ist selten ein Symptom für Brustkrebs, sollte aber immer untersucht werden.
- Entzündungszeichen und Infektionen, obwohl nicht gestillt wird

Gehen Sie zum Arzt, wenn Sie irgendeine Veränderung Ihrer Brust bemerken, die nach Ihrer Periode nicht wieder besser geworden ist.

Brustkrebs ist eine der gefürchtetsten Erkrankungen, und sie betrifft viele Frauen. Die Wahrscheinlichkeit, an Brustkrebs zu erkranken, nimmt mit dem Alter zu, doch auch andere Faktoren spielen eine Rolle.

Es gibt verschiedene Möglichkeiten, sein persönliches Risiko zu bestimmen. Am häufigsten kommt das GAIL-Modell zum Einsatz. Dabei werden eine Reihe von Fragen gestellt – zum Beispiel wie alt Sie sind, welche Nationalität Sie haben oder wie alt Sie waren, als Sie Ihr erstes Kind geboren haben –, anhand derer das Erkrankungsrisiko berechnet wird. Das Wichtigste zur erfolgreichen Behandlung des Brust-krebs ist die Früherkennung. Frauen (und sehr wenige Männer) sterben an dieser Krankheit nur, wenn sie außerhalb der Brust gestreut hat, sich Metastasen in bestimmten Organen gebildet haben und weder Chemotherapie noch Bestrahlung Wirkung zeigen. Wenn der Brustkrebs diagnostiziert wird, bevor er gestreut hat, ist die Wahrscheinlichkeit für eine erfolgreiche Behandlung sehr viel höher und die Gefahr eines Rückfalls sehr viel kleiner.

Das wichtigste Instrument, um Brustkrebs frühzeitig zu entdecken, ist die Mammografie. Bei diesem Verfahren werden mit niedrig dosierten Röntgenstrahlen zweidimensionale Bilder des Brustgewebes produziert. Dazu wird jede Brust zwischen zwei Platten gepresst, während ein kurzer Röntgenimpuls das Bild anfertigt. Das Ganze wird dann am Gewebeareal zwischen Brustbein und Achselhöhle wiederholt.

Die Mammografie kann Veränderungen oft Jahre früher entdecken als eine körperliche Untersuchung. Vor Brustkrebs schützen kann sie jedoch nicht. Aber sie kann möglicherweise verhindern, dass Sie daran sterben. Studien zufolge sinkt das Risiko, an Brustkrebs zu sterben, bei konsequenter Anwendung von Mammografien um 40 Prozent (s. rechts).

Von Land zu Land wird die Mammografie unterschiedlich gehandhabt, beispielsweise was das Alter betrifft, in dem ein Screening zum ersten Mal empfohlen wird. Es gibt auch nationale Unterschiede

»Etwa eine von neun Frauen erkrankt an Brustkrebs; frühzeitig entdeckt und behandelt, sind die Chancen für eine vollständige Heilung sehr viel größer.«

WIE DIE MAMMOGRAFIE IHR LEBEN RETTEN KANN

Screening rettet Leben!
40 Prozent weniger Todesfälle durch Brustkrebs konnten bei Frauen verbucht werden, bei denen Brustkrebs diagnostiziert wurde und die zwischen 1979 und 1999 in Schweden an einem Mammografie-Screening teilgenommen hatten (B). Die Rate von Todesfällen bei Frauen, die nicht an einem Screening teilgenommen hatten, blieb dagegen gleich (A).

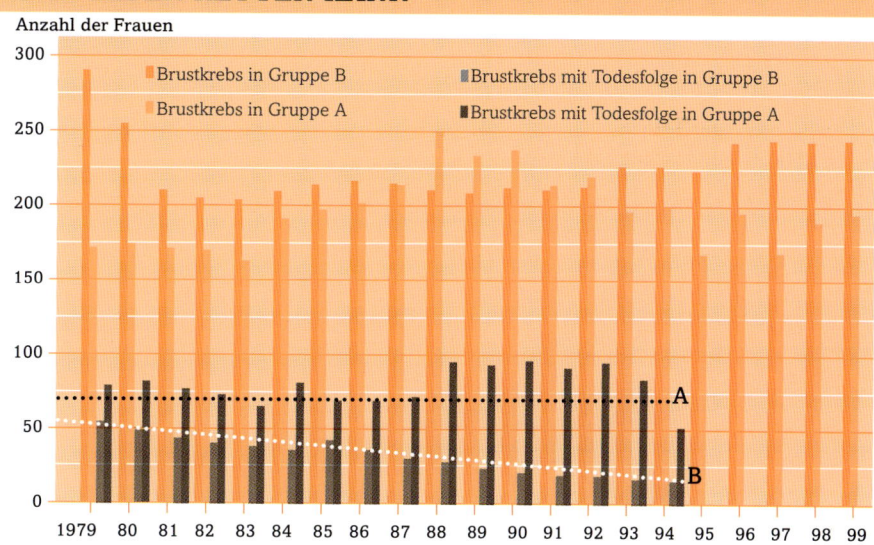

Anzahl der Frauen

- Brustkrebs in Gruppe B
- Brustkrebs in Gruppe A
- Brustkrebs mit Todesfolge in Gruppe B
- Brustkrebs mit Todesfolge in Gruppe A

bezüglich der Intervalle zwischen den einzelnen Screenings.

Etwa zehn Prozent aller Fälle können mit einer Mammografie nicht entdeckt werden. Daher ist es so wichtig, mit seinen Brüsten vertraut zu sein und sie regelmäßig selbst zu untersuchen (s. S. 154). Je genauer Sie wissen, wie Ihre Brüste normalerweise aussehen und sich anfüh-

len, umso einfacher ist es für Sie, Veränderungen früh zu bemerken.

Wenn Sie bei einer Selbstuntersuchung oder einer anderen Methode einen Knoten in Ihrer Brust entdecken, wird eine Biopsie (s. S. 155) gemacht, um festzustellen, ob das Gewebe gutartig oder bösartig ist und ob weitere Untersuchungen notwendig sind.

RISIKO-CHECK

Nur 25 Prozent aller Fälle von Brustkrebs betreffen Frauen, bei denen eine oder mehr Verwandte Brustkrebs hatten. 75 Prozent aller Fälle von Brustkrebs treten bei Frauen auf, die keine entsprechende Familiengeschichte haben. Aus diesem Grund ist es sehr wichtig zu verstehen, welche Risikofaktoren neben der erblichen Vorbelastung in Ihrem persönlichen Fall vorliegen. Das Risiko für Brustkrebs ist erhöht, wenn

- Sie über 50 sind,
- Sie früh Ihre Periode bekommen haben oder spät in die Wechseljahre gekommen sind,
- Sie erst spät ihr erstes Kind bekommen haben,
- Sie keine Kinder haben,
- bei Ihnen schon eine Biopsie gemacht wurde,
- bei einer Biopsie atypische Zellen gefunden worden sind.

ENTZÜNDLICHER BRUSTKREBS

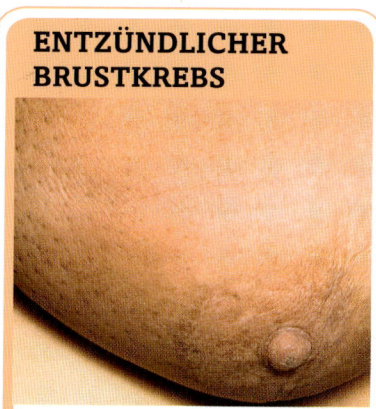

Orangenhaut auf der Brust
Durch Flüssigkeit schwillt die Haut, sodass sie wie Orangenhaut aussieht.

Entzündlicher Brustkrebs ist eine seltene Krebsart, die sich plötzlich entwickeln kann. Die Symptome ähneln denen einer Mastitis: Die Brust wird rötlich oder blutunterlaufen, zeigt Orangenhaut, typische Entzündungszeichen, Empfindlichkeit oder Juckreiz; Schwellungen in den Achselhöhlen und eingezogene Brustwarzen.

DIE SELBSTUNTERSUCHUNG DER BRUST

Lernen Sie Ihre Brust kennen. Wie sieht sie aus? Wie fühlt sie sich an? Wie verändert sie sich jeden Monat? Die Selbst- untersuchung begleitet Sie Ihr Leben lang. Je besser Sie Ihre Brust kennen, desto eher bemerken Sie Auffälligkeiten.

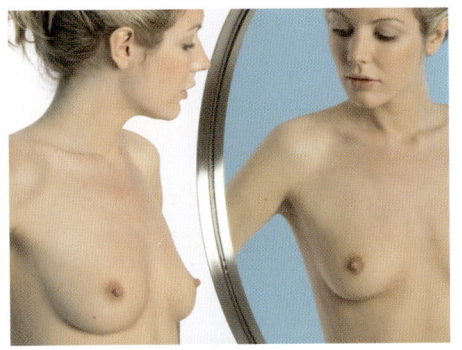

1 Schauen Sie in den Spiegel. Sie stehen, die Arme auf den Hüften, dann nehmen Sie sie über den Kopf. Überprüfen Sie jedes Mal, ob Ihre Brüste die gleiche Form und Größe wie immer haben. Schauen Sie dann, ob die Haut Veränderungen zeigt, ob sie wellig erscheint, Einzüge, Runzeln oder Dellen sichtbar sind. Sehen Sie Rötungen, wunde Stellen, Verdickungen oder Schwellungen? Ist die Brustwarze eher eingezogen oder nach außen gerichtet? Hat die Brustwarze ihre Position verändert? Tritt aus nur einer Brust spontan Ausfluss aus? Wenn ja, ist der Ausfluss blutig oder klar und wässrig? Geht er einher mit einer eingezogenen Brustwarze?

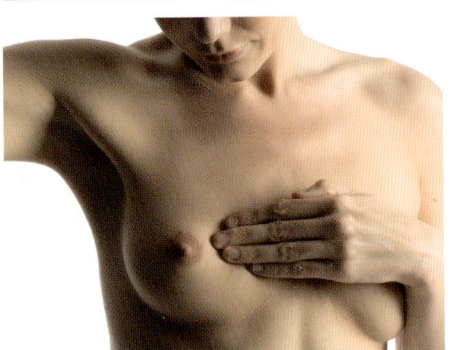

2 Tasten Sie Ihre Brüste nach Veränderungen ab. Geben Sie dazu Körperöl auf Ihre Hände. Beginnen Sie mit einem Arm über dem Kopf, und gleiten Sie mit den Fingerspitzen der anderen Hand fest, aber sanft über die Brust. Streichen Sie mit den Händen vom Brustansatz bis zur Falte unter der Brust und vom Brustbein Richtung Achselhöhle. Nehmen Sie die rechte Hand, um Ihre linke Brust zu untersuchen, und umgekehrt. Achten Sie besonders auf den Bereich um die Brustwarzen herum – tasten Sie Veränderungen, etwa erbsengroße oder marmorähnliche Knoten, Verdickungen oder Erhebungen oder etwas wie »Kies«?

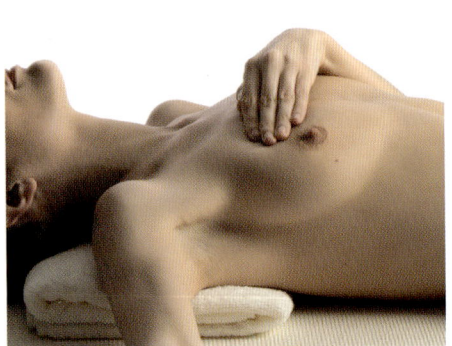

3 Wiederholen Sie die Tastuntersuchung auf dem Rücken liegend. Legen Sie ein zusammengefaltetes Handtuch unter Ihre Schulterblätter. Nehmen Sie nun eher die Handflächen als die Fingerspitzen, um jede Brust von der Achselhöhle zum Brustbein und vom Schlüsselbein bis zum Bauch abzutasten. Die meisten Brüste sind knotig oder körnig, deswegen sollten Sie wissen, was bei Ihnen normal ist – Veränderungen werden dann umso leichter erkennbar.

DIE RISIKOFAKTOREN SENKEN

Auf viele Risikofaktoren für Brustkrebs hat man keinerlei Einfluss (s. S. 153), auf andere jedoch schon. Hier ein paar Vorschläge, was Sie tun können: **Stillen Sie,** wenn Sie ein Baby im entsprechenden Alter haben. Es wird angenommen, dass Stillen die Zellen der Milchgänge »reinigt«.
Achten Sie auf Ihr Gewicht (s. S. 58–59), denn Körperfett ist vor allem nach den Wechseljahren an der Östrogenproduktion beteiligt.

Treiben Sie Sport. Schon bei drei Stunden Ausdauertraining pro Woche sinkt Ihr Krebsrisiko um 20 Prozent.
Bleiben Sie maßvoll mit Alkohol. Je mehr Sie trinken, desto deutlicher steigt auch Ihr Risiko an (s. S. 65).

WAS IST DAS?

Invasiver Brustkrebs ist das irreguläre Wachstum von Zellen der Drüsenlappen oder der Milchgänge in der Brust. Diese Zellen haben ihre Fähigkeit, sich vom Körper regulieren zu lassen, verloren und angefangen, sich unkontrolliert zu teilen. Dabei bilden sie einen Tumor, den man auch als Karzinom bezeichnet. Der Krebs kann mit der Zeit einen zunehmenden Anteil des gesunden Brustgewebes zerstören. Unbehandelt kann er sich dann von der Brust aus auf andere Organe ausbreiten.

Brustkrebs entsteht nicht über Nacht. Es gibt graduelle Veränderungen der Milchgänge, die sich zu einem invasiven Karzinom der Milchgänge – der häufigsten Art von Brustkrebs – entwickeln können.

DIE NÄCHSTEN SCHRITTE

Wenn Sie einen Knoten in der Brust getastet haben, gehen Sie gleich zu Ihrem Frauenarzt, damit entschieden werden kann, welche Untersuchungen jetzt nötig sind.

Mammografie wird bevorzugt zur Frühdiagnose eingesetzt. Je eher der Tumor entdeckt wird und je kleiner er ist, desto besser sind die Heilungschancen. Zeigt die Mammografie eine Veränderung, erfolgen zusätzliche Untersuchungen.

Ultraschall ist eine nicht invasive Möglichkeit, die Dichte des Brustgewebes und irgendwelcher Veränderungen darin zu bestimmen.

Die Magnetresonanztomografie (MRT) nutzt die Energie sehr starker Magnete, um ein Bild der Brust zu produzieren.

Nachdem ein Farbstoff ins Blut injiziert wurde, legt man Sie in eine Röhre, in der die Aufnahme gemacht wird. Die Aufnahme sollte zwischen dem 7. und dem 14. Tag des Menstruationszyklus gemacht werden, um die normalen Abweichungen, die mit den Hormonveränderungen zusammenhängen, auszuschließen.

Eine Biopsie kann erforderlich werden, wenn Mammografie, Ultraschall und MRT einen Befund erbracht haben oder wenn ein Knoten entdeckt wurde. Dabei wird eine kleine Gewebemenge entnommen und analysiert.

Es gibt vier Typen der Biopsie: Bei der *Feinnadel-Aspirations-Biopsie (FNA)* werden Zellen durch eine Nadel gesaugt; bei der *Stanzbiopsie* wird mehrfach eine Nadel eingeführt; bei der *vakuumassistierten Biopsie* wird das Instrument einmal eingeführt und mehrere Gewebeproben entnommen. Für die *offene Biopsie* ist eine Operation erforderlich, um entweder einen Teil des Brustgewebes zu entnehmen oder den gesamten Herd zu entfernen.

Bei einer Biopsie können folgende Befunde gemacht werden:

- Eine gutartige Veränderung, die man ruhig belassen kann, da sie das Risiko, Brustkrebs zu entwickeln, nicht erhöht.
- Veränderungen, die möglicherweise ein Risiko bergen – etwa eine atypische duktale Hyperplasie, eine lobuläre Neoplasie oder ein lobuläres Karzinom in situ (LCIS). Diese Veränderungen werden normalerweise entfernt.
- Nicht invasiver Brustkrebs – das duktale Karzinom in situ (DCIS) ist das früheste Brustkrebsstadium, in dem die Krebszellen auf die Milchgänge beschränkt sind. Der Krebs hat nicht in wichtige Organe gestreut, muss aber behandelt werden, weil er sich zu invasivem Brustkrebs entwickeln kann.
- Invasiver Brustkrebs – dieser Krebs ist aus den Milchgängen in das umgebende Binde- und Fettgewebe der Brust eingebrochen. Von dort aus streuen die Krebszellen ins Blut, die Lymphgefäße und in lebenswichtige Organe.

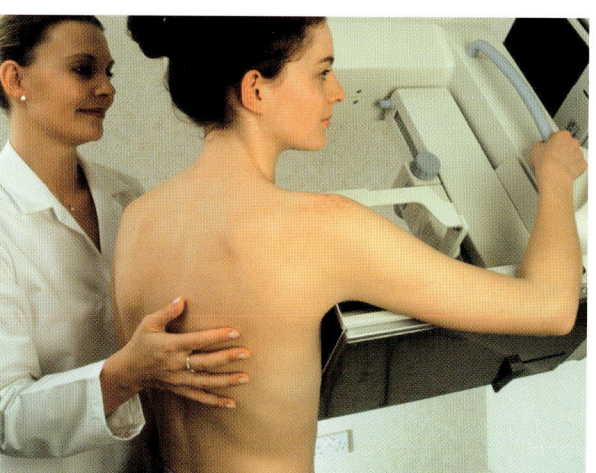

Mammografie
Jede Brust wird zwischen eine Plastikplatte und eine Röntgenplatte gepresst, sodass die Röntgenstrahlen durch die Brust hindurch auf die Röntgenplatte dringen.

THERAPIEMÖGLICHKEITEN

Der Tumor kann »abgegrenzt« werden, um zu sehen, wie weit er fortgeschritten ist, obwohl das nicht routinemäßig gemacht wird. Diverse Untersuchungen können dazu durchgeführt werden: ein Knochenszintigramm, ein Leberfunktionstest, ein Röntgenthorax und eventuell eine PET (Positronemissionstomografie).

Die Brustkrebsbehandlung beruht im Allgemeinen auf einer Kombination von Chirurgie, Chemotherapie, Bestrahlung und Tabletten (z. B. Tamoxifen oder ein Aromataseinhibitor, der die Östrogenproduktion hemmt). Der Behandlungsplan hängt vom Stadium der Krankheit ab.

Bei der Lumpektomie (s. rechts) wird die Brust erhalten, und nur der Tumor (Knoten) und umliegendes Gewebe werden entfernt.

Nach dieser Operation bekommen Sie etwa sechs Wochen lang Bestrahlungen, nach denen Ihr Arzt Ihnen wahrscheinlich Medikamente zum Einnehmen verschreibt, damit der Krebs nicht wiederkommt. Bei kleinen oder mittleren Brüsten kann

diese Operation das Aussehen sichtbar verändern.

Bei der Mastektomie werden etwa 95 Prozent des Brustgewebes entfernt (einschließlich des Gewebes, das bis in die Achselhöhle reicht), außerdem die Brusthaut. Die zurückbleibenden Hautteile werden über der Brust verschlossen – der Brustkorb ist dann flach, sodass eine Brustprothese angepasst werden kann.

Eine hautsparende Mastektomie (s. rechts) wird nur durchgeführt, wenn die Brust mit einem Implantat wieder aufgebaut werden soll. Die Brusthaut kann auf verschiedenen Wegen erhalten werden – zum Beispiel durch eine Inzision um den Warzenvorhof herum.

Axillare Stadieneinteilung Der Arzt untersucht auch, ob der Tumor bereits gestreut hat. Die Standardmethode dafür ist, die Lymphknoten in der Achsel auszuräumen und zu untersuchen. Die Ausräumung ist bei invasivem Brustkrebs und in einigen Fällen von DCIS (s. S. 155) unbedingt erforderlich. Sie kann vor oder

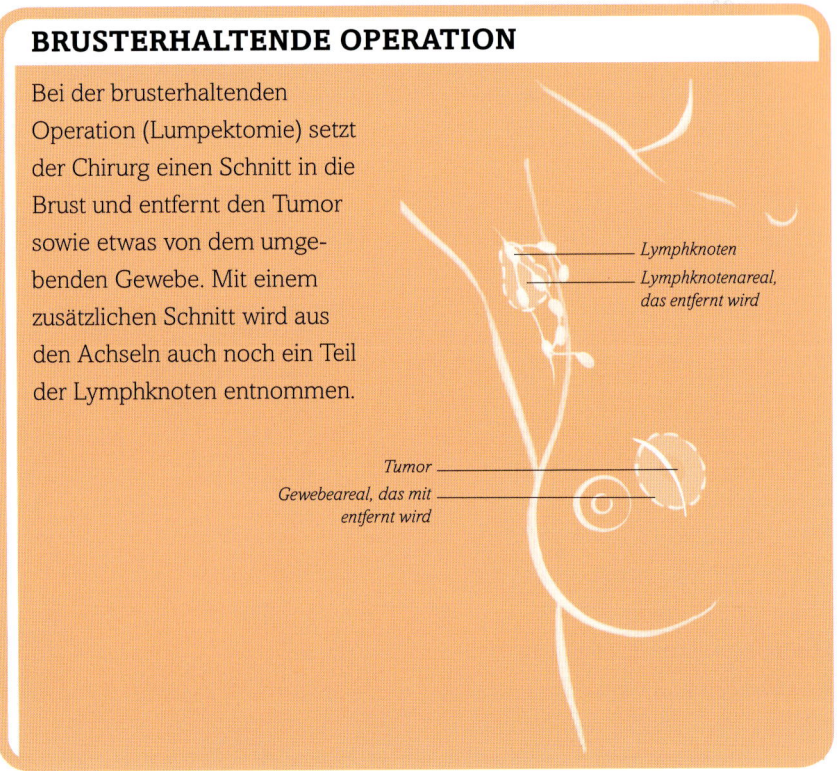

BRUSTERHALTENDE OPERATION

Bei der brusterhaltenden Operation (Lumpektomie) setzt der Chirurg einen Schnitt in die Brust und entfernt den Tumor sowie etwas von dem umgebenden Gewebe. Mit einem zusätzlichen Schnitt wird aus den Achseln auch noch ein Teil der Lymphknoten entnommen.

Lymphknoten

Lymphknotenareal, das entfernt wird

Tumor

Gewebeareal, das mit entfernt wird

während der Brust-OP durchgeführt werden. Knoten mit hoher Krebswahrscheinlichkeit werden analysiert. Stellen sie sich als bösartig heraus, werden andere Knoten auch entfernt.

Meist muss nur eine kleine Zahl von Lymphknoten entfernt werden. Die Technik, die dafür verwendet wird, ist die Wächterlymphknotenbiopsie. Wächterlymphknoten sind die ersten Lymphknoten, die von den gestreuten Krebszellen angegriffen werden. Sind sie von Krebs befallen, ist es möglich, dass er in weitere Lymphknoten gestreut hat, sodass die meisten von ihnen entfernt werden (Ausräumung der Achselhöhle). Das kann zu Lymphödemen oder Armschwellungen führen – auch noch Monate oder Jahre nach der Behandlung.

Die Chemotherapie wird in der Regel nach der OP durchgeführt. In einigen Fällen wird sie schon vorher verabreicht, um den Tumor vor der Operation zu verkleinern.

Bei einer Chemotherapie werden im Krankenhaus intravenös oder oral Medikamente gegeben. Es existiert eine große Anzahl dieser Arzneimittel – alle mit unterschiedlichen Nebenwirkungen. Zwischen den einzelnen Behandlungszyklen liegen meist einige Wochen zur Erholung von den Nebenwirkungen. Meist dauert eine Chemotherapie zwischen vier und sechs Monate – danach sind ggf. noch einmal eine Operation und Bestrahlung nötig.

MASTEKTOMIE

Bei einer Mastektomie setzt der Chirurg einen Schnitt, entfernt den Tumor und das Brustgewebe und, wenn nötig, auch die Lymphknoten in den Achseln. Bei der Mastektomie bleibt ein diagonaler Schnitt über der Brustwand zurück, wenn kein Brustaufbau nachfolgen soll.

Lymphknoten in der Achsel

Tumor

Bereich des Gewebes, das mit entfernt wird

Der Brustaufbau kann während der OP oder zu einem späteren Zeitpunkt vorgenommen werden. Im Falle einer Bestrahlung wird mit dem Brustaufbau noch etwa ein Jahr oder länger gewartet, damit sich das Gewebe erholen kann. Für den Aufbau gibt es viele Techniken – vom Implantat unter dem Brustmuskel bis zur aufwendigeren Gewebeübertragung.

SELBSTHILFE

Operation und Chemotherapie stehen im Zentrum einer Behandlung. Trotzdem gibt es Dinge, die Sie selbst tun können: Gut informiert über den eigenen Brustkrebs zu sein kann helfen, Ängste zu überwinden und optimistisch zu bleiben.

Komplementäre Therapien Diese Therapien können die konventionelle Therapie nicht ersetzen, aber die Heilung fördern. Zu ihnen gehören Massage, Yoga, Akupunktur und Reflexzonentherapie. Meditation und andere ganzheitliche Verfahren können die Genesung beschleunigen und Sie dabei unterstützen, eventuellen Ängsten zu begegnen.

Alternative Verfahren Wenn die Diagnose Brustkrebs gestellt wurde, ist man besonderes verletzlich und eventuell empfänglich für »Behandlungen«, die als Alternative zur Schulmedizin angeboten werden. Es gibt jedoch keine wirksamen »Alternativen« zu Chirurgie, Chemotherapie und Bestrahlung.

»So viel wie möglich über seinen Brustkrebs zu wissen, hilft, positiver damit umzugehen.«

Herz und Kreislauf

Dr. Ghada Mikhail
Gefäßkrankheiten Dr. Sarah Jarvis

Das Herz

Obwohl das Herz nur wenig wiegt, ist es eines der bedeutendsten Organe. Unsere lebenswichtige, faustgroße Pumpe schlägt unermüdlich: durchschnittlich 60- bis 100-mal in der Minute. Jedes Mal pumpt sie Ihr gesamtes Blut, immerhin fünf Liter, in einem System von Arterien, Venen und Kapillaren (s. S. 246) durch Ihren Körper. Die Lungen reichern das Blut mit Sauerstoff an. Gemeinsam sorgen Herz, Kreislaufsystem und Lunge dafür, dass alle Zellen den Sauerstoff bekommen, den sie benötigen.

WIE DAS HERZ ARBEITET

Unser Herz wiegt zwischen 250 und 340 g und besteht aus vier Kammern – zwei Kammern auf jeder Seite. Die oberen beiden Kammern sind der rechte und der linke Vorhof (Atrium), darunter liegen die rechte und die linke Herzkammer (Ventrikel).

Damit das Herz normal schlägt, sorgen elektrische Impulse dafür, dass die Vorhöfe sich zusammenziehen. Die elektrische Aktivität wandert dann weiter in die Herzkammern, die sich ebenfalls kontrahieren.

Die rechte Seite enthält sauerstoffarmes Blut, das bereits durch die Venen durch den gesamten Körper zirkuliert ist. Mit jedem Herzschlag pumpt das Herz dieses Blut in die Lungen, wo das Blut mit Sauerstoff angereichert wird (s. S. 230–231). Es fließt dann von den Lungen durch Blutgefäße zum linken Herzen hin und von dort aus durch die Aorta und die anderen Arterien in den übrigen Körper. Über die Venen gelangt das Blut wieder zurück zum Herzen, und der Kreislauf beginnt von vorn.

Herzklappen – die Trikuspidal- und die Pulmonalklappe auf der rechten Seite und die Mitral- und die Aortenklappe auf der linken Seite – kontrollieren den Blutstrom (s. rechts). Auch die Blutgefäße sind mit Klappen ausgestattet, die dafür sorgen, dass das Blut in die richtige Richtung fließt.

WAS FRAUEN VON MÄNNERN UNTERSCHEIDET

Bei Herzerkrankungen unterscheiden sich Frauen durch andere Risikofaktoren (s. S. 163), Diagnosemethoden (s. S. 168-169) und Behandlungsformen (s. S. 170–171).

DAS INNERE DES HERZENS

Die muskuläre Wandstruktur des Herzens wird Myokard genannt, sie bildet vier Kammern. Der Blutfluss wird von den Herzklappen kontrolliert (s. rechts).

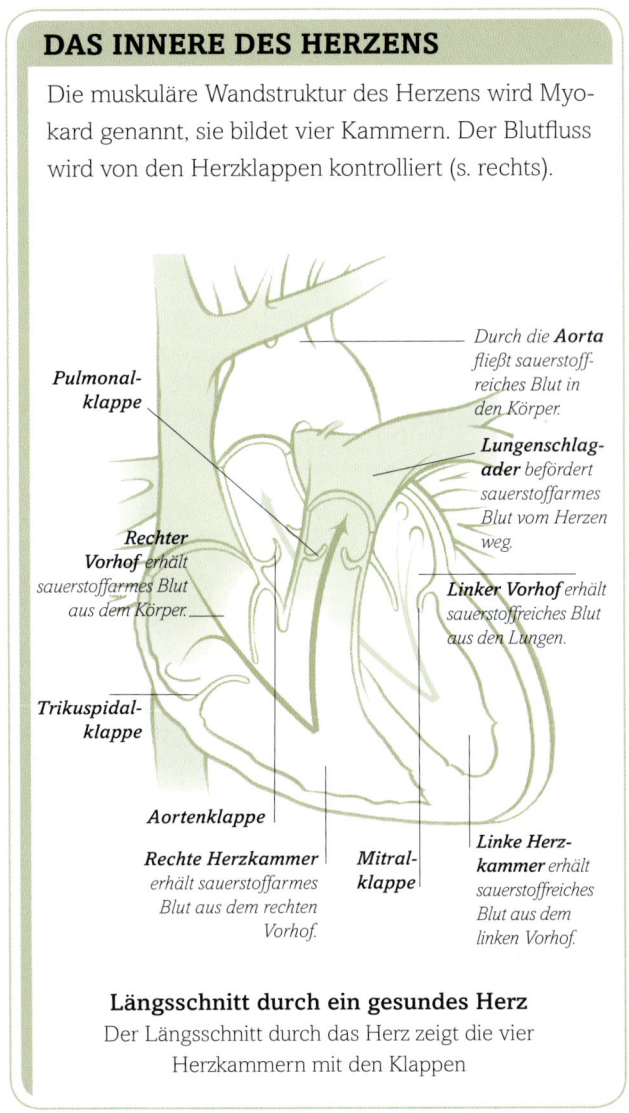

Pulmonalklappe

Durch die Aorta fließt sauerstoffreiches Blut in den Körper.

Lungenschlagader befördert sauerstoffarmes Blut vom Herzen weg.

Rechter Vorhof erhält sauerstoffarmes Blut aus dem Körper.

Linker Vorhof erhält sauerstoffreiches Blut aus den Lungen.

Trikuspidalklappe

Aortenklappe

Rechte Herzkammer erhält sauerstoffarmes Blut aus dem rechten Vorhof.

Mitralklappe

Linke Herzkammer erhält sauerstoffreiches Blut aus dem linken Vorhof.

Längsschnitt durch ein gesundes Herz
Der Längsschnitt durch das Herz zeigt die vier Herzkammern mit den Klappen

DIE HERZKLAPPEN

Die Herzklappen sorgen dafür, dass das Blut in die richtige Richtung fließt. Die Taschenklappen (Mitral- und Trikuspidalklappe) liegen zwischen den Vorhöfen und den Herzkammern; die Segelklappen befinden sich an den Öffnungen von Pulmonalarterie und Aorta. Bei Druck, also wenn sich das Herz zusammenzieht, öffnen sich die Klappen, und das Blut kann hindurchfließen. Dann schließen sich die Klappen wieder – das Blut kann nicht mehr zurückfließen.

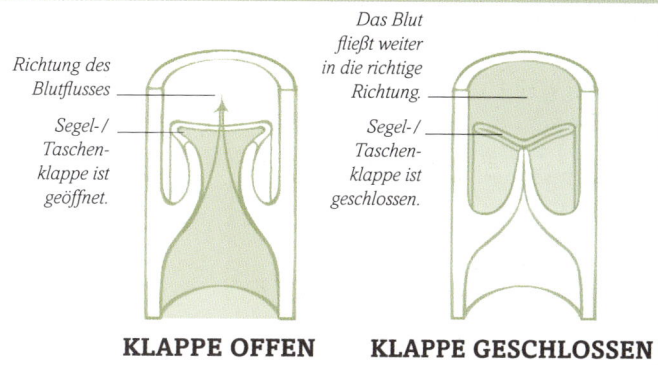

Richtung des Blutflusses

Segel-/ Taschen-klappe ist geöffnet.

Das Blut fließt weiter in die richtige Richtung.

Segel-/ Taschen-klappe ist geschlossen.

KLAPPE OFFEN   **KLAPPE GESCHLOSSEN**

DER BLUTDRUCK

Jedes Mal, wenn das Herz schlägt, pumpt es Blut in die Blutgefäße. Der Blutdruck ist nichts anderes als der Druck, mit dem das Blut durch die Blutgefäße fließt. Er ist am höchsten, wenn sich der Herzmuskel kontrahiert und das Blut in den Körper pumpt – man spricht dann vom systolischen Blutdruck. Ruht das Herz zwischen zwei Schlägen, sinkt der Blutdruck, und man spricht von diastolischem Druck.

Ihr Blutdruck sollte unter 140/90 mmHg betragen (140 ist der systolische Wert und 90 der diastolische). Bei bestimmten Krankheiten, etwa Diabetes, ist ein niedrigerer Blutdruck anzustreben. Sowohl der systolische als auch der diastolische Blutdruck sind wichtig – schon wenn einer von beiden erhöht ist, spricht man von Bluthochdruck oder Hypertonie. Es gibt verschiedene Methoden, um den Blutdruck zu messen:

Sphygmomanometer Bei diesem klassischen Blutdruckmessgerät legt der Arzt oder die Arzthelferin eine Manschette um Ihren Oberarm und pumpt sie auf. Dann wird mit dem Stethoskop nach Ihrem Blutdruck gehorcht. Der Puls, der zuerst zu hören ist, ist der systolische Druck. Daraufhin wird langsam die Luft aus der Manschette gelassen, und der Puls ist immer schwächer zu hören, bis er schließlich verschwindet. An diesem Punkt wird der diastolische Druck gemessen.

Elektronische Blutdruckmessgeräte Diese Instrumente messen den Blutdruck elektronisch. Sie werden häufig von Patienten verwendet, die ihren Blutdruck zu Hause selbst kontrollieren.

Ambulante 24-Stunden-Blutdrucküberwachung

Dabei tragen Sie über 24 Stunden eine Blutdruckmanschette. Ihr Blutdruck wird automatisch periodisch Tag und Nacht gemessen. Die Methode eignet sich bei grenzwertigem Blutdruck oder zur Überwachung einer bestimmten Medikation. Manchmal wird sie auch angewendet, wenn vermutet wird, dass der Blutdruck nur deswegen erhöht ist, weil der Patient bei der Messung in der Praxis ängstlich ist (»Weißkittelhochdruck«).

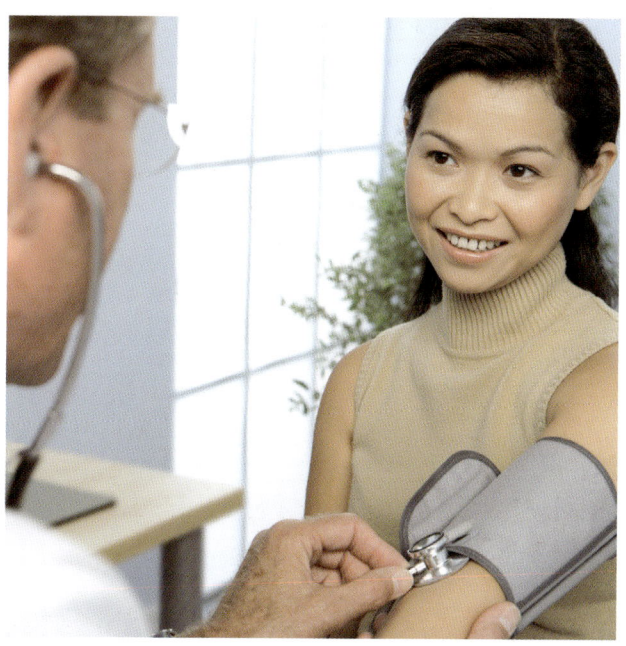

Der Blutdruck wird gemessen
Bei dieser Messmethode wird ein Sphygmomanometer mit einer aufblasbaren Blutdruckmanschette verwendet.

Koronare Herzkrankheit

Obwohl in Deutschland die koronare Herzkrankheit (KHK) für über 16 Prozent der Todesfälle bei Frauen verantwortlich ist, herrscht immer noch die Fehlannahme, die KHK sei eine reine Männerkrankheit. Frauen fürchten sich eher vor Brustkrebs – dabei sterben an der KHK mehr als viermal so viele Frauen wie an Brustkrebs.

WAS IST DAS?

Die koronare Herzkrankheit ist eine Erkrankung der Herzkranzgefäße, der Koronarien, die durch die Entstehung von fetthaltigen Ablagerungen (Atherome) verursacht wird. Diese führen dazu, dass die Koronarien verengt oder sogar verschlossen werden. Dieser Prozess wird als Arteriosklerose bezeichnet.

Bei der KHK ist die Durchblutung des Herzmuskels eingeschränkt, und es kann zu einer Angina pectoris (s. S. 164) kommen. Eine plötzliche Blockade der Herzkranzgefäße kann zu einem Herzinfarkt, einem Myokardinfakt (s. S. 166), führen.

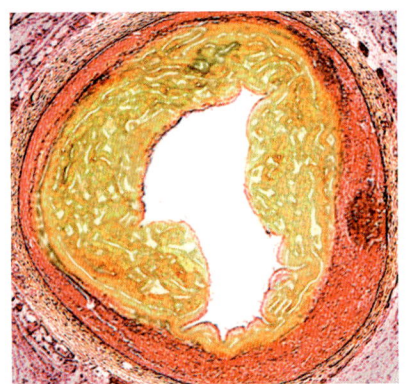

Verengtes Herzkranzgefäß
Ablagerungen (Atherome, gelber Bereich) haben das Herzkranzgefäß fast vollständig verschlossen und den Blutfluss vermindert.

UNTERSCHIEDE ZU MÄNNERN

Viele Frauen sind sich nicht darüber im Klaren, dass nicht nur bei den Männern die Haupttodesursache Herzkrankheiten sind. Bei Frauen sind die Symptome oft anders als bei Männern (s. S. 164), deswegen erkennen sie sie nicht immer als Anzeichen einer Herzkrankheit. Frauen nehmen deshalb meist später als Männer ärztliche Hilfe in Anspruch.

Hinzu kommt, dass auch grundlegende Untersuchungsmethoden wie das EKG und Belastungstests für Frauen oftmals nicht sensibel bzw. spezifisch genug sind (s. S. 168–169), sodass die Diagnose sich bei ihnen schwieriger gestalten kann als bei Männern.

Die KHK ist eher eine Krankheit älterer Frauen, weil die Hormone, allen voran das Östrogen, Frauen bis zu den Wechseljahren einen gewissen Schutz verleihen. Wenn Frauen wegen Angina-pectoris-Symptomen zum Arzt oder ins Krankenhaus gehen, sind sie im Durchschnitt nicht nur älter als Männer, sie weisen oft auch mehr Risikofaktoren auf, etwa Diabetes, hohe Cholesterinspiegel (Hypercholesterinämie, s. rechts) und hohen Blutdruck (Hypertonie).

Frauen haben oft feinere Herzkranzgefäße als Männer, sodass eine Operation daran – eine Koronarangioplastie oder ein aortokoronarer Bypass (s. S. 170–171) – eine größere Herausforderung für den Chirurgen sein kann.

ZAHNBEHANDLUNGEN UND HERZERKRANKUNGEN

Bis vor Kurzem wurde Patienten mit bestimmten Herzerkrankungen vor zahnärztlichen Eingriffen die Einnahme von Antibiotika empfohlen, weil die Bakterien im Mund möglicherweise während der Behandlung in den Blutstrom gelangen und zu einer Infektion am Herzen führen können (subakute bakterielle Endokarditis). Heute wird eine vorsorgliche Antibiotikabehandlung nicht mehr empfohlen, weil es nicht genügend medizinische Beweise dafür gibt, dass insbesondere zahnärztliche Eingriffe diese Herzinfektion verursachen können.

RISIKO-CHECK

Es gibt eine Reihe von Risikofaktoren, welche die Gefahr, eine KHK zu entwickeln, erhöhen können. Dazu gehören:

Rauchen erhöht das Risiko für eine KHK ganz erheblich. Denn Rauchen reduziert die Sauerstoffzufuhr zum Herzen und erhöht auch die Bereitschaft des Blutes zu verklumpen, weil es die Fibrinogenspiegel und die Zahl der Blutplättchen erhöht – beide Faktoren sind an der Blutgerinnung beteiligt.

Hohe Cholesterinwerte (Hypercholesterinämie)

Cholesterin ist eine fettige Substanz, die in der Leber hauptsächlich aus den Fetten hergestellt wird, die wir zu uns nehmen. Cholesterin ist Bestandteil der Zellmembranen und wichtig für ihr gesundes Funktionieren. Es gibt jedoch verschiedene Arten von Cholesterin – das »schlechte Cholesterin«, auch LDL abgekürzt, und das »gute Cholesterin«, kurz HDL genannt. Hohe LDL-Spiegel und niedrige HDL-Spiegel erhöhen das Risiko von Herz- und Gefäßerkrankungen.

Hoher Blutdruck (Hypertonie)

Ein hoher Blutdruck erhöht nicht nur das Risiko für eine koronare Herzkrankheit, sondern auch das für einen Schlaganfall (s. S. 196).

Diabetes erhöht das Risiko ebenfalls. Falls Sie Diabetikerin sind, ist es wichtig, Ihre Blutzuckerspiegel unter Kontrolle zu halten.

Übergewicht kann zu hohem Blutdruck führen, außerdem zu erhöhten Cholesterinspiegeln und Diabetes – jeder einzelne dieser Faktoren erhöht das KHK-Risiko. Speziell überschüssiges Körperfett, das sich um die Taille herum ansammelt, erhöht das Risiko der Erkrankung (s. S. 58–59).

Bewegungsmangel erhöht das Risiko nicht für die KHK, und eine Vielzahl anderer Erkrankungen (s. S. 56–57). Regelmäßiger Sport reduziert die Risiken entsprechend.

Stress Studien zeigen, dass chronischer Stress das KHK-Risiko erhöht. Insbesondere kann Stress zu hohem Blutdruck führen, der ein Risikofaktor für die KHK ist.

Postmenopause Nach den Wechseljahren steigt das Risiko für eine KHK an (s. links). Schon während der Wechseljahre haben sich oftmals zusätzliche Risikofaktoren für die KHK entwickelt.

KHK in der Familie Wenn bei Angehörigen ersten Grades Herzerkrankungen aufgetreten sind, erhöht sich Ihr Risiko für eine KHK – vor allem, wenn noch weitere Einflussfaktoren hinzukommen. Daher ist es wichtig, alle möglichen Risikofaktoren zu reduzieren, um damit auch Ihr KHK-Risiko zu senken.

Reduzieren Sie Ihre Risiken

Es ist von größter Bedeutung, schon als junge Frau die Risiken für Herzkrankheiten zu senken, um später nicht an einer koronaren Herzkrankheit zu erkranken. Mehr Aufmerksamkeit und Gesundheitserziehung sowie stringentere Kontrollen der Risikofaktoren werden genauso dringend benötigt wie eine frühe Diagnose und Behandlung.

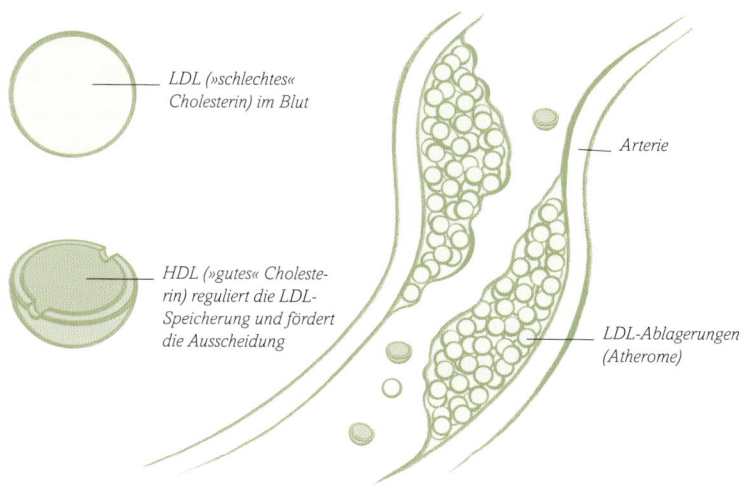

LDL (»schlechtes« Cholesterin) im Blut

HDL (»gutes« Cholesterin) reguliert die LDL-Speicherung und fördert die Ausscheidung

Arterie

LDL-Ablagerungen (Atherome)

HDL (»gutes«) und LDL (»schlechtes«) Cholesterin

KHK: Symptom-Check

Schmerzen in der Brust sind ein häufiges Symptom bei Menschen mit koronarer Herzkrankheit (KHK). Frauen haben jedoch manchmal andere, atypische Symptome, die anders sind als die Anzeichen bei Männern und die sie daher vielleicht gar nicht mit der KHK in Zusammenhang bringen. Deswegen ist es für Frauen besonders wichtig, die vielen verschiedenen möglichen Hinweise zu kennen. Nur so können sie sich so früh wie möglich helfen lassen.

Die KHK ist erwiesenermaßen eine der Haupttodesursache von Frauen, sie tötet mehr Frauen als Brustkrebs. Frauen sollten die Risiken dieser potenziell tödlichen Krankheit kennen und sich darüber klar werden, dass es sich nicht nur um eine »Männerkrankheit« handelt.

Frauen können sich selbst schützen und eventuelle Risiken senken, wenn sie die Symptome erkennen und frühzeitig zum Arzt gehen. Für die Behandlung ist das von zentraler Bedeutung (s. S. 170).

Das Leitsymptom der KHK ist der Schmerz in der Brust. Üblicherweise wird er als starker, vernichtender und einengender Schmerz unter dem Brustbein beschrieben. Hin und wieder können der Schmerz oder die Beschwerden auch in den Arm, den Hals oder das Kinn ausstrahlen. Der Brustschmerz tritt bei Anstrengungen (Angina pectoris) oder in Ruhe auf. Im Falle eines Herzinfarkts (Myokardinfarkt) ist er normalerweise intensiv und anhaltend und kann von Schweißausbrüchen, Übelkeit und Erbrechen begleitet sein (s. rechts).

Angina pectoris

Der Schmerz in der Brust und andere, weniger typische Symptome werden oftmals ignoriert. Wenn Sie jedoch irgendwelche Anzeichen bemerken, die mit einer Herzkrankheit in Zusammenhang stehen könnten, und bei Ihnen Risikofaktoren vorliegen, sollten Sie unbedingt einen Arzt konsultieren.

WAS IST DAS?

Wenn die Durchblutung des Herzens aufgrund von Ablagerungen in den Herzkranzgefäßen behindert ist, bekommt der Herzmuskel zu wenig Sauerstoff. In der Folge kann es zu Schmerzen in der Brust, der sogenannten Brustenge (Angina pectoris), kommen. In Ruhe ist das Herz manchmal noch in der Lage, mit dem wenigen Sauerstoff auszukommen. Deswegen treten Angina-pectoris-Anfälle meist unter Belastung auf – etwa nach körperlicher Anstrengung oder seelischem Stress.

DIE NÄCHSTEN SCHRITTE

Der Arzt nimmt Ihre Krankengeschichte auf, um die Symptome und eventuelle Risikofaktoren beurteilen zu können. Nach der körperlichen Untersuchung werden einige Tests wie das Elektrokardiogramm (EKG) oder ein Belastungs-EKG gemacht (s. S. 168). Diese Verfahren dienen der sicheren Diagnose. Ggf. folgt eine Koronarangiografie, um die Herzkranzgefäße bildlich darzustellen.

SYMPTOM-CHECK

Der Schmerz wird oft als dumpfer Druck in der Brustmitte beschrieben, der in Hals, Kinn, Rücken oder Arme ausstrahlen kann. Er tritt meist bei Belastung auf (etwa wenn Sie laufen oder Sport treiben), kann sich aber auch in Ruhe bemerkbar machen. Er lässt meist nach, wenn Sie sich ausruhen oder Medikamente wie Nitrospray oder eine Nitrolingualtablette nehmen (s. S. 170). Wenn der Schmerz weiter besteht, brauchen Sie ärztliche Hilfe.

Gehen Sie zum Arzt, wenn Sie diese Symptome haben.

THERAPIEMÖGLICHKEITEN
Die Behandlung hängt von Ausmaß und Schweregrad der KHK ab.
Medikamente Angina pectoris kann man mit Medikamenten wie zum Beispiel Nitraten behandeln.
Andere Therapien Manchmal muss operativ eine Koronarangioplastie mit Stent oder ein Bypass angelegt werden (s. S. 170–171)

»Ein Herzinfarkt ist ein medizinischer Notfall – wenn Sie es für möglich halten, dass Sie einen Herzinfarkt haben, zögern Sie nicht: Rufen Sie sofort Hilfe.«

SELBSTHILFE
Ganz wichtig ist es, schon in jungen Jahren damit zu beginnen, eventuelle Risiken für eine spätere Herzerkrankung zu senken. Faktoren, die Sie beeinflussen können, sind (Nicht-)Rauchen, Ernährung und Sport. Lassen Sie regelmäßig Ihre Cholesterin-, Blutzucker- und Blutdruckwerte überprüfen.

SYMPTOME FÜR ANGINA PECTORIS UND HERZINFARKT

Achten Sie auf Symptome von Angina pectoris oder Herzinfarkt. Wenn bei Ihnen Risikofaktoren für eine KHK vorliegen, zögern Sie nicht, gleich zum Arzt zu gehen.

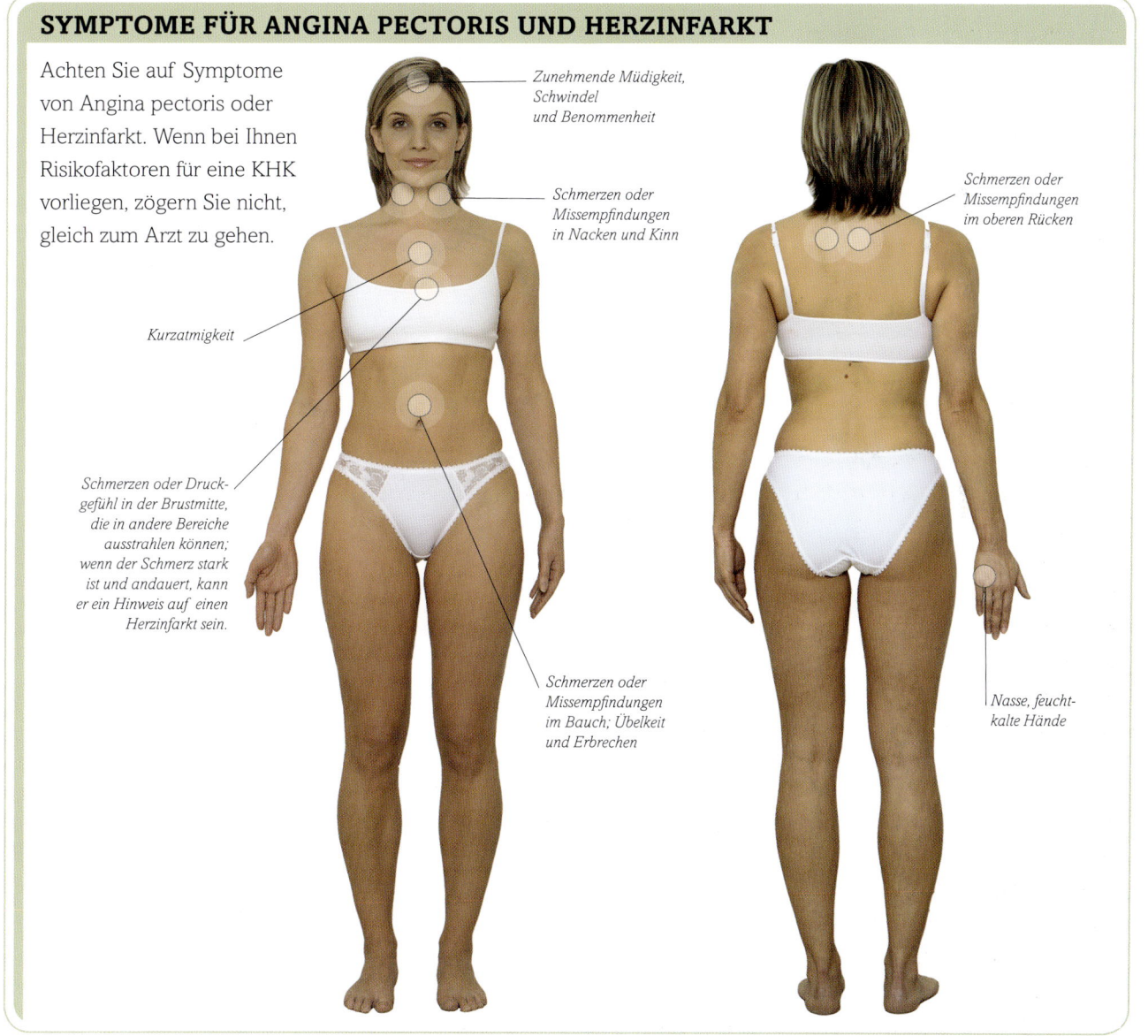

Zunehmende Müdigkeit, Schwindel und Benommenheit

Schmerzen oder Missempfindungen in Nacken und Kinn

Kurzatmigkeit

Schmerzen oder Druckgefühl in der Brustmitte, die in andere Bereiche ausstrahlen können; wenn der Schmerz stark ist und andauert, kann er ein Hinweis auf einen Herzinfarkt sein.

Schmerzen oder Missempfindungen im Bauch; Übelkeit und Erbrechen

Schmerzen oder Missempfindungen im oberen Rücken

Nasse, feuchtkalte Hände

Herzinfarkt

Zu einem Herzinfarkt kommt es, wenn es in einem bereits verengten Herzkranzgefäß plötzlich zu einer Blockade kommt. Obwohl ein Herzinfarkt tödlich sein kann, gibt es gute Behandlungsaussichten – welche Folgen der Infarkt hat, hängt oft davon ab, wie schnell die nötige Therapie einsetzt.

WAS IST DAS?

Verengungen der Herzkranzgefäße entstehen, wenn sich über Jahre hinweg langsam Ablagerungen in den Arterienwänden gebildet haben. Zu einem Herzinfarkt kommt es, wenn sich plötzlich ein Blutgerinnsel an den Ablagerungen bildet und den Blutzufluss zum Herzen blockiert.

DIE NÄCHSTEN SCHRITTE

Ein Herzinfarkt ist ein Notfall, der sofortige ärztliche Hilfe benötigt.

THERAPIEMÖGLICHKEITEN

Zur Behandlung eines Herzinfarkts gehören hauptsächlich Medikamente, die das Blutgerinnsel auflösen (Thrombolytika). In bestimmten Fällen wird auch sofort in einem Herzkatheter-Labor eine Koronarangioplastie durchgeführt, um die Arterie, die für die Blockade verantwortlich ist, wieder durchgängig zu machen (s. S. 170).

SELBSTHILFE

Wenn Sie den Verdacht auf einen akuten Herzinfarkt haben, müssen Sie in jedem Fall sofort den Rettungsdienst anrufen.

SYMPTOM-CHECK

Anhaltende Schmerzen in der Brust können ein Hinweis auf einen Herzinfarkt sein. Der Schmerz wird als stark und einengend beschrieben und kann in Arme, Kinn, Nacken, Rücken oder Bauch ausstrahlen. Schweißausbrüche sind möglich. Bei Frauen können die Symptome auch anders aussehen (s. S. 165). Frauen warten deswegen manchmal länger, bis sie Hilfe rufen. Oft sind sie dann, wenn die Hilfe kommt, bereits schwerer erkrankt. **Rufen Sie sofort Hilfe,** wenn Sie glauben, einen akuten Herzinfarkt zu haben.

Herzinsuffizienz

Die Herzinsuffizienz kann eine Folge von Erkrankungen der Herzkranzgefäße, Herzklappenerkrankungen (s. S. 174), Bluthochdruck (s. S. 161) oder einer Erkrankung des Herzmuskels (Kardiomyopathie) sein. Sie kann aber auch durch Alkoholexzesse, bestimmte Medikamente oder Gifte und durch Infektionen verursacht werden.

WAS IST DAS?

Zu einer Herzinsuffizienz kommt es, wenn das Herz schwächer wird und seine Pumpleistung nachlässt. Sie kann akut mit plötzlichen Symptomen auftreten oder chronisch sein – die Symptome entwickeln sich dann allmählich und sind leichter.

DIE NÄCHSTEN SCHRITTE

Nachdem der Arzt die Krankengeschichte aufgenommen und die körperliche Untersuchung gemacht hat, leitet er wahrscheinlich verschiedene Untersuchungen in die Wege – z. B. EKG (s. S. 168), Echokardiogramm (s. S. 169) und Röntgenthorax, um die Herzinsuffizienz genau bestimmen zu können.

THERAPIEMÖGLICHKEITEN

Bei einer Herzinsuffizienz sind verschiedene Therapien möglich. **Medikamente** Patientinnen mit Herzinsuffizienz benötigen eine Kombination verschiedener Medikamente, um die Pumpleistung des Herzens zu stärken und Flüssigkeitsansammlungen zu reduzieren, die zu geschwollenen Beinen und Kurzatmigkeit führen können. Wahrscheinlich brauchen Sie sogenannte Diuretika, das sind Arzneimittel, die Ödeme ausschwemmen.

SYMPTOM-CHECK

Zu den typischen Symptomen einer Herzinsuffizienz gehören:
● Kurzatmigkeit
● Schwellungen und Ödeme, u. a. geschwollene Beine
● Abgeschlagenheit
Gehen Sie zum Arzt, wenn Sie eines dieser Symptome haben.

»Zur Behandlung der Herzinsuffizienz gibt es verschiedene Möglichkeiten. Besprechen Sie mit Ihrem Arzt, welche die beste für Sie ist.«

Andere Behandlungen Ein Schrittmacher (s. unten) kann die Herzaktivität unterstützen. Patientinnen mit Herzschrittmacher müssen regelmäßig in die Klinik, um dessen korrekte Funktion sicherzu-stellen. Wenn Sie noch jünger sind und unter einer schweren Herzinsuffizienz leiden, kann eine Herztransplantation oder ein mechanisches Herzunterstützungssystem eine Alternative sein.

SELBSTHILFE

Nehmen Sie immer die Medikamente, die Ihnen Ihr Arzt verschrieben hat. Machen Sie einen Termin mit Ihrem Arzt aus, wenn Sie merken, dass Sie zunehmen oder sich Ödeme bilden (dann sind die Unterschenkel oder Fußgelenke geschwollen), oder wenn Sie bei ganz alltäglichen Verrichtungen kurzatmig werden.

Herzrasen

Ein rasendes oder stark pochendes Herz – Herzklopfen – ist meist kein Grund zur Sorge und muss auch nicht behandelt werden. Es kann jedoch ein Symptom für Probleme mit dem Herzen oder den Blutgefäßen sein – man spricht dann von Herzrhythmusstörungen, die genau untersucht werden sollten.

WAS IST DAS?

Zu Herzrhythmusstörungen kommt es, wenn die elektrischen Impulse, welche die Herztätigkeit koordinieren, nicht richtig funktionieren und das Herz zu schnell, zu langsam oder unregelmäßig schlägt.

SYMPTOM-CHECK

Sie haben Herzklopfen, wenn das Herz zu schnell oder zu heftig schlägt. Es kann auch zu langsam oder unregelmäßig schlagen. **Gehen Sie zum Arzt,** wenn Sie eines dieser Symptome haben.

DIE NÄCHSTEN SCHRITTE

Wenn Ihr Arzt den Verdacht hat, dass die Ursache für Ihr Herzklopfen Herzrhythmusstörungen sein könnten, wird im Allgemeinen ein 24-Stunden-EKG (s. S. 168) gemacht, und man bittet Sie, Tagebuch darüber zu führen, wann die Probleme auftreten. Danach wird die Diagnose gestellt.

THERAPIEMÖGLICHKEITEN

Herzklopfen muss nicht immer behandelt werden. Wenn doch, gibt es verschiedene Möglichkeiten:
Medikamente Bei manchen Menschen beruhigen sich die Symptome wieder, wenn sie Tabletten einnehmen, die die Herzrhythmusstörungen unterdrücken.
Schrittmacher werden im Allgemeinen verwendet, wenn das Herz zu langsam schlägt. Es gibt eine ganze Reihe unterschiedlicher Arten, die entsprechend der Rhythmusstörung eingesetzt werden. Ein Schrittmacher wird meist unter örtlicher Betäubung eingesetzt.

Dazu werden Elektroden über die Venen ins Herz eingeführt. Sie sind verbunden mit dem Schrittmacher, der meist direkt unter die Haut implantiert wird.
Elektrophysiologische Untersuchung/Ablationstherapie
Patientinnen mit störendem Herzklopfen wird manchmal die elektrophysiologische Untersuchung (EPU) und Ablationstherapie angeboten. Bei der EPU werden Elektroden-Herzkatheter durch die Leiste über ein Blutgefäß ins Herz vorgeschoben. Sie werden in unterschiedlichen Bereichen des Herzens positioniert, um den Entstehungsort der Arrhythmien ausfindig zu machen. Dann kann man diesen Bereich mit einem gezielten Stromimpuls (Ablation) ausschalten.

SELBSTHILFE

Wenn Sie Herzklopfen (s. links) haben oder Ihr Herz zu langsam oder unregelmäßig schlägt, ist es wichtig, zum Arzt zu gehen.

KHK: Diagnose

Für die Diagnose einer KHK ist eine ganze Reihe von Untersuchungen notwendig. Bei Frauen kann die Diagnosestellung etwas schwieriger sein, weil sie häufiger untypische Symptome haben (s. S. 164–165) und weil bestimmte Untersuchungsmethoden bei ihnen weniger sensibel und spezifisch sind als bei Männern.

WIE HERZERKRANKUNGEN DIAGNOSTIZIERT WERDEN

Einfachere Untersuchungen wie eine Blutuntersuchung können vom Arzt oder einer Krankenschwester durchgeführt werden. Kompliziertere Untersuchungen werden im Allgemeinen vom Kardiologen in der kardiologischen Abteilung eines Krankenhauses vorgenommen. Aufnahmen des Herzens (CT, MRT und myokardiale Perfusionsszintigrafie) macht ein Facharzt für Radiologie in der Röntgenabteilung. Die Tests werden in der Regel vom Kardiologen bewertet, die Aufnahmen von einem spezialisierten Radiologen. Der Kardiologe bespricht dann die Ergebnisse mit den Patienten.

Blutuntersuchungen werden gemacht, um Blutzucker- und Cholesterinspiegel zu messen. Wenn die Spiegel hoch liegen, ist auch das Risiko für Herzerkrankungen erhöht. Bei Verdacht auf einen Herzinfarkt (s. S. 166) wird eine Blutprobe entnommen und auf bestimmte Enzyme untersucht – etwa Troponin T und Troponin I, die bei einem Herzinfarkt ins Blut ausgeschüttet werden.

Elektrokardiogramm (EKG)
Mit dieser Untersuchung wird die elektrische Aktivität des Herzens einschließlich Pulsfrequenz und Herz-rhythmus analysiert. Bei diesem Verfahren werden Elektroden auf Brust, Hand- und Fußgelenke geklebt und mit einer Maschine verbunden, welche die Messungen aufzeichnet. Ein EKG dauert etwa zehn Minuten, und obwohl die Ergebnisse sofort zur Verfügung stehen, wird ein Kardiologe den Test genau auswerten müssen. Wenn Sie unter Herzklopfen leiden, können mit einem 24-Stunden-EKG Herzrhythmusstörungen (s. S. 167) diagnostiziert werden.

Belastungs-EKG Bei diesem Verfahren wird eine sportliche Betätigung mit einem EKG kombiniert, um herauszufinden, wie das Herz auf körperliche Belastung reagiert. Bei dem Test fahren Sie auf einem speziellen Fahrrad, und während Sie treten, wird das EKG geschrieben. Alle Symptome wie Schmerzen in der Brust oder erhöhte Kurzatmigkeit werden als EKG-Veränderungen registriert. Auch der Blutdruck wird mit berücksichtigt.

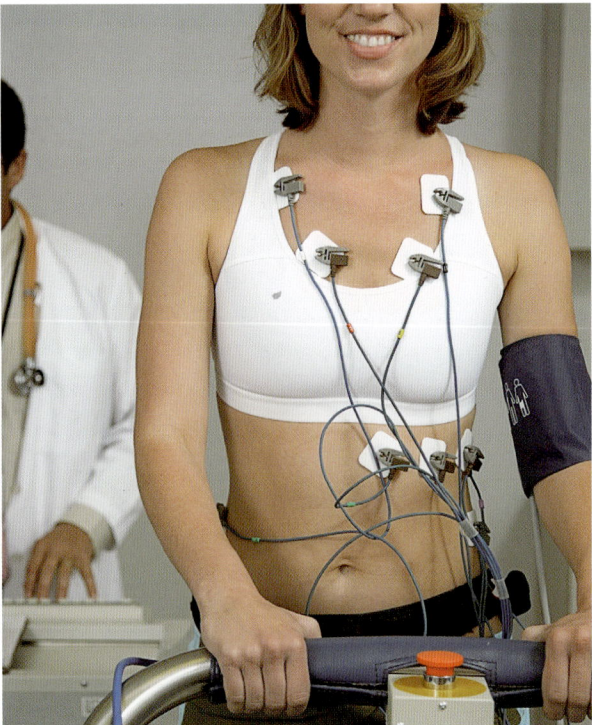

Belastungs-EKG
Diese Frau fährt mit aufgeklebten Elektroden auf einem speziellen Fahrrad. Die Elektroden registrieren die elektrische Aktivität ihres Herzens und können dabei jede Veränderung wahrnehmen – zum Beispiel, ob eine koronare Herzkrankheit vorliegt.

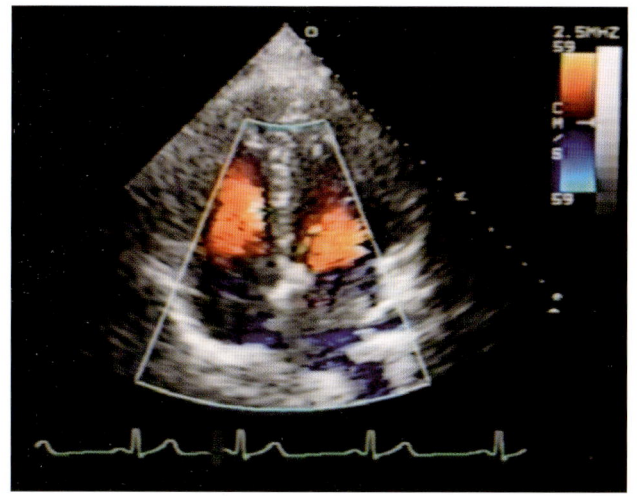

Echokardiogramm mit Dopplersonografie
Das Echokardiogramm gibt ein Bild des Herzens, während der Doppler-Ultraschall (der farbige Bereich innerhalb des Dreiecks) zeigt, wie das Blut durch die Herzklappen fließt.

Das Echokardiogramm ist eine Ultraschallaufnahme des Herzens. Damit kann der Arzt die Größe des Herzens und die Funktionsfähigkeit der vier Kammern sowie der Herzklappen bestimmen. Die Untersuchung dauert etwa 30 Minuten.

Das Stress-Echokardiogramm ist dem Echokardiogramm vergleichbar, nur dass hier das Herz durch eine Injektion in den Arm dazu gebracht wird, schneller und kräftiger zu schlagen. Mit diesem Test kann man überprüfen, wie der Herzmuskel auf Stress und körperliche Belastung reagiert.

Mithilfe des Stress-Echokardiogramms können die Bereiche des Herzens identifiziert werden, die von den Herzkranzgefäßen nicht ausreichend mit Blut versorgt werden. Rückschlüsse auf eventuelle Verengungen und Blockaden der Herzkranzgefäße sind so möglich.

Myokardiale Perfusionsszintigrafie Mit dieser Zwei-Phasen-Untersuchung kann man die Funktion des Herzmuskels sowohl in Ruhe als auch unter Belastung überprüfen. Dazu wird eine kleine Menge radioaktiver Substanzen (Radioisotope) ins Blut injiziert. In der ersten Testphase werden dann mit einem Ultraschallgerät Aufnahmen vom Herzen in Ruhe gemacht.

In der zweiten Testphase wird eine weitere Injektion von Radioisotopen verabreicht und die Funktion des Herzens nochmals gemessen – entweder nachdem Sie Fahrrad gefahren sind (s. links) oder nachdem man Ihnen ein pulsbeschleunigendes Medikament gespritzt hat. Aus dem direkten Vergleich zwischen dem Herzmuskel in Ruhe und nach Belastung lässt sich eine Diagnose ableiten.

CT (Computertomografie) (einschließlich Angiografie zur Kalziummessung und CT-Koronarangiografie) Bei diesen Untersuchungen werden mittels Computertomografie Aufnahmen des Herzens und der Herzkranzgefäße gemacht. Auf diese Weise kann man auch die Menge der Kalziumablagerungen (Atherome) in den Herzkranzgefäßen messen.

Herz-MRT (Magnetresonanztomografie) Mit diesem Verfahren werden Aufnahmen vom Herzen gemacht, um ein genaues Bild seiner Struktur einschließlich der Herzkammern, der Herzklappen, des Herzmuskels, der Herzkranzgefäße und der großen Blutgefäße zu gewinnen.

Koronarangiografie Diese Untersuchung wird von einem Kardiologen in einem kardiologischen Katheter-Labor durchgeführt. In der Regel findet sie unter örtlicher Betäubung statt und dauert etwa 30 Minuten, manchmal aber auch länger.

Mit einer Koronarangiografie lässt sich herausfinden, ob es verengte Stellen oder Verschlüsse der Herzkranzgefäße gibt. Dazu wird eine Injektionsnadel in ein Blutgefäß – entweder in der Leistengegend oder im Arm – eingeführt. Danach werden Kunststoffschläuche, sogenannte Katheter, in dem Blutgefäß bis zum Herzen vorgeschoben. Anschließend wird ein Farbstoff in die Herzkranzgefäße injiziert, und mehrere Röntgenaufnahmen werden gemacht. Verengungen oder Blockaden der Herzkranzgefäße kann man sehen, sobald der Farbstoff injiziert wurde. Anschließend kann der Kardiologe mit Ihnen die Ergebnisse besprechen.

»Alle Untersuchungen werden von einem Herzspezialisten begutachtet und mit Ihnen besprochen.«

KHK: Therapiemöglichkeiten

Es gibt verschiedene Therapieformen für die KHK. Welche Behandlung für Sie am besten ist, entscheidet ein Kardiologe je nach Ausmaß und Schweregrad der Verengungen und der Blockade in den Herzkranzgefäßen. Möglicherweise brauchen Sie eine Koronarangioplastie oder einen koronaren Bypass.

Sobald die Diagnose gestellt und ein Koronarangiogramm gemacht ist, bespricht der Kardiologe mit Ihnen, welche Behandlung für Sie am besten ist. Wahrscheinlich ist es eine Kombination verschiedener Medikamente oder, wenn gravierende Verengungen der Herzkranzgefäße vorliegen, eine Angioplastie oder eine Bypass-Operation.

MEDIKAMENTE

Es gibt eine Vielzahl von Medikamenten, die der Arzt Ihnen verschreiben kann. Man teilt sie entsprechend ihrer Wirkweise in unterschiedliche Gruppen ein. Einige lindern die Symptome einer Angina pectoris, andere verdünnen das Blut, wieder andere reduzieren den Cholesterinspiegel im Blut, und schließlich gibt es noch Medikamente, die den Blutdruck senken. Meistens werden je nach Befund mehrere Medikamente verschrieben. Wenn Sie mit Ihrem Arzt über Ihre Behandlung sprechen, lassen Sie sich auch die möglichen Nebenwirkungen erklären.

Medikamente gegen Angina pectoris Häufig werden Nitrate in Tablettenform oder als Spray verschrieben. Sie erweitern die Koronararterien und verbessern den Blutdurchfluss durch diese Gefäße.

Blutverdünnende Medikamente Acetylsalicylsäure verdünnt das Blut und reduziert die Gefahr von Blutgerinnseln in den Herzkranzgefäßen. Sie wird auch nach einem Herzinfarkt verschrieben.

Cholesterinsenker Wenn Sie vorsichtig sind mit dem, was Sie essen (s. S. 172–173), und Ihr Cholesterinspiegel trotzdem nicht genügend sinkt, verschreibt man Ihnen wahrscheinlich Statine – Medikamente gegen den hohen Cholesterinspiegel. Solche Medikamente werden Menschen mit Erkrankungen der Herzkranzgefäße routinemäßig verschrieben. Es wurde diskutiert, ob Statine bei Frauen genauso wirksam sind wie bei Männern, derzeit sollten Frauen jedoch die gleiche Behandlung erhalten wie Männer. Es gibt verschiedene Sorten von Statinen, z. B. Simvastatin, Atorvastatin, Rosu-vastatin, Pravastatin und Fluvastatin. Weitere Cholesterinsenker sind u. a. Ezetimib, Fibrate und Nikotinsäure. Ihr Arzt kann Ihnen erklären, welches Medikament für Sie am besten geeignet ist und warum.

Blutdrucksenker Um den Blutdruck zu senken, gibt es eine ganze Reihe von Medikamenten, z. B. ACE-Hemmer, Angiotensin-II-Blocker, Kalziumkanalblocker, Diuretika, Betablocker und Alphablocker. Oftmals wird eine Kombination dieser Tabletten verordnet.

KORONARANGIOPLASTIE UND BYPASS-OPERATION

Diese Verfahren sind Standard bei Patienten mit KHK. Nach einem Koronarangiogramm (s. S. 169) kann der Kardiologe mit Ihnen besprechen, wie die weitere Behandlung aussieht.

Koronarangioplastie Nachdem die Blockaden lokalisiert wurden, kann man sie manchmal mit einer Koronarangioplastie behandeln, die von einem Kardiologen in einem Herzkatheter-Labor vorgenommen wird.

Unter örtlicher Betäubung wird ein Führungskatheter über ein Gefäß in der Leistengegend oder im Arm ins Herz vorgeschoben. Dann wird ein weiterer, sehr dünner Katheter

»Zur Behandlung der koronaren Herzkrankheit wird oft eine Kombination verschiedener Medikamente verordnet.«

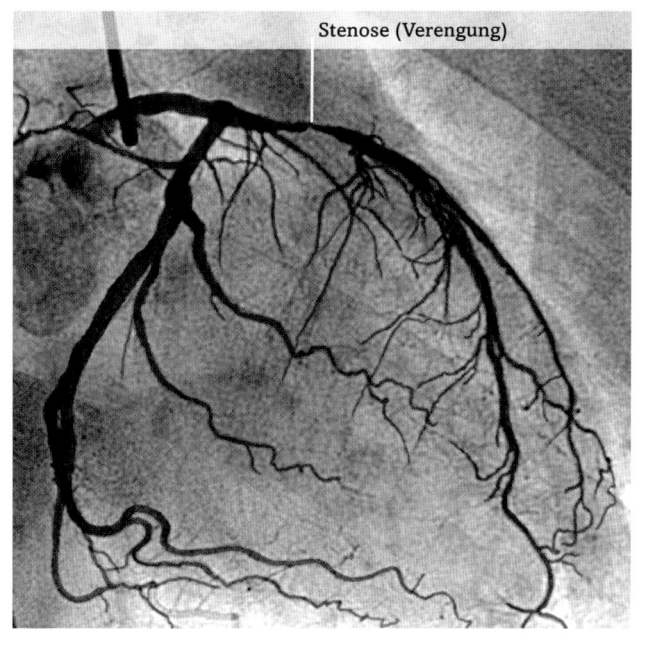

Stenose (Verengung)

Koronarangiogramm
Das Angiogramm des linken Koronararteriensystems zeigt eine schwere Stenose (Verengung) der linken vorderen absteigenden Arterie. Mit einer Koronarangioplastie lässt sich die Erkrankung behandeln.

Arm- oder Beingefäßen werden Abschnitte (Interponate) entnommen und so zwischen die Aorta und die Herzkranzgefäße gesetzt, dass die verengten oder blockierten Stellen der Arterie umgangen werden. Die Zahl der Interponate, die gebraucht werden, hängt davon ab, wie viele verengte Stellen oder Verschlüsse vorliegen.

Nach der Operation müssen Sie sieben bis zehn Tage im Krankenhaus bleiben, und es kann bis zu drei Monate dauern, bis Sie sich völlig erholt haben und wieder arbeiten können. Schmerzen in der Brust, Schwellungen, Unbehagen und Kribbeln an den Entnahmestellen der Interponate sind normal nach diesem Eingriff. Es ist auch nicht ungewöhnlich, wenn Sie sich in den ersten Wochen nach der Operation deprimiert und verletzlich fühlen und unter Umständen Gedächtnisschwierigkeiten haben. Diese Probleme lassen meist in den folgenden Monaten nach. Sie sollten aber trotzdem zum Arzt gehen, wenn Sie sehr darunter leiden.

Nach einer Koronarangioplastie oder dem Setzen eines Bypasses müssen Sie weiterhin Medikamente nehmen und sich regelmäßig untersuchen lassen – zunächst in einer Herzklinik, später dann von Ihrem Arzt. Sie sollten auch darauf achten, dass Sie alle Risikofaktoren (s. S. 163) unter Kontrolle haben, um die Gefahr weiterer Erkrankungen der Herzkranzgefäße zu reduzieren. Wenn wieder Symptome von Angina pectoris auftreten, brauchen Sie ärztliche Hilfe.

durch den ersten Katheter hindurch in das Herzkranzgefäß geführt. Am Ende dieses dünnen Katheters ist ein leerer Ballon befestigt. Hat der Ballon die verengte Stelle in der Arterie erreicht, wird er aufgeblasen und drückt die Ablagerungen gegen die Gefäßwand. In den meisten Fällen wird auch ein Stent eingesetzt, eine kleine Metallröhre, die die Arterie offen hält. Der Stent wird an einem unaufgeblasenen Ballon befestigt, der in das Herzkranzgefäß geschoben wird (genau wie bei der Koronarangioplastie). Wenn die richtige Position erreicht ist, wird der Ballon aufgeblasen, und der Stent dehnt sich gegen die Gefäßwand aus. Dann wird die Luft aus dem Ballon abgelassen und wieder entfernt, nur der Stent verbleibt in der Arterie.

Nach dem Eingriff kann man entweder noch am selben Tag wieder nach Hause gehen oder muss zur Beobachtung über Nacht im Krankenhaus bleiben. Eine Woche später kann man normalerweise schon wieder zur Arbeit gehen. Nach dem Eingriff muss weiterhin Acetylsalicylsäure eingenommen werden. Außerdem wird auch Clopidogrel verschrieben, ein anderer Wirkstofftyp zur Blutverdünnung. Diese Kombination reduziert die Gefahr von Blutgerinnseln im Stent.

Bypass Wenn Sie mehrere Verengungen in den Herzkranzgefäßen haben oder der Kardiologe der Meinung ist, dass die Verengungen nicht mit einer Koronarangioplastie behandelt werden können, werden Sie zur Bypass-Operation an einen Facharzt für Herzchirurgie überwiesen. Die OP wird unter Vollnarkose in einem Krankenhauses durchgeführt und kann drei Stunden oder auch länger dauern.

Der Chirurg setzt entweder einen Schnitt durch das Brustbein oder einen kleineren Schnitt. Aus Brust-,

KHK: Selbsthilfe

Jeder Mensch mit KHK-Risiko (s. S. 163) sollte der Entstehung der Krankheit vorbeugen. Für Frauen ist es typisch, eine KHK erst später im Leben zu bekommen. Deswegen ist die Vorsorge elementar, und Sie sollten schon in jungen Jahren damit anfangen. Es gibt eine ganze Menge Möglichkeiten.

Vorbeugende Maßnahmen dienen vor allem dazu, Atherome gar nicht erst entstehen zu lassen.

DIE RICHTIGE LEBENSWEISE

Beherzigen Sie die folgenden einfachen Regeln zur Herzgesundheit:

Hören Sie auf zu rauchen. Rauchen erhöht das Risiko für KHK (s. S. 163). Damit aufzuhören ist ein wesentlicher Schritt.

Ernähren Sie sich gesund. Achten Sie auf eine gesunde, fettarme Kost (s. rechts).

Reduzieren Sie Salz, denn Salz erhöht Ihren Blutdruck. Achten Sie darauf, nicht mehr als 6 g am Tag zu sich zu nehmen.

Trinken Sie weniger Alkohol. Ein bisschen Alkohol schadet dem Herzen wahrscheinlich nicht. Sie sollten aber innerhalb der empfohlenen Grenzen (s. S. 65) bleiben.

Exzessives Trinken kann das KHK-Risiko erhöhen (s. 163).

Bleiben Sie fit. Aktiv zu bleiben ist wichtig, um der Entstehung von Herzkrankheiten vorzubeugen. Sport trägt dazu bei, Blutdruck und Cholesterinspiegel zu regulieren, ein gesundes Körpergewicht zu behalten und Stress zu mindern. Falls Sie Diabetes haben (s. S. 320–325), hilft ein gesundes Gewicht auch dabei, den Blutzucker zu kontrollieren.

Reduzieren Sie Stress. Entspannungstechniken zu erlernen kann Ihnen helfen, den krankheitsfördernden Wirkungen von Dauerstress vorzubeugen.

GESUNDHEITS-CHECKS

Genauso wichtig wie ein gesunder Lebensstil ist es, Cholesterinspiegel und Blutdruck regelmäßig überprüfen zu lassen. Denn oft stellt sich heraus, dass jemand hohe Cholesterinspiegel hat und unter Bluthochdruck leidet – zwei Hauptrisiken für die KHK –, ohne irgendwelche Symptome zu zeigen. Mit dem Arzt zu sprechen und sich regelmäßig untersuchen zu lassen kann solche Probleme aufdecken und frühzeitig behandelbar machen.

Cholesterin Den Cholesterinspiegel kann man mit einer einfachen Blutuntersuchung überprüfen. Wenn der LDL-Wert, also das »schlechte« Cholesterin (s. S. 163), zu hoch ist, gibt Ihr Arzt Ihnen vielleicht ein paar Tipps, wie Sie Ihre Lebensweise verändern können, um ihn zu senken (s. rechts). Manchmal müssen auch Medikamente verordnet werden.

Blutdruck Sich regelmäßig, am besten jedes Jahr (s. S. 28–47), den Blutdruck messen zu lassen ist eine vernünftige Entscheidung. Wenn Sie Diabetes oder eine Herzkrankheit haben oder wenn Risikofaktoren für eine KHK vorliegen, sollte der Blutdruck häufiger gemessen werden.

Diabetes Mit Diabetes (s. S. 320–325) haben Sie bereits ein erhöhtes Risiko für eine KHK. Auch aus diesem Grund ist es so wichtig, die Erkrankung unter Kontrolle zu haben und so zu leben, dass Sie Risiken vorbeugen.

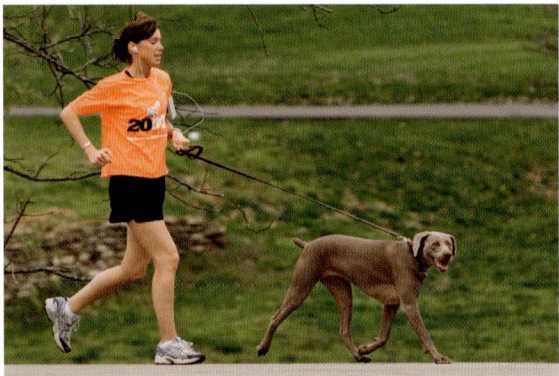

Fit bleiben
Aktiv zu bleiben und Sport zum Bestandteil der wöchentlichen Routine zu machen hilft Ihnen dabei, gesund zu bleiben. Versuchen Sie, mindestens dreimal die Woche 30 Minuten Sport zu treiben.

Ernährung für ein gesundes Herz

Eine gesunde und fettarme Ernährung, die mit einem Minimum an gesättigten Fettsäuren (s. S. 52–55) auskommt, hilft, Plaques in den Herzkranzgefäßen zu verhindern. Gesundes Essen sorgt außerdem dafür, dass Sie leichter ein gesundes Gewicht behalten, was wiederum dazu beiträgt, die Risiken für Herzerkrankungen und andere gefährliche Krankheiten zu reduzieren.

Ballaststoffe

Fördern das Sättigungsgefühl und helfen damit, das Gewicht zu halten. Empfohlene Tagesdosis (ETD) für Ballaststoffe: 30 g

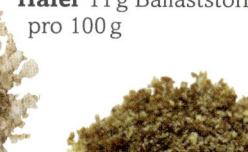

Hafer 11 g Ballaststoffe pro 100 g

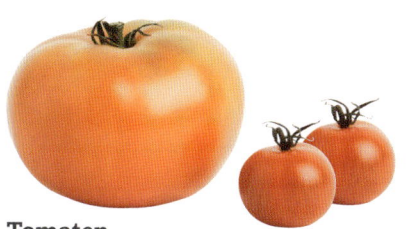

Leinsamenschrot 27 g Ballaststoffe pro 100 g

Antioxidanzien

Antioxidanzien (Betacarotin, Vitamin C und E) schützen das Herz-Kreislauf-System. ETD für Betacarotin: 2–4 mg, Vitamin C: 60 mg, Vitamin E: 10 mg

Tomaten
Beta-Karotin 0,5 mg, Vitamin C 17 mg, Vitamin E 1,2 mg pro 100 g

Karotten
Beta-Karotin 9 mg, Vitamin C 5,9 mg, Vitamin E 1,6 mg pro 100 g

Roter Paprika Betacarotin 1–2 mg, Vitamin C 140 mg, Vitamin E 0,8 mg pro 100 g

Seefisch

Liefert Omega-3-Fettsäuren, die helfen sollen, LDL-Cholesterin und Triglyzeride zu senken. ETD für essenzielle Fettsäuren: Es existieren nur Schätzwerte.

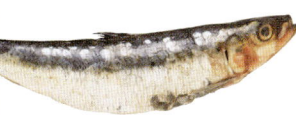

Sardinen (in Öl eingelegt) 1 480 mg Omega-3-Fettsäuren pro 100 g

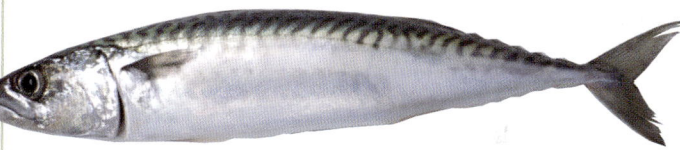

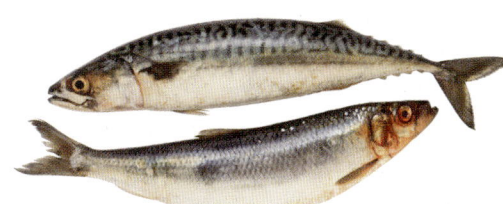

Makrele (gekocht) 1 422 mg Omega-3-Fettsäuren pro 100 g

Hering (gekocht)
1 422 mg Omega-3-Fettsäuren pro 100 g

Magnesium

Wichtig für die Funktion von Nerven und Muskeln. ETD für Magnesium: 300 mg

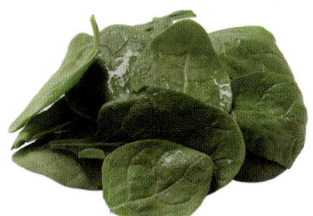

Grünes Blattgemüse wie z. B. Spinat (gekocht) 34 mg Magnesium pro 100 g

Kichererbsen (gekocht) 24 mg Magnesium pro 100 g

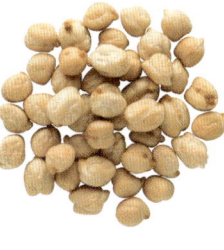

Mandeln
270 mg Magnesium pro 100 g

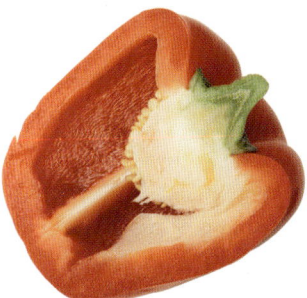

Herzklappenerkrankungen

Die Aufgabe der Herzklappen ist es, den Blutfluss zwischen den vier Herzkammern sowie die ins Herz ein- und ausströmende Blutmenge (s. S. 160) zu kontrollieren. Manchmal kann eine Herzklappe eingeengt sein oder nicht vollständig schließen. Ihr Arzt hört dann ein entsprechendes Herzgeräusch.

WAS IST DAS?

Herzklappenerkrankungen entstehen, wenn eine oder mehrere der vier Herzklappen geschädigt sind. Ist die Öffnung einer Herzklappe eingeengt, wird der Blutfluss behindert. Man spricht dann von Herzklappenstenose. Schließt dagegen eine Herzklappe nicht vollständig (Herzklappeninsuffizienz), dann fließt Blut in die falsche Richtung zurück – der medizinische Ausdruck dafür ist Regurgitation. Beide Probleme können von einer angeborenen anatomischen Abnormalität der Herzklappen herrühren, durch rheumatisches Fieber entstehen oder einfach Folge des Alterungsprozesses sein.

Sowohl Herzklappenstenose als auch Regurgitation beeinträchtigen die Pumpleistung des Herzens. Das bedeutet, dass es weniger effizient arbeitet oder sich vergrößert – beides kann zu Herzmuskelschwäche führen.

Eine Endokarditis ist eine Erkrankung, die als Folge einer Infektion der Herzklappen entsteht. Bei vorgeschädigter Herzklappe ist die Gefahr einer Endokarditis erhöht.

DIE NÄCHSTEN SCHRITTE

Bei Verdacht auf eine Herzklappenerkrankung untersucht der Arzt zunächst die Herzgeräusche. Außerdem werden weitere Untersuchungen, etwa EKG (s. S. 168) oder Echokardiogramm (s. S. 169) oder Röntgenaufnahmen, gemacht.

THERAPIEMÖGLICHKEITEN

Patienten mit einer leichten Herzklappenerkrankung müssen nicht unbedingt behandelt werden, sondern werden nur regelmäßig untersucht. Anderen Patienten kann mit Medikamenten wie Diuretika oder ACE-Hemmern geholfen werden.

Operation Patienten mit einer schwerer Erkrankung und Symptomatik werden meist operiert – dabei wird z. B. die vorhandene Herzklappe repariert oder durch eine Metall- oder Gewebeklappe ersetzt. Mit den neuen Transkatheter-Herzklappenverfahren kann man bestimmte Herzklappenerkrankungen ohne eine Operation am offenen Herzen behandeln. Sie werden jedoch nur in wenigen Kliniken durchgeführt.

SELBSTHILFE

Wenn Sie an sich Symptome einer Herzklappenerkrankung bemerken, sollten Sie zum Arzt gehen.

HERZKLAPPEN-ERKRANKUNG UND SCHWANGERSCHAFT

Herzklappenerkrankungen können in der Schwangerschaft schlimmer werden – wenn Sie gern schwanger werden möchten und diese Probleme haben, sollten Sie frühzeitig Ihren Arzt konsultieren.

SYMPTOM-CHECK

Die Symptome sind minimal, dazu gehören können z. B.:

- Kurzatmigkeit
- Schmerzen im Brustraum
- Schwindelanfälle
- Geschwollene Gelenke

Gehen Sie zum Arzt, wenn Sie eines dieser Symptome haben.

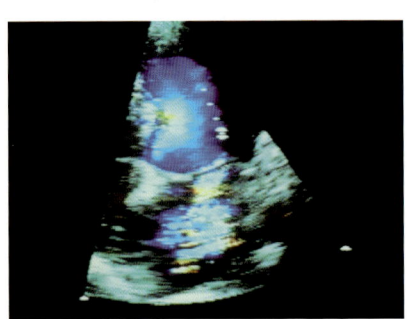

Herzklappeninsuffizienz
Dieses Echokardiogramm mit Doppler-Sonografie (farbiger Bereich im Dreieck) zeigt eine Klappe, die nicht richtig schließt.

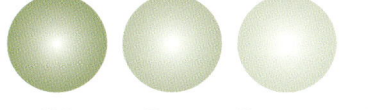

Gefäßerkrankungen

Krampfadern sind selten die Ursache ernsthafter Komplikationen – im besten Fall sind sie unansehnlich, im ungünstigsten bereiten sie Beschwerden. Das Risiko für eine tiefe Venenthrombose (s. S. 252–253) erhöhen Krampfadern kaum, sie machen aber manchmal empfänglich für Hautausschläge und Geschwüre.

Krampfadern

Hinter schmerzenden Beinen können manchmal Krampfadern stecken.

WAS IST DAS?

Krampfadern sind erweiterte, knotige Venen, meist an den Beinen. Auch in den Venen befinden sich Klappen, die den Blutfluss in die richtige Richtung gewährleisten (s. S. 161). Lässt deren Funktionstüchtigkeit nach, kann das Blut zurückfließen, sich stauen und so die oberflächlichen Venen sichtbar machen.

DIE NÄCHSTEN SCHRITTE

Der Arzt untersucht die Venen bei der stehenden Patientin. Anschlie-

SYMPTOM-CHECK

Sichtbare knotige Venen sind ein klares Indiz für Krampfadern. Zu den anderen Symptomen gehören:
- Schmerzende Beine, auch in Ruhe
- In schweren Fällen Juckreiz und Geschwürbildung

Gehen Sie zum Arzt, wenn Sie Schmerzen oder Symptome haben, die Ihnen Sorge bereiten.

ANEURYSMA

Aneurysmen sind selten und entstehen, wenn ein geschwächter Bereich eines Blutgefäßes aussackt. Die meisten Aneurysmen sind klein und bleiben oft unbemerkt. Die Gefahr besteht darin, dass ein größeres platzt und es zu einer lebensbedrohlichen Blutung kommt. Aneurysmen sind am häufigsten in der Hauptschlagader (Aorta) und werden dann als Aortenaneurysma bezeichnet. Ein Aortenaneurysma muss überwacht und u. U. operiert werden. Platzt es, ist das ein Notfall: Zu den Symptomen gehören Schmerzen oder Druckempfindlichkeit in Bauchraum oder Brust, ein pulsierendes Gefühl im Bauch und Rückenschmerzen.

ßend wird meist ein Ultraschall gemacht, um den Blutfluss in den Venen beurteilen zu können und die Diagnose zu bestätigen.

THERAPIEMÖGLICHKEITEN

Bringen Selbsthilfemaßnahmen keine Linderung, gehen Sie zum Arzt. Sie sollten aber wissen, dass die Krampfadern nach jeder der angeführten Therapien wiederkommen können.
Verödung In kleine Venen kann man ein Medikament injizieren, das die Venen verschließt.
Eine Operation kommt bei größeren Krampfadern infrage. Die Vene wird dabei unterbunden und durchtrennt, eine lange Vene kann auch entfernt werden (»Venenstripping«).
Laserchirurgie kann angewendet werden, um oberflächliche Venen

zu behandeln, bei ausgeprägten Krampfadern ist sie nicht so effektiv.

SELBSTHILFE

Es gibt vielfältige Selbsthilfemaßnahmen, mit denen Sie die Symptome lindern können.
Kompressionsstrümpfe helfen dabei, dass das Blut besser durch die Venen zum Herzen zurückfließt.
Regelmäßiger Sport stärkt den Kreislauf und unterstützt den Blutfluss. Eine Gewichtsreduktion nimmt Druck von den Venen.
Langes Stehen vermeiden hilft gegen Schwellungen und Schmerzen ebenso wie das Hochlegen der Beine zwischendurch.
Weinblätter- und Rosskastanienextrakte können bei schmerzenden und geschwollenen Beinen helfen.

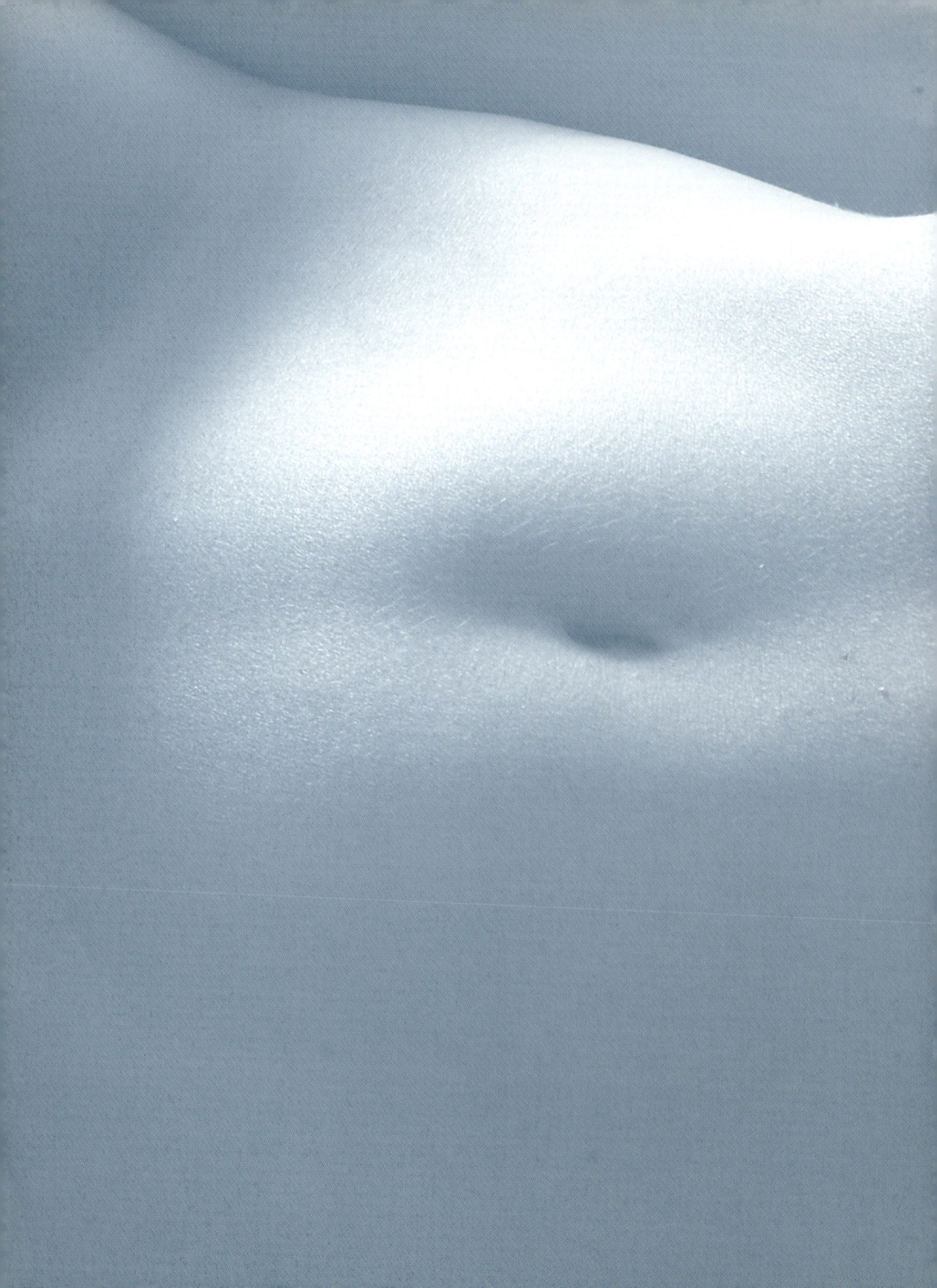

Gehirn und Nerven

Prof. Karen Morrison

Gehirn und Nerven

Ihr Nervensystem besteht aus dem Zentralnervensystem, das Gehirn und Rückenmark umfasst, und dem peripheren Nervensystem – den Nerven, die Gehirn und Rückenmark mit Geweben und Organen im ganzen Körper verknüpfen. Dieses komplizierte Netz steuert alles, was Sie tun. Es hält Sie am Leben und am Funktionieren. Ja, es befähigt Sie erst zu den komplizierten und abstrakten Dingen, die Sie als Menschen auszeichnen: zum Denken, Lernen, Bewusstsein Ihrer selbst, zu Gefühlen und Kreativität.

DAS GEHIRN

Das Gehirn eines Erwachsenen wiegt ein wenig über 1 kg und besteht aus Milliarden von Nervenzellen, den sogenannten Neuronen, sowie aus Stützgewebe (Gliazellen). Den größten Teil des Gehirns nimmt das Großhirn ein. Es enthält die graue Substanz, die Nervenimpulse erzeugt und verarbeitet, und die weiße Substanz, die die

Impulse weiterleitet. Das Gehirn ist gut durchblutet und enthält mehrere mit Flüssigkeit (Liquor) gefüllte Räume. Diese Flüssigkeit schützt das empfindliche Gehirn und das Rückenmark, die außerdem von drei Membranen eingehüllt werden: den Hirnhäuten oder Meningen.

Die Hirnregionen haben unterschiedliche Funktionen (siehe S. 18–19). Zum Beispiel kontrolliert die primär

DER AUFBAU DES GEHIRNS

Die Seitenansicht zeigt die Großhirnrinde mit ihren Windungen, das Kleinhirn und den Hirnstamm.

Ein Schnittbild enthüllt spezialisierte Gewebe, die zwischen den beiden Hirnhälften liegen (siehe auch S. 18–19).

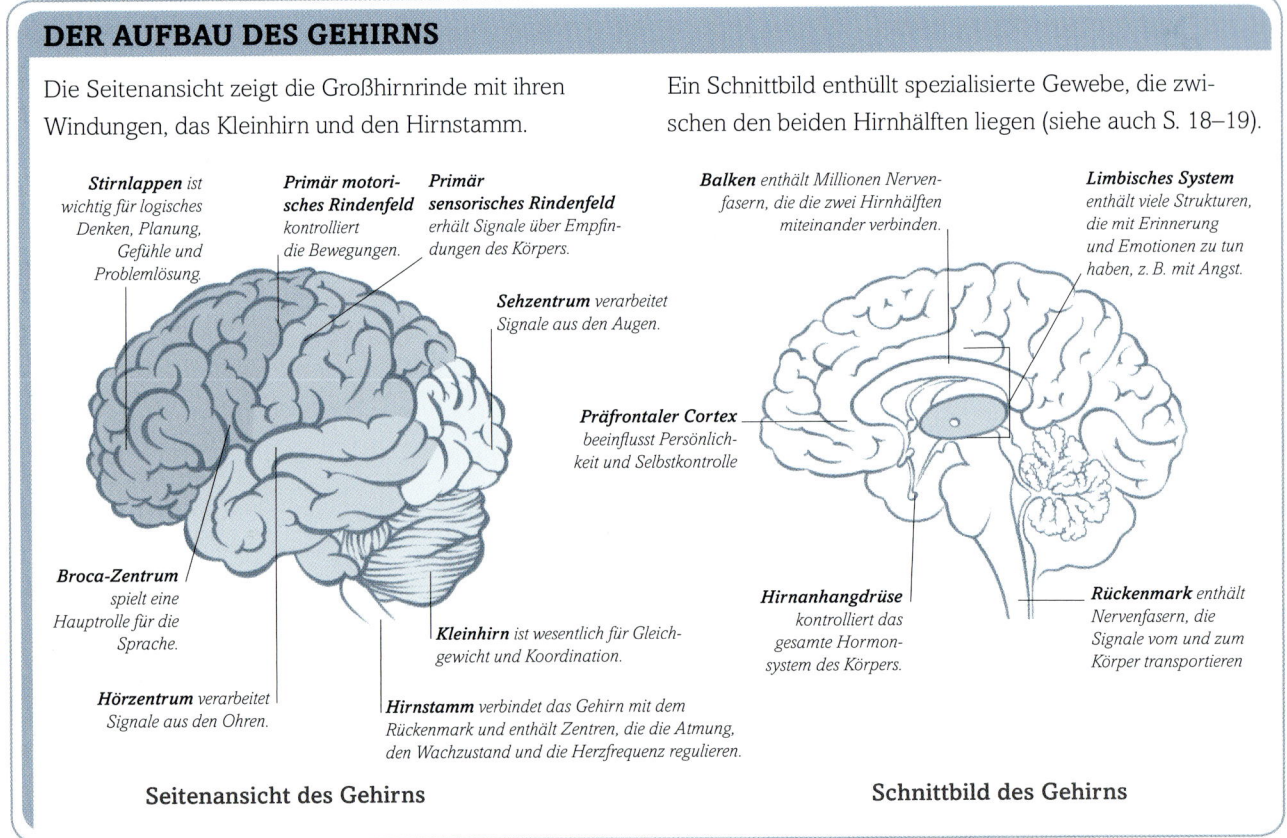

Stirnlappen ist wichtig für logisches Denken, Planung, Gefühle und Problemlösung.

Primär motorisches Rindenfeld kontrolliert die Bewegungen.

Primär sensorisches Rindenfeld erhält Signale über Empfindungen des Körpers.

Sehzentrum verarbeitet Signale aus den Augen.

Broca-Zentrum spielt eine Hauptrolle für die Sprache.

Hörzentrum verarbeitet Signale aus den Ohren.

Kleinhirn ist wesentlich für Gleichgewicht und Koordination.

Hirnstamm verbindet das Gehirn mit dem Rückenmark und enthält Zentren, die die Atmung, den Wachzustand und die Herzfrequenz regulieren.

Balken enthält Millionen Nervenfasern, die die zwei Hirnhälften miteinander verbinden.

Limbisches System enthält viele Strukturen, die mit Erinnerung und Emotionen zu tun haben, z. B. mit Angst.

Präfrontaler Cortex beeinflusst Persönlichkeit und Selbstkontrolle

Hirnanhangdrüse kontrolliert das gesamte Hormonsystem des Körpers.

Rückenmark enthält Nervenfasern, die Signale vom und zum Körper transportieren

Seitenansicht des Gehirns

Schnittbild des Gehirns

> **»Der Hirnstamm enthält Nerven, die für viele Basisfunktionen des Körpers wie Atmung, Herzfrequenz und Wachzustand wichtig sind.«**

motorische Rinde in jeder Hirnhälfte die Bewegungen Ihres Körpers. Die Sehrinde verarbeitet Nervenimpulse aus den Augen und ermöglicht erst das Sehen. Die Lokalisation manch anderer Funktionen – z. B. der Sprache – hängt davon ab, ob Sie Rechts- oder Linkshänderin sind.

Die Gehirne von Männern und Frauen unterscheiden sich ganz wesentlich in Aufbau und Funktionsweise (s. S. 18–19).

NERVENZELLEN

Nervenzellen sind spezialisierte Zellen, die elektrische Signale aussenden. Es gibt sie in unterschiedlichen Formen und Größen, sie ähneln sich aber in wesentlichen Komponenten (s. rechts). Zu ihren besonderen Eigenschaften gehört, dass sie untereinander und mit anderen Geweben, z. B. Muskeln, kommunizieren können, indem ihre elektrischen Impulse die Produktion von chemischen Substanzen, den sogenannten Neurotransmittern, auslösen. Diese Substanzen überqueren winzige Spalte zwischen den Zellen (Synapsen) und stimulieren Impulse in Nachbarzellen. Es gibt eine Reihe verschiedener Neurotransmitter im Nervensystem – z. B. Serotonin, Adrenalin, Azetylcholin und Dopamin. Chemische und elektrische Übertragung sind grundlegende Voraussetzungen für die Gehirn- und Körperfunktion. Viele Medikamente zur Behandlung neurologischer Erkrankungen wirken, indem sie diese Signale verändern.

KRANKHEITEN DES NERVENSYSTEMS

Einige Symptome, die durch Erkrankungen des Gehirns und des Nervensystems bedingt sind, kommen sehr häufig vor. Sie sind der Grund für 30–50 Prozent aller Konsultationen beim Hausarzt. Zu ihnen gehören:

- Kopfschmerzen
- Taubheitsgefühl und Kribbeln
- Schwäche
- Sehstörungen und Schwindel

DER AUFBAU DER NERVENZELLEN

Nervenzellen haben spezialisierte Zellfortsätze, die Nervenfasern oder Axone, welche Nervensignale über große Entfernungen im Körper transportieren.

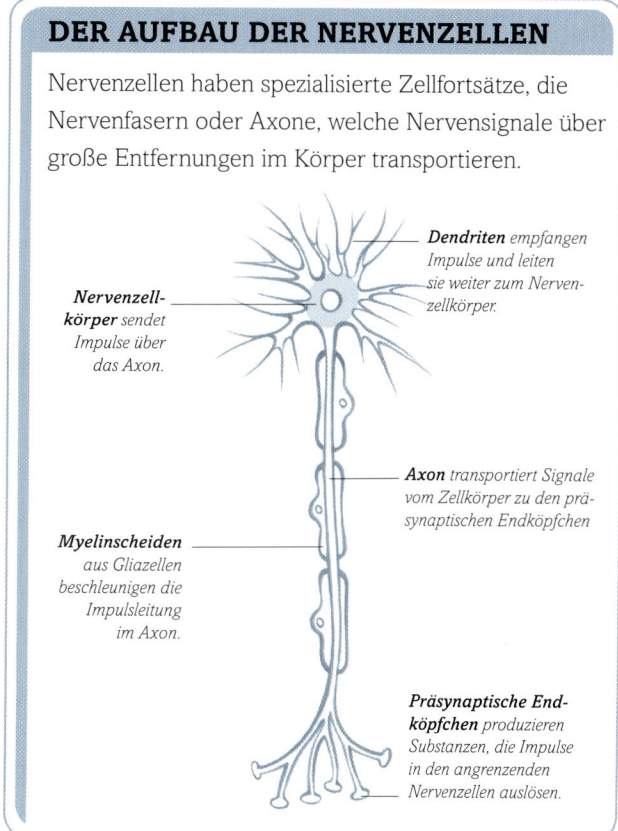

Dendriten empfangen Impulse und leiten sie weiter zum Nervenzellkörper.

Nervenzellkörper sendet Impulse über das Axon.

Axon transportiert Signale vom Zellkörper zu den präsynaptischen Endköpfchen

Myelinscheiden aus Gliazellen beschleunigen die Impulsleitung im Axon.

Präsynaptische Endköpfchen produzieren Substanzen, die Impulse in den angrenzenden Nervenzellen auslösen.

Oft sind solche Symptome, obwohl sie beunruhigen können, nicht auf ernste Gehirnerkrankungen zurückzuführen. Durch sorgfältige äußere Untersuchung von Kopf, Rumpf und Gliedmaßen kann man schon viel über die Ursachen neurologischer Symptome herausfinden. Ärzte benutzen dazu oft die Computertomografie (CT) – eine Röntgentechnik, bei der Schnittbilder des Gehirns angefertigt werden. Einen besonders guten Einblick in Gehirn und Rückenmark erhält man mit der Magnetresonanztomografie (MRT), deren Technik auf starken Magnetfeldern und Radiowellen basiert. Die elektrische Aktivität kann über die Kopfhaut mithilfe der Elektroenzephalografie (EEG) gemessen werden.

Manchmal wird eine Lumbalpunktion zur Entnahme von Rückenmarkflüssigkeit nötig, weil ihre Untersuchung wichtig für die Diagnose ernster Erkrankungen wie z. B. einer Hirnhautentzündung ist (siehe S. 181). Nur selten entnehmen Ärzte eine Gewebeprobe aus dem Gehirn, denn Hirngewebe regeneriert sich nicht.

Kopfschmerzen

Kopfschmerzen sind eine der lästigen Auswirkungen unseres modernen Lebens. Bei manchen Frauen jedoch kommen sie immer wieder, sind unkalkulierbar und beeinträchtigen den Alltag extrem. Änderungen des Lebensstils können oft helfen, und auch verschiedene Medikamente lindern die Schmerzen.

Spannungskopfschmerzen

Etwa 75 Prozent aller Kopfschmerzen sind Spannungskopfschmerzen, die keine ernste Ursache haben. Doch auch sie können sehr lästig sein.

WAS IST DAS?

Niemand kennt den Grund von Spannungskopfschmerzen. Nackenmuskelschmerzen wurden verantwortlich gemacht, aber für diese Ursache gibt es keine Belege. Spannungskopfschmerzen kehren häufig wieder, v. a. wenn man deprimiert oder ängstlich ist. Am häufigsten sind Frauen über 20 Jahren betroffen.

DIE NÄCHSTEN SCHRITTE

Gehen Sie zum Arzt, wenn die Kopfschmerzen Ihr Leben beeinträchtigen. Wahrscheinlich brauchen Sie keine speziellen Untersuchungen.

THERAPIEMÖGLICHKEITEN

Ihr Arzt wird das beste Vorgehen mit Ihnen besprechen.

Schmerzmittel und Ruhe Nehmen Sie einfache Schmerzmittel wie Paracetamol oder Ibuprofen und legen sich in einen ruhigen, dunklen, kühlen Raum. Nehmen Sie die Mittel nicht mehr als einige Wochen ein.

Amitriptylin Ihr Arzt wird ggf. niedrige Dosen Amitriptylin verschreiben, wenn die einfachen Schmerzmittel nicht helfen. Dieses Antidepressivum hat in niedrigen Dosierungen die nützliche Eigenschaft, chronischen Schmerzen vorzubeugen.

SYMPTOM-CHECK

Spannungskopfschmerzen verursachen typischerweise

- ein Druck- oder Engegefühl, gewöhnlich über dem ganzen Kopf, das sich im Laufe des Tages eher verschlimmert,
- leichte bis mäßige Schmerzen, die Sie aber nicht von Ihren täglichen Aufgaben abhalten.

Gehen Sie zum Arzt, wenn Sie starke Kopfschmerzen haben, die auf Selbstbehandlung nicht ansprechen, oder wenn die Schmerzen mit Symptomen wie Übelkeit, Fieber, Sehstörungen oder Lichtscheu verbunden sind.

SELBSTHILFE

Sinnvoll ist es, Stressursachen herauszufinden und sich mit ihnen auseinanderzusetzen.

Schlafen Sie nachts ausreichend, um besser mit Stressbelastungen zurechtzukommen (s. S. 60–61).

Versuchen Sie, Ihr Leben in ruhigere Bahnen zu lenken (s. S. 48–69).

Entspannen Sie sich regelmäßig (s. S. 62–63). Vielleicht können Ihnen Aromatherapie und Akupunktur dabei helfen.

SIND MEINE KOPFSCHMERZEN ETWAS ERNSTES?

Nicht zu wissen, was den Schmerz auslöst, kann sehr beunruhigend sein. Die daraus resultierende Angst kann den Schmerz verstärken, sodass Sie in einen Teufelskreis geraten. Wenn Sie sich Sorgen über Ihre Kopfschmerzen machen, vereinbaren Sie einen Arzttermin. Eine sorgfältige neurologische Untersuchung und die Sicherheit, dass nichts Schlimmes fehlt, wird Ihre Befürchtungen zerstreuen, und Ihre Kopfschmerzen werden sich möglicherweise nach dem Termin von selbst legen. In sehr seltenen Fällen, wenn die Untersuchung nicht eindeutig ausfällt, kann Ihr Arzt weitere Tests veranlassen.

Meningitis

Wenn ein starker Kopfschmerz von Fieber und Nackensteife begleitet wird, muss man an eine Hirnhautentzündung (Meningitis) denken – eine selten auftretende Erkrankung.

WAS IST DAS?

Eine Entzündung der Hirnhäute (s. S. 178) wird meist durch Bakterien oder Viren hervorgerufen. **Eine bakterielle Hirnhautentzündung** ist eine lebensbedrohliche Erkrankung. Sie kann aber erfolgreich behandelt werden, wenn man frühzeitig ins Krankenhaus kommt. Bei Meningokokken als Erreger tritt oft ein typischer Ausschlag auf. Er zeigt sich jedoch oft erst, wenn die Infektion schon voll ausgebrochen ist. **Virale Hirnhautentzündungen** verlaufen meist weniger gefährlich und mit milderen Symptomen.

DIE NÄCHSTEN SCHRITTE

Es ist lebenswichtig, dass Sie sofort ärztliche Hilfe suchen, wenn Sie den Verdacht auf eine Meningitis haben.

THERAPIEMÖGLICHKEITEN

Wenn Ihr Arzt eine bakterielle Hirnhautentzündung vermutet, sollten Sie sofort Antibiotika bekommen. Sie werden intravenös verabreicht. Die Infektion wird bestätigt durch eine Lumbalpunktion und die Untersuchung der entnommenen Rückenmarkflüssigkeit. Anschließend erhalten Sie vielleicht ein anderes Antibiotikum, das gezielt den bei Ihnen entdeckten Erreger bekämpft. Fragen Sie Ihren Arzt nach etwaigen Nebenwirkungen.

Gegen viele Erreger der Hirnhautentzündung sind Impfungen verfügbar. Auf diese Weise können Sie sich lebenslang vor bestimmten Formen der Erkrankung schützen.

SYMPTOM-CHECK

Eine Hirnhautentzündung ist charakterisiert durch heftige Kopfschmerzen, kombiniert mit einem oder mehreren der folgenden Symptome:

- Scheu vor hellem Licht
- Nackensteifigkeit (Unfähigkeit, den Kopf so zu beugen, dass das Kinn die Brust berührt)
- Fieber
- Übelkeit und Erbrechen

Suchen Sie ärztliche Hilfe bei dieser Symptomkombination, v. a. wenn sie plötzlich einsetzt.

SELBSTHILFE

Die Genesung von einer Hirnhautentzündung kann einige Zeit dauern. Nehmen Sie sich diese Zeit, und lassen Sie sich von anderen helfen.

Hirntumor

Hirntumore sind ziemlich selten. Die Symptome variieren je nach befallener Hirnregion, Tumortyp und Wachstumsgeschwindigkeit.

WAS IST DAS?

Gutartige Tumore wachsen gewöhnlich langsam und können Probleme verursachen, wenn sie auf das gesunde Hirngewebe drücken. Die meisten bösartigen Gehirntumore sind sekundäre Neubildungen – ausgestreut aus einem primären Krebs an anderer Stelle im Körper, oft aus Lunge, Brust oder Darm.

DIE NÄCHSTEN SCHRITTE

Durch CT oder MRT sowie verschiedene neurologische Tests gelangt der Arzt gewöhnlich zur Diagnose.

THERAPIEMÖGLICHKEITEN

Gutartige Tumore können oft chirurgisch entfernt werden, bösartige erfordern ggf. eine Chemotherapie oder Bestrahlung – je nach Größe und Stadium des Tumors.

SELBSTHILFE

Nach der Behandlung sollten Sie die regelmäßigen Check-ups und Kontrolltomografien unbedingt wahrnehmen.

SYMPTOM-CHECK

Viele Symptome sind auf den erhöhten Schädeldruck durch den Hirntumor zurückzuführen.

- Ein dumpfer, ständiger Kopfschmerz (im Liegen und beim Aufwachen meist schlimmer)
- Übelkeit und Erbrechen
- Taubheitsgefühl, Schwäche
- Gleichgewichts-, Seh- oder Hörstörungen
- Krampfanfälle

Gehen Sie zum Arzt, wenn Sie eines der Symptome haben.

Migräne

Migräneschmerzen können enorm an den Kräften zehren. Jede fünfte Frau leidet darunter, die meisten sind zwischen 25 und 55 Jahre alt. Glücklicherweise lässt Migräne nach der Menopause meist nach.

WAS IST DAS?

Migräne ist ein extrem starker Kopfschmerz, der oft von Symptomen wie Übelkeit oder Sehstörungen (s. unten) begleitet wird. Die genaue Ursache ist nicht bekannt. Einige Menschen können Trigger ausmachen, die die Anfälle auslösen (s. rechts).

Es gibt verschiedene Theorien, die beschreiben, was im Gehirn vorgeht, wenn sich eine Migräne entwickelt. Nach der *neuralen Theorie* breitet sich eine Welle elektrischer Aktivität von den Tiefen des Gehirns bis zu seiner Außenschicht aus. Nach der *vaskulären Theorie* lösen chemische Substanzen aus dem Hirnstamm eine Verengung der Blutgefäße im Gehirn aus, die zur Aura führt (s. unten). Der Schmerz tritt ein, wenn die Wände der Blutgefäße sich entspannen. Tatsächlich, so wird vermutet, spielen Elemente aus beiden Theorien eine Rolle.

DIE NÄCHSTEN SCHRITTE

Ihr Arzt wird eine Migräne normalerweise aus Ihrer Beschreibung diagnostizieren. Er kann Medikamente verschreiben, um der Migräne vorzubeugen und sie zu behandeln.

THERAPIEMÖGLICHKEITEN

Man unterscheidet Arzneimittel zur Vorbeugung und solche, mit denen man eine Attacke behandelt, wenn sie schon begonnen hat.

Vorbeugung Können Sie Ihre Trigger nicht vermeiden und haben mehrere Attacken pro Monat, bekommen Sie vielleicht ein Medikament zur täglichen Einnahme, um die Häufigkeit der Episoden zu reduzieren.

- Zu den vorbeugenden Medikamenten zählen Betablocker, Antiepileptika (wie Topiramat oder Valproinsäure) und niedrige Dosen von Amitriptylin. Sie müssen vielleicht mehreres ausprobieren, um das für Sie richtige Mittel zu finden.
- Die meisten Frauen mit Migräne bekommen ihre Kopfschmerzen häufiger vor oder in den ersten Tagen der Periodenblutung. Weniger als 10 Prozent haben Migräne ausschließlich in Verbindung mit der Periode. Die Kurzzeiteinnahme von Medikamenten in der Phase vor der Regel kann diese »menstruelle Migräne« lindern. Wirksam sind Naproxen, Östrogenpräparate (manche Frauen erleiden aber einige Tage nach deren Absetzen ein sogenanntes Rebound-Kopfweh) und einige der neuen Triptane, bis zu fünf Tage lang genommen.

Behandlung Einige der Medikamente zur Migränebehandlung können Sie frei kaufen, für andere brauchen Sie ein Rezept.

- Frei verkäufliche Schmerzmittel wie Acetylsalicylsäure oder Ibuprofen müssen eingenommen werden, sobald sich die Aura (s. links) entwickelt.
- Medikamente gegen Übelkeit wie Metoclopramid bekämpfen den Brechreiz. (Manche Tabletten kombinieren Mittel gegen Schmerzen und Übelkeit.)
- Antimigräne-Medikamente wie Triptane stehen auf Rezept als Tabletten, Nasenspray oder Injektionen zur Verfügung. Es gibt Grenzen für die Häufigkeit der

---

SYMPTOM-CHECK

Sie haben vielleicht nicht alle der folgenden Symptome, da die Beschwerden bei den einzelnen Betroffenen stark variieren:

- Ein heftiger, pochender Schmerz, fast immer einseitig, oft hinter dem Auge
- Übelkeit oder Erbrechen
- Starke Licht- und Lärmempfindlichkeit
- Weniger häufig verwaschene Sprache, Wortfindungsprobleme oder Gliederschwäche

- 60 Prozent der Migränepatienten haben eine sog. Aura wenige Minuten bis zu eine halben Stunde vor Schmerzbeginn: z.B. in Form von Sehstörungen wie Lichtblitzen, Flimmern oder Gesichtsfeldausfällen. Seltener kommt es zu Kribbeln oder einem Taubheitsgefühl, oft in einer Hand oder um den Mund herum.

Eine Migräneattacke kann von ein paar Stunden bis zu einigen Tagen dauern.

Gehen Sie zum Arzt, wenn der Schmerz anhält und Sie stark belastet.

Einnahme, da sie unerwünschte Wirkungen vor allem auf das Herz haben können.

- Starke Opiate können verschrieben werden, wenn die Schmerzen so extrem sind, dass eine Krankenhausbehandlung nötig wird.

SELBSTHILFE

Finden Sie heraus, was Ihre Migräneanfälle auslöst. Die folgenden Ratschläge helfen Ihnen vielleicht dabei die Auslöser zu meiden.

Vermeiden Sie zu viel Stress, sowohl im Privatleben als auch am Arbeitsplatz.

Wählen Sie »die Pille« sorgfältig aus. Wenn Sie Migräne mit Aura haben, vermeiden Sie Kombinationspräparate, da sie das Schlaganfallrisiko erhöhen. Haben Sie die Migräne erst nach Einnahme eines Kombi-Präparates bekommen, wechseln Sie zu einer reinen Gestagen-Pille oder einer anderen Verhütungsmethode.

Leben Sie gesund. Essen und schlafen Sie regelmäßig. Müdigkeit, Schlafmangel, Überanstrengung, Alkohol und Rauchen sind bekannte Trigger (s. S. 48–69).

Vermeiden Sie helles Licht. Sogar Sonnenlicht, das beim Vorüberfahren durch die Bäume flimmert, kann einen Migräneanfall auslösen.

Eruieren Sie die Nahrungsmittel, auf die Sie mit Migräne reagieren

---

Nahrungsmittel, die Migräne auslösen können

Wenn Sie den Verdacht haben, dass Nahrungsmittel Ihre Migräne provozieren, führen Sie ein Tagebuch darüber, was Sie essen und trinken. Finden Sie Ihre typischen Migräneauslöser heraus – einige der häufigsten zeigen wir hier. Auch schlechte Essensgewohnheiten, wie z. B. das Auslassen von Mahlzeiten oder zu wenig zu trinken, können Migräneattacken auslösen oder verschlimmern.

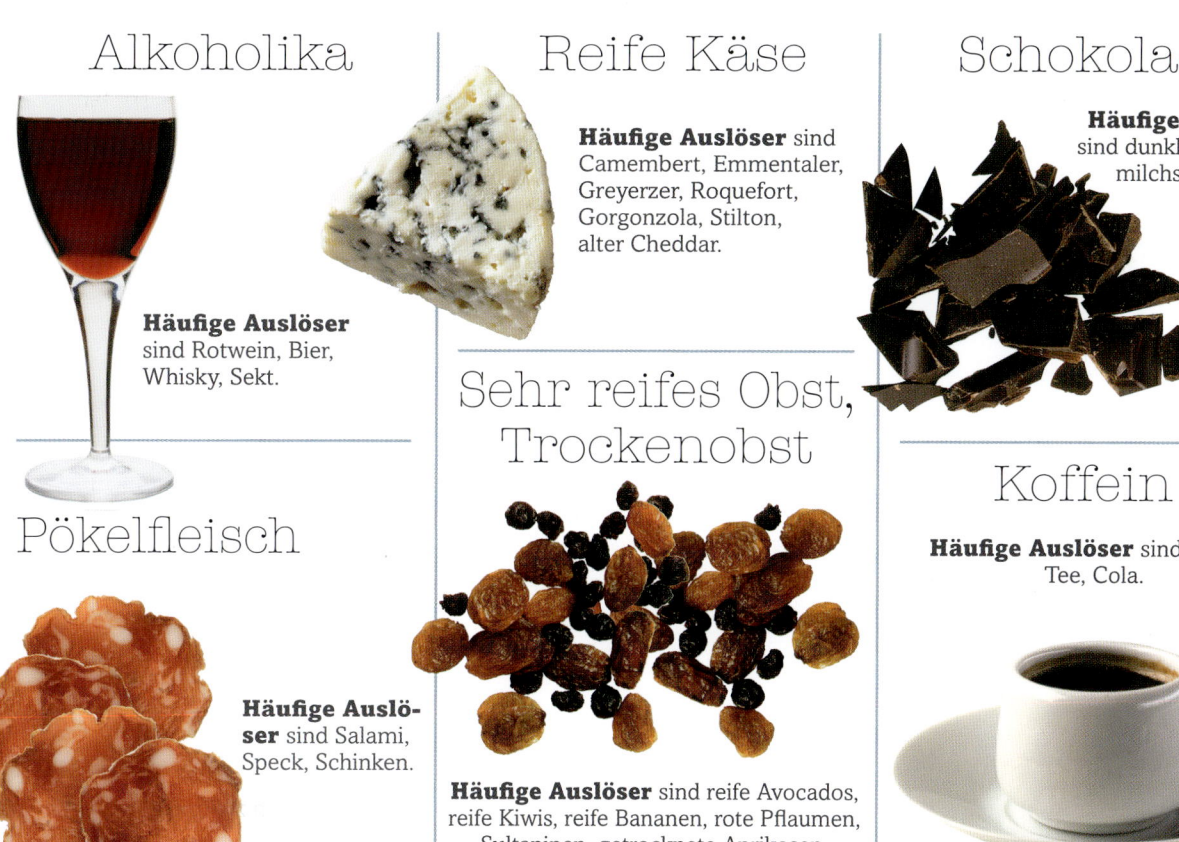

Alkoholika

Häufige Auslöser sind Rotwein, Bier, Whisky, Sekt.

Reife Käse

Häufige Auslöser sind Camembert, Emmentaler, Greyerzer, Roquefort, Gorgonzola, Stilton, alter Cheddar.

Schokolade

Häufige Auslöser sind dunkle und Vollmilchschokolade.

Pökelfleisch

Häufige Auslöser sind Salami, Speck, Schinken.

Sehr reifes Obst, Trockenobst

Häufige Auslöser sind reife Avocados, reife Kiwis, reife Bananen, rote Pflaumen, Sultaninen, getrocknete Aprikosen.

Koffein

Häufige Auslöser sind Kaffee, Tee, Cola.

Alzheimer-Demenz

Diese degenerative Erkrankung des Gehirns ist keine unvermeidliche Folge des Alterns. Obwohl das Risiko für die Krankheit – die durch zunehmenden geistigen Verfall und Persönlichkeitsveränderungen charakterisiert ist – mit dem Alter zunimmt, haben doch 90 Prozent der über 80-Jährigen keine Symptome.

WAS IST DAS?

Die Alzheimer-Demenz ist eine chronische degenerative Erkrankung der Gehirnzellen. In Deutschland leben derzeit etwa 1,1 Millionen Demenzkranke, zwei Drittel von ihnen sind Alzheimer-Patienten. Es sind mehr Frauen als Männer betroffen – wohl weil sie älter werden.

Das erste Symptom ist oft ein nachlassendes Kurzzeitgedächtnis, was manchmal schwer zu unterscheiden ist von normaler altersbedingter Gedächtnisschwäche. Oft wiederholen die Patienten alte Geschichten immer wieder, weil sie sich nicht erinnern, sie gerade erzählt zu haben.

Es können leichte Veränderungen der Persönlichkeit auftreten. Jemand, der vorher mit Geld eher sparsam umging, wird es jetzt vielleicht großzügig ausgeben. Früher kontaktfreudige Menschen können still und verschlossen werden.

Wenn die Krankheit fortschreitet, beeinträchtigt die Vergesslichkeit Routinetätigkeiten wie Kochen und Hausarbeit. Die Betroffenen sind sich ihrer Gedächtnisprobleme möglicherweise bewusst und versuchen, mit dem Problem zurechtzukommen, indem sie sich Notizzettel schreiben oder andere die Entscheidungen für sich treffen lassen. Manchmal entlädt sich ihre Angst und Frustration über ihr schwindendes Gedächtnis in Aggressionen. Selbstvernachlässigung kommt häufig vor, die Patienten werden dann ganz ungepflegt.

In späteren Stadien der Erkrankung sind die Gedächtnis- und Verhaltensänderungen sehr deutlich. Die Patienten können die Gedächtnisausfälle nicht mehr kompensieren und werden verwirrt. Sie erkennen vielleicht ihre Familie und Freunde nicht mehr, wiederholen unsinnige Wörter oder Sätze oder ständig dieselben Handlungen. Wahnhaftes Verhalten wie Eifer-

sucht oder der Vorwurf, bestohlen zu werden, sind nicht selten, es kann zu realitätsfremden Vorstellungen und Halluzinationen kommen.

In den Endstadien erkennen die Patienten ihre engste Familie nicht mehr. Sie verlieren gewöhnlich das Sprachvermögen, obwohl sie noch rufen und stöhnen können. Sie weigern sich vielleicht zu essen, zeigen Gangunsicherheiten und nehmen ständig an Gewicht ab. Schließlich werden sie bettlägerig. Der Tod erfolgt oft dadurch, dass sie sich eine Lungenentzündung zuziehen.

Alter ist der Hauptrisikofaktor für demenzielle Erkrankungen, aber

SYMPTOM-CHECK

Viele Menschen werden zerstreut, wenn sie älter werden, aber das ist nicht notwendigerweise ein Frühzeichen von Demenz.

Gehen Sie zum Arzt, wenn Ihre Vergesslichkeit so schlimm wird, dass sie Sie an einer normalen Lebensführung hindert, oder wenn Leute, die Sie gut kennen, eine Veränderung Ihrer Persönlichkeit oder ungewöhnliches Verhalten bemerkt haben.

RISIKO-CHECK

Es gibt Risikofaktoren, die man vermeiden kann, während andere wie Geschlecht, Alter und familiäre Faktoren unausweichlich sind:

- Weibliches Geschlecht – die Krankheit kommt häufiger bei Frauen vor
- Zunehmendes Alter – häufiger bei über 65-Jährigen
- Genetische Faktoren
- Diabetes
- Bluthochdruck
- Rauchen

»Manche Menschen erreichen ein hohes Alter, ohne eine Alzheimer-Krankheit zu entwickeln«

viele sehr alte Menschen zeigen auch keinerlei Anzeichen. Bei einem Drittel der Alzheimer-Patienten kommt die Krankheit familiär gehäuft vor, was dafür spricht, dass genetische Faktoren eine Rolle spielen. Manchmal beginnt sie früh (unter 65). Solch ein früher Beginn tritt vor allem in Familien auf, in denen die Krankheit insgesamt ungewöhnlich häufig ist. Spezifische Gendefekte wurden bei einigen dieser Familien nachgewiesen.

Es gibt noch einen anderen, häufigeren genetischen Einfluss: Neuere Studien identifizierten das ApoE-Gen auf Chromosom 19. Eine spezielle Variante dieses Gens zu haben ist ein Risikofaktor, bedeutet aber nicht, dass man die Krankheit definitiv entwickelt.

DIE NÄCHSTEN SCHRITTE

Wenn Sie Gedächtnisprobleme haben, wird Ihr Arzt zunächst nach einer behandelbaren Ursache suchen. Dazu zählen

- Vitamin B_{12}-Mangel
- Anämie
- Depression
- Schilddrüsenunterfunktion
- Arzneimittelnebenwirkungen
- Bestimmte Formes des erhöhten Hirndrucks, z. B. der sogenannte Hydrocephalus aresorptivus
- Bestimmte Formen von Hirnblutungen, zu denen es bei Älteren schon nach relativ geringen Verletzungen kommen kann

Der Arzt untersucht Ihre körperliche Verfassung und Ihre Reflexe. Er testet auch Ihr Gedächtnis und Ihr Denkvermögen – zum Beispiel indem er Sie bittet, sich bestimmte Namen oder Zahlenfolgen zu merken. Mit einer Computertomografie kann eine Veränderung des Hirngewebes sichtbar gemacht werden.

THERAPIEMÖGLICHKEITEN

Bis jetzt gibt es keine Behandlung, die das Fortschreiten der Alzheimer-Krankheit dauerhaft verlangsamt oder gar stoppt. Es gibt Hinweise darauf, dass Alzheimer-Patienten einen zu geringen Azetylcholinspiegel im Gehirn haben. Medikamente wie Donepezil und Rivastigmin können verordnet werden, um den Abbau dieser Substanz zu hemmen und dadurch ihren Spiegel zu erhöhen. Allerdings profitiert nur ein Teil der Patienten von solchen Mitteln, und es kann zu Nebenwirkungen kommen.

SELBSTHILFE

Die folgenden Maßnahmen können Ihnen vielleicht helfen, geistig fit zu bleiben und den Ausbruch einer Alzheimer-Krankheit zu verhindern oder hinauszuzögern:

Aktiv bleiben Die Krankheit tritt seltener auf, wenn man geistig aktiv bleibt. Jeden Tag ein Kreuzworträtsel oder Sudoku kann das Risiko reduzieren. Auch gesellschaftlich und körperlich aktive Menschen scheinen weniger gefährdet zu sein.

Gesund leben Bleiben Sie fit, rauchen Sie nicht, ernähren Sie sich ausgewogen. Halten Sie den Blutdruck unter Kontrolle und die Blutzucker- und Fettspiegel niedrig.

Hormonersatztherapie (HRT) Studien zeigen, dass eine Hormonersatztherapie das Alzheimer-Risiko senkt; da sie aber das Risiko für bestimmte Krebsarten erhöht, wird sie nicht generell verordnet.

Ergänzungsmittel nehmen Ginkgo biloba und Lecithin verbessern möglicherweise die Gedächtnisleistung, es gibt aber keine sicheren Belege dafür.

AUSWIRKUNGEN AUF DAS HIRNGEWEBE

Das normale Gehirn zeigt überall Regionen hoher Aktivität (rot und gelb). Das Alzheimer-Gehirn weist dunkle Gebiete ohne bzw. mit geringer Aktivität auf.

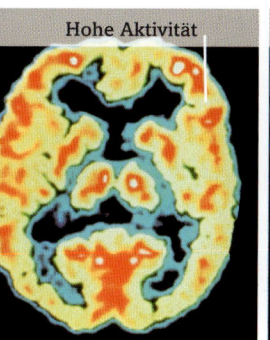

Hohe Aktivität

Normales Gehirn

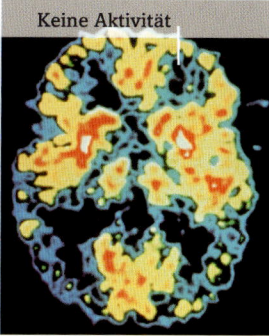

Keine Aktivität

Alzheimer-Gehirn

Ohrenerkrankungen

Die Ohren sind für das Hören und das Gleichgewicht zuständig. Sie nehmen Geräusche wahr, sodass Sie hören können, was um Sie herum passiert, und sie helfen Ihnen, Ihre Balance zu bewahren, sodass Sie sich bewegen und stillstehen können, ohne umzufallen. Ohrenkrankheiten können sehr beunruhigend sein.

Gehörgangs-entzündung

Eine Gehörgangsentzündung ist eine häufige Ohrenerkrankung, die jeden treffen kann. Frauen neigen etwas mehr dazu.

WAS IST DAS?

Eine Entzündung des Gehörgangs, der die Ohrmuschel mit dem Trommelfell verbindet, ist gewöhnlich die Folge einer Infektion mit Bakterien, Viren oder Pilzen.

Die Entzündung entwickelt sich häufig nach dem Schwimmen. Jedes Nasswerden des Gehörgangs – zum Beispiel auch in heißem, feuchtem Klima – erhöht die Infektionsgefahr. Auch wer ein Hörgerät oder Ohrstöpsel trägt, ist gefährdet. Manchmal entwickelt sich die Entzündung nach dem Gebrauch von Ohrentropfen oder Haarfärbemitteln.

DIE NÄCHSTEN SCHRITTE

Wenn Eiter den Gehörgang verstopft, versuchen Sie nicht, ihn zu entfernen – gehen Sie zum Arzt, der die Ohren mit einem speziellen Instrument mit Vergrößerungsglas, dem Otoskop, untersucht. Er kann eine Probe des Eiters entnehmen, um herauszufinden, welcher Keim die Infektion verursacht.

THERAPIEMÖGLICHKEITEN

Falls Bakterien die Infektion verursachen, verschreibt Ihr Arzt wahrscheinlich antibiotische Ohrentropfen, bei schwerer Infektion müssen Sie das Antibiotikum vielleicht oral einnehmen. Pilzinfektionen werden mit pilztötenden Ohrentropfen behandelt, virale nur mit Schmerzmitteln.

SELBSTHILFE

Wenn das Ohr entzündet, aber nicht eitrig ist, brauchen Sie möglicherweise nur ein Schmerzmittel. Ein Aufkratzen des Gehörgangs kann ebenfalls zur Entzündung führen – also Vorsicht, wenn Sie den Gang mit einem Wattestäbchen reinigen oder einen Finger ins Ohr stecken.

> ## SYMPTOM-CHECK
>
> Typische Symptome sind, wenn ein oder beide Ohren
> - jucken oder sogar schmerzen,
> - Eiter produzieren.
>
> **Gehen Sie zum Arzt,** wenn diese Symptome auftreten.

QUERSCHNITT DURCH DAS OHR

Die funktionellen Teile des Ohrs sind größtenteils gut geschützt im Schädel verborgen. Die Aufgabe des äußeren Ohrs ist es dagegen, die Schallwellen wie durch einen Trichter zum Trommelfell zu leiten.

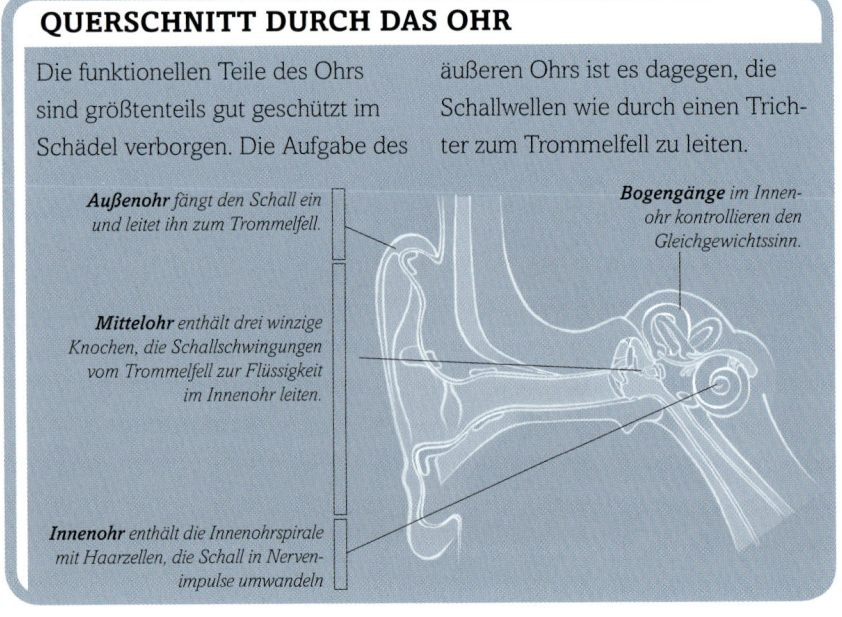

Außenohr fängt den Schall ein und leitet ihn zum Trommelfell.

Mittelohr enthält drei winzige Knochen, die Schallschwingungen vom Trommelfell zur Flüssigkeit im Innenohr leiten.

Innenohr enthält die Innenohrspirale mit Haarzellen, die Schall in Nervenimpulse umwandeln

Bogengänge im Innenohr kontrollieren den Gleichgewichtssinn.

Mittelohr-entzündung

Sie betrifft den luftgefüllten Raum im mittleren Teil des Ohrs, in dem die drei kleinsten Knochen des Körpers (Hammer, Amboss und Steigbügel) den Schall vom Trommelfell zum Innenohr leiten. Die Erkrankung kommt bei Kindern häufiger vor, weil ihre Ohrtrompeten enger sind.

WAS IST DAS?

Die Entzündung der Gewebe, die das Mittelohr auskleiden, wird durch eine Virusinfektion hervorgerufen – z.B. die Grippe oder eine ganz normale Erkältung (s. S. 232). Sie kann auch durch Bakterien verursacht werden, die durch die Ohrtrompete aus dem Rachen aufsteigen (s. S. 236).

Die Erkrankung kann mit plötzlichen starken Ohrenschmerzen beginnen, möglicherweise mit Fieber. Da sich Eiter und Flüssigkeit im Mittelohr ansammeln, fühlt sich das Ohr oft »voll« an. Dies kann das Hören erschweren und sogar zu Tinnitus führen (s. S. 188).

Manchmal kommt es durch die Infektion zum Reißen des Trommelfells, wobei ein wenig Blut austreten kann. Das klingt alarmierend, aber tatsächlich werden die Schmerzen allmählich nachlassen, und das Trommelfell wird heilen.

DIE NÄCHSTEN SCHRITTE

Suchen Sie Ihren Arzt sofort auf, wenn Sie starke Ohrenschmerzen haben. Er wird beide Ohren mit einem Sichtinstrument, dem Otoskop, untersuchen. Damit kann man

SYMPTOM-CHECK

Gehen Sie zum Arzt, wenn ein Ohr oder beide Ohren
- plötzlich zu schmerzen beginnen,
- sich »voll« anfühlen und Sie schlechter hören oder wenn
- Fieber mit den Ohrenschmerzen verbunden ist.

besser sehen, ob das Trommelfell entzündet ist oder Eiter aus dem Mittelohr in den Gehörgang läuft.

THERAPIEMÖGLICHKEITEN

Ihr Arzt verordnet wahrscheinlich ein Schmerzmittel. Wenn die Infektion durch Bakterien bedingt ist, müssen Sie vielleicht auch ein Antibiotikum einnehmen. Der Schmerz sollte nach ein paar Tagen abklingen, aber die Hörfähigkeit kann einige Wochen gestört sein.

SELBSTHILFE

Es kann die Schmerzen lindern, wenn Sie etwas Warmes wie z.B. eine in ein Handtuch gewickelte Wärmflasche gegen das betroffene Ohr halten. Paracetamol oder Ibuprofen helfen oft ebenfalls.

»Leim-Ohr«

Wenn die Mittelohrentzündung (s. links) anhält oder immer wiederkehrt, nennt man sie chronisch. Das »Leim-Ohr« ist eine Form der chronischen Mittelohrentzündung. Sie ist häufig bei Kindern unter acht Jahren.

WAS IST DAS?

Beim »Leim-Ohr« füllt sich das Mittelohr mit einer dicken, klebrigen Flüssigkeit. Unweigerlich hört man jetzt schlechter, weil die Ohrknöchelchen den Schall nicht mehr vom Trommelfell zum Innenohr leiten können. Raucher neigen stärker zu dieser Erkrankung.

DIE NÄCHSTEN SCHRITTE

Die Erkrankung kann von selbst besser werden. Wenn nicht, sollten Sie sich vom Arzt untersuchen lassen.

THERAPIEMÖGLICHKEITEN

Wenn Sie eine Behandlung brauchen, kann Ihr Arzt abschwellende Mittel verordnen, um die Nasenwege freizubekommen, oder Kortikosteroide oder Antihistaminika geben. Wenn die Flüssigkeit im Mittelohr bakteriell infiziert ist, wird er vielleicht Antibiotika verschreiben.

SELBSTHILFE

Nehmen Sie die verordneten Medikamente regelmäßig ein. Falls Sie Antibiotika brauchen, nehmen Sie sie wirklich zu Ende. Hören Sie auf zu rauchen.

SYMPTOM-CHECK

Sie haben vielleicht ein »Leim-Ohr«, wenn
- Sie anhaltend schlechter hören, besonders nach Erkältungen oder Ohrinfektionen.

Gehen Sie zum Arzt, wenn Sie dieses Symptom haben.

Schwerhörigkeit

Dieses sehr häufige Symptom kann akut oder chronisch auftreten.

WAS IST DAS?

Eine Hörverschlechterung kann ganz verschiedene Ursachen haben. Dazu zählen Virusinfektionen (wie Mumps oder Masern), Entzündungen, extremer Lärm (z. B. ein Gewehrschuss), eine Kopfverletzung oder eine Durchblutungsstörung des Innenohrs. Schwerhörigkeit kann auch in der Familie liegen. Es gibt zwei Typen der Schwerhörigkeit:

Die Schallleitungsschwerhörigkeit ist gewöhnlich ein vorübergehendes Problem und wird oft durch eine Mittelohrentzündung (s. S. 187), eine Gehörgangsblockade durch Ohrenschmalz oder ein geplatztes Trommelfell verursacht.

Die Schallempfindungsschwerhörigkeit ist oft von Dauer und die Folge einer alters- oder lärmbedingten Schädigung der Haarzellen oder einer Gehirnerkrankung, welche die Hörbahnen betrifft.

DIE NÄCHSTEN SCHRITTE

Wird Ihr Gehör schlagartig schlechter, gehen Sie sofort zum Arzt, es kann sich um einen Notfall handeln. Sie müssen auch zum Arzt, wenn Ihr Gehör allmählich einseitig abnimmt, dahinter kann in seltenen Fällen ein Hirntumor stehen (s. S. 181).

THERAPIEMÖGLICHKEITEN

Der Hörschwund bildet sich wahrscheinlich zurück, wenn die zugrunde liegende Ursache behandelt wird. Ist die Schwerhörigkeit familiär oder altersbedingt, ist ein Hörgerät hilfreich.

SELBSTHILFE

Tragen Sie unbedingt einen Gehörschutz, wenn Sie in einer lauten Umgebung arbeiten.

Viele Menschen mit Hörverlust profitieren von einem Hörgerät.

RISIKO-CHECK

Die Gefahr einer dauernden Schwerhörigkeit steigt, wenn Sie

- über 70 Jahre alt sind,
- oft starkem Lärm ausgesetzt waren,
- an der Menière-Krankheit (s. S. 192) oder einer neurologischen Erkrankung leiden.

HÖRGERÄTE

Wenn Sie schlecht hören, bitten Sie Ihren Arzt um einen Hörtest. Vielleicht stellt sich dabei heraus, dass Sie ein Hörgerät brauchen. Es gibt eine große Auswahl an digitalen, unauffälligen Geräten in hoher Qualität. Sie werden eines finden, das zu Ihnen passt, gut in der Handhabung ist und Ihr Hören verbessert. Wenn Sie an Tinnitus leiden, könnten Sie einen Masker ausprobieren, ein kleines Gerät, das »weißes Rauschen« produziert. Dieses überdeckt das konstante Pfeifen und Klingeln des Tinnitus.

Tinnitus

Ein unaufhörliches pfeifendes oder pulsierendes Geräusch in den Ohren kann den Schlaf rauben und zum Problem werden. Genau das passiert bei Tinnitus – einer häufigen Störung, die viele Menschen trifft.

WAS IST DAS?

Tinnitus wird durch eine Schädigung der Haarzellen des Innenohrs hervorgerufen. Er kann auch ein Symptom einer Anämie (s. S. 248–289) oder eine Nebenwirkung bestimmter Medikamente sein.

DIE NÄCHSTEN SCHRITTE

Gehen Sie zum Arzt, wenn Sie Ohrgeräusche hören, die Sie stören.

THERAPIEMÖGLICHKEITEN

Ihr Arzt kann vielleicht Beruhigungsmittel oder Antiepileptika wie z. B. Carbamazepin verschreiben.

SELBSTHILFE

Versuchen Sie es mit einem Tinnitus-Masker (s. Kasten). Eine psychologische Technik, das Tinnitus-Retraining, kann Ihre Reaktion auf die erhöhte Empfindlichkeit Ihrer Hörbahnen verändern.

SYMPTOM-CHECK

Gehen Sie zum Arzt, wenn Sie diese Symptome einer Tinnitus-Erkrankung haben:

- Pfeifende, klingelnde, rauschende oder brummende Geräusche in den Ohren

Augenerkrankungen

Das Auge gehört zu den hoch spezialisierten Organen unseres Körpers. Seine empfindlichen Strukturen sind anfällig für Verletzungen, Infektionen und Allergien. Schieben Sie den Arztbesuch bei Augensymptomen nicht auf, und suchen Sie bei einer plötzlichen Sehverschlechterung sofort ärztliche Hilfe.

DER AUFBAU DES AUGES

Die Netzhaut im Augeninneren enthält spezialisierte Zellen (die Stäbchen und Zapfen), welche Lichtsignale in elektrische Impulse umwandeln. Diese elektrischen Impulse wandern über die Sehnerven zum Sehzentrum am Hinterkopf, wo sie verarbeitet werden.

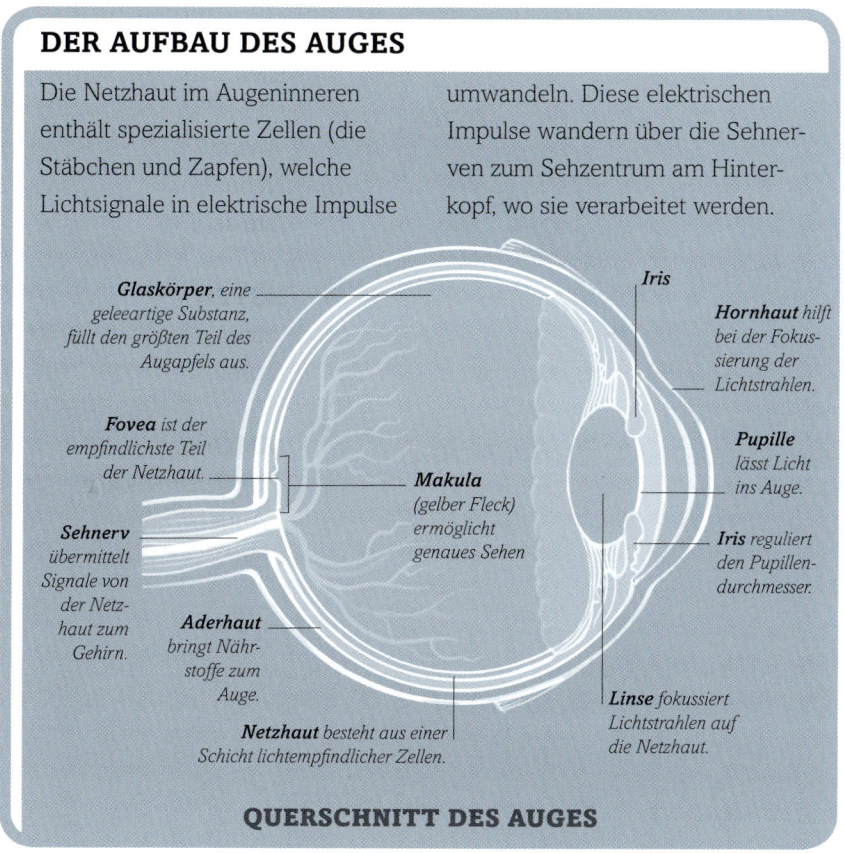

Glaskörper, *eine geleeartige Substanz, füllt den größten Teil des Augapfels aus.*

Fovea *ist der empfindlichste Teil der Netzhaut.*

Sehnerv *übermittelt Signale von der Netzhaut zum Gehirn.*

Aderhaut *bringt Nährstoffe zum Auge.*

Netzhaut *besteht aus einer Schicht lichtempfindlicher Zellen.*

Makula *(gelber Fleck) ermöglicht genaues Sehen*

Iris

Hornhaut *hilft bei der Fokussierung der Lichtstrahlen.*

Pupille *lässt Licht ins Auge.*

Iris *reguliert den Pupillendurchmesser.*

Linse *fokussiert Lichtstrahlen auf die Netzhaut.*

QUERSCHNITT DES AUGES

SYMPTOM-CHECK

Gehen Sie zum Optiker, wenn Sie die folgenden Symptome einer Sehstörung bemerken:

- Probleme, Gegenstände in der Nähe oder Ferne deutlich wahrzunehmen

treffen, deshalb erscheinen die Bilder unscharf. Sind Sie kurzsichtig, trifft das Gegenteil zu – Sie können Gegenstände in der Ferne nicht klar sehen. Die Bilder sind ebenfalls unscharf, weil die Lichtstrahlen sich schon vor der Netzhaut treffen.

DIE NÄCHSTEN SCHRITTE

Falls Sie Probleme mit dem Sehen haben, gehen Sie zum Optiker und bitten um einen Sehtest. Schieben Sie das Problem nicht lange auf.

THERAPIEMÖGLICHKEITEN

Weit- und Kurzsichtigkeit können leicht durch Brillen, Kontaktlinsen oder Laserchirurgie korrigiert werden.

SELBSTHILFE

Lassen Sie Ihre Sehschärfe alle zwei Jahre von einem Augenoptiker prüfen.

Sehstörungen

Weitsichtigkeit und Kurzsichtigkeit sind sehr häufige Sehstörungen. Die meisten von uns werden irgendwann an einer Sehstörung leiden. Je älter wir werden, desto wahrscheinlicher ist eine Weitsichtigkeit. Es ist also ganz normal, wenn Sie mit über 40 oder 50 Jahren merken, dass das Zeitunglesen schwieriger wird. Manchmal ist ein Auge stärker betroffen als das andere.

WAS IST DAS?

Wenn Sie weitsichtig sind, können Sie Gegenstände in Ihrer Nähe nicht klar sehen. Die Hornhaut und Linse brechen die Lichtstrahlen so, dass sie sich hinter der Netzhaut

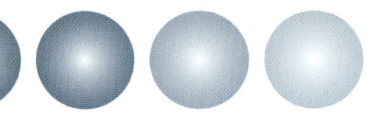

Bindehaut-entzündung

Eine Entzündung der Bindehaut, die das Weiße im Auge und die Innenseite der Lider bedeckt, tut weh, beeinträchtigt die Sehkraft aber nicht.

WAS IST DAS?
Wird die Erkrankung durch Viren oder Bakterien ausgelöst, ist sie hoch ansteckend. Sie kann auch allergisch bedingt sein.

DIE NÄCHSTEN SCHRITTE
Ihr Arzt macht vielleicht einen Lidabstrich und untersucht ihn.

THERAPIEMÖGLICHKEITEN
Eine bakterielle Bindehautentzündung wird meist mit antibiotischen Augentropfen behandelt. Eine virale Entzündung bildet sich gewöhnlich in ein paar Wochen von selbst zurück.

SELBSTHILFE
Spülen Sie das betroffene Auge mit künstlichen Tränen. Waschen Sie sich die Hände, nachdem Sie Ihre Augen berührt haben, und benutzen Sie Handtücher oder Waschlappen nicht gemeinsam mit anderen.

SYMPTOM-CHECK
Sie haben vielleicht eine Bindehautentzündung, wenn Ihre Augen
- rot sind, jucken und tränen,
- ein Sekret produzieren.
Gehen Sie zum Arzt, wenn Sie diese Symptome haben.

Grauer Star

Fast jeder über 65 erkrankt irgendwann an grauem Star (Katarakt). Gewöhnlich ist ein Auge stärker betroffen als das andere.

WAS IST DAS?
Zum grauen Star kommt es, wenn die normalerweise klare Linse in einem oder beiden Augen trüb wird. Dies verschlechtert das Sehvermögen, und zwar gewöhnlich schleichend und schmerzlos über Monate und Jahre. Helles Licht und Sonne können dann stören, und das Farbsehen kann beeinträchtigt sein. Der graue Star ist häufiger bei Diabetes, niedrigem Kalziumspiegel oder wenn man Kortikosteroide nimmt.

DIE NÄCHSTEN SCHRITTE
Fragen Sie Ihren Arzt um Rat, wenn sich ein grauer Star entwickelt. Er wird Ihre Augen mit einer Spaltlampe und einem Augenspiegel untersuchen.

THERAPIEMÖGLICHKEITEN
Falls der graue Star Sie im Alltag stört, kann die defekte Linse durch ein Plastikimplantat ersetzt werden. Nach einer kurzen OP unter örtlicher Betäubung werden Sie ein paar Tage verschwommen, anschließend aber gewöhnlich sehr viel besser sehen. Zum Lesen brauchen Sie wahrscheinlich trotzdem noch eine Brille.

SELBSTHILFE
Wenn Sie auf einem oder beiden Augen an grauem Star leiden, achten Sie auf eine passende Brille und gutes Licht beim Lesen.

SYMPTOM-CHECK
Gehen Sie zum Arzt, wenn Sie diese Symptome haben:
- Unscharfes Sehen
- Ins Rötliche oder Gelbliche verschobene Farbwahrnehmung
- Trübung einer Pupille

AUGEN-NOTFÄLLE
Manche Augenerkrankungen können zu bleibenden Sehschäden führen – sogar zu Blindheit. Eine erfolgreiche Therapie ist möglich, wenn Sie sie frühzeitig behandeln lassen. Gehen Sie bei folgenden Symptomen sofort zu einem Arzt:
- Blitze vor den Augen
- Doppeltsehen
- Rotes Auge mit heftigen Schmerzen
- Schmerzhaftes rotes Auge, wenn Sie Gürtelrose im Gesicht haben
- Plötzliche Sehverschlechterung oder Sehverlust
- Sehverlust, der einen Teil Ihres Gesichtsfeldes betrifft

Nicht unbedingt Notfälle, aber doch Augenprobleme können auch durch Krankheiten verursacht werden, die hauptsächlich andere Körperregionen betreffen, so z. B. durch Diabetes (siehe S. 320–325) oder Schilddrüsenüberfunktion (siehe S. 328–329).

Grüner Star

Der grüne Star (Glaukom) ist eine ernste Erkrankung, die zur Erblindung führen kann. Obwohl selten, ist sie bei Frauen häufiger als bei Männern. Sie kann in der Familie liegen.

WAS IST DAS?

Der grüne Star beruht auf einem abnorm hohen Druck der Flüssigkeit im Augeninneren, wenn die Flüssigkeit nicht abfließen kann. Er kann die Netzhaut und den Sehnerv bleibend schädigen. Der grüne Star ist altersabhängig: Unter 40 ist er selten, aber bei den über 80-Jährigen sind 10 Prozent betroffen.

DIE NÄCHSTEN SCHRITTE

Gehen Sie mit Glaukom-Symptomen sofort zum Arzt. Er misst den Druck in beiden Augen und wird nötigenfalls eine sofortige Behandlung empfehlen.

THERAPIEMÖGLICHKEITEN

Wenn Sie einen akuten Glaukomanfall haben, erhalten Sie Augentropfen und Medikamente, die den Druck senken. Anschließend wird eine OP oder Laserbehandlung durchgeführt, damit die Flüssigkeit besser abfließen kann. Ihr Augenlicht kann bei schneller Behandlung oft gerettet werden. Bei chronischem Glaukom bekommen Sie Augentropfen zur regelmäßigen Anwendung, um die Flüssigkeitsproduktion zu drosseln. Wenn nötig, führen auch hier Operation oder Laserbehandlung in der Regel zum Erfolg.

SELBSTHILFE

Lassen Sie Ihre Augen regelmäßig untersuchen – vor allem, wenn Sie einen engen Verwandten mit grünem Star haben.

Makuladegeneration

Bei der Makuladegeneration kommt es zur zunehmenden Sehverschlechterung, gewöhnlich in beiden Augen. Sie ist altersabhängig, betrifft Frauen häufiger als Männer und kann genetisch bedingt sein.

WAS IST DAS?

Das Sehvermögen ist am höchsten in der Makula, dem »gelben Fleck« in der Netzhaut. Bei der Makuladegeneration sterben die lichtempfindlichen Zellen der Makula ab.

Bei der »trockenen« Makuladegeneration, der häufigeren Form der Erkrankung, gehen die Zellen vereinzelt und sehr allmählich verloren. Bei der »feuchten« Form wachsen Blutgefäße über die Makula, was sehr schnell zu einem Ausfall des zentralen Sehens führt.

DIE NÄCHSTEN SCHRITTE

Ihr Augenarzt untersucht die Netzhaut mit einem Augenspiegel. Bei einer feuchten Form kann er mithilfe einer Farbstoff-Untersuchung, der Fluoreszenzangiografie, die Blutgefäße Ihrer Netzhaut beurteilen und die genaue Therapie festlegen.

THERAPIEMÖGLICHKEITEN

Keine Behandlung kann das Sehen wieder normalisieren, wenn Sie die trockene Form der Makuladegeneration haben. Die feuchte Form kann man mit Tabletten oder mit einem Laser behandeln, der die neuen Blutgefäße verödet. Eine Überwachung und wiederholte Behandlung kann nötig sein. Bei einer anderen Behandlung, die aber noch keine Routinetherapie darstellt, wird die Makula mittels Knopflochchirurgie verlagert.

SELBSTHILFE

Sorgen Sie beim Lesen für gutes Licht, verwenden Sie Lupen und andere Sehhilfen. Antioxidanzien wie Vitamin C, E, Betacarotin und Zink können vielleicht helfen, den Krankheitsverlauf zu verlangsamen.

SYMPTOM-CHECK

Sie haben vielleicht einen Glaukomanfall, wenn Sie
- Schmerzen im Auge haben,
- Lichtscheu empfinden,
- eine Sehverschlechterung bemerken.

Gehen Sie dringend zum Arzt!

SYMPTOM-CHECK

Gehen Sie zum Arzt und lassen sich untersuchen, wenn Sie
- im zentralen Anteil Ihres Gesichtsfeldes verschwommen oder nichts sehen,
- verzerrt sehen, sodass Gegenstände größer oder kleiner aussehen.

Schwindelanfälle und Stürze

Schwindel geht meist schnell vorbei, aber wenn Sie nicht aufpassen, können Sie dabei unerwartet stürzen und sich eine Verletzung zuziehen. Häufig kommt es zu Schwindel und Gleichgewichtsstörungen, wenn man plötzlich seine Haltung verändert, zum Beispiel zu schnell aufsteht, nachdem man vornübergebeugt war.

Schwindel

Schwindel ist das Gefühl, unsicher und benommen zu sein, so als ob man gleich ohnmächtig würde.

WAS IST DAS?

Für Schwindel gibt es viele Ursachen. Zu ihnen gehören

- Niedriger Blutzucker
- Störungen, die zu niedrigem Blutdruck führen, wie schwere Blutungen und Überdosierung von Bluthochdruckmedikamenten
- Episoden mit sehr langsamem Herzschlag (vasovagale Anfälle)
- Erkrankung der Blutgefäße in Hals und Nacken
- Neurologische Krankheiten wie Parkinson (s. S. 197) und Epilepsie (s. S. 194–195)
- Arzneimittelnebenwirkungen
- Panikattacken und Hyperventilation (übersteigerte Atmung)

SYMPTOM-CHECK

Gehen Sie zum Arzt, wenn Sie unter folgenden Schwindelsymptomen leiden:
- Gleichgewichtsschwierigkeiten und Benommenheit
- Schweißanfälle und Blässe

DIE NÄCHSTEN SCHRITTE

Ihr Arzt wird Sie untersuchen, Tests vorschlagen und Ihre medikamentöse Behandlung überdenken.

THERAPIEMÖGLICHKEITEN

Die Behandlung hängt von der Ursache ab. Zum Beispiel kann ein niedriger Blutdruck Stützstrümpfe oder ein Medikament wie Fludrocortison erfordern.

SELBSTHILFE

Einfache Selbsthilfemethoden sind: **Nehmen Sie regelmäßige, ausgewogene Mahlzeiten** zu sich, um Unterzuckerung zu vermeiden (s. S. 52–57, 325). **Wenn Sie schon älter sind,** halten Sie sich fest, wenn Sie aufstehen, und benutzen Sie unterwegs einen robusten Gehstock.

Drehschwindel

Das ist das Gefühl, dass Sie selbst oder Ihre Umgebung sich dreht.

WAS IST DAS?

Drehschwindel tritt auf, wenn Ihr Gehirn die Informationen aus Ohren, Augen und Bewegungsapparat nicht in Einklang bringen kann. Er wird oft von Übelkeit und Erbrechen beglei-

tet. Ursachen können sein: Ohrenprobleme, Menière-Krankheit (s. unten), Migräne (s. S. 182–183), Multiple Sklerose (s, S. 198), Kopfverletzungen, Infektionen, Diabetes (s. S. 320–325) oder Schlaganfall (s. S. 196).

DIE NÄCHSTEN SCHRITTE

Tests zur Abklärung sind nötig.

THERAPIEMÖGLICHKEITEN

Ihr Arzt kann Beruhigungsmittel wie z. B. Diazepam verschreiben. Kopf- und Augengymnastik können ebenfalls helfen.

SELBSTHILFE

Legen Sie sich ruhig hin, und vermeiden Sie abrupte Bewegungen.

SYMPTOM-CHECK

Menière-Anfälle kommen plötzlich und dauern Minuten bis Tage.
- Plötzlicher Schwindel und Sturzneigung
- Übelkeit und Erbrechen
- Ruckartige Augenbewegungen
- Brummen oder Klingeln im Ohr
- Hörverschlechterung
- Druck oder Schmerzen im Ohr

Gehen Sie zum Arzt, wenn Sie eines dieser Symptome haben.

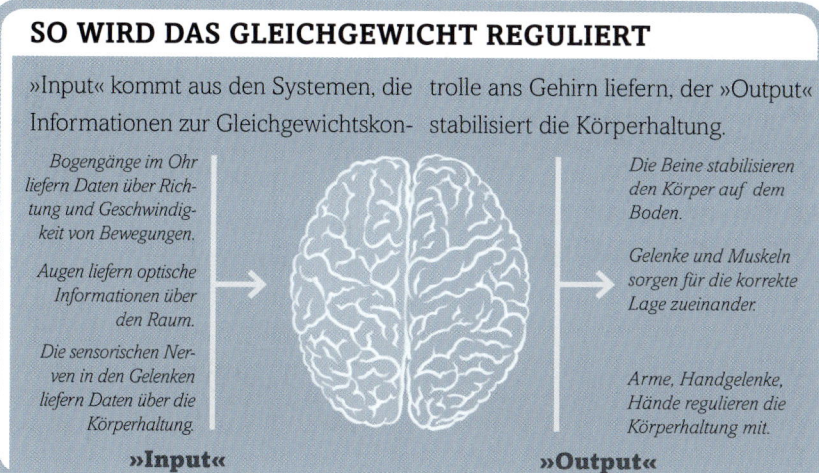

SO WIRD DAS GLEICHGEWICHT REGULIERT

»Input« kommt aus den Systemen, die Informationen zur Gleichgewichtskon- trolle ans Gehirn liefern, der »Output« stabilisiert die Körperhaltung.

Bogengänge im Ohr liefern Daten über Richtung und Geschwindigkeit von Bewegungen.

Augen liefern optische Informationen über den Raum.

Die sensorischen Nerven in den Gelenken liefern Daten über die Körperhaltung.

Die Beine stabilisieren den Körper auf dem Boden.

Gelenke und Muskeln sorgen für die korrekte Lage zueinander.

Arme, Handgelenke, Hände regulieren die Körperhaltung mit.

»Input«   **»Output«**

SYMPTOM-CHECK

Die folgenden Symptome der Neurolabyrinthitis können mild oder stark ausgeprägt sein:

- Schwindel
- Übelkeit und Erbrechen
- Unsicherheit und Sturzneigung
- Sehstörungen
- Konzentrationsstörungen
- Unfähigkeit zu sitzen, zu stehen oder zu gehen

Gehen Sie zum Arzt, wenn Sie eines dieser Symptome zeigen.

Stürze

Schwindel führt manchmal zu Stürzen, obwohl natürlich nicht allen Stürzen ein Schwindel vorausgeht. Ältere Menschen sind besonders anfällig.

WAS IST DAS?

Gründe für eine Sturzneigung:
- Benommenheit
- Drehschwindel
- Ohnmacht
- Schlechte Koordination
- Schwäche in einem Bein oder Fußgelenk – oder in Muskeln, Nerven, Gehirn oder Rückenmark
- Empfindungsstörungen wie z. B. Taubheitsgefühl oder Kribbeln in den Füßen
- Schlechtes Sehen
- Alkohol- oder Arzneimitteleinfluss

DIE NÄCHSTEN SCHRITTE

Sprechen Sie mit Ihrem Arzt, wenn Sie zu Stürzen neigen.

THERAPIEMÖGLICHKEITEN

Die Behandlung richtet sich nach der Ursache des Problems.

SELBSTHILFE

Sorgen Sie für gutes Licht im Haus. Entfernen Sie rutschende Teppiche, und reparieren Sie unebene Fußböden, die Sie zum Stolpern bringen können. Kümmern Sie sich um die richtige Brillenstärke.

(Neuro-) Labyrinthitis

Neurolabyrinthitis und Labyrinthitis betreffen den Hör- und Gleichgewichtsnerv, der das Innenohr mit dem Gehirn verbindet.

WAS IST DAS?

Die Erkrankungen sind Folge von Infektionen, durch die sich Hör- und Gleichgewichtsnerv entzünden. Die Symptome der Labyrinthitis ähneln denen der Neurolabyrinthitis, können aber mit Tinnitus und/oder Hörverlust einhergehen (s. S. 188).

DIE NÄCHSTEN SCHRITTE

Ihr Arzt wird zunächst andere Krankheiten ausschließen. Dann verschreibt er vielleicht Medikamente, die Übelkeit und Schwindel im akuten Stadium unterdrücken.

THERAPIEMÖGLICHKEITEN

Falls eine Mittelohrentzündung vorliegt, können Kortikosteroide, antivirale Medikamente oder Antibiotika sinnvoll sein. Wenn Sie sofort mit der Behandlung beginnen, werden wahrscheinlich keine oder keine großen Schäden zurückbleiben. Halten Schwindel und Gleichgewichtsprobleme mehrere Monate an, können spezielle Übungen zur Vestibularis-Rehabilitation dazu beitragen, dass Ihr Gehirn lernt, die Schäden zu kompensieren. Die volle Wiederherstellung nach einer Labyrinthitis kann mehrere Wochen dauern.

SELBSTHILFE

Gehen Sie umher, auch wenn Sie sich schwindlig und unsicher fühlen und natürlicherweise die Bewegung lieber vermeiden würden.

Epilepsie

Epilepsie ist die häufigste schwere Hirnerkrankung. Etwa drei Prozent aller Menschen erleben einmal im Leben einen Krampfanfall. Die Behandlung mit Antiepileptika ist oft sehr wirksam. Die meisten Menschen mit Epilepsie haben zwischen den Anfällen keine Symptome und auch keine Langzeitprobleme.

SYMPTOM-CHECK

Generalisierte Anfälle

- Tonisch-klonische Krämpfe: Bewusstseinsverlust, zunächst Körperstarre, dann Entspannung mit rhythmischen Zuckungen
- Absencen (v. a. bei Kindern): kurzfristige Bewusstseinsminderung mit Erinnerungslücke
- Myoklonien: kurzes, plötzliches Gliederzucken
- Status epilepticus: wiederholte tonisch-klonische Krämpfe, zwischen denen das Bewusstsein nicht wiedererlangt wird

Herdanfälle (fokale Epilepsie)

- Sensorische Herdanfälle: abnorme Empfindungen, wie z. B. unerwartetes Farbensehen
- Motorische Herdanfälle: Gliederzuckungen
- Temporallappenanfall, psychomotorischer Anfall: kann mit merkwürdigen Empfindungen oder einem Déjà-vu-Gefühl beginnen, dann Abkoppelung von der Realität, typisch sind sich ständig wiederholende, monotone Bewegungen, z. B. Schmatzbewegungen des Mundes.

WAS IST DAS?

Zum epileptischen Anfall kommt es durch eine plötzliche abnorme und überschießende elektrische Aktivität in einer Gruppe von Nervenzellen der Hirnrinde. Er kann entweder generalisiert sein oder fokal mit erhaltenem Bewusstsein (s. oben).

Manche Anfälle beginnen an einer Stelle des Gehirns (herdförmig), breiten sich dann aber aus (generalisiert). Symptome rangieren von leichtem Abwesenheitsgefühl bis zur Bewusstlosigkeit mit zuckenden Gliedern. Die meisten Anfälle dauern nur ein paar Minuten, aber manchmal hört der Anfall nicht spontan auf, und man muss im Krankenhaus therapiert werden. Der Status epilepticus (s. oben) ist ein ernster medizinischer Notfall, der sofort behandelt werden muss.

Epileptische Anfälle können ganz ohne Auslöser auftreten, sie können aber auch durch äußere Anlässe getriggert werden, z. B. durch

- Kopfverletzungen,
- extreme Müdigkeit,
- blitzende oder flimmernde Lichter,
- niedrige Blutzuckerspiegel,
- Alkoholvergiftung oder -entzug,
- einige Drogen.

Manchmal entstehen Epilepsien aufgrund von Veränderungen der Hirnstruktur, wie z. B. einem Hirntumor (s. S. 181). Meist erscheint das Gehirn jedoch normal, wenn man es z. B. mittels MRT untersucht.

DIE NÄCHSTEN SCHRITTE

Die Beschreibung der Symptome sowohl durch den Patienten als auch durch Augenzeugen trägt entscheidend zur Diagnose bei. Sie hilft dabei, andere mögliche Störungen wie z. B. einfache Ohnmachtsanfälle, vorübergehende Durchblutungsstörungen einzelner Hirnregionen oder bestimmte Migräneformen auszuschließen.

Wenn Ihr Arzt bei Ihnen den Verdacht auf eine Epilepsie hat, wird er Sie an einen Spezialisten überweisen, der unter anderem ein EEG (s. rechts) anfertigen wird.

Autofahren und Epilepsie Wenn Sie einen Anfall mit Bewusstseinsverlust hatten, dürfen Sie meist zwei Jahre lang kein Fahrzeug führen. Die genauen Vorschriften hängen von vielen Faktoren, z. B. der Anfallsart, ab.

THERAPIEMÖGLICHKEITEN

Die Behandlung besteht hauptsächlich in der Einnahme von Medikamenten. Ihr Arzt wird Ihre Möglich-

SCHWANGERSCHAFT UND MENSTRUATION

Schwangerschaft und Epilepsie

Wenn Sie eine Epilepsie haben und eine Schwangerschaft planen, lassen Sie sich vom Facharzt beraten.

● Sie müssen die antiepileptischen Medikamente während der Schwangerschaft nehmen. Längere Anfälle oder ein Sturz während eines Anfalls können Ihrem ungeborenen Kind schaden.

● Manche Medikamente sind in der Schwangerschaft sicherer und für den Fötus verträglicher als andere; vielleicht können Sie auf ein anderes Medikament umstellen.

● Sie sollten vor der Empfängnis und während der ganzen Schwangerschaft Folsäurepräparate nehmen.

● Die Anfallshäufigkeit ist in der Schwangerschaft oder nach der Geburt nicht erhöht, aber es ist wichtig, dass Sie sich vernünftig ernähren, ausruhen und Ihre Medikamente nicht vergessen.

● Obwohl das Risiko, dass Ihr Kind Epilepsie haben wird, leicht erhöht ist, ist das objektive Risiko gering.

Menstruation und Epilepsie

Bei der Menstruations-Epilepsie haben Frauen nur kurz vor oder während der Regelblutung Anfälle. Hormonbehandlung in Kombination mit den üblichen Antiepileptika können solche Anfälle oft wirksam verhindern. Dieser Anfallstyp wird nach den Wechseljahren meist seltener.

---

keiten mit Ihnen besprechen. Wie lange Sie sie nehmen müssen, hängt von der Ursache für Ihre Anfälle ab. Wenn eine Veränderung des Hirngewebes zugrunde liegt, wird man Ihnen vielleicht zur lebenslangen Einnahme raten. Wurden die Anfälle durch ein spezielles Ereignis ausgelöst – z. B. eine Kopfverletzung –, können Sie die Medikamente vielleicht nach ein paar Jahren absetzen und trotzdem anfallsfrei bleiben.

Antiepileptika Es gibt viele Medikamente gegen Epilepsie, die auf unterschiedlichen Wegen die Erregbarkeit des Gehirns herabsetzen. Die meisten Patienten erzielen mit einem oder zwei täglich genommen Medikamenten Anfallsfreiheit. Moderne Mittel können sehr wirksam sein und weniger Nebenwirkungen auslösen als die früher angewandten; allerdings setzen viele die empfängnisverhütende Wirkung der Antibabypille herab. Fragen Sie Ihren Arzt nach möglichen Nebenwirkungen Ihrer Medikamente.

Operation Sie ist Patienten vorbehalten, die häufige, schwere Anfälle haben und denen Medikamente nicht helfen. Der Epilepsieherd im Gehirn kann manchmal komplett entfernt werden, die Operation kann aber zu Ausfällen durch den Verlust von Hirngewebe führen.

SELBSTHILFE

Sie können das Anfallsrisiko durch folgende Maßnahmen senken:

Leben Sie gesund, reduzieren Sie Stress, essen Sie regelmäßig, und schlafen Sie ausreichend (s. S. 48–69).

Vermeiden Sie Auslöser. Halten Sie sich fern von flackerndem Licht oder auch Stroboskopen, wenn Sie eine fotosensible Epilepsie haben.

Nehmen Sie Ihre Antiepileptika wie verordnet ein. Einnahmefehler gehören zu den am weitesten verbreiteten Ursachen unkontrollierter epileptischer Anfälle.

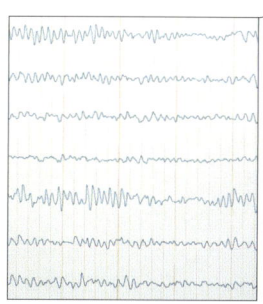

Der Bildschirm zeigt verschiedene Hirnstromkurven aus unterschiedlichen Regionen der Hirnrinde.

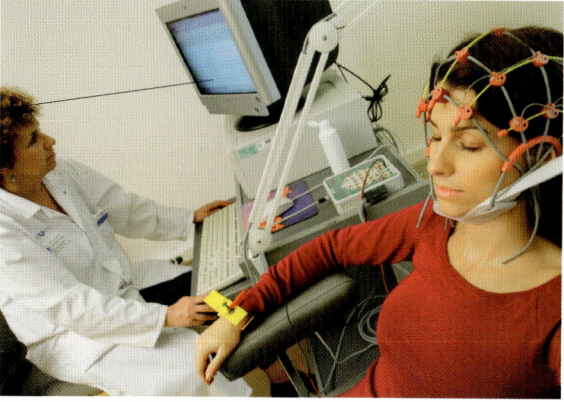

Bei einer Frau mit Epilepsieverdacht wird ein EEG gemacht
Elektroden auf der Kopfhaut zeichnen die Gehirnwellen auf. Manche Formen der Epilepsie verursachen typische Veränderungen im EEG, sogar wenn gerade kein Anfall stattfindet.

Schlaganfall

Schlaganfälle sind bei Frauen und Männern etwa gleich häufig und sind keineswegs eine »Männerkrankheit«. Glücklicherweise können Sie durch einen gesunden Lebensstil (s. S. 48–69) und durch konsequente Senkung von Risikofaktoren selbst dazu beitragen, Ihr späteres Schlaganfallrisiko zu verringern.

SYMPTOM-CHECK

Schlaganfallsymptome treten plötzlich auf und variieren stark, je nachdem, welche Hirnregionen betroffen sind. Sie laufen oft in der Nacht ab, sodass Sie morgens schon mit Symptomen aufwachen. Schwere Schlaganfälle können zum Tod führen. Rufen Sie dringend einen Arzt, wenn Sie eines der folgenden Symptome haben:

- Schwäche, Taubheit und Kribbeln in einer Körperseite, z. B. im Arm
- Lähmung einer Gesichtshälfte
- Verwaschene Sprache oder Wortfindungsstörungen
- Gleichgewichtsprobleme, auffallende Ungeschicklichkeit
- Sehstörung, bei der Sie Gegenstände in einer Hälfte des Gesichtsfeldes nicht sehen können

RISIKO-CHECK

Frauen sollten auf diese Risikofaktoren achten:

- Bluthochdruck
- Diabetes
- Rauchen
- Starkes Übergewicht
- Fette Kost
- Unregelmäßiger Puls
- Die Pille, besonders wenn Sie auch unter Migräne leiden
- Schwangerschaft: Schlaganfälle in der Schwangerschaft sind zwar selten, einige Formen treten jedoch speziell in der Schwangerschaft auf.
- Alter: Schlaganfälle sind bei über 65-Jährigen häufiger.

WAS IST DAS?

Bei einem Schlaganfall fällt die Funktion einer Hirnregion aus, weil ihre Durchblutung gestört ist durch

- eine Ablagerung in den Blutgefäßen (Atherom),
- ein Blutgerinnsel (Embolus),
- eine Blutung ins Hirngewebe,
- Blutdruckabfall.

DIE NÄCHSTEN SCHRITTE

Eine Tomografie (CT oder MRT) des Gehirns kann zeigen, ob Sie einen Schlaganfall haben, und vielleicht auch die Ursache aufdecken. Etwa die Hälfte aller Schlaganfälle wird durch Blutgerinnsel aus dem Herzen verursacht, also brauchen Sie vielleicht ein EKG (s. S. 168) und ein Echokardiogramm (s. S. 169).

THERAPIEMÖGLICHKEITEN

Eine Dosis Acetylsalicylsäure (ASS) erhöht Ihre Überlebenschance nach einem Schlaganfall und reduziert das Risiko eines erneuten Schlaganfalls in den folgenden Tagen. Auch danach verringert ASS das Risiko späterer Schlaganfälle.

Andere Behandlungen hängen von der Ursache ab. Wurde Ihr Schlaganfall z. B. durch eine Embolie verursacht, spritzt man vielleicht ein Mittel, das den Embolus auflöst – idealerweise in den ersten drei Stunden. Der Arzt muss dabei das Risiko sorgfältig gegen den Nutzen abwägen.

Auch die Langzeitfolgen hängen von der Ursache ab. Insgesamt geht ein Drittel der Schlaganfälle tödlich aus, ein weiteres Drittel hinterlässt Behinderungen, und ein Drittel heilt ohne Folgen aus. Bei der Rehabilitation stellen sich die meisten Funktionen schon in den ersten Monaten wieder ein, aber die Genesung kann auch ein Jahr dauern.

SELBSTHILFE

Sie werden nach einem Schlaganfall rundum betreut, einschließlich Pflege, Beschäftigungstherapie und Krankengymnastik. Sie können auch selbst etwas für sich tun, indem Sie täglich üben und sich gesund ernähren.

Parkinson-Krankheit

Die Parkinson-Krankheit ist die zweithäufigste degenerative neurologische Erkrankung. Dieses chronische Leiden betrifft gewöhnlich ältere Menschen, obwohl es auch bei jüngeren auftreten kann. Es kann zwar nicht geheilt werden, aber es gibt Behandlungen, welche die Symptome unter Kontrolle halten.

SYMPTOM-CHECK

Die Symptome werden vielleicht zunächst aufs Alter geschoben, aber die typische Haltung und der Gang von Menschen mit Parkinson-Krankheit fallen dann doch bald auf. Die Patienten schwingen oft ihre Arme beim Gehen nicht mit, sind unsicher auf den Beinen, wenn sie sich umdrehen, und haben eine reduzierte Mimik.

Gehen Sie zum Arzt, wenn Sie eines dieser Frühsymptome haben:

- Zittern – am ausgeprägtesten in den Händen, anfangs auf einer Seite; »Pillendrehen« zwischen Daumen und Zeigefinger
- Körpersteifigkeit
- Langsame und reduzierte Bewegungen – oft mit Starthemmung, z. B. beim Gehen

Wenn die Krankheit fortschreitet, entstehen weitere Symptome:

- Leise, stockende Sprache
- Husten und Würgen
- Vermehrter Speichelfluss
- Schlafstörungen
- Unruhige Beine
- Depressionen
- Verstopfung
- Übermäßiges Schwitzen

WAS IST DAS?

Einige Gehirnzellen schütten Dopamin aus, das die Muskelkoordination steuert. Bei der Parkinson-Krankheit degenerieren diese Zellen.

DIE NÄCHSTEN SCHRITTE

Langsamkeit, Steife und Zittern sprechen für eine Parkinson-Krankheit. Eine Szintigrafie ist nicht immer nötig, allerdings kann sie als »DaT-SCAN« diagnostisch sinnvoll sein.

THERAPIEMÖGLICHKEITEN

Die Behandlung stützt sich meist auf eine Dopaminerhöhung im Gehirn, an weiteren Mitteln wird geforscht.

Medikamente Ihr Arzt wird Ihnen eines oder mehrere Medikamente wie Levodopa oder Selegilin geben.

Operation Die Elektrostimulation bestimmter Hirnregionen kann die abnormen Bewegungen reduzieren.

Zusätzliche Behandlungen Medikamente gegen Schlafstörungen,

RISIKO-CHECK

Risikofaktoren sind:

- Alter über 70 Jahre
- Leben auf dem Land
- Kontakt mit Pflanzenschutzmitteln und bestimmten Metallen
- Wiederholte Kopfverletzungen
- Erbliche Veranlagung

Stimmungsveränderungen, Blasen- und Darmprobleme können helfen, ebenso Krankengymnastik, Sprachtherapie oder Beschäftigungstherapie durch Fachpersonal.

SELBSTHILFE

Bleiben Sie so aufgeschlossen und aktiv wie möglich, und arbeiten Sie gut mit Ihrem Arzt zusammen, damit die Medikamenteneinstellung optimal klappt. Schließen Sie sich einer Selbsthilfegruppe an.

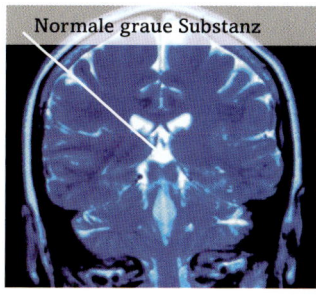
Normale graue Substanz

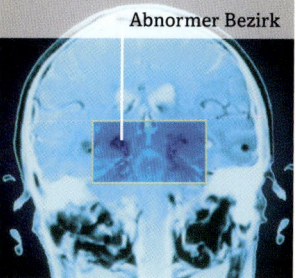
Abnormer Bezirk

Parkinson diagnostizieren
Ein Vergleich der Bilder eines normalen Gehirns (links) mit einem von Parkinson betroffenen (rechts) kann bei der Diagnosestellung helfen.

Multiple Sklerose

Diese vielschichtige Erkrankung ist mit einer Entzündung der Nervenfasern in Gehirn und Rückenmark verbunden. Multiple Sklerose (MS) kann junge Erwachsene treffen und ist bei Frauen doppelt so häufig wie bei Männern. Obwohl es keine Heilung gibt, ist eine Erholung zwischen den Episoden möglich.

WAS IST DAS?

MS wird durch eine Entzündung der Myelinscheiden (s. S. 179) der Gehirn- und Rückenmarknerven hervorgerufen. Dazu kommt es, wenn spezielle weiße Blutzellen, die sonst den Körper vor Infektionen schützen, sich verändern und das Nervensystem angreifen. Zuerst heilen diese Entzündungen wieder ab, aber nach vielen Jahren gelingt dies nicht mehr so gut, und es kommt zu zunehmend schwereren Behinderungen.

Zuerst sind die Symptome oft vage, aber doch beunruhigend. Sie können bei warmem Wetter oder nach einem warmen Bad stärker ausgeprägt sein.

DIE NÄCHSTEN SCHRITTE

Bei Verdacht auf MS überweist Ihr Arzt Sie zu einem Neurologen. Ein MRT kann typische Entzündungsherde zeigen, die Lumbalpunktion abnorme Antikörper, die zur Diagnosestellung beitragen können.

THERAPIEMÖGLICHKEITEN

Die Behandlung zielt darauf ab, die Symptome zu lindern und die Erholung zwischen den Schüben zu beschleunigen. Sie kann den Krankheitsfortschritt nicht aufhalten.

Kortikosteroide zum Spritzen oder Einnehmen können die Schübe verkürzen. Wegen des Risikos bei Langzeitbehandlungen bleibt ihre Anwendung auf schwere Attacken beschränkt.

Ein selektiver Serotonin-Wiederaufnahmehemmer (SSRI, s. S. 227) kann verordnet werden, wenn Müdigkeit und Depression Ihnen zu schaffen machen.

Ein muskelentspannendes Mittel kann die Steifigkeit vermindern. **Injektionen von Beta-Interferon und Copolymer 1** können die überschießende Reaktion des Immunsystems unterdrücken und so die Häufigkeit und Schwere von Rückfällen reduzieren.

SELBSTHILFE

Machen Sie regelmäßig schonende Körperübungen, um Ihre Muskeln zu stärken. Lassen Sie sich helfen, und versuchen Sie, sich möglichst wenig Stress auszusetzen.

SYMPTOM-CHECK

Die Symptome variieren stark in Form und Intensität. Sie treten oft als Episoden auf, die etwa einen Monat dauern.

- Augensymptome, z. B. Schmerzen bei Augenbewegungen
- Schwäche, Ungeschicklichkeit oder Steifheit der Glieder
- Taubheitsgefühl, Kribbeln, Krämpfe in einem Arm/Bein
- Kribbeln im Gesicht

Nach Jahren können Symptome wie extreme Müdigkeit, Depressionen, Denkstörungen und Blasenprobleme bestehen bleiben.

Gehen Sie zum Arzt, wenn Sie irgendeines der obigen Symptome bemerken.

RISIKO-CHECK

Man weiß noch nicht, was die Multiple Sklerose auslöst, aber es gibt ein paar Hinweise:

- Die Krankheit ist viel häufiger in gemäßigten Temperaturzonen als in Äquatornähe. Das spricht dafür, dass ein Umweltfaktor, z. B. ein Virus, der in gemäßigtem Klima gedeiht, eine Rolle spielt.
- Sie haben ein erhöhtes MS-Risiko, wenn ein Elternteil daran erkrankt ist, was für einen genetischen Zusammenhang spricht.

Motoneuronerkrankung

Die Motoneuronkrankheit (MND) betrifft die Nerven, die die Muskeln kontrollieren. Sie setzt gewöhnlich erst in einem Alter über 50 Jahre ein und schreitet schnell fort. Während die Muskeln schwächer werden, sind andere Gehirnfunktionen wie Gedächtnis, Persönlichkeit und Verstand nicht beeinflusst.

WAS IST DAS?

MND ist eine seltene, sehr schwere Krankheit der Nerven, welche die Muskeln kontrollieren. Sie führt zur Muskelschwäche in den Gliedern, zu Schluck- und Atemproblemen.

Die schnell fortschreitende Krankheit ist sehr belastend für die Betroffenen und ihr Umfeld. Die meisten Patienten mit MND sterben innerhalb von einigen Jahren.

SYMPTOM-CHECK

Schwäche und Muskelschwund entwickeln sich innerhalb mehrerer Monate, es kommt zu folgenden Symptomen:

- Schwache Hände/Fußgelenke
- Verwaschenes, leises Sprechen
- Steife oder schlaffe Glieder
- Schwerfälligkeit in Armen, Beinen und Nacken

Im Verlauf von ein, zwei Jahren kommt es zu rapider Verschlechterung mit den Symptomen:

- Zunehmende Schwäche
- Atemnot
- Schläfrigkeit
- Sichtbarer Muskelschwund

Gehen Sie zum Arzt, wenn Sie eines der Symptome haben.

DIE NÄCHSTEN SCHRITTE

Es gibt keinen speziellen Test zur MND-Diagnose. Ein Neurologe wird Sie körperlich und mit MRT und Bluttests untersuchen, um andere Krankheiten auszuschließen. Er wird auch veranlassen, dass Ihre Nerven und Muskeln mithilfe elektrischer Reize getestet werden.

THERAPIEMÖGLICHKEITEN

Die Behandlung kann den Muskelschwund nicht aufhalten oder rückgängig machen, sondern nur die Symptome lindern.

Riluzol Diese Substanz kann das Überleben durchschnittlich um ein paar Monate verlängern.

Antibiotika Mit ihnen werden Atemwegsinfektionen behandelt.

Muskelrelaxanzien Diese Medikamente helfen dabei, steife Muskeln zu lockern.

RISIKO-CHECK

Die MND-Gefahr nimmt mit dem Alter zu und ist bei Rauchern größer. In rund zehn Prozent der Fälle hat ein Elternteil die Erkrankung ebenfalls, und manchmal wird ein Gendefekt gefunden.

Hilfsmittel Bei Schluck- und Atemschwierigkeiten helfen eine Magensonde und ein Beatmungsgerät.

Betreuung durch Spezialisten Erfahrene Mediziner und Palliativspezialisten können Ihnen helfen, Ihre Lebensqualität zu verbessern, wenn Sie schwächer werden.

SELBSTHILFE

Bleiben Sie geistig aktiv, führen Sie sanfte Körperübungen durch, um gelenkig zu bleiben, und lassen Sie sich helfen und beraten.

DEGENERATION DER MOTORISCHEN BAHNEN

Bei MND degenerieren die motorischen Nerven, welche die Muskelbewegungen kontrollieren, was zu zunehmendem Schwund und Schwäche der Muskeln führt.

Gesunder Nerv leitet Impulse zu den Muskeln.

Muskelfasern werden stimuliert.

Toter Nerv leitet keine Impulse mehr.

Nervenendigung überträgt Impulse auf den Muskel.

Gesunde und tote Nervenzelle im Vergleich

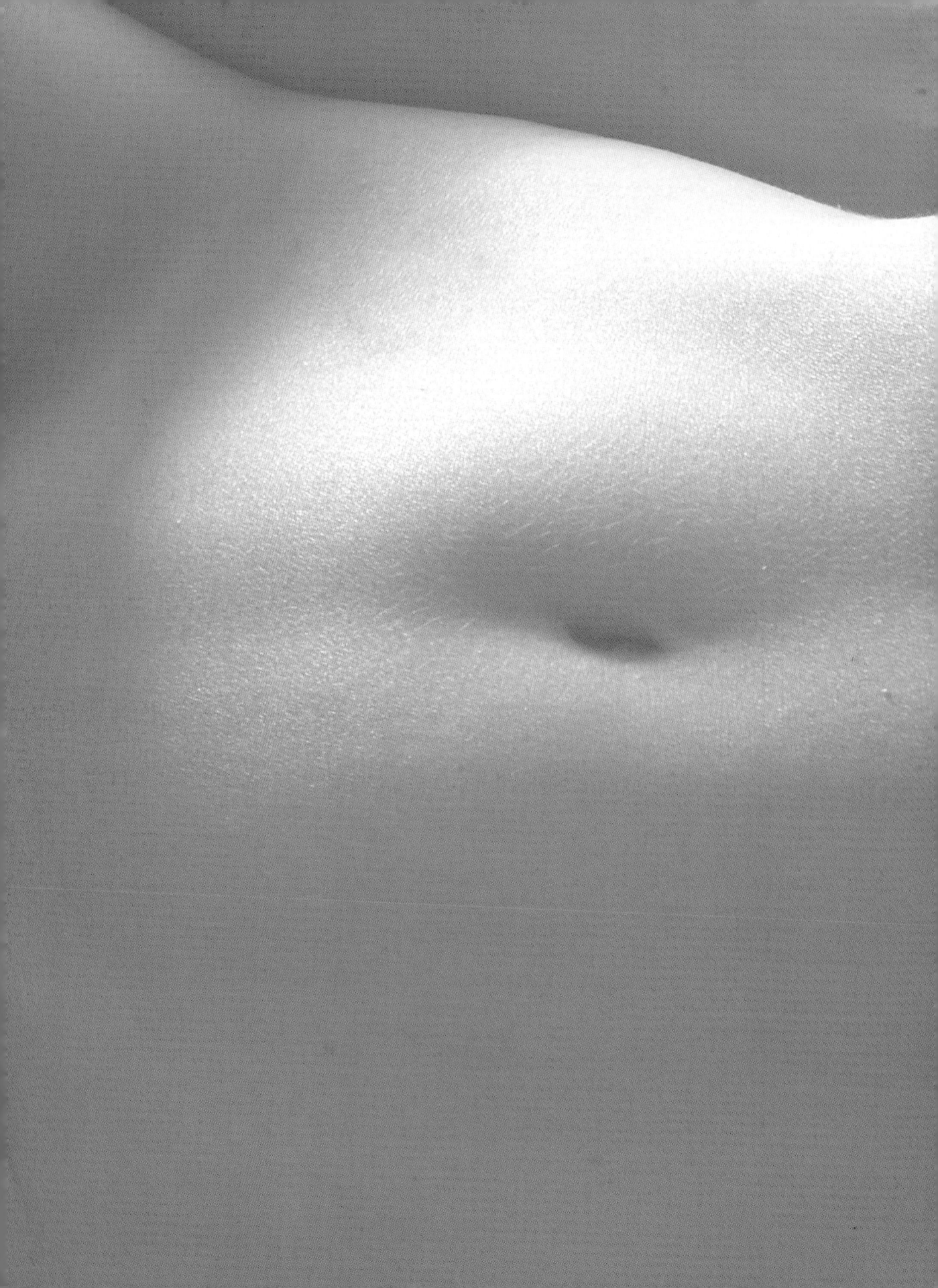

Seelische Gesundheit

Dr. Charlotte Feinmann

Seelische Gesundheit

Die meisten Frauen sind heutzutage auf der Suche nach einem ausgeglichenen Leben. Wir arbeiten hart daran, allen Anforderungen des Alltags gerecht zu werden. Manchmal erinnern wir uns daran, dass wir eigentlich auch etwas für uns selbst tun wollten, um gesund zu bleiben. Während die einen Frauen das schaffen, entwickeln andere seelische Probleme – die Gründe dafür sind vielfältig. Glücklicherweise gibt es für viele wirksame Behandlungen – der erste Schritt ist immer der, den Mut aufzubringen, sich helfen zu lassen.

SUPERFRAUEN

Viele Frauen haben das Gefühl, die Gesellschaft erwarte von ihnen, perfekt zu sein. Die »Superfrauen« von heute sollen in allen Bereichen vollkommen sein: schön und körperlich gesund, beruflich erfolgreich und glücklich mit der Familie und in der Liebe. Und wir sollen all das ganz ausgeglichen und mit einem Lächeln auf den Lippen bewerkstelligen.

Nach der Ära der Emanzipation haben wir heute das Recht, zu tun, was wir wollen, aber mit den neuen Freiheiten ist die Last neuer Anforderungen entstanden.

SEELISCHE PROBLEME

Alles in allem wollen wir Frauen fürsorglich sein und fühlen uns verantwortlich für die Bedürfnisse anderer Menschen. Dabei vernachlässigen viele ihr eigenes seelisches Wohlbefinden – so lange, bis das zum Problem wird und wir das Gleichgewicht im Leben verlieren. Wir wissen, dass wir nicht immer glücklich und zufrieden sein können und dass Gefühle wie Frustration, Enttäuschung, Trauer und Sorge zum Leben gehören. Wenn diese Gefühle jedoch in ernsthaften Stress ausarten und unsere Tatkraft lähmen, können wir Probleme

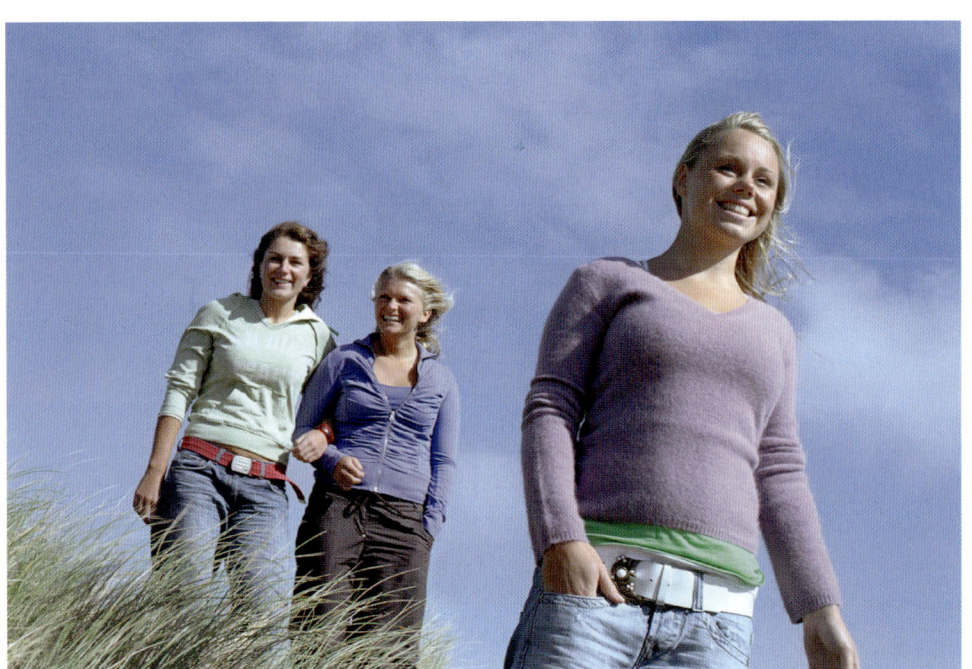

Mit sich im Einklang

Was braucht man, um zu einem gesunden Gleichgewicht im Leben zu kommen? Experten sind sich einig, dass es eine gute Herangehensweise ist, Arbeit, Vergnügen und Liebe in Einklang zu bringen. Diese Lebensbereiche müssen nicht absolut perfekt ins Gleichgewicht gebracht werden, sondern so zueinander in Balance stehen, dass es für Sie befriedigend ist.

BIOPSYCHOSOZIALES DIAGRAMM

Dieses Schaubild zeigt den Zusammenhang zwischen unserer Gesundheit und den verschiedenen biologischen, psychologischen und sozialen Einflüssen, die auf sie einwirken.

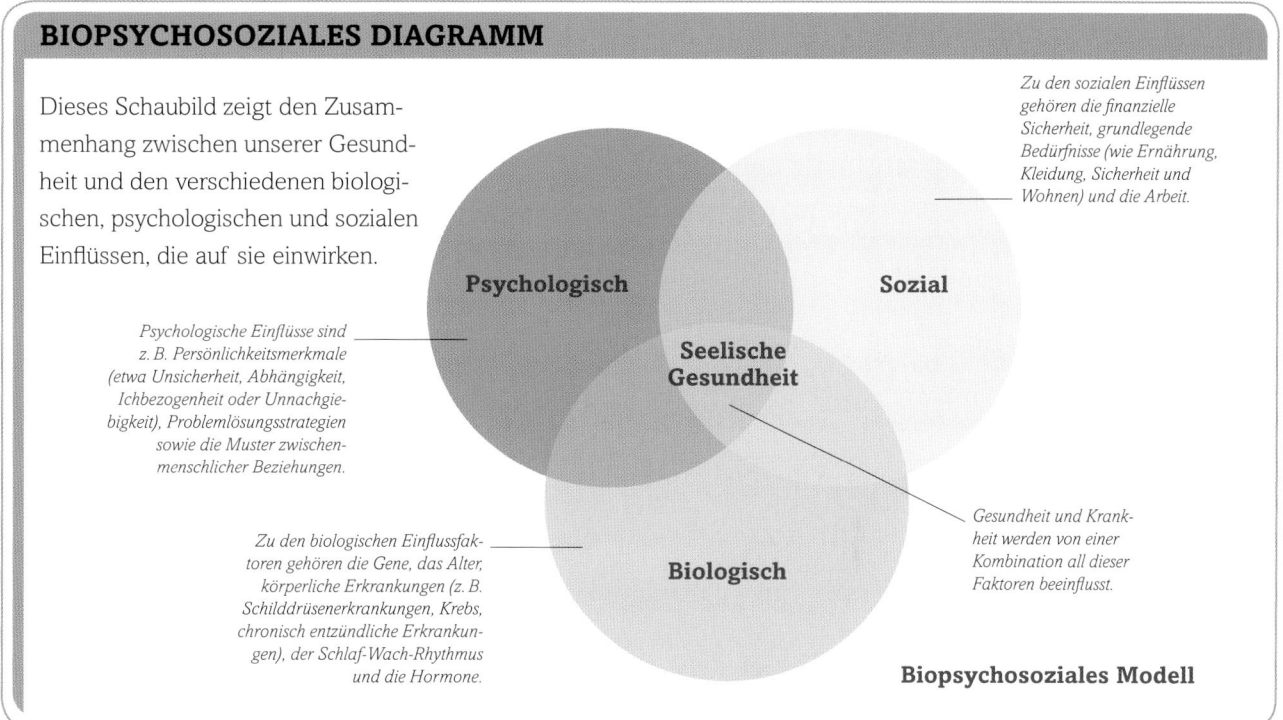

Zu den sozialen Einflüssen gehören die finanzielle Sicherheit, grundlegende Bedürfnisse (wie Ernährung, Kleidung, Sicherheit und Wohnen) und die Arbeit.

Psychologisch

Sozial

Seelische Gesundheit

Psychologische Einflüsse sind z. B. Persönlichkeitsmerkmale (etwa Unsicherheit, Abhängigkeit, Ichbezogenheit oder Unnachgiebigkeit), Problemlösungsstrategien sowie die Muster zwischenmenschlicher Beziehungen.

Gesundheit und Krankheit werden von einer Kombination all dieser Faktoren beeinflusst.

Zu den biologischen Einflussfaktoren gehören die Gene, das Alter, körperliche Erkrankungen (z. B. Schilddrüsenerkrankungen, Krebs, chronisch entzündliche Erkrankungen), der Schlaf-Wach-Rhythmus und die Hormone.

Biologisch

Biopsychosoziales Modell

---

mit der seelischen Gesundheit oder psychische Symptome bekommen.

Manche psychischen Symptome gelten als ganz normal für eine bestimmte Altersgruppe – viele Frauen erleben eine kurze, aber beherrschbare Angst in Übergangsphasen, beispielsweise wenn sie ihr Elternhaus verlassen, heiraten, schwanger werden oder in den Wechseljahren sind. Leider wurden in der Geschichte der psychiatrischen Forschung Geschlechtsunterschiede nicht immer berücksichtigt, Frauen waren nicht selten von Studien ausgeschlossen. In jüngerer Zeit hat man herausgefunden, dass Frauen aufgrund ihrer Physiologie andere Erfahrungen in Bezug auf die Symptome und die Behandlung seelischer Probleme machen als Männer.

> »Die Frauen von heute haben das Recht, alles zu tun, was sie wollen. Mit dieser Freiheit sind auch neue Stressfaktoren entstanden.«

DAS BIOPSYCHOSOZIALE MODELL

Trotz der großen Fortschritte in der Diagnose und Behandlung seelischer Probleme sind die Ursachen dafür noch immer nicht vollständig geklärt. Viele seelische Krankheiten, wie die Depression zum Beispiel, können eine Vielzahl unterschiedlicher Gründe haben. In dem Versuch, diese verschiedenen Gründe zu erklären und festzustellen, warum manche Menschen psychische Symptome entwickeln und andere nicht, haben Wissenschafter das sogenannte biopsychosoziale Modell entwickelt. Dieses Modell kombiniert biologische, psychologische und soziale Einflüsse (s. oben), die alle zusammen auf das Gehirn einwirken und die Neurotransmitter – chemische Substanzen im Gehirn, etwa Serotonin und Dopamin – veranlassen, unsere Seelenlage zu modifizieren.

Die folgenden Seiten drehen sich um die seelischen Erkrankungen, an denen Frauen am häufigsten leiden. In jedem Abschnitt werden die spezifischen Behandlungsmethoden erwähnt, auf den Seiten 224–227 finden Sie eine allgemeine Diskussion zur Therapie seelischer Erkrankungen.

Angststörungen

Gefühle von Angst und Panik und ihre körperlichen Zeichen wie Schweißausbrüche, Herzklopfen und Kurzatmigkeit können eine ganz normale Reaktion auf Stress sein. Wenn Sie diese Gefühle jedoch oft haben und sie Ihren Alltag beeinträchtigen, leiden Sie vielleicht an einer Angststörung.

Angststörungen werden, wie andere psychische Erkrankungen auch, von einer Kombination aus biologischen, psychologischen und sozialen Faktoren (s. S. 202–203) hervorgerufen. Wenn es in Ihrer Familie bereits zu Angststörungen gekommen ist, reagieren Sie vielleicht empfindlicher auf Stress, was das Risiko, an einer Angststörung zu erkranken, erhöht.

Manchmal gibt es medizinische Ursachen, die für die Angst verantwortlich sind, etwa eine Schilddrüsenerkrankung. Solche Ursachen müssen zunächst ausgeschlossen werden, bevor der Arzt die Diagnose Angststörung im Sinne einer seelischen Erkrankung stellt.

Die generalisierte Angststörung

Wenn Sie unter einer generalisierten Angststörung (GAS) leiden, sind Sie über alles und jedes extrem beunruhigt, ohne den genauen Grund zu kennen. Die GAS tritt bei Frauen häufiger auf als bei Männern und betrifft vor allem junge Frauen.

WAS IST DAS?
Die meisten Menschen werden nervös, wenn sie gestresst sind. GAS-Betroffene aber sind immer ängstlich besorgt. Das kann den Alltag ernsthaft beeinträchtigen. Wenn Sie unter einer GAS leiden, haben Sie möglicherweise auch andere seelische Krankheiten, etwa eine Depression, eine andere Angststörung, oder sind drogenabhängig (s. S. 220–221).

DIE NÄCHSTEN SCHRITTE
Der Arzt macht eine sorgfältige Untersuchung und stellt auf Grundlage der Symptome die Diagnose.

THERAPIEMÖGLICHKEITEN
Je nach Ihren speziellen Symptomen rät der Arzt zu einer Psychotherapie, zu Medikamenten oder einer Kombination aus beidem.

Psychotherapien Die kognitive Verhaltenstherapie ist bei vielen Menschen mit generalisierter Angststörung erfolgreich, obwohl auch andere Verhaltenstherapien empfohlen werden können (s. S. 225).

Medikamente Am häufigsten werden Antidepressiva (s. S. 227), entweder SSRI oder SNRI, verordnet. Fragen Sie Ihren Arzt nach den möglichen Nebenwirkungen.

SELBSTHILFE
Die Angstsymptome können sich durch regelmäßigen Sport und Entspannungsübungen bessern. Es ist auch hilfreich, wenn Sie auf Koffein verzichten, nicht exzessiv trinken und nicht rauchen.

SYMPTOM-CHECK

Die Diagnose GAS wird gestellt, wenn Sie mindestens ein halbes Jahr lang unverhältnismäßig angstvoll auf eine oder mehrere Lebenssituationen reagieren. Mindestens drei der folgenden Symptome treten dabei auf:

- Schlafprobleme
- Abgeschlagenheit
- Muskelverspannungen
- Ruhelosigkeit
- Unfähigkeit, sich zu konzentrieren
- Reizbarkeit

Gehen Sie zum Arzt, wenn Sie Symptome haben, die Ihren Alltag beeinträchtigen.

Wenn es sich um eine generalisierte Angststörung handelt, rühren die Symptome nicht von einer körperlichen Erkrankung oder einer anderen seelischen Erkrankung her.

Panikstörung

Von einer Panikstörung spricht man, wenn jemand ohne ersichtlichen Grund Episoden intensiver Angst erlebt, die von körperlichen Symptomen begleitet sind. Panikattacken treten bei Frauen etwa zweimal so oft auf wie bei Männern. Frauen zwischen 20 und 40 sind am häufigsten betroffen.

WAS IST DAS?

Wenn Sie eine Panikattacke haben, bedeutet das nicht unbedingt, dass Sie an einer Panikstörung leiden. Diese Diagnose wird erst gestellt, wenn regelmäßig und mindestens für die Dauer von einem Monat auch eine sogenannte Erwartungsangst vorliegt – also die Angst vor der Angst. Die Angst kann durch bestimmte Auslöser oder Situa-tionen hervorgerufen sein (zum Beispiel Menschenmengen), oder sie tritt eher zufällig auf.

Die Panikattacken treten auch zusammen mit körperlichen Symptomen auf – ganz typisch sind Beschwerden wie bei einem Herzinfarkt, mit denen Betroffene sogar eine Unfallklinik aufsuchen können.

Panikstörungen werden in der Regel nicht von allein besser – gehen Sie deshalb zum Arzt, wenn Sie glauben, daran zu leiden. In etwa 20 Prozent der schweren Fälle kann es zum Suizidversuch kommen, besonders wenn die Störung im Zusammenhang mit einer Depression steht (s. S. 210–211).

DIE NÄCHSTEN SCHRITTE

Nach einer sorgfältigen Untersuchung stellt der Arzt die Diagnose auf Grundlage der Symptome.

THERAPIEMÖGLICHKEITEN

Die beiden wichtigsten Therapiemöglichkeiten sind Psychotherapie und Medikamente. **Psychotherapie** Kognitive oder andere Verhaltenstherapien (s. S. 225) sind oft erfolgreich. **Medikamente** Viele Ärzte verschreiben Antidepressiva (s. S. 227) einschließlich SSRI, SNRI und trizyklischer Antidepressiva. In manchen Fällen werden auch Benzodiazepine verordnet.

SELBSTHILFE

Die Visualisierung friedlicher Szenen, Entspannungsübungen und regelmäßiger Sport können helfen, die Symptome zu lindern.

SYMPTOM-CHECK

Panikattacken erreichen ihren Höhepunkt innerhalb von 10 Minuten. Um als Panikstörung zu gelten, müssen vier der Symptome (s. rechts) vorliegen und von intensiver Angst begleitet sein. Zusätzlich müssen Sie einen Monat (oder länger) Angst vor weiteren Panikattacken haben, Angst vor den Implikationen einer Attacke oder Verhaltensänderungen während einer Attacke zeigen.
Gehen Sie zum Arzt, wenn eine der Beschreibungen passt.

DIE SYMPTOME EINER PANIKATTACKE

Neben Angst kommt es bei Panikattacken auch zu Körpersymptomen – mindestens vier müssen zusammen mit dem Gefühl von Unwirklichkeit, Kontrollverlust und Todesangst vorliegen, damit die Diagnose einer klassischen Panikstörung gestellt werden kann.

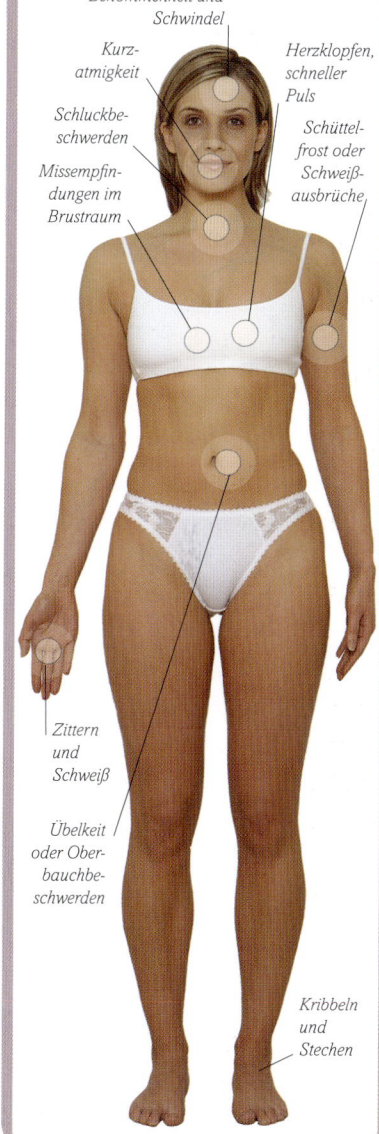

Benommenheit und Schwindel

Kurzatmigkeit

Herzklopfen, schneller Puls

Schluckbeschwerden

Schüttelfrost oder Schweißausbrüche

Missempfindungen im Brustraum

Zittern und Schweiß

Übelkeit oder Oberbauchbeschwerden

Kribbeln und Stechen

Soziale Angststörung

Jede von uns kennt Schüchternheit oder Unsicherheit vor Menschen. Wenn solche Situationen jedoch Ausmaße annehmen, dass sie Ihr privates und Ihr Arbeitsleben beeinträchtigen, leiden Sie vielleicht an einer sozialen Angststörung.

WAS IST DAS?

Manchmal auch als soziale Phobie bezeichnet, verursacht eine soziale Angststörung tiefste Angst vor Demütigung oder Peinlichkeit in einer sozialen Situation. Sie sind dann gehemmt und haben Angst, die sich z. B. in Erröten, Herzklopfen und Schweißausbrüchen ausdrückt. Sobald die Angst auftritt, verursachen ihre Symptome selbst Stress, und das wiederum steigert die Angst – ein wahrer Teufelskreis. In manchen Fällen treten diese Symptome in allen sozialen Situationen auf.

Typische Probleme für Menschen mit einer sozialen Angststörung sind Sprechen in der Öffentlichkeit und andere Situationen, die mit einem öffentlichen Auftritt verbunden sind. Andere Anzeichen können die Angst vor dem Essen oder Trinken in der Öffentlichkeit sein oder die Furcht davor, eine öffentliche Toilette benutzen zu müssen. Zu den Persönlichkeitsmerkmalen, die Menschen mit sozialer Angststörung häufig aufweisen, gehören eine geringe Selbstachtung, die Über-empfindlichkeit gegenüber Kritik und das Unvermögen, zuversichtlich in die Zukunft zu sehen.

Die soziale Angststörung kommt relativ häufig vor. Etwa sieben Prozent der Bevölkerung erleben als Erwachsene soziale Ängste – Frauen häufiger als Männer. Die genaue Ursache ist unbekannt, die Störung hat aber wahrscheinlich biopsychosoziale Wurzeln (s. S. 203). Möglicherweise ist die Gehirnchemie ebenso daran beteiligt wie die Funktionsweise der Amygdala (der Teil des Gehirns, der mit Emotionen und Gefühlen einschließlich Angst zu tun hat).

Viele Menschen mit einer sozialen Angststörung leiden außerdem unter Depressionen (s. S. 210–211). Einige Betroffene nehmen auch Drogen – vielleicht in dem unbewussten Versuch, ihre Ängste durch »Selbstmedikation« zu lindern.

DIE NÄCHSTEN SCHRITTE

Nach einer sorgfältigen Untersuchung stellt der Arzt die Diagnose auf Grundlage der Symptome.

THERAPIEMÖGLICHKEITEN

Ihr Arzt rät Ihnen wahrscheinlich zu einer Psychotherapie, Medikamenten oder beidem.

Psychotherapie Verhaltenstherapie und speziell die kognitive Verhaltenstherapie (s. S. 225) können Abhilfe schaffen. Gerade die kognitive

> **SYMPTOM-CHECK**
>
> Wenn Sie an einer sozialen Angststörung leiden, fürchten Sie Situationen, in denen Sie sich dem Blick der Öffentlichkeit ausgesetzt fühlen. Diese Reaktion darf nicht mit einer anderen körperlichen oder seelischen Erkrankung zu tun haben und muss mindestens ein halbes Jahr anhalten.
>
> **Gehen Sie zum Arzt,** wenn die folgenden Symptome Sie in Ihrem Alltag belasten:
> - Angst davor, sich in irgendeiner Weise peinlich zu verhalten
> - Tiefe Angst vor sozialen Situationen oder Situationen in der Öffentlichkeit (z. B. davor, öffentlich zu sprechen)
> - Das Gefühl, dass die Angst unverhältnismäßig ist
> - Die Vermeidung Stress verursachender Situationen

Verhaltenstherapie hat sich bei vielen Frauen als erfolgreich erwiesen.

Medikamente Viele Ärzte verschreiben Antidepressiva (s. S. 227) wie z. B. ein SSRI (z. B. Fluoxetin) oder ein SNRI (z. B. Venlafaxin). In manchen Fällen werden auch Benzodiazepine verordnet.

SELBSTHILFE

Das Wichtigste ist, die jeweilige Therapie durchzuhalten, denn am Anfang scheint sie oft nicht wirksam. Beides – Psychotherapie und Medikamente – braucht seine Zeit, um zu spürbaren Besserungen zu führen.

> »Obwohl eine soziale Angststörung überwältigend sein kann, lässt sie sich oft gut behandeln.«

Zwangsstörungen

Zwangsstörungen drücken sich darin aus, dass die Betroffene von unerwünschten Gedanken oder überwältigenden Zwängen so sehr bedrängt wird, dass sie bestimmte Handlungen immer wieder wiederholt. Zwänge können so viel Zeit fordern, dass sie den Alltag aus dem Gleichgewicht bringen.

WAS IST DAS?

Wenn Sie an einer Zwangsstörung leiden, haben Sie immer wieder bestimmte Gedanken oder Ängste, die Ihnen in den Sinn kommen. Selbst wenn Ihnen bewusst ist, dass diese Obsessionen irrational sind, versetzen sie Sie doch in Angst und Unruhe. Zum Beispiel kann jemand so viel Angst vor Krankheitserregern haben, dass er sich aus Furcht vor Ansteckung nicht mehr auf die Straße traut. Oder eine Betroffene fühlt sich gezwungen, bestimmte Rituale zu wiederholen, um die Angst zu mindern.

Die Zwänge halten die Betroffenen davon ab, im Alltag normal zu funktionieren. Auch Zwangsstörungen sind biopsychosozial bestimmt (s. S. 203).

Etwa ein Prozent der Erwachsenen leidet unter einer Zwangsstörung. Bei Frauen tritt sie oft in der Pubertät, im frühen Erwachsenenalter oder in der Schwangerschaft auf. Die Symptome können sich vor der Periode verstärken.

DIE NÄCHSTEN SCHRITTE

Eine Zwangsstörung ist eine Langzeitstörung, die sich erst dann vollständig legt, wenn sie behandelt wird. Sie sollten deswegen zum Arzt gehen, wenn Sie befürchten, darunter zu leiden. Die Diagnose wird aufgrund der Zwangsgedanken oder der Zwangsrituale – häufig tritt beides auf – gestellt. Die Diagnose Zwangsstörung gilt dann als gesichert, wenn die Zwangsgedanken und -handlungen qualvoll sind und Ihren Alltag beeinträchtigen.

THERAPIEMÖGLICHKEITEN

Nach einer sorgfältigen Anamnese bespricht der Arzt mit Ihnen, welche Psychotherapie und Medikamente am besten für Sie passen.

Psychotherapie Gängig ist eine spezielle Form der Verhaltenstherapie, die sogenannte Konfrontationstherapie, bei welcher der Patient sich aktiv Situationen aussetzt, die ihm Angst bereiten und in denen er zugleich daran gehindert wird, seine üblichen Rituale zu praktizieren. Am Anfang ist das oft schwierig, aber mit der Zeit wirksam. Alternativ dazu wird auch die kognitive Verhaltenstherapie (s. S. 225) eingesetzt.

Medikamente Viele Ärzte verschreiben auch Antidepressiva, beispielsweise SSRI (s. S. 227) oder das trizyklische Antidepressivum Clomipramin.

SELBSTHILFE

Bis durch die Behandlung gute Fortschritte erzielt werden, kann es eine Weile dauern. Geben Sie nicht auf!

SYMPTOM-CHECK

Sie leiden evtl. an einer Zwangsstörung, wenn Sie Zwängen folgen und das Ihren Alltag beeinträchtigt. Die Symptome dürfen nicht in Zusammenhang mit einer anderen seelischen oder körperlichen Erkrankung stehen:

- Zwangsvorstellungen: wiederkehrende Gedanken, Impulse oder Bilder, die Sie ängstigen, obwohl Sie wissen, dass Sie ein Produkt Ihrer Fantasie sind
- Zwänge: Wiederholte Verhaltensweisen, ausgelöst durch Zwangsgedanken, die unrealistischerweise zum Ziel haben, Ihren Stress zu verringern

Gehen Sie zum Arzt, wenn eines dieser Symptome Sie in Ihrem Alltag beeinträchtigt.

PTBS

Selbst von lebensbedrohlichen Ereignissen erholen sich die meisten von uns mit der Zeit wieder. Von manchen Menschen werden solche Erfahrungen aber als Trauma erlebt, das sie immer wieder heimsucht und das Alltagsleben beeinträchtigt. Man spricht dann von einer posttraumatischen Belastungsstörung (PTBS).

SYMPTOM-CHECK

Zu den Symptomen einer PTBS kann es nach einer traumatischen Erfahrung kommen. Die Symptome müssen mindestens einen Monat anhalten und den Alltag erheblich beeinträchtigen oder quälend sein. Dabei taucht die Erinnerung an die Ereignisse in wiederholten Flashbacks oder Albträumen auf, die die gleiche Intensität haben wie das ursprüngliche Erleben. Dazu kommen drei oder mehr der folgenden Symptome:

- Emotionale Taubheit
- Verlust der Freude an Dingen, die sonst Freude bereiten
- Gedächtnisverlust
- Aktive Vermeidung von allem, was an die Ereignisse erinnert

Zwei oder mehr der folgenden Symptome setzen Ihnen bei einer PTBS zusätzlich zu:

- Konzentrationsschwäche
- Extreme Wachsamkeit
- Schlaflosigkeit
- Reizbarkeit
- Übertriebene Alarmbereitschaft

Gehen Sie zum Arzt, wenn Ihre Symptome Sie quälen und Ihren Alltag beeinträchtigen.

WAS IST DAS?

Die posttraumatische Belastungsstörung (PTBS) ist eine schwere Angstreaktion, zu der es kommen kann, wenn man selbst eine seelisch belastende oder lebensbedrohliche Situation erlebt hat oder Zeuge davon wurde. Sie kann jeden, auch Kinder, betreffen; die Symptome (s. links) können sofort oder erst Monate nach dem traumatisierenden Ereignis auftreten. Am Anfang kann es schwierig sein, eine PTBS von einer Stresserkrankung zu unterscheiden, weil diese dieselben Symptome verursacht. Bei einer akuten Stresserkrankung entwickeln sich die Anzeichen sofort nach dem Ereignis, bessern sich jedoch im Allgemeinen im Laufe eines Monats.

Eine Posttraumatische Belastungsstörung betrifft Frauen etwa doppelt so häufig wie Männe. Über die Hälfte der betroffenen Frauen sind Opfer von Vergewaltigungen.

Außer den qualvollen Symptomen erhöht die PTBS das Risiko für Suizid und impulsives Verhalten, insbesondere dann, wenn auch sexuelle Nötigung im Spiel war. Neben dem Leiden an der PTBS entwickeln Opfer von Gewalt in der Partner-

RISIKO-CHECK

Eine Reihe von Faktoren kann das Risiko für eine PTBS erhöhen:

- Selbst oder als Zeuge einen gewalttätigen Angriff, Unfall, Terroristenüberfall, eine durch die Natur oder den Menschen verursachte Katastrophe oder einen Krieg erlebt zu haben.
- Frauen haben ein höheres Risiko für eine PTBS, weil sie häufiger Opfer von körperlichem, sexuellem oder emotionalem Missbrauch durch ihre Partner sind.
- Schwangere Frauen, vor allem wenn das Kind nicht geplant war, haben ein erhöhtes Risiko, Opfer von Gewalt in der Partnerschaft zu werden und dadurch eine PTBS zu entwickeln.
- Menschen, die in ihrer Vergangenheit unter Angst oder Depressionen gelitten haben, haben ein höheres Risiko für eine PTBS.
- Kinder, die traumatischen Ereignissen ausgesetzt sind, haben ein höheres Risiko, als Erwachsene eine PTBS zu entwickeln.

schaft oft Ängste und Depressionen. Sie haben häufig auch ein reduziertes Selbstwertgefühl und empfinden sich als sozial isoliert.

Obwohl die äußeren Faktoren, die zu einer PTBS führen können, sehr gut bekannt sind, sind der komplette ursächliche Mechanismus und der Entwicklungsprozess der Krankheit noch unklar – man weiß nicht, warum manche Menschen nach traumatischen Erfahrungen eine PTBS entwickeln und andere nicht.

Wie bei vielen anderen seelischen Erkrankungen beruht die PTBS wahrscheinlich auf einer Kombination von biologischen, psychologischen und sozialen Faktoren (s. S. 203). Was die biologische Seite anbetrifft, so scheint ein Teil des Gehirns, die Amygdala, eine zentrale Rolle zu spielen. Die Amygdala ist Teil des limbischen Systems (s. rechts) im Gehirn – die meisten Forscher halten sie für den Ort, an dem wir Ängste und emotionale Erinnerungen abspeichern. Aber auch andere Bereiche des Gehirns, die eine Rolle bei der Bildung von Erinnerungen und der körperlichen Antwort auf Stress spielen, sollen beteiligt sein: vor allem der mediale präfrontale Cortex, der Hippocampus, der Hypothalamus und der Thalamus (s. rechts).

DIE NÄCHSTEN SCHRITTE

Nach einer ausführlichen Anamnese kann der Arzt die Diagnose der PTBS anhand der Symptombeschreibung stellen. Wahrscheinlich werden Sie zu einem Psychologen oder einem Psychiater überwiesen.

THERAPIEMÖGLICHKEITEN

Möglich sind Psychotherapie, Medikamente oder auch eine Kombination aus beidem.

Kognitive Verhaltenstherapie Diese Form der Psychotherapie wird häufig bei PTBS eingesetzt und ist meist erfolgreich (s. S. 225).

EMDR Das sogenannte »Eye movement desensitization and reprocessing« (EMDR) nutzt rhythmische Augenbewegungen, um dem Patienten zu helfen, sich zu entspannen und traumatische Erlebnisse mithilfe des Therapeuten zu verarbeiten (s. S. 225). Das Ziel dieser Therapie ist es, die Verbindung zwischen der Erinnerung und den Angstsymptomen zu unterbrechen.

Supportive Psychotherapie Sie ist ein wichtiger Teil der Behandlung von Gewaltopfern und ist besonders wertvoll nach einer Vergewaltigung, weil sie dazu beitragen kann, das Selbstwertgefühl wiederherzustellen.

Medikamente Antidepressiva wie z. B. SSRI (s. S. 227) können ebenfalls sinnvoll sein.

SELBSTHILFE

Sie helfen sich selbst am besten, wenn Sie so schnell wie möglich zum Arzt gehen und den Behandlungsplan einhalten. Für eine Therapie ist es nie zu spät – eine PTBS kann noch Jahre nach dem Trauma behandelt werden.

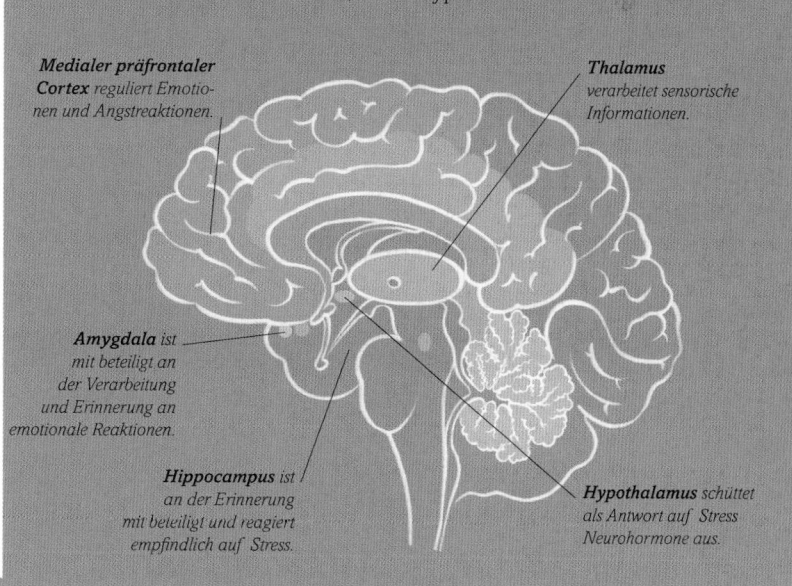

BEI PTBS BETROFFENE HIRNREGIONEN

Bei Menschen mit PTBS sind die Mechanismen im Gehirn, die für die Erinnerung und die Reaktion auf Stress mitverantwortlich sind, beeinträchtigt. Beteiligt daran sind der mediale präfrontale Cortex, die Amygdala, der Hippocampus, der Hypothalamus und der Thalamus.

Medialer präfrontaler Cortex reguliert Emotionen und Angstreaktionen.

Thalamus verarbeitet sensorische Informationen.

Amygdala ist mit beteiligt an der Verarbeitung und Erinnerung an emotionale Reaktionen.

Hippocampus ist an der Erinnerung mit beteiligt und reagiert empfindlich auf Stress.

Hypothalamus schüttet als Antwort auf Stress Neurohormone aus.

Depressionen

Wir alle fühlen uns hin und wieder niedergeschlagen oder traurig. Wenn dieses Gefühl den Alltag bestimmt, kann das ein Zeichen für eine Depression sein. Rund 15 Prozent der Menschen werden einmal in ihrem Leben klinisch depressiv – Frauen entwickeln etwa zweimal so häufig eine Depression wie Männer.

WAS IST DAS?

Wenn Menschen sagen, sie seien »depressiv«, meinen sie oft eine Traurigkeit, die nach relativ kurzer Zeit wieder vorübergeht. Bei einer klinischen Depression halten Gefühle von tiefer Traurigkeit, Hoffnungslosigkeit, Wertlosigkeit und Gleichgültigkeit über Wochen und Monate an und wirken sich negativ auf das ganze Leben aus. Diese Gefühle sind tief und zerstörerisch. Menschen mit Depressionen leiden oft auch unter körperlichen Symptomen wie Durchschlafstörungen, Abgeschlagenheit, Schmerzen und Gewichtsverlust oder -zunahme. In schweren Fällen und ohne Behandlung kann ein Suizid die Folge sein. Depressionen haben auch Auswirkungen auf das ganze soziale Umfeld. Sie sind eine der Hauptursachen für Arbeitsunfähigkeit. Langfristig erhöhen Depressionen zudem das Risiko für Herzerkrankungen.

Wichtig ist es, eine echte Depression von Trauer zu unterscheiden, die eine natürliche Reaktion auf einen Verlust ist. Beide haben eine ganze Reihe gemeinsamer Symptome. Anders als die Depression ist Trauer aber ein heilsamer Prozess, der meist in fünf Stadien verläuft und keine Behandlung braucht: Das erste Stadium ist durch Schock und Verleugnung bestimmt. Daraufhin folgen Ärger und Schuldgefühle, im dritten Stadium kommt der Drang zu verhandeln, um das zurückzuerhalten, was man verloren hat. Das vierte Stadium ist von tiefer Trauer oder Verzweiflung gekennzeichnet, das fünfte besteht darin, den Verlust zu akzeptieren, sich zu verabschieden und nach vorn zu schauen. Für manche Menschen löst sich dieser Prozess jedoch nicht in Akzeptanz auf, dann spricht man von komplizierter Trauer, für deren Bewältigung Hilfe benötigt wird.

Es gibt verschiedene Formen der Depression. Die Ursachen sind noch nicht bekannt, biopsychosoziale Faktoren (s. S. 203) scheinen aber eine Rolle zu spielen. Frauen unterscheiden sich von Männern, und Anatomie und Physiologie des weiblichen Gehirns beeinflussen Frauen in einzigartiger, spezifischer Weise.

Jede der vielen unterschiedlichen Formen von Depression hat unterschiedliche Symptome und kann

---

SYMPTOM-CHECK

Sie haben ggf. eine mittelgradige Depression, wenn Sie mindestens vier der aufgelisteten Symptome (eines der ersten beiden muss dazugehören) innerhalb von zwei Wochen haben. Diese Symptome müssen für Sie ungewöhnlich sein und dürfen nicht in Zusammenhang mit einer körperlichen Erkrankung, Medikamenten oder Drogenmissbrauch stehen. Sie müssen darüber hinaus Ihren Alltag schwer belasten, und sie dürfen nicht begleitet sein von den Symptomen einer bipolaren Störung (s. S. 212) oder mit Trauer in Zusammenhang stehen.

- Niedergeschlagenheit
- Verringertes Interesse an Dingen, die sonst Freude bereiteten
- Deutlicher Gewichtsverlust oder deutliche Gewichtszunahme
- Schlafprobleme oder ein dramatisch erhöhtes Schlafbedürfnis
- Energieverlust, Antriebsschwäche
- Gefühle von Wertlosigkeit/Schuld
- Schlechte Konzentration
- Wiederkehrende Gedanken an Tod, Suizid oder ein Selbstmordversuch

Gehen Sie zum Arzt, wenn Sie mehrere dieser Symptome haben. Bei Suizidgedanken lassen Sie sich sofort helfen.

verschieden stark ausgeprägt sein. Die wichtigsten Formen sind hier aufgeführt.

Depressive Episode Früher noch als unipolare Depression bezeichnet, definiert man heute depressive Episoden anhand einer speziellen Symptomkombination (s. links). Für die Diagnose müssen eine oder mehrere depressive Episoden vorliegen, die nicht in Zusammenhang mit einer Manie, einer Hypomanie oder damit gemischt auftreten. (Manie ist ein extremes Hochgefühl, eine Hypomanie ist ähnlich, aber leichter als die Manie; von einer gemischten Episode spricht man, wenn gleichzeitig sowohl Symptome einer Manie als auch einer Depression erlebt werden.) Es gibt leichte, mittelgradige und schwere depressive Episoden, je nachdem, wie viele der links beschriebenen Symptome zutreffen.

Dysthymie Sie ist charakterisiert durch Symptome, die zwar relativ leicht sind (depressive Verstimmung), aber über mehrere Jahre hinweg anhalten. Wenn Sie mindestens zwei Symptome der Depression (s. links) haben und sich ständig niedergeschlagen fühlen, leiden Sie vielleicht an einer Dysthymie.

Reaktive Depression Diese auch als Anpassungsstörung bezeichnete Erkrankung wird diagnostiziert, wenn sich die Symptome einer Depression (s. links) innerhalb von drei Monaten nach einem besonders belastenden Ereignis entwickelt haben. Es handelt sich um eine Unterart der oben beschriebenen depressiven Episode.

Prämenstruelle dysphorische Störung (PMDS) Die Diagnose PMDS wird gestellt, wenn die Symptome einer Depression vorliegen, diese Symptome aber nur kurz vor der Periode auftreten und innerhalb der ersten fünf Tage der Periode (s. S. 93) wieder abklingen.

DIE NÄCHSTEN SCHRITTE

Nach einer gründlichen Anamnese und anhand der spezifischen Symptome kann der Arzt die jeweilige Form der Depression feststellen.

THERAPIEMÖGLICHKEITEN

Die modernen Therapien gegen Depressionen sind sehr wirksam, und je früher Sie zum Arzt gehen, desto früher sind Sie auch auf dem Weg der Besserung. Ihr Arzt wird Ihnen wahrscheinlich eine oder mehrere der folgenden Therapien vorschlagen:

Gesprächstherapie Zu den üblichen Gesprächstherapien gehören die kognitive Verhaltenstherapie, die interpersonelle Therapie – eine Kurzzeitbehandlung, die speziell auf depressive Episoden zugeschnitten ist – und psychodynamische Therapien (s. S. 224–225).

Medikamente Es gibt verschiedene Arten von Antidepressiva, viele Ärzte verschreiben jedoch ein SSRI oder ein SNRI (s. S. 227).

Elektrokrampftherapie (EKT) Diese Therapie ist im Allgemeinen sehr schweren Fällen vorbehalten, die durch eine Gesprächstherapie oder Medikamente nicht geheilt werden können. Sie wird unter sorgfältig überwachten Bedin-

gungen durchgeführt, unter denen elektrischer Strom durch das Gehirn geleitet wird, um die Chemie in dem Teil des Gehirns, in dem die Depression ihre Ursache hat, zu verändern.

SELBSTHILFE

Alternativen Für viele Frauen haben sich regelmäßiger Sport (s. S. 56–57) und eine gesunde Ernährung (s. S. 52–55) als hilfreich erwiesen. Täglich an der frischen Luft zu sein, Akupunktur sowie Johanniskraut und ein spezielles Nahrungsergänzungsmittel (S-Adenosylmethionin, kurz SAM) können ebenfalls sinnvoll sein. Vorsicht: Die beiden Letztgenannten können zu Wechselwirkungen mit anderen Medikamenten führen; sprechen Sie unbedingt vor Einnahme mit Ihrem Arzt.

RISIKO-CHECK

Die folgenden Risiken können die Gefahr, an einer Form von Depression zu erkranken, erhöhen:

- Depressionen in der Familie
- Frühere Episoden einer Depression
- Andere psychische Erkrankungen
- Alter zwischen 20 und 40 Jahre
- Kurz zurückliegende belastende Ereignisse
- Missbrauch oder sexueller Missbrauch in der Kindheit
- Schlechte Schlafgewohnheiten
- Rauchen
- Alkohol- oder Drogenmissbrauch
- Partnerschaftsstress
- Stress mit der Elternschaft

Bipolare affektive Störung

Wir alle erleben Stimmungsschwankungen – bei Menschen mit einer bipolaren Störung sind sie extrem: Bei ihnen folgen Episoden einer Depression Perioden von ausgesprochenem Hochgefühl. Dieser Wechsel von Hochs und Tiefs ist so extrem, dass er jeden einzelnen Aspekt des Lebens stark beeinflussen kann.

WAS IST DAS?

Diese Form der affektiven Störung wird durch ein chemisches Ungleichgewicht im Gehirn verursacht, das wahrscheinlich genetisch beeinflusst ist. Ist ein Elternteil an der bipolaren Störung erkrankt, steigt auch Ihr Risiko. Man unterscheidet zwei Formen:

Bipolar-I-Störung Früher als manische Depression bezeichnet, ist sie charakterisiert vom Wechsel zwischen depressiven (s. S. 210–211) und manischen Episoden – Phasen von extremem Hochgefühl (s. unten). Die manischen Episoden halten eine Woche und länger an. Wenn mindestens eine manische Episode bestan-
den hat, kann die Diagnose einer Bipolar-I-Störung gestellt werden.

Bipolar-II-Störung Diese Störung ist häufiger als die Bipolar-I-Störung und ihr recht ähnlich. Der Hauptunterschied besteht darin, dass die Hochphasen kürzer und weniger extrem sind, trotzdem aber mindestens vier Tage anhalten. Die Bipolar-II-Störung beeinträchtigt nicht unbedingt das soziale oder das Arbeitsleben. Wenn Sie unter einer Bipolar-II-Störung leiden, haben Sie mindestens eine hypomanische (s. S. 211) und eine depressive Episode.

Bei beiden Formen ist die Symptomvielfalt groß, und die Zahl der Episoden kann variieren.

DIE NÄCHSTEN SCHRITTE

Nach einer sorgfältigen Anamnese stellt der Arzt die Diagnose auf Grundlage der Symptome. Beide Formen der bipolaren Störung werden engmaschig vom Arzt überwacht, weil die Krankheitsepisoden ein Leben lang auftreten können.

THERAPIEMÖGLICHKEITEN

Wenn Sie unter einer schweren bipolaren Störung leiden, benötigen Sie wahrscheinlich lebenslang Medikamente und ärztliche Betreuung.

Medikamente Nach einer manischen Episode ist eine Langzeitmedikation – zum Beispiel mit Lithium oder anderen Stimmungsstabilisatoren (s. S. 226–227) – erforderlich. Fragen Sie Ihren Arzt nach eventuellen Nebenwirkungen.

Ärztliche Betreuung Ihr Arzt achtet darauf, dass Sie als ambulanter Patient regelmäßig betreut werden. Möglicherweise sind aus Sicherheitsgründen und um die Behandlung zu gewährleisten Klinikaufenthalte während der manischen oder depressiven Episoden erforderlich.

SELBSTHILFE

Halten Sie den Behandlungsplan, den Ihr Arzt für Sie aufgestellt hat, sorgfältig ein.

SYMPTOM-CHECK

Typisch für eine manische Episode sind abnormale Hochstimmung oder Reizbarkeit, die das alltägliche Leben beeinträchtigen und nicht in Zusammenhang mit einer anderen Erkrankung, Medikamenteneinnahme oder Drogen stehen. Sie hält mindestens eine Woche an und ist gekennzeichnet von mindestens drei der folgenden Symptome (vier, wenn Sie unter Reizbarkeit leiden):

- Gesteigerte Energie / Aktivität
- Schnelles, empathisches Sprechen
- Gedankenrasen
- Geringes Konzentrationsvermögen
- Herabgesetztes Schlafbedürfnis
- Übersteigertes Selbstwertgefühl
- Zerstreutheit
- Erhöhte Leichtsinnigkeit, niedrige Hemmschwelle
- Gesteigert zielgerichtete Aktivitäten oder körperliche Unruhe

Gehen Sie zum Arzt, wenn Sie diese Symptome an sich bemerken

Saisonal abhängige Depression

Während der dunklen Wintermonate fühlen sich viele Menschen antriebslos, weniger kontaktfreudig und insgesamt etwas niedergeschlagen. Bei Menschen mit einer saisonal abhängigen Depression sind diese Symptome schwerer – manchmal sogar so schwer, dass sie Probleme im Alltag bereiten.

WAS IST DAS?

Die saisonal abhängige Depression (SAD) ist eine Form der Depression, die im Zusammenhang mit dem Sonnenlicht stehen. Der jahreszeitlich bedingte Lichtwechsel wirkt auf die chemischen Prozesse im Gehirn ein – und damit auf die Stimmung, die Energie und sogar die Libido. Die meisten Patienten leiden im Winter unter der SAD. Wie andere psychische Erkrankungen auch wird die SAD wahrscheinlich von biopsychosozialen Faktoren (s. S. 203) bestimmt. Die SAD kann möglicherweise auch vererbt werden.

DIE NÄCHSTEN SCHRITTE

Der Arzt diagnostiziert eine SAD nur dann, wenn die Symptome in zwei aufeinanderfolgenden Jahren in der gleichen Jahreszeit auftreten und keine Depression (s. S. 210–211) sind.

THERAPIEMÖGLICHKEITEN

Eine SAD kann meist mit Lichttherapie, Antidepressiva oder Gesprächstherapie gut behandelt werden.
Lichttherapie Bei dieser Therapie sitzt man vor einem speziellen Licht, das dem Tageslicht ähnelt.
Psychotherapien Psychotherapeutische Verfahren (s. S. 224–225) helfen einigen Patienten ebenfalls.

SYMPTOM-CHECK

Die meisten Menschen mit SAD haben die Symptome in den Wintermonaten – zum Beispiel:
- Antriebslosigkeit und Traurigkeit
- Heißhunger auf Zucker, stärkehaltige Lebensmittel und Alkohol; Gewichtszunahme
- Reizbarkeit und Ängstlichkeit
- Vermeidung sozialer Kontakte

Zu den Symptomen der weniger häufigen Sommer-SAD gehören:
- Schlaflosigkeit
- Reizbarkeit und Ängstlichkeit
- Gesteigerter Sexualtrieb
- Appetitlosigkeit, Gewichtsverlust
- Unruhe

Gehen Sie zum Arzt, wenn einige dieser Symptome auf Sie zutreffen.

Medikamente Viele Ärzte verschreiben auch bei SAD Antidepressiva (s. S. 226–227).

SELBSTHILFE

Der beste Weg, sich selbst zu helfen, ist es, so viel Zeit im Tageslicht zu verbringen wie möglich. Idealerweise sollten Sie sich mindestens 30 Minuten täglich im Freien aufhalten. Dabei ist es egal, ob es bewölkt oder sonnig ist. Hilfreich ist auch, sein Zuhause und den Arbeitsplatz so hell wie möglich zu gestalten.

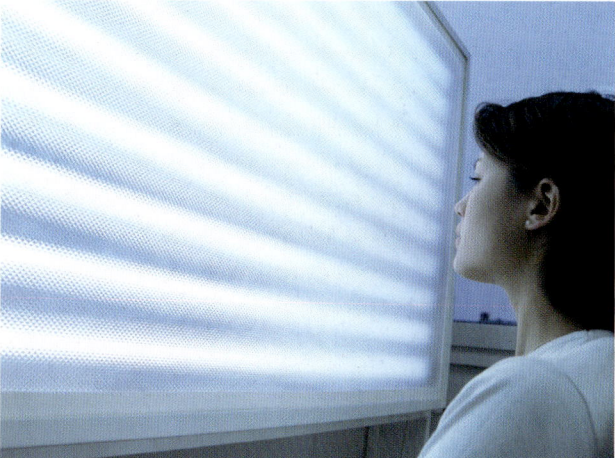

Lichttherapie bei Winter-SAD
Bei dieser Therapie sitzt die Patientin täglich, am besten morgens, zwischen 30 Minuten und zwei Stunden (abhängig von der Lichtstärke) vor einer speziellen Lichtquelle.

Schwangerschafts- und Wochenbettdepression

Schwangerschaft und Entbindung bedeuten enorme biologische, psychologische und soziale Veränderungen. Bei manchen Frauen verlaufen diese Umstellungen reibungslos. Andere erleben, dass die neuen Anforderungen alte seelische Konflikte wieder an die Oberfläche spülen oder sich neue entwickeln.

Schwangerschaftsdepression

Depressionen während der Schwangerschaft (perinatale Depressionen) wurden früher kaum diagnostiziert und behandelt – trotzdem wird vermutet, dass 30–40 Prozent der Schwangeren davon betroffen sind.

WAS IST DAS?

Für Frauen ist es ganz normal, in der Schwangerschaft Zeiten zu haben, in denen sie sich niedergeschlagen fühlen. Eine wirkliche Schwangerschaftsdepression aber ähnelt einer depressiven Episode und verursacht auch dieselben Symptome (s. unten). Darüber hinaus kann eine perinatale Depression dazu führen, dass die Schwangere ihre Gesundheit vernachlässigt – für sie und das Kind kann das gefährlich sein.

DIE NÄCHSTEN SCHRITTE

Wenn Sie befürchten, an einer perinatalen Depression zu leiden, sollten Sie so rasch wie möglich zum Arzt gehen. Dort wird eine Anamnese durchgeführt und die Diagnose anhand der Symptome gestellt.

SYMPTOM-CHECK

Die Diagnose Schwangerschaftsdepression wird unter den folgenden Voraussetzungen gestellt:

- Sie müssen schwanger sein und die Symptome aufweisen, die eine depressive Episode (s. S. 210–211) ausmachen.
- Die Symptome müssen eine erhebliche Belastung in Ihrem Alltag darstellen.

Gehen Sie zum Arzt, wenn Ihre Beschwerden während der Schwangerschaft mit den oben genannten korrespondieren.

RISIKO-CHECK

Risikofaktoren sind:

- Sie oder jemand in Ihrer Familie hatten schon einmal ein Depression.
- Eine Risiko- oder komplizierte Schwangerschaft
- Probleme in der Partnerschaft
- Eine frühere Fehlgeburt oder der Verlust eines Kindes

THERAPIEMÖGLICHKEITEN

Früher haben Ärzte schwangeren Frauen immer geraten, Medikamente wegen der möglichen Risiken für das ungeborene Kind um jeden Preis zu vermeiden. Heute ist man jedoch der Meinung, dass die unbehandelte Erkrankung der Mutter noch schädlicher für den Fötus sein kann als Medikamente. Ihr Arzt wird mit Ihnen die Pros und Kontras beider Vorgehensweisen abwägen.

Psychotherapien Sie sind in der Regel die erste Wahl bei der Behandlung und hochwirksam bei vielen Frauen. Infrage kommen z. B. kurzzeitige, symptomfokussierte Therapien wie die interpersonale Psychotherapie (s. S. 225), die möglicherweise auch gegen die Wochenbettdepression (s. rechts) hilft.

Medikamente Hilft eine Psychotherapie allein nicht, besprechen Sie mit Ihrem Arzt, welche Medikamente für Sie am besten geeignet sind.

SELBSTHILFE

Halten Sie die Termine beim Arzt ein, und befolgen Sie den Behandlungsplan. Außerdem sollten Sie sich auch um Ihre körperliche Gesundheit kümmern.

Wochenbettdepression

Die Geburt eines Babys ist ein Ereignis, das das ganze Leben verändert – viele Frauen finden die Zeit nach der Geburt daher ganz besonders anstrengend. Eine gesteigerte Sensibilität ist in dieser Zeit normal, einige Frauen aber entwickeln eine schwerere und länger anhaltende Depression: die Wochenbett- oder postnatale Depression (PND).

WAS IST DAS?

Eine Mutter mit einer Wochenbettdepression leidet unter ausgeprägten Ängsten, ob sie überhaupt fähig ist, für das Kind zu sorgen, und ob es dem Baby gut geht. Paradoxerweise bestehen oft negative Gefühle gegenüber dem Kind – möglicherweise sogar Gedanken, in denen dem Kind Böses zugefügt wird. Glücklicherweise schreiten Frauen mit PND nur sehr selten zur Tat. Die negativen Gefühle machen es ihnen jedoch schwer, eine Bindung zu dem Kind herzustellen.

Die wichtigsten Symptome einer PND sind unten beschrieben. Sie ähneln denen einer Depression (s. S. 210–211). Das Besondere ist, dass sie nur nach der Entbindung auftreten – meist innerhalb des ersten Monats, manchmal aber auch noch bis zu einem halben Jahr später. Die PND ist oft durch tiefe Ängste charakterisiert.

DIE NÄCHSTEN SCHRITTE

Wenn Sie glauben, an einer Wochenbettdepression zu leiden, sollten Sie mit Ihrem Arzt sprechen. Eventuell werden Sie dann gebeten, einen kurzen Fragebogen auszufüllen, die sogenannte EPDS-Skala (Edinburgh Postnatal Depression Scale), um die Diagnose zu sichern.

THERAPIEMÖGLICHKEITEN

Eine Wochenbettdepression lässt sich erfolgreich mit den gleichen Psychotherapien und Medikamenten behandeln wie eine Depression (s. S. 211) . Wenn Medikamente gegeben werden sollen, wird Ihr Arzt berücksichtigen, ob Sie stillen.

SELBSTHILFE

Nehmen Sie die Termine beim Arzt regelmäßig wahr, und halten Sie sich an die Behandlung, zu der er Ihnen geraten hat.

SYMPTOM-CHECK

Die Symptome ähneln denen einer depressiven Episode (s. S. 210–211). Andere typische Hinweise auf eine PND sind:

- Die Symptome treten innerhalb der ersten vier Wochen nach der Geburt auf und dann für etwa zwei Wochen nahezu jeden Tag.
- Die Symptome sind nicht typisch für Sie und beeinträchtigen Ihren Alltag.
- Sie machen sich Sorgen um das Kind, die Sie vielleicht sogar aus dem Schlaf reißen.

Gehen Sie zum Arzt, wenn Sie nach der Entbindung Symptome wie diese haben.

ANDERE PROBLEME NACH DER ENTBINDUNG

Außer einer Depression gibt es auch andere seelische Probleme, die nach der Entbindung auftreten können. Die wichtigsten sind:

Babyblues Unter ihm leiden etwa 50–80 Prozent der Frauen nach der Entbindung. Er ist leichter als die Depression, die häufigsten Symptome sind Niedergeschlagenheit, Müdigkeit und Überempfindlichkeit. In etwa zwei Wochen legt sich der Babyblues von selbst.

Postnatale Psychose Am anderen Ende des Spektrums steht die postnatale Psychose als schwerstes seelisches Problem. Glücklicherweise ist sie selten und tritt meist nur bei Frauen mit einer bipolaren Störung (s. S. 212) oder bei Frauen auf, die früher schon einmal eine postnatale Psychose hatten. Frauen mit dieser Störung verlieren den Bezug zur Realität und verhalten sich auffällig. Die Gefahr, dass die Betroffene das Kind oder sich selbst tötet, ist groß.

Essstörungen

90 Prozent aller Menschen mit Anorexie oder Bulimie sind jung und weiblich. Obwohl diese Essstörungen in der Regel mit einer besonderen Sorge um das Gewicht beginnen, spielen meist vielschichtige Probleme – etwa mit der Selbstachtung, mit Vertrauen oder den eigenen Emotionen – eine Rolle.

Anorexie

Anorexiker sind extrem untergewichtig, aber gleichzeitig davon überzeugt, dass mit ihrem Aussehen oder ihrer Gesundheit alles in Ordnung sei.

WAS IST DAS?

Bei dieser Störung des Körperbildes haben die Betroffenen Angst davor, dick zu werden und essen gefährlich

SYMPTOM-CHECK

Gehen Sie zum Arzt, wenn Sie diese Symptome haben – Sie leiden dann ggf. unter Anorexie:

- Sie weigern sich, wenigstens 85 % des für Sie normalen Gewichts (berechnet nach Ihrem Alter und Ihrer Körpergröße) auf die Waage zu bringen.
- Sie haben ständig Angst zuzunehmen oder dick zu sein, obwohl Sie untergewichtig sind.
- Egal, wie viel Sie abgenommen haben – Sie glauben immer noch, Sie seien zu dick, oder verleugnen das Ausmaß Ihres Gewichtsverlusts.
- Mindestens dreimal hintereinander ist die Periode ausgeblieben.

wenig. Die dauernde Sorge um das Gewicht kann zu großem seelischem Stress führen und alle anderen Bereiche des Lebens beeinträchtigen.

Die strenge Kalorienreduktion und der Gewichtsverlust versetzen den Körper in Alarmzustand vor dem Verhungern, und es kommt zu entsprechenden Symptomen, z. B. Verstopfung, Verlust von Kopfhaar, Wachstum von Lanugobehaarung (feines, daunenartiges Haar) auf dem Körper, Muskelschwäche, Frieren und tiefe Müdigkeit.

Durch die Unterernährung geraten alle Hormone durcheinander, die Periode bleibt aus. Auf Dauer erhöht das hormonelle Ungleichgewicht das Risiko für Osteoporose (s. S. 260–262) und Unfruchtbarkeit (s. S. 122). Schließlich kann das Hungern sogar dazu führen, dass das Herz nicht mehr normal schlägt und ein Herzinfarkt droht.

5 bis 18 Prozent der Magersüchtigen sterben entweder an Herz-Kreislauf-Problemen, Unterernährung oder durch Selbstmord. Rund 50 Prozent (mit einigen Rückfällen) erholen sich bei guter Behandlung.

DIE NÄCHSTEN SCHRITTE

Oberste Priorität hat es zunächst, wieder zu einem normalen Gewicht

RISIKO-CHECK

Das Risiko für eine Anorexie ist erhöht, wenn

- Sie noch in der Pubertät und in schwierigen Lebensumständen sind oder ein negatives Körperselbstbild haben,
- Sie Aktivitäten ausüben, in denen der Druck, sehr schlank zu sein, groß ist, etwa wenn Sie Ballett tanzen oder Model sind,
- Sie z. B. an Zwangsstörungen (s. S. 207) oder Depressionen (s. S. 210–211) leiden.

zurückzufinden. Sobald Sie wieder normal essen können, ist es wichtig, sich um die psychologischen Probleme zu kümmern, die hinter Ihrer Erkrankung stehen, um einen Rückfall zu verhindern. Wenn Sie sowohl in körperlicher als auch in seelischer Hinsicht stabil sind, an einem Therapieprogramm teilnehmen und die Unterstützung von Freunden und der Familie haben, die Ihnen helfen durchzuhalten, können Sie auch ambulant behandelt werden. Sind diese Voraussetzungen nicht gegeben, sind Sie in einer auf Essstörungen spezialisierten Klinik besser aufgehoben.

THERAPIEMÖGLICHKEITEN

Die Behandlung richtet sich nach Ihren individuellen Lebensumständen und Ihren Bedürfnissen. Zunächst untersucht der Arzt Sie gründlich, um dann mit Ihnen gemeinsam die optimale Therapie herauszufinden. Danach wird speziell für Sie ein Behandlungsplan ausgearbeitet. Ganz wichtig ist es, so schnell wie möglich mit der Behandlung zu beginnen – vor allem, wenn Sie schon sehr stark abgenommen haben.

Psychotherapie Sowohl die Einzel- als auch die Gruppen- oder die Familientherapie eignen sich bei Anorexie (s. S. 224–226).

Medikamente Mit Antidepressiva, angstlösenden wie auch antipsychotischen Medikamenten (s. S. 226–227) kann man die spezifischen Symptome angehen. Es laufen aber immer noch Untersuchungen, welche Medikamente am besten für Menschen mit einem sehr geringen Körpergewicht geeignet sind.

SELBSTHILFE

Wenn Sie Ihren Arzt bereits gesprochen haben und eine Behandlung für Sie gefunden ist, kommt es darauf an, sie auch durchzuhalten.

Bulimie

Diese Essstörung unterscheidet sich von der Anorexie dadurch, dass die Betroffenen meist ein normales Gewicht haben.

WAS IST DAS?

Die Bulimie ist eine Krankheit, bei der in kurzer Zeit große Mengen verzehrt werden, die danach oft erbrochen werden (wenn versucht wird, einer Gewichtszunahme vorzubeugen). Wenn Sie an Bulimie leiden, ist es wichtig, sich behandeln zu lassen, weil die Erkrankung eine große Belastung für Ihren Alltag bedeuten kann. Wenn Sie sich unentwegt zum Erbrechen bringen, kommt es unweigerlich zu Zahnschäden. Außerdem kann sich ein lebensbedrohlicher Riss in der Speiseröhre entwickeln, und ein gefährliches Elektrolyt-Ungleichgewicht im Organismus ist ebenfalls möglich.

Obwohl all dies den Körper schwer schädigen kann, sterben nicht so viele Menschen an Bulimie wie an Anorexie; 75 Prozent der behandelten Patienten werden wieder gesund.

DIE NÄCHSTEN SCHRITTE

Nach einer sorgfältigen Untersuchung stellt Ihr Arzt die Diagnose aufgrund der Symptome.

THERAPIEMÖGLICHKEITEN

Sicherheit steht an erster Stelle. Besteht die Gefahr eines Suizids oder gibt es medizinische Komplikationen, kann die Einweisung in eine Klinik nötig sein.

Psychotherapie Eine Einzel-, Gruppen- oder Familientherapie kann erfolgreich sein (s. S. 224–226).

Medikamente Bei ambulanter Behandlung sind Medikamente vielleicht besonders sinnvoll. Antidepressiva (z. B. SSRI) können helfen.

SELBSTHILFE

Befolgen Sie sorgfältig den Behandlungsplan, den Ihr Arzt aufstellt.

SYMPTOM-CHECK

Gehen Sie zum Arzt, wenn Sie diese Symptome haben:

- Fressattacken mindestens zweimal die Woche über mindestens drei Monate hinweg, bei denen Sie innerhalb von zwei Stunden enorme Mengen verzehrt haben
- Wiederholtes Erbrechen, Missbrauch von Abführmitteln oder Diuretika, exzessiver Sport
- Überbewertung des eigenen Aussehens und/oder Gewichts
- Symptomauftritt unabhängig von einer Anorexie

RISIKO-CHECK

Ihr Risiko für eine Bulimie ist erhöht, wenn

- Sie noch in der Pubertät sind,
- Sie mit einer Diät angefangen haben und sich Sorgen um Ihr Gewicht machen,
- In Ihrer Familie schon jemand an Bulimie gelitten hat,
- Sie unter Angststörungen, Drogenmissbrauch oder Impulsstörungen (typisch sind Kaufräusche, sexuelle Promiskuität und Selbstverletzung) leiden.

Persönlichkeitsstörungen

Unsere Persönlichkeit macht uns zu dem, was wir sind. Manchmal verhält sich ein Mensch immer wieder so, dass daraus stets dieselben Probleme im Alltag entstehen. Dann handelt es sich vielleicht um eine Persönlichkeitsstörung. Hier finden Sie diejenigen Störungen, die bei Frauen am häufigsten auftreten.

Borderline-Persönlichkeitsstörung

Hin und wieder ist jede von uns unsicher, launisch oder fühlt sich isoliert, unbeherrscht oder verletzlich. Menschen mit einer Borderline-Persönlichkeitsstörung (BPS) haben diese – und andere – Gefühle ganz extrem. Die BPS tritt meist nach der Pubertät oder bei jungen Erwachsenen auf.

WAS IST DAS?

Wenn Sie an einem Borderline-Syndrom leiden, haben Sie möglicherweise neben den charakteristischen Symptomen (s. unten) die Neigung, die Welt schwarz-weiß zu sehen – Sie halten zum Beispiel Menschen entweder für perfekt oder für grundschlecht. Das kann es schwierig machen, Beziehungen zu Freunden, Partnern und Arbeitskollegen zu schließen und aufrechtzuerhalten.

Menschen mit Borderline-Syndrom haben darüber hinaus ein höheres Risiko für Depressionen (s. S. 210–211) und/oder für Drogenmissbrauch (s. S. 220–221). Auch das Risiko für Selbstverletzungen ist höher, und etwa neun Prozent der Erkrankten nehmen sich das Leben.

DIE NÄCHSTEN SCHRITTE

Auf Grundlage der Symptome stellt der Arzt die Diagnose.

THERAPIEMÖGLICHKEITEN

Die wichtigsten Optionen sind Psychotherapie und/oder Medikamente.
Psychotherapie Die dialektische Verhaltenstherapie, eine spezielle Form der Psychotherapie, hilft bei Borderline-Störungen.
Medikamente Hauptsächlich werden SSRI-Antidepressiva und antipsychotisch wirkende Medikamente (s. S. 226–227) eingesetzt.

SELBSTHILFE

Sie sollten den Behandlungsplan Ihres Arztes befolgen. Außerdem helfen oft auch Entspannungsübungen (s. S. 62–63) und regelmäßiger Sport (s. S. 56–57), um Stress abzubauen.

SYMPTOM-CHECK

Eine BPS drückt sich in immer wiederkehrender Instabilität in unterschiedlichen Bereichen aus und zeigt mindestens fünf der folgenden Symptome:
- Verzweifeltes Bemühen, ein imaginäres oder wirkliches Verlassenwerden zu verhindern
- Instabile und intensive Beziehungen, die sowohl romantisch als auch platonisch sein können; Neigung, entweder zu idealisieren oder jemanden schnell abzulehnen
- Das Gefühl von Unsicherheit oder Ungewissheit darüber, wer Sie sind
- Unbeherrschtes Verhalten in mindestens zwei selbstzerstörerischen Bereichen – etwa Drogenmissbrauch oder rücksichtsloses Fahren
- Gedanken an Selbstmord oder tatsächliche Suizidversuche
- Ein chronisches Gefühl der Leere
- Intensive Stimmungen, die mindestens einige Stunden oder ein paar Tage anhalten
- Starkes Temperament und Schwierigkeiten, sich zu beherrschen
- Unter Stress paranoide Wahnvorstellungen (Angst vor Dingen, die nicht real sind) oder von sich selbst abgespalten zu sein

Gehen Sie zum Arzt, wenn Sie fünf oder mehr dieser Symptome haben.

Abhängige Persönlichkeitsstörung

Menschen mit einer abhängigen Persönlichkeitsstörung verlassen sich so sehr auf andere, dass sie den Alltag nicht allein bewältigen können.

WAS IST DAS?

Wenn Sie an dieser Störung leiden, verlassen Sie sich in jeder Situation auf andere und neigen dazu, zu tun, was diese wollen. Möglicherweise sind Sie auch ängstlich und niedergeschlagen, nehmen Drogen oder stecken in einer von Missbrauch gekennzeichneten Beziehung.

DIE NÄCHSTEN SCHRITTE

Auf Grundlage der Symptome kommt der Arzt zu der Diagnose.

THERAPIEMÖGLICHKEITEN

Die Hauptbehandlung bei dieser Störung besteht in Psychotherapie, Medikamenten oder einer Kombination aus beidem.

Psychotherapien Am häufigsten wird bei dieser Störung eine psychodynamische, Verhaltens- oder kognitive Verhaltenstherapie (s. S. 224–225) angewandt.

Medikamente Bestimme Symptome kann man mit Antidepressiva oder angstlösenden Medikamenten (s. S. 226–227) behandeln.

SELBSTHILFE

Achten Sie darauf, den Behandlungsplan zu befolgen.

Histrionische Persönlichkeitsstörung

Wenn Dramatisierungen bei Ihnen eine normale Verhaltensweise sind, die öfter zu Problemen führt, leiden Sie eventuell an der histrionischen Persönlichkeitsstörung (HPS).

WAS IST DAS?

Menschen mit HPS neigen zu übertriebenen Emotionen und reagieren oft über. Das kann all ihre Beziehungen betreffen und auch die Art und Weise, wie sie mit Verlusten und Fehlschlägen umgehen. Histrioniker haben auch ein erhöhtes Risiko für Depressionen.

DIE NÄCHSTEN SCHRITTE

Ihr Arzt stellt die Diagnose aufgrund Ihrer Symptome.

THERAPIEMÖGLICHKEITEN

Die Hauptbehandlung bei HPS besteht in Psychotherapie, Medikamenten oder beidem.

Psychotherapien Ziel ist es, problematische Verhaltensweisen und Gefühle in den Griff zu bekommen. Zu den geeigneten Psychotherapien zählen psychodynamische, Verhaltens- oder kognitive Verhaltenstherapie (s. S. 224–225).

Medikamente Die wichtigsten Medikamente sind Antidepressiva oder angstlösende Medikamente (s. S. 226–227).

SELBSTHILFE

Achten Sie darauf, Ihren Behandlungsplan zu befolgen.

Substanzenmissbrauch und Abhängigkeit

Alkohol zu trinken und Designerdrogen oder verschreibungspflichtige Medikamente einzunehmen ist heute Teil des modernen Lebens, obwohl wir wissen, dass das schädlich sein kann. Denn leider können diese Gewohnheiten zu Abhängigkeit und Missbrauch führen – mit verheerenden Konsequenzen.

Alkoholmissbrauch

Rund sechs Prozent der Erwachsenen weltweit werden irgendwann einmal als Alkoholiker diagnostiziert. Etwa ein Drittel sind Frauen.

WAS IST DAS?

Von Alkoholmissbrauch spricht man, wenn das regelmäßige Trinken zu Problemen im Alltag führt. Abhängigkeit ist noch gefährlicher, weil man eine Toleranz entwickelt: Man muss immer mehr trinken, um dieselbe Wirkung zu erzielen, und hat Entzugssymptome ohne Alkohol.

Alkoholismus zerstört das Wohlbefinden und steigert nicht nur das Risiko für viele Krankheiten (s. S. 65), sondern auch dafür, vergewaltigt oder ungewollt schwanger zu werden, für ein fetales Alkoholsyndrom und für Brustkrebs.

DIE NÄCHSTEN SCHRITTE

Wenn Sie Probleme haben, brauchen Sie professionelle Hilfe.

THERAPIEMÖGLICHKEITEN

Unkontrollierter Alkoholentzug kann tödliche Folgen haben – ein Entzug sollte deswegen immer unter professioneller Betreuung stattfinden.

Medizinische Stabilisierung und Entgiftung Schon zu Beginn eines Entzugs brauchen Sie medizinische und psychologische Betreuung und Pflege. Entzugserscheinungen werden mit Benzodiazepinen (s. S. 227) behandelt, um Krämpfen, Zittern, Halluzinationen und dem tödlichen Delirium tremens vorzubeugen. Wenn Sie Ernährungsdefizite oder irgendwelche Krankheiten haben, die mit dem Alkohol in Zusammenhang stehen, wird das ebenfalls behandelt.

Rehabilitation Sie werden wahrscheinlich stationär oder ambulant behandelt.

SELBSTHILFE

Befolgen Sie den Behandlungsplan, und gehen Sie zu Ihren Arztterminen.

SYMPTOM-CHECK

Sie sind möglicherweise von Alkohol abhängig, wenn Ihr Trinkverhalten über 12 Monate hinweg zu einem oder mehreren der folgenden Symptome geführt hat:

- Sie sind unfähig, die wichtigsten Aufgaben am Arbeitsplatz, in der Schule oder zu Hause zu erfüllen.
- Sie trinken in gefährlichen Situationen (z. B. beim Autofahren).
- Sie sind wegen des Trinkens schon einmal mit dem Gesetz in Konflikt gekommen.
- Sie trinken, obwohl Sie sich über die Folgen im Klaren sind.

Sie sind möglicherweise alkoholabhängig, wenn Sie über 12 Monate drei oder mehr der folgenden Symptome haben:

- Zunehmende Alkoholtoleranz
- Entzugserscheinungen, wenn Sie weniger oder gar nicht trinken, oder verstärktes Trinken, um Entzugserscheinungen zu vermeiden
- Unfähigkeit, weniger zu trinken
- Beeinflussung sozialer und beruflicher Aktivitäten durch das Trinken
- Fortgesetztes Trinken im Bewusstsein der Probleme, die es bereitet

Gehen Sie zum Arzt, wenn Sie ein Alkoholproblem befürchten.

Drogen- und Medikamentenmissbrauch

Frauen werden mehr verschreibungspflichtige Medikamente verordnet als Männern. Das bedeutet, dass Frauen auch ein größeres Missbrauchsrisiko haben.

WAS IST DAS?

Missbrauch und Abhängigkeit von verschreibungspflichtigen Medikamenten oder Drogen ist im Grunde dasselbe wie Alkoholabhängigkeit, und die Kriterien, die zur Diagnose angewendet werden, sind dieselben wie bei Alkohol (s. links).

Medikamenten- und Drogenabhängigkeit ist eine Erkrankung des Gehirns und führt im Laufe der Zeit zu Veränderungen, die es schwierig machen, die Kontrolle zu behalten.

DIE NÄCHSTEN SCHRITTE

Wenn Sie Probleme haben, brauchen Sie professionelle Hilfe.

THERAPIEMÖGLICHKEITEN

Auf Grundlage Ihres psychologischen, medizinischen und sozialen

---

SYMPTOM-CHECK

Die Allgemeinsymptome von Medikamenten- und Drogenmissbrauch sind die gleichen wie bei Alkoholmissbrauch und -abhängigkeit (s. linke Seite).
Gehen Sie zum Arzt, wenn Sie glauben ein Problem mit Medikamenten oder Drogen zu haben.

Profils und der Droge/des Medikaments, das Sie verwenden, wird ein Behandlungsplan für Sie ausgearbeitet. Wenn Sie verschreibungspflichtige Medikamente nehmen und befürchten, davon abhängig zu werden, fragen Sie Ihren Arzt, wann und wie Sie sie einnehmen sollen und welche Nebenwirkungen eventuell auftreten. Wenn Sie die nachfolgenden Medikamente so, wie Ihr Arzt es Ihnen gesagt hat, einnehmen, ist es sehr unwahrscheinlich, dass Probleme auftreten:

Opioide Dazu gehören Medikamente gegen Schmerzen, etwa Kodein oder Morphium. Sie vermitteln das Gefühl von Euphorie und beruhigen zugleich. Die Risiken sind Verwirrtheit, Magen-Darm-Probleme und Koma.

Angstlösende Medikamente Dazu gehören Sedativa und Tranquilizer wie Benzodiazepine. Sie vermindern Hemmungen und reduzieren Angst, bergen aber das Risiko unter anderem für Konzentrationsschwäche, Ohnmachtsanfälle, Koma und Tod.

Stimulanzien Damit werden zum Beispiel ADHS, die Schlafstörung Narkolepsie und Fettleibigkeit behandelt. Zu den Stimulanzien gehören auch Amphetamine, die zu hohen Energiepegeln führen, aber das Risiko von Herzinfarkt, Gewichtsverlust, Schlaflosigkeit, Paranoia und Panik erhöhen können.

SELBSTHILFE

Achten Sie darauf, den Behandlungsplan zu befolgen und alle Arzttermine einzuhalten.

FREIZEITDROGEN

Hier finden Sie eine kurze Zusammenfassung der Kurzzeiteffekte und seelischen wie körperlichen Risiken, die mit einigen der gebräuchlichsten Drogen in Zusammenhang stehen.

Droge	Kurzzeiteffekt	Gesundheitsrisiko
Marihuana	Euphorie, Beruhigung	Angst-/Panikattacken, Verwirrtheit, Paranoia, Psychosen
Kokain	Gesteigerte Energie/geistige Wachheit	Herz-Kreislauf-Probleme, Schlaganfall, Epilepsie, Herzinfarkt
Ecstasy	Bewusstseinserweiterung	Herz, Nieren, Lebervergiftung
Heroin	Schmerzstillung, Euphorie	Gefährliche Verlangsamung der Atmung, Koma
PCP	Aggression	Gedächtnisschwund, kardiovaskuläre Probleme
LSD	Bewusstseinserweiterung	Bleibende mentale Probleme, kardiovaskuläre Risiken

Störungen der Sexualität

Die moderne Gesellschaft liegt viel Wert auf ein glückliches Sexualleben. Viele Frauen haben jedoch hin und wieder sexuelle Probleme. Konzentrieren Sie sich nicht auf die Frage, ob Ihr Sexualleben »normal« ist, sondern holen Sie sich Rat, wenn es für Sie die Quelle von Stress oder negativen Gefühlen ist.

Störungen des sexuellen Verlangens

Niemand von uns hat immer Lust auf Sex. Um aber von einer echten Störung des sexuellen Verlangens zu sprechen, muss die verminderte Lust Ihnen spürbar Probleme und Stress bereiten.

WAS IST DAS?

Wenn Sie an dieser Störung leiden, haben Sie selten oder nie sexuelle Fantasien oder Lust auf Sex. Vielmehr ist Sex eine Belastung für Sie. Es ist die häufigste sexuelle Störung von Frauen. Sie hängt möglicherweise zusammen mit dem Abfall der Hormonspiegel mit Beginn der Wechseljahre oder mit bestimmten Medikamenten – z. B. gegen hohen Blutdruck (s. S. 172) oder gegen Depressionen. Es können aber auch seelische Ursachen dahinterstecken, wenn Sie z. B. in der Vergangenheit schlechte sexuelle Erfahrungen gemacht haben.

DIE NÄCHSTEN SCHRITTE

Anhand Ihrer Beschreibung der Symptome kommt der Arzt zu der Diagnose und überweist Sie, wenn nötig, an einen Psychotherapeuten.

THERAPIEMÖGLICHKEITEN

Eine Psychotherapie kann Ihnen dabei helfen, negative Erfahrungen in der Vergangenheit als Problemverursacher aufzuarbeiten.

SELBSTHILFE

Ihr Psychotherapeut hilft Ihnen, Ihren Weg zu finden. Aber auch Sie können sich helfen:
Fantasien und Masturbation
Beides kann angenehm sein und damit die Wahrscheinlichkeit erhöhen, dass Sie diese Erfahrungen auch mit Ihrem Partner erleben wollen.

Sexuelle Erregungsstörungen

Wir alle kennen Zeiten, in denen wir aus den verschiedensten Gründen Probleme damit haben, sexuell erregt zu werden. Eine Störung liegt vor, wenn uns das erheblichen Stress bereitet.

WAS IST DAS?

Bei sexueller Erregung werden Puls und Atmung schneller, die Scheide wird feuchter, es fließt mehr Blut zur Klitoris, und die Brustwarzen richten sich auf. Wenn Sie an einer sexuellen Erregungsstörung leiden, erleben Sie über einen langen Zeitraum hinweg diese Erregungsphase nicht.

Oft steckt hinter der Störung eine körperliche Ursache, etwa eine Verletzung oder eine Operation im Beckenbereich, hormonelle Veränderungen oder die Nebenwirkungen von Medikamenten.

Wenn Sie unter einer Störung des sexuellen Verlangens (s. links) oder Schmerzen beim Geschlechtsverkehr (s. S. 109) leiden, haben Sie ein höheres Risiko. Manchmal sind auch psychologische Faktoren im Spiel.

DIE NÄCHSTEN SCHRITTE

Die Ursache für die sexuelle Erregungsstörung ist oft eine körperliche, deswegen wird Ihr Arzt Sie wahrscheinlich untersuchen und eine komplette Anamnese aufnehmen. Auf dieser Grundlage wird dann die Diagnose gestellt.

THERAPIEMÖGLICHKEITEN

Ihr Arzt findet mit Ihnen die beste Therapie. Ggf. überweist er Sie an einen Psychotherapeuten. Wird keine körperliche oder seelische Ursache gefunden, gibt es Medikamente.

Medikamente Vor allem wenn Sie nach den Wechseljahren unter Scheidentrockenheit leiden, kann ein Gleitgel für die Scheide oder eine topische Östrogencreme sehr hilfreich sein.

SELBSTHILFE

Achten Sie auf Ihre sexuellen Gefühle und Ihr sexuelles Verhalten, und sprechen Sie mit Ihrem Arzt, wenn sie Stressfaktoren darstellen.

Orgasmusstörungen

Frauenmagazine sind voll mit Ratschlägen, wie man zum Orgasmus kommt. Kein Wunder! Denn das ist ein Problem, mit dem viele Frauen hin und wieder zu tun haben. Für etwa fünf Prozent der Frauen ist dies jedoch immer ein Problem – sie erreichen nie einen Orgasmus.

WAS IST DAS?

Wenn Sie selbst dann nicht zum Orgasmus kommen, wenn Sie ein normales sexuelles Verlangen haben und Sie auch eine normale sexuelle Erregungsphase erleben, leiden Sie vielleicht unter einer Orgasmusstörung. 16 bis 30 Prozent aller Frauen sollen davon betroffen sein.

Es gibt zwei Typen, die aber beide nur als echte Störungen gelten, wenn sie erheblichen Stress verursachen.
Anorgasmie Bei dieser Störung sind Frauen bei keinerlei sexueller Handlung in der Lage, zum Orgasmus zu kommen.
Bei der partiellen Orgasmusstörung können die Betroffenen bei einigen sexuellen Erfahrungen (z. B. Stimulierung der Klitoris, oraler Sex) einen Orgasmus bekommen, nicht aber beim Geschlechtsverkehr.

Einige angstlösende Medikamente und Antidepressiva haben Orgasmusstörungen als Nebenwirkung. Mangelnde Vertrautheit in der Partnerschaft oder eine allgemeine Ängstlichkeit können ebenfalls dazu beitragen. Wenn Sie sexuell nicht sehr erfahren sind, kann es für Sie auch schwieriger sein, einen Orgasmus zu bekommen – und natürlich, wenn Ihr Partner dazu neigt, vorzeitig einen Samenerguss zu haben.

DIE NÄCHSTEN SCHRITTE

Aufgrund Ihrer Symptome stellt der Arzt die Diagnose.

THERAPIEMÖGLICHKEITEN

Wenn Ihr Arzt der Meinung ist, dass hinter Ihrem Problem Medikamente stehen, die Sie wegen einer anderen Krankheit nehmen, bespricht er wahrscheinlich mit Ihnen, welche Vor- und Nachteile ein alternatives Medikament für Sie hätte.

SELBSTHILFE

Die folgenden Selbsthilfemaßnahmen sind vielleicht nützlich:
Masturbation Auf diese Weise lernen Sie Ihren Körper und was Ihnen Genuss bereitet besser kennen.
Kegel-Übungen können helfen, den Orgasmus beim Geschlechtsverkehr zu intensivieren (s. S. 341).
Neue Stellungen Experimentieren Sie beim Sex mit neuen Stellungen und Praktiken, um die zu finden, bei denen Sie die Bewegungen freier und besser kontrollieren können oder zu denen die manuelle Stimulation der Klitoris gehört (mit den Händen oder einem Vibrator).

SYMPTOM-CHECK

Folgende Symptome weisen auf eine Störung hin:
- Nie einen Orgasmus zu haben
- Nie einen Orgasmus beim Geschlechtsverkehr zu haben

Gehen Sie zum Arzt, wenn diese Symptome Ihnen Sorgen bereiten.

Behandlungsmöglichkeiten bei seelischen Erkrankungen

Wenn Sie unter einer seelischen Erkrankung leiden, sollten Sie zunächst zu Ihrem Arzt gehen, damit die richtige Behandlung für Sie gefunden werden kann. Es gibt eine große Bandbreite von unterschiedlichen Psychotherapien und Medikamenten – die wichtigsten sind auf den folgenden Seiten erklärt.

Wenn Ihr Arzt mit Ihnen gesprochen und sich Ihre Probleme angehört hat, kann er Ihnen eine Behandlung vorschlagen. Unter Umständen kann er Sie bei leichten oder eindeutigen Symptomen selbst behandeln – liegen die Dinge komplizierter, werden Sie wahrscheinlich an einen Psychotherapeuten überwiesen oder an einen Psychiater, der auch darauf spezialisiert ist, Medikamente zu verschreiben. Bis zur Behandlung selbst sind die Untersuchungen und die Diagnosestellung entscheidend.

Die beiden Hauptstrategien zur Linderung der Symptome sind Psychotherapien (bei denen man mit einem Therapeuten über Gedanken und Gefühle spricht) und Medikamente (Wirkstoffe, welche die chemischen Vorgänge im Gehirn verändern und so Stimmung und Verhalten regulieren). Ihr Arzt empfiehlt Ihnen, was für Sie die bessere Strategie ist, und wird dabei aus den Möglichkeiten wählen, die hier kurz dargestellt sind. Bei den meisten Menschen ist eine Kombination aus Medikamenten und Psychotherapie am erfolgreichsten.

Psychotherapien

Es gibt viele verschiedene Psychotherapien, aber bei allen geht es irgendwie um das Gespräch. Eine Therapie kann entweder mit Patientin und Therapeut stattfinden, mit einer ganzen Familie, mit Paaren oder in Gruppen, in denen die Mitglieder dasselbe Problem haben. Die Berufsbezeichnung Psychotherapeut ist gesetzlich geschützt und bietet damit die Sicherheit für eine qualifizierte Betreuung. Medikamente dürfen jedoch nur von Fachärzten für Psychiatrie verschrieben werden.

PSYCHODYNAMISCHE THERAPIEN

Diese Therapien basieren auf der Vorstellung, dass schmerzhafte Gefühle tief in unserem Unbewussten begraben liegen und an die Oberfläche kommen müssen, um sie bewältigen zu können. Oft stammen solche Gefühle aus früheren Erfahrungen, deswegen fragt ein Therapeut im Allgemeinen nach Kindheitserinnerungen, Träumen, die Hinweise auf tief liegende Ängste geben können, und natürlich nach den ganz alltäglichen Konflikten heute.

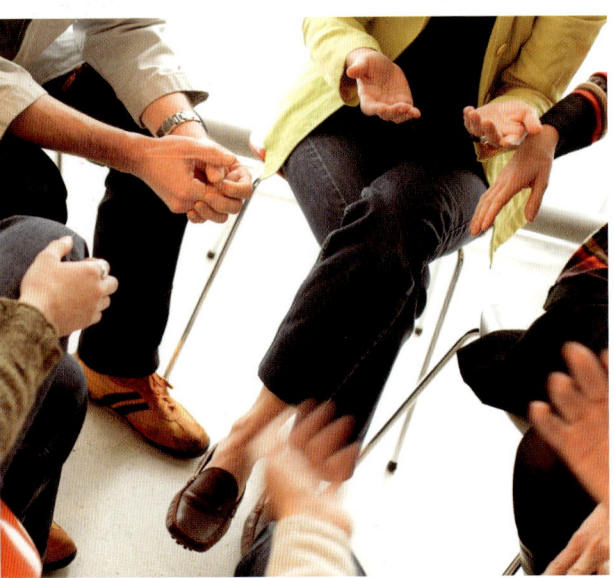

Gesprächstherapie

Eine spezielle Form der Psychotherapie, die Gesprächstherapie, gibt es in verschiedenen Varianten – z. B. sind nur Sie und der Therapeut daran beteiligt oder eine Gruppe von Menschen, die sich treffen, weil alle dasselbe Problem haben.

PSYCHOANALYSE

Diese intensive Form der Gesprächstherapie ist der psychodynamischen Therapie sehr ähnlich, aber noch tief greifender. Sie ist eine Langzeittherapie, die sich über mehrere Jahre mit drei bis fünf Sitzungen pro Woche hinzieht.

KOGNITIVE VERHALTENS-THERAPIE (KVT)

Im Rahmen eines Programms, das etwa 16 bis 20 Stunden dauert, konzentriert sich die KVT auf spezifische Denk- und Verhaltensmuster, die zu Problemen führen, und hilft dann dabei, diese Muster zu verändern. Sie bekommen auch »Hausaufgaben« – zum Beispiel ein Tagebuch über all die Ereignisse, die Sie geärgert haben, zu führen, damit Sie Ihre Gedanken und Gefühle anschließend zusammen mit Ihrem Therapeuten analysieren können.

PSYCHODYNAMISCHE KURZZEITTHERAPIEN

Diese Behandlungsformen sind eher auf ganz bestimmte Probleme in Ihrem Leben zugeschnitten als auf eine »Gesamtschau«.

VERHALTENSTHERAPIE

Ziel dieser Therapie ist es, dysfunktionale Verhaltensmuster zu verändern, indem Sie lernen, auf Ereignisse anders zu reagieren. Der Fokus liegt auf dem Verhalten nach außen hin, nicht auf den inneren Zuständen. Die Verhaltensänderung basiert auf Belohnung und nicht auf Bestrafung. Zur Verhaltenstherapie gehören oft Übungen dazu, etwa Entspannungsübungen, Stress-Management und Biofeedback (s. rechts).

DIALEKTISCH-BEHAVIORALE THERAPIE (DBT)

Die DBT wurde ursprünglich speziell zur Therapie von Borderline-Störungen (s. S. 218) entwickelt, obwohl sie auch bei anderen Störungen nützlich sein kann. Ihre Techniken sind ähnlich wie bei der KVT. Das Ziel der DBT ist es, dem Patienten dabei zu helfen, sich bewusst zu werden, wie er sich gegenüber anderen Menschen verhält sowie seine Emotionen zu kontrollieren und unbeherrschte Reaktionen zu vermeiden.

KONFRONTATIONSTHERAPIE UND DESENSIBILISIERUNG

Bei diesem eigenen Zweig der Verhaltenstherapie gilt es sich seinen Ängsten zu stellen – entweder virtuell oder real. Wenn Sie zum Beispiel unter Höhenangst leiden, geht Ihr Therapeut mit Ihnen auf eine Brücke. Bei dieser Therapie werden Sie Ihren spezifischen Ängsten ausgesetzt und dadurch desensibilisiert.

EMDR

»Eye Movement Desensitization and Reprocessing« kann man einsetzen, um posttraumatische Belastungsstörungen zu behandeln. Dabei werden, um sich entspannen zu können, die Augen rhythmisch bewegt. Dann sprechen Sie mit dem Therapeuten über das Trauma. Ziel der EMDR ist es, die Verbindung zwischen den Erinnerungen und den Angstsymptomen zu durchbrechen.

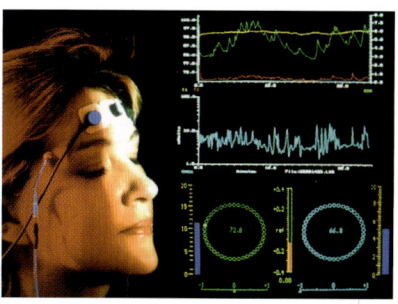

Biofeedback-Computer
Er macht körperliche Veränderungen sichtbar, die mit Emotionen einhergehen.

SUPPORTIVE PSYCHOTHERAPIE

Diese Therapie ist weitverbreitet, um die Selbstachtung zu stärken und Bewältigungsstrategien zu fördern, sodass Sie mit Ihrem Alltag besser zurechtkommen können.

INTERPERSONELLE THERAPIE

Die Interpersonelle Therapie (IPT) ist eine Kurzzeittherapie, die oft bei Depressionen eingesetzt wird. Sie fokussiert darauf, wie der Alltagsstress bestimmte Symptome fördert und wie emotionale Schwierigkeiten zu problematischem Verhalten führen können. Die IPT basiert auf der Theorie, dass psychologische Probleme durch die Art der zwischenmenschlichen Beziehungen verursacht werden können.

GESTALTTHERAPIE

Die Gestalttherapie konzentriert sich auf das Hier und Jetzt und basiert auf folgender Überzeugung: Der beste Weg zum besseren Verständnis seiner selbst besteht darin, die eigenen Beziehungen zu den Mitmenschen in einem ganz bestimmten Kontext zu begreifen.

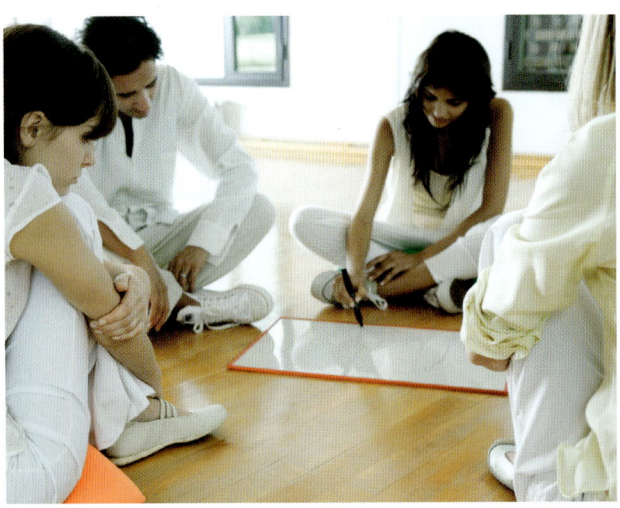

Kunsttherapie
Menschen, denen es schwer fällt, ihre Gedanken und Gefühle in Worten auszudrücken, kann diese Therapie helfen, schwierige Gefühle zu kommunizieren. Sie kann als Einzeltherapie mit dem Therapeuten oder in einer Gruppensituation durchgeführt werden.

Medikamente

Medikamente, mit denen seelische Erkrankungen behandelt werden, nennt man Psychopharmaka. Sie wirken auf die chemischen Vorgänge im Gehirn. Viele eignen sich gut, um die Symptome in den Griff zu kriegen, heilen aber die Krankheit selbst nicht. Ob Psychopharmaka nützlich sind oder nicht, hängt von den körperlichen und seelischen Umständen ab. Manchmal muss man ein Medikament nur wenige Monate einnehmen, in anderen Fällen ist die lebenslange Einnahme erforderlich.

Psychiater haben die differenzierteste Ausbildung in Bezug auf Psychopharmaka, aber auch andere Ärzte können sie als Grundbehandlung verschreiben. Im Folgenden stellen wir einige allgemeine Kategorien von Psychopharmaka vor – im Falle einer bestimmten Erkrankung informieren Sie sich am besten bei Ihrem Arzt über das Medikament, das Ihnen empfohlen wurde.

SPIRITUELLE UND EXISTENZTHERAPIE

Bei dieser Therapieform geht es um die Bedeutung Ihres Verhaltens im Kontext Ihrer Vergangenheit wie auch des Menschseins im Allgemeinen. Dazu können Methoden anderer Therapieformen sowie spirituelle und religiöse Schriften herangezogen werden. Das soll Ihnen dabei helfen, den Sinn Ihres Lebens zu finden.

INTEGRATIVE THERAPIE

Diese Therapie verbindet verschiedene Praktiken der Psychotherapie mit anderen therapeutischen Methoden.

BEWEGUNGS-/TANZ-/KUNST-/MUSIKTHERAPIE

Diese Therapieformen nutzen die verschiedenen Künste als Möglichkeit, die eigenen Gefühle auszudrücken. Sie sind besonders gut für Menschen geeignet, die ihre Gefühle nicht so gut in Worte fassen können.

FAMILIENTHERAPIE

Bei dieser Therapie kommt entweder ein Teil oder die ganze Familie zur Therapie zusammen. Zu einigen Sitzungen muss möglicherweise auch nur ein Familienmitglied kommen, um bestimmte Themen zu besprechen. Die Familientherapie ist oftmals hilfreich, wenn ein Familienmitglied ein Problem hat, das sich negativ auf die anderen nahen Angehörigen auswirkt.

PAARTHERAPIE

Bei der Paartherapie kommen Paare gemeinsam zu den Sitzungen, um ihre Partnerschaftsprobleme mit der Hilfe des Therapeuten anzugehen.

GRUPPENTHERAPIE

Bei dieser Therapie geht es darum, sich mit anderen, die das gleiche Problem haben oder die gleichen Symptome zeigen, auszutauschen. Der Gruppenleiter erleichtert den gemeinsamen Prozess, bei dem auch die spezielle Gruppendynamik therapeutisch genutzt wird.

ANTIPSYCHOTIKA

Antipsychotika können Menschen helfen, deren Wirklichkeitswahrnehmung krankheitsbedingt gestört ist. Sie werden auch als Neuroleptika bezeichnet. Antipsychotika wirken auf chemische Substanzen im Gehirn, etwa Dopamin, die offenbar aus dem Gleichgewicht geraten sind. Wenn Sie diese Medikamente einnehmen müssen, überwacht der Arzt sorgfältig eventuelle Nebenwirkungen – etwa Veränderungen im Blutbild, Gewichtszunahme oder die Entwicklung eines Diabetes.

STIMMUNGSSTABILISATOREN

Diese Medikamente helfen Menschen, mehr im Gleichgewicht zu bleiben und weniger gefährliche Höhen und Tiefen zu erleben. Sie können auch mit Antipsychotika oder Antidepressiva kombiniert werden. Viele Menschen müssen diese Medikamente ihr ganzes Leben lang einnehmen. Einige Präparate haben erhebliche Nebenwirkungen, daher müssen regelmäßig Blutuntersuchungen gemacht werden.

Zu den Stimmungsstabilisatoren gehören Lithium und Valproinsäure. Diese Medikamente darf man nicht plötzlich absetzen, sondern muss sie nach den Anweisungen des Arztes ausschleichen.

ANXIOLYTIKA

Medikamente, die Angst lindern, nennt man Anxiolytika. Aber auch Antidepressiva werden eingesetzt, um Angstsymptome zu bessern.

Benzodiazepine lindern die Angst sehr schnell, können aber zu Schläfrigkeit und bei falscher Einnahme zu Abhängigkeit führen. Sie können Benzodiazepine täglich einnehmen, mehrmals am Tag oder nur bei Bedarf. Zusammen mit Alkohol kann die Einnahme gefährlich und sogar lebensbedrohlich werden.

Anxiolytika werden selten als Langzeittherapie eingesetzt. Wenn Sie das Medikament gern absetzen möchten, müssen Sie vorher mit Ihrem Arzt sprechen, weil ein Entzug schwierig und sogar gefährlich sein kann. Zu den Benzodiazepinen gehören Alprazolam, Diazepam und Lorazepam.

ANTIDEPRESSIVA

Antidepressiva sind Medikamente gegen Depressionen und Ängste. Sie wirken weniger als »Glückspillen« oder Stimulanzien (die das zentrale Nervensystem stimulieren, den Puls in die Höhe treiben und den Geist auf Hochtouren bringen) – Antidepressiva geben Ihnen einfach nur das Gefühl, wieder Sie selbst zu sein. Sie helfen oft recht schnell, es kann aber auch acht bis zwölf Wochen dauern, bis Sie die Wirkung spüren. Daher ist es wichtig, gut mit dem Arzt zusammenzuarbeiten, um über das weitere Vorgehen zu entscheiden.

Die meisten Menschen nehmen ihr Medikament sechs bis zwölf Monate lang – auch dann, wenn es ihnen besser geht. Wenn Sie Ihr Medikament absetzen möchten, sprechen Sie mit Ihrem Arzt – er wird die Dosis langsam verringern, um Entzugserscheinungen zu verhindern.

Selektive Serotonin-Wiederaufnahmehemmer (SSRI) SSRI gehören zu der neuesten Gruppe der Mittel gegen Depressionen und haben die geringsten Nebenwirkungen. Sie wirken auf eine chemische Substanz im Gehirn, das Serotonin. Einige dieser Medikamente haben Nebenwirkungen wie sexuelle Probleme, Schlaflosigkeit und Gewichtszunahme. Zu den SSRI gehören Fluoxetin, Sertralin, Fluvoxamin, Paroxetin, Citalopram sowie Escitalopram.

Trizyklische Antidepressiva (TZA) Sie gehören zu den ältesten Medikamenten gegen Depressionen und wirken hauptsächlich auf zwei Substanzen im Gehirn – die Neurotransmitter Noradrenalin und Serotonin. TZA sind sehr wirksam, werden aber wegen ihrer unangenehmen Nebenwirkungen – etwa Verstopfung, Mundtrockenheit und Schwindel – nicht häufig eingesetzt. Sie können jedoch eine gute Alternative sein, wenn andere Medikamente nicht so gut wirken. Zu den TZA gehören Amitriptylin, Nortriptylin, Imipramin und Desipramin.

Serotonin-Noradrenalin-Wiederaufnahmehemmer (SNRI) Diese Medikamente werden eingesetzt, um Depressionen und Ängste zu behandeln, und wirken auf die gleichen chemischen Substanzen im Gehirn wie die TZA: Noradrenalin und Serotonin. Die SNRI Venlafaxin und Duloxetin kombinieren die Wirkungen von SSRI und TZA.

Andere Antidepressiva Es gibt auch Medikamente, die in keine der Hauptgruppen von Antidepressiva passen – zum Beispiel Bupropion. Diese Medikamente haben ihre ganz eigenen Wirkmechanismen und speziellen Vorteile. Bupropion ist beispielsweise eines der wenigen Medikamente, die nur ganz selten zu Gewichtszunahme und sexuellen Problemen führen.

Monoaminoxidase-Inhibitoren (MAO-Hemmer) Diese älteren Medikamente werden nur noch selten verschrieben, weil sie normalerweise eine strikte Diät erforderlich machen: Bestimmte Nahrungsmittel und Getränke können unter ihrer Einnahme zu gefährlichen Nebenwirkungen führen. Zu den MAO-Hemmern gehören Tranylcypromin und Selegilin.

Atmung und Atemwege

Dr. Lisa Davies

Atmung und Atemwege

Von unserer ersten Lebensminute an atmen wir ganz automatisch und unbewusst. Das Einatmen ist der erste Schritt in einem komplizierten Prozess, der uns über einen Gasaustausch in der Lunge den Sauerstoff liefert, den wir für die Energieversorgung unseres Körpers brauchen. Beim Ausatmen werden wir das Kohlendioxid wieder los, das wir als Abfallprodukt produzieren. Genau wie andere Körpersysteme, z. B. das Herz, kann sich auch das Atemsystem auf ganz unterschiedliche Anforderungen einstellen – bis hin zum Marathonlauf.

WAS IST DAS ATEMSYSTEM?

Das Atemsystem kann man sich wie aus zwei Teilen zusammengesetzt vorstellen: dem oberen und unteren Atemtrakt. Der obere Atemtrakt besteht aus Nase, Nebenhöhlen, Mund, Rachen und Kehlkopf, der untere aus der Luftröhre und den Verzweigungen, die von ihr ausgehen (Bronchien und Bronchiolen), um schließlich in der Lunge in Millionen von winzigen luftballonartigen Säckchen, den sogenannten Alveolen, zu enden.

Die Hauptfunktion des Atemsystems ist es, das Blut mit Sauerstoff zu versorgen – das ihn dann bindet und in alle Körperteile transportiert – und das Abfallprodukt Kohlen-

WAS BEIM ATMEN PASSIERT

Wenn Sie atmen, strömt Luft durch die Luftröhre hinab in die Bronchien und durch immer kleinere Bronchiolen, bis sie winzige gasdurchlässige Luftbläschen, die Alveolen, erreicht.

In den Alveolen tritt der Sauerstoff aus der Luft in den Blutstrom über, um mit ihm in alle Zellen Ihres Körpers transportiert zu werden. Zur selben Zeit diffundiert das Abfallprodukt Kohlendioxid, das Ihr Körper produziert hat, aus dem Blut in die Alveolen und wird dann ausgeatmet.

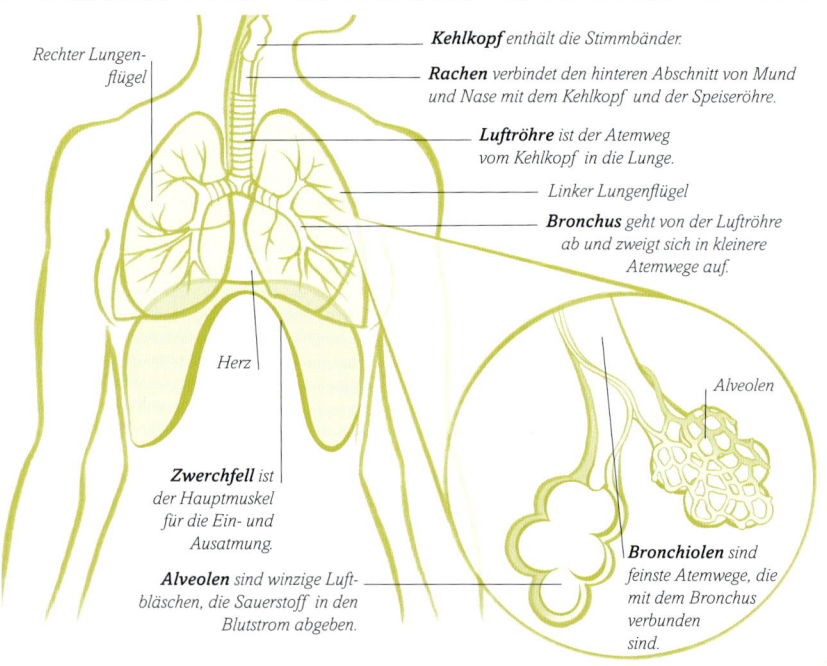

Rechter Lungenflügel

Kehlkopf enthält die Stimmbänder.

Rachen verbindet den hinteren Abschnitt von Mund und Nase mit dem Kehlkopf und der Speiseröhre.

Luftröhre ist der Atemweg vom Kehlkopf in die Lunge.

Linker Lungenflügel

Bronchus geht von der Luftröhre ab und zweigt sich in kleinere Atemwege auf.

Herz

Alveolen

Zwerchfell ist der Hauptmuskel für die Ein- und Ausatmung.

Alveolen sind winzige Luftbläschen, die Sauerstoff in den Blutstrom abgeben.

Bronchiolen sind feinste Atemwege, die mit dem Bronchus verbunden sind.

dioxid aus ihm zu entfernen. Sauerstoff wird von jeder Zelle benötigt. Weil er nicht gespeichert werden kann, brauchen wir kontinuierlich Nachschub aus der Außenluft.

Ein gesunder Mensch atmet in Ruhe zwischen 10- und 20-mal pro Minute. Wie schnell und tief wir atmen, hängt von unserer Größe und Fitness ab. Gewöhnlich atmet eine erwachsene Frau in einem normalen Atemzug knapp einen halben Liter Luft ein, mit einem tiefen Atemzug schafft sie etwa vier Liter. Im Durchschnitt ist die Lungenkapazität bei Männern 25 bis 30 Prozent höher.

Atmen ist eine der wenigen automatischen Körperfunktionen, die wir bewusst steuern können. Dass langsames und tiefes Atmen hilft, mit Stress fertig zu werden, ist gut bekannt – fast alle Frauen, die schon einmal ein Kind zur Welt gebracht haben, wissen das.

ATMUNG UND SPORT

Wenn wir älter werden, nimmt unsere Lungenkapazität ebenso ab wie die Sauerstoffmenge, die wir bei jedem Atemzug verwerten können. Aber das bedeutet nicht unausweichlich einen Verlust unserer Fitness. Frauen jedes Alters sollten 30 bis 60 Minuten trainieren können, ohne außer Atem zu kommen. Mit 35 Jahren sollten Sie normalerweise mit 25 km/h Rad fahren, ein flottes Tennis-Single spielen oder 1,6 km in 10 Minuten joggen können. Mit 50 sollten Sie 1,6 km in 12 Minuten joggen, schnell schwimmen und flott gehen können; im Alter von 65 mit 16 km/h Rad fahren, tanzen oder ein Tennis-Doppel spielen können. Sogar mit 80 sollten Sie gewöhnlich noch 1,6 km in weniger als 20 Minuten gehen, Golf spielen (aber nicht die Schläger tragen) oder an Wasseraerobic teilnehmen können.

DIE FOLGEN DES RAUCHENS

Es gibt eine immense Bedrohung der Atmung (und Gesundheit), die sich auf alle Teile des Atemsystems auswirkt: das Zigarettenrauchen. Raucher haben ein erhöhtes Risiko für jegliche Atemwegserkrankung von

> »Atmen ist eine der wenigen Körperfunktionen, die bewusst und unbewusst gesteuert werden können.«

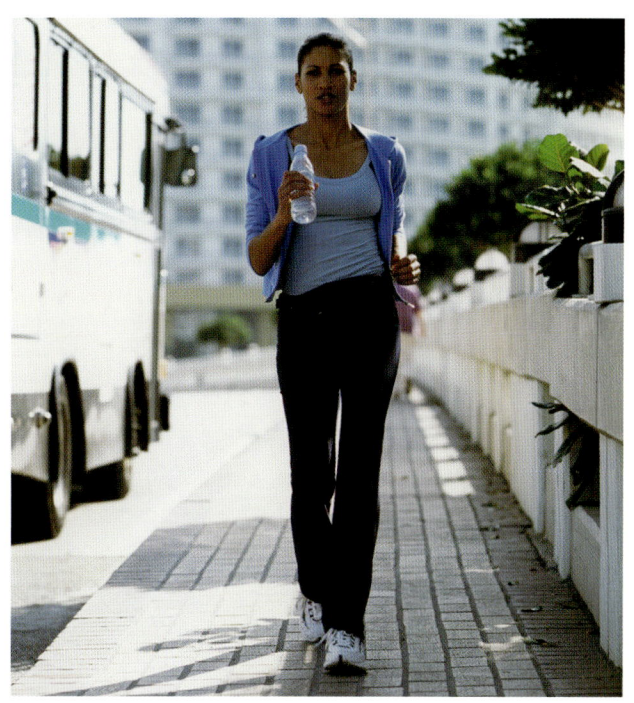

Bewegung hilft!
Jede kräftige Bewegung, wie Power-Walken oder Joggen, lässt Sie stärker und tiefer atmen, stärkt dadurch Ihre Lunge und liefert dem Körper mehr Sauerstoff.

Husten und Erkältungen (s. S. 232) über Kehlkopfentzündungen (s. S. 236) bis hin zu Asthma (s. S. 238–239) und Lungenkrebs (s. S. 242–243).

Als Raucher schaden Sie nicht nur Ihrer eigenen Gesundheit, sondern auch der Ihrer Umgebung. Mit einem Raucher zusammenzuleben erhöht bei Kindern das Risiko, Asthma und Allergien zu entwickeln und häufiger Atemwegserkrankungen zu haben. Wenn der Raucher in der Familie der Vater ist, erhöht sich dieses Risiko um etwa ein Drittel; aber wenn die Mutter raucht, steigt es massiv um drei Viertel an.

Wer in einem Raucherhaushalt aufwächst, hat eine dreimal so hohe Wahrscheinlichkeit, an Lungenkrebs zu erkranken wie jemand, der unter Nichtrauchern aufwächst, sogar wenn er selbst nicht raucht. Wenn Sie also rauchen: Versuchen Sie jetzt aufzuhören (s. S. 64)! Wenn Sie genügend Unterstützung durch Familie, Freunde und Ihren Arzt erhalten, können Sie dafür sorgen, dass dies das letzte Mal ist, dass Sie aufhören. Sie wollen doch mit 80 noch Golf spielen und schwimmen, oder?

Atemwegsinfektionen

Erkältung und Husten sind verbreitete Infektionskrankheiten. Wenn man älter wird, kann sich ein solcher Infekt leichter zu einer Bronchitis oder sogar zu einer Lungenentzündung weiterentwickeln. Glücklicherweise sprechen diese schwereren Krankheiten normalerweise gut auf Antibiotika an.

Erkältung, Grippe, akute Bronchitis

SYMPTOM-CHECK

Erkältungen, Grippe und akute Bronchitis haben viele Symptome gemeinsam – es sind ihre Schwere und Dauer, die sie unterscheiden. Erkältungssymptome sind gewöhnlich:

- Halsschmerzen
- Verstopfte Nase
- Niesen
- Husten

Eine Grippe kann gefährlich sein, besonders wenn Sie über 65 sind. Zu ihren Symptomen gehören:

- Fieber über 39 °C
- Schüttelfrost und Schwitzen
- Muskelschmerzen, Mattigkeit
- Verstopfte Nase
- Halsschmerzen
- Husten

Die Bronchitis ist eine Entzündung der Luftwege; Symptome sind:

- Halsschmerzen
- Verstopfte Nase
- Husten
- Kurzatmigkeit
- Pfeifender Atem

Gehen Sie zum Arzt, wenn Sie länger als eine Woche krank sind.

Erkältungen sind »nur« lästig – eine Grippe wird Sie hingegen für einige Tage ans Bett fesseln. Auch bei akuter Bronchitis ist man geschwächt.

WAS IST DAS?

Eine schwere Erkältung wird oft als »Grippe« bezeichnet, aber tatsächlich handelt es sich um unterschiedliche Infektionen. Die akute Bronchitis ist im Gegensatz zu beiden durch Symptome im Brustraum charakterisiert. Eine Erkältung kann sich zu einer Bronchitis weiterentwickeln.

Mit einer Erkältung oder Grippe können Sie sich durch Berührung oder durch Einatmen von Keimen anstecken, die mit dem Niesen freigesetzt werden; deshalb sind Infektionen im Herbst und Winter wahrscheinlicher, wenn man mehr Zeit zusammen in Innenräumen verbringt. Es gibt mehr als 100 Viren, die eine einfache Erkältung auslösen. Wenn Sie einen aufgeschnappt haben, macht Sie das nur gegen diesen einen immun. Grippeviren gibt es weniger verschiedene, und die Immunität hält etwa 10 Jahre an.

DIE NÄCHSTEN SCHRITTE

Sie werden nicht schneller gesund, wenn Sie zu Hause bleiben, aber wenigstens stecken Sie dann keine Kollegen an. Falls Ihre Beschwerden nicht nachlassen oder sich verschlimmern, sollten Sie zum Arzt gehen.

THERAPIEMÖGLICHKEITEN

Wenn Sie zu einer Risikogruppe gehören – z. B. wenn Sie über 65 sind, unter Atemproblemen leiden, eine chronische Krankheit (wie Diabetes) oder eine geschwächte

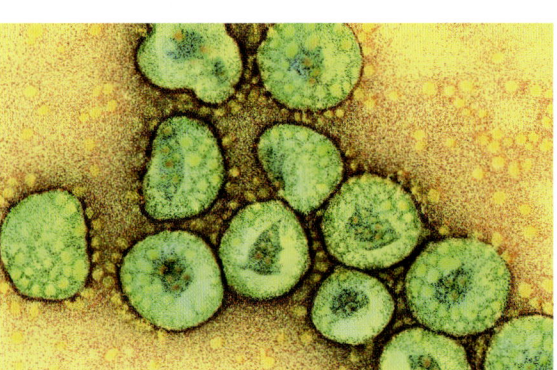

Coronavirus
Der Coronavirus kann Atemwegsinfekte verursachen.

Immunabwehr haben – brauchen Sie jedes Jahr eine Grippeimpfung, und Sie sind auch anfälliger für Komplikationen wie Lungenentzündungen (s. S. 240). Wenn Sie tatsächlich Grippe haben, verschreibt Ihr Arzt vielleicht ein Mittel gegen Viren, wie Oseltamivir oder Zanamivir. Bei akuter Bronchitis können Sie Antibiotika erhalten. Möglicherweise verschreibt Ihr Arzt bei akuter Bronchitis auch Broncholytika.

SELBSTHILFE

(Bett-)Ruhe hilft Ihnen, sich schneller zu erholen.

Beschwerden lindern:

- Trinken Sie reichlich Flüssigkeit, vor allem heiße Getränke.
- Nehmen Sie Schmerzmittel wie Ibuprofen oder Paracetamol (aber keine Acetylsalicylsäure/ASS).
- Nehmen Sie abschwellende Mittel, inhalieren Sie mit Dampf.
- Nehmen Sie Antihistaminika.

Ansteckungsgefahr verringern:

- Waschen Sie Ihre Hände häufig, besonders nachdem Sie eine infizierte Person berührt haben.
- Vermeiden Sie es, Gesicht und Nase zu berühren.
- Halten Sie sich möglichst nicht in der Nähe infizierter Personen auf.
- Benutzen Sie kein Waschzeug zusammen mit infizierten Personen.
- Halten Sie Oberflächen sauber.
- Rauchen Sie nicht.

Chronischer Husten

Husten ist ein Reflex, um Reizstoffe wie Staub oder Schleim aus den Atemwegen zu entfernen. Die meisten Atemwegsinfektionen verursachen Husten. Er bessert sich gewöhnlich ohne Behandlung.

WAS IST DAS?

Chronisch ist ein Husten, wenn er acht Wochen oder länger anhält. Weil Frauen einen stärkeren Hustenreflex haben, sind sie fast doppelt so anfällig. Eine der häufigsten Ursachen für Husten ist eine chronische Bronchitis, oft als »Raucherhusten« bezeichnet – ein Schleim produzierender Husten infolge verengter und verschleimter Atemwege.

Etwa jeder zweite chronische Husten ist die Folge eines sogenannten Post-nasal Drip, bei die Nebenhöhlen extrem viel Schleim produzieren, der sich im Rachen ansammelt und Sie zum Husten bringt. Zu den möglichen Ursachen zählen außerdem Asthma (s. S. 238–239), die eosinophile Bronchitis, gastroösophagealer Reflux (s. S. 290) und Nebenhöhlenentzündungen (siehe S. 235).

Frauen neigen stärker zu chronischem Husten, wenn sie in den Wechseljahren sind, rauchen und wenn sie Übergewicht haben.

DIE NÄCHSTEN SCHRITTE

Ihre Krankheitsgeschichte und körperliche Untersuchung kann Ihrem Arzt manchmal schon Hinweise darauf geben, warum Sie husten. Nennen Sie ihm auf jeden Fall alle Ihre Medikamente, weil manche als Nebenwirkung Husten auslösen können. Wenn eine Ursache gefunden und das zugrunde liegende Problem behandelt wird, hört der Husten wahrscheinlich auf.

THERAPIEMÖGLICHKEITEN

Die Behandlung hängt von der Ursache ab, aber frei verkäufliche Medikamente wie Hustensirup oder -pastillen sowie reichliche Flüssigkeitszufuhr (Wasser) können die Beschwerden oft lindern.

SYMPTOM-CHECK

Das Symptom ist:
- Hartnäckiger Husten

Gehen Sie zum Arzt, wenn die Beschwerden drei Wochen anhalten, um die Ursache abzuklären.

SELBSTHILFE

Es gibt viele Selbsthilfemaßnahmen, unter anderem sollten Sie **nicht rauchen.** Über 50 Prozent der Patienten mit chronischem Husten sind Raucher. Wenn Sie Hilfe beim Aufhören brauchen, fragen Sie Ihren Arzt oder Apotheker um Rat (s. S. 64). **Staub, Chemikalien und Wohngifte meiden,** soweit das möglich ist. Falls Sie besonders empfindlich auf Aerosole wie Haarspray und Parfüm reagieren, sollten Sie nach Alternativen suchen. **Gewicht abnehmen,** falls Sie überflüssige Pfunde mit sich herumschleppen (s. S. 58–59). Sie werden sehen, dass eine Gewichtsabnahme die Beschwerden lindert.

Lungenentzündung

Lungenentzündung gehörte früher zu den Haupttodesursachen; heute helfen Impfungen und Antibiotika. Die Krankheit befällt am häufigsten sehr junge, sehr alte und schwer oder chronisch kranke Menschen.

WAS IST DAS?

Bei der Lungenentzündung entzünden sich die Luftbläschen (Alveolen) der Lunge, wodurch der Übertritt von Sauerstoff in das Blut erschwert wird. Auslöser sind meist Viren oder Bakterien, gelegentlich auch ein Pilz oder ein Parasit.

DIE NÄCHSTEN SCHRITTE

Ihr Arzt wird möglicherweise eine Röntgenaufnahme Ihres Brustkorbs anordnen, den Sauerstoffgehalt Ihres Blutes mit einem Pulsoximeter messen (einem Messgerät, das an Ihrem Finger befestigt wird) und Blut zur Untersuchung abnehmen. Wenn Sie Auswurf abhusten, kann eine Probe im Labor untersucht werden.

Bei einer leichten Form können Sie zu Hause behandelt werden, vorausgesetzt, Sie sind sonst gesund und haben einen normalen Sauerstoffspiegel im Blut. Manche Patienten mit Lungenentzündung müssen ins Krankenhaus.

THERAPIEMÖGLICHKEITEN

Lungenentzündungen werden mit Medikamenten behandelt, die der Arzt je nach Form der Lungenentzündung auswählt.

Bakterielle Lungenentzündungen werden mit Antibiotika behandelt. Informieren Sie Ihren Arzt, wenn Sie nach zwei Tagen keine Besserung spüren; er wird es dann vielleicht mit einem anderen Antibiotika-Typ versuchen.

Virale Lungenentzündungen werden gewöhnlich mit Arzneimitteln behandelt, die Ihre Symptome bessern (s. rechts), aber gelegentlich kann auch ein Medikament gegen Viren angewendet werden. Viren schwächen die Infektabwehr und schädigen die Lunge vorübergehend, deshalb bekommen Sie vielleicht zusätzlich Antibiotika, um eine Zweitinfektion durch Bakterien zu verhindern.

SELBSTHILFE

Einige Vorsichtsmaßnahmen helfen dabei, eine Lungenentzündung zu vermeiden. Im Falle einer Infektion können Sie selbst zur Linderung Ihrer Beschwerden beitragen:

Ansteckungsgefahr verringern:

- Halten Sie Abstand zu Personen mit Erkältung oder anderen Atemwegsinfekten.
- Waschen Sie sich die Hände gründlich, wenn Sie Kontakt mit Personen mit Atemwegsinfekten hatten.
- Wenn Sie über 65 sind, ein geschwächtes Immunsystem oder eine chronische Krankheit haben oder zu Atemwegsproblemen neigen, sollten Sie sich auf jeden Fall gegen Grippe und Lungenentzündung impfen lassen.

Das garantiert zwar nicht, dass Sie keine Lungenentzündung bekommen, aber sie wird wahrscheinlich weniger schwer verlaufen.

Beschwerden lindern:

- Nehmen Sie Schmerzmittel wie Paracetamol, um die Schmerzen zu lindern und das Fieber zu senken.
- Trinken Sie reichlich Flüssigkeit.
- Lindern Sie Halsschmerzen durch den Husten mit warmen Zitronengetränken und Honig. Vermeiden Sie Medikamente, die den Husten unterdrücken, weil das Abhusten die Lunge von Schleim befreit.

SYMPTOM-CHECK

Je mehr Symptome zutreffen, desto wahrscheinlicher leiden Sie an einer Lungenentzündung:

- Fieber oder Untertemperatur
- Starkes Schwitzen
- Husten, meist mit Auswurf
- Blut im Auswurf
- Kurzatmigkeit
- Schnelle Atmung
- Engegefühl der Brust
- Erschöpfung
- Muskelschmerzen
- Kopfschmerzen

Gehen Sie zum Arzt, wenn Sie vier dieser Symptome haben oder wenn Blut im Auswurf ist.

RISIKO-CHECK

Ihr Risiko ist möglicherweise erhöht, wenn

- Sie Asthma oder eine andere Erkrankung der Atemwege haben,
- Sie rauchen,
- Sie 65 Jahre oder älter sind.

Nebenhöhlenentzündung

Diese Erkrankung, auch Sinusitis genannt, kann sehr schmerzhaft sein, aber sie ist selten ernst. Die vier Nebenhöhlenpaare hinter der Nase, den Augen, den Wangen und der Stirn reinigen die Luft, bevor sie in die Lunge gelangt: Sie binden kleine Partikel und Bakterien mit dem Schleim, den sie produzieren.

SYMPTOM-CHECK

Die Symptome sind je nach der betroffenen Nebenhöhle unterschiedlich. Am häufigsten sind:

- Kopfschmerzen, die sich beim Vorbeugen verstärken
- Schmerzen und Druck hinter oder zwischen den Augen
- Zahnschmerzen im Oberkiefer
- Post-nasal Drip (übermäßiger Schleim hinten im Rachen)
- Verstopfte Nase
- Halsschmerzen
- Mundgeruch
- Verlust des Geschmacks- oder Geruchssinnes
- Husten

Gehen Sie zum Arzt, wenn diese Symptome anhalten.

WAS IST DAS?

Nebenhöhlenentzündungen werden gewöhnlich durch Erkältungen ausgelöst, aber gelegentlich können sie durch Bakterien verursacht sein. Bei manchen Frauen entstehen sie als Folge einer Allergie. Wenn die Ausführungsgänge Ihrer Nebenhöhlen besonders eng oder Ihre Nasenscheidewand verkrümmt ist, können Sie ebenfalls Probleme mit den Nebenhöhlen bekommen. Schwangere Frauen sind aufgrund ihres Hormonstatus besonders anfällig.

DIE NÄCHSTEN SCHRITTE

Ihr Arzt kann eine Nebenhöhlenentzündung in der Regel durch Ihre Beschreibung und seine Untersuchung diagnostizieren. Ggf. wird er Sie an einen HNO-Arzt überweisen, der eine Schleimprobe zur Laboranalyse entnehmen und ein CT der Nebenhöhlen anfertigen kann.

THERAPIEMÖGLICHKEITEN

Wenn Ihre Symptome nicht schwer sind und nicht schon lange bestehen, bessern sie sich oft ohne Behandlung.
Medikamente Nehmen Sie Schmerzmittel gegen die Kopfschmerzen und ein abschwellendes Mittel, um den Druck zu reduzieren. Nehmen Sie aber keine Antihistaminika, weil sie den Schleim verdicken.

Halten Ihre Symptome länger als 10 Tage an, brauchen Sie vielleicht Antibiotika. Bei chronischer Sinusitis kann Ihr Arzt ein Kortikosteroid-Nasenspray verordnen.
Operation In seltenen Fällen chronischer Nebenhöhlenentzündung kann eine Operation nötig werden.

SELBSTHILFE

Wenn Sie zu Nebenhöhlenentzündungen neigen, können Sie versuchen, Rückfälle zu vermeiden.
Rauchen Sie nicht.
Schützen Sie sich vor Chemikalien, Staub und anderen Reizstoffen. Spülen Sie Ihre Nebenhöhlen täglich mit Salzlösung oder -spray.
Nutzen Sie einen Luftbefeuchter. Reinigen Sie ihn regelmäßig, um Schimmel zu vermeiden.

DIE LAGE DER NEBENHÖHLEN

Sie haben vier Nebenhöhlenpaare: Die Keilbein-, Stirnbein-, Kieferbein- und Siebbeinhöhlen. Sie sind eng miteinander verbunden, und die Schmerzen bei Entzündung können lokalisiert oder in allen Höhlen zu spüren sein.

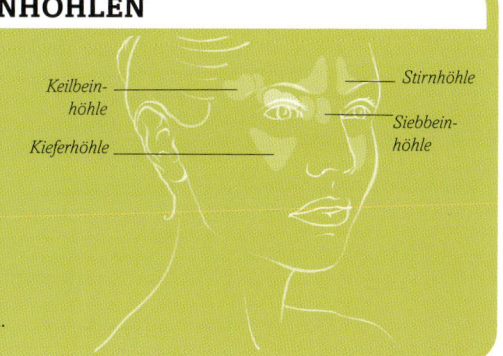

Keilbeinhöhle

Stirnhöhle

Siebbeinhöhle

Kieferhöhle

Halskrankheiten

Wenn Sie Halsschmerzen bekommen und nicht richtig schlucken können oder wenn Sie Ihre Stimme verlieren und nicht sprechen können, dann merken Sie sehr schnell, wie wichtig Ihr Hals für das Essen und Atmen ist. Viren, Bakterien und Überlastung können den Strukturen in Hals und Rachen schaden.

Kehlkopf-entzündung

Eine Kehlkopfentzündung (Laryngitis) kann entweder plötzlich auftreten oder chronisch werden. Die Symptome sind dieselben. Wie lange sie schon andauern, gibt dem Arzt einen Hinweis auf die Diagnose.

WAS IST DAS?

Eine akute Kehlkopfentzündung kann durch eine Infektion (z. B. eine banale Erkältung), aber auch durch Reizstoffe wie Staub, Rauch oder Magensäure hervorgerufen werden. Sie kann sich auch entwickeln, wenn Sie Ihre Stimme überanstrengen.

Wenn die Symptome länger als drei Wochen bestehen, ist die Erkrankung chronisch geworden, und Sie müssen zum Arzt. Die chronische Erkrankung kann durch eine Reihe anderer Krankheiten hervorgerufen werden, wie gastroösophagealen Reflux (s. S. 290–291), Stimmbandknötchen (s. S. 237), Polypen oder Kehlkopfkrebs.

DIE NÄCHSTEN SCHRITTE

Gehen Sie zum Arzt, wenn Selbsthilfemaßnahmen (s. rechts) die Symptome nicht bessern oder wenn die Heiserkeit länger als drei Wochen anhält. Ihr Arzt kann Sie gegebenenfalls zu einem Spezialisten überweisen, der Ihren Hals mit einem optischen Sichtinstrument, dem sogenannten Laryngoskop, ansieht. Dabei kann er eventuell gleich Gewebeproben zur Laboruntersuchung entnehmen.

THERAPIEMÖGLICHKEITEN

In den meisten Fällen können akute Kehlkopfentzündungen zu Hause behandelt werden.

SELBSTHILFE

Im akuten Fall lindern Selbsthilfemaßnahmen die Reizung:

Gurgeln Sie mit Salzwasser.

Atmen Sie durch die Nase.

Befeuchten Sie die Luft, und führen Sie Dampfinhalationen durch.

Trinken Sie warme Getränke, um den Hals zu beruhigen.

Vermeiden Sie Reden, Flüstern und Räuspern.

Vermeiden Sie Kontakt mit Reizstoffen wie Staub und Zigarettenrauch.

SYMPTOM-CHECK

Mögliche Symptome sind u. a.:

- Halsschmerzen
- Husten
- Heiserkeit
- Stimmverlust

Gehen Sie zum Arzt, wenn Ihre Symptome anhalten.

SEITENANSICHT DES HALSES

Der Rachen verbindet die Nasen- und die Mundhöhle mit dem Kehlkopf und der Speiseröhre. Der Kehlkopf liegt zwischen dem Rachen und der Luftröhre. Die Mandeln bestehen aus Lymphgewebe und schützen uns vor Infektionen. Der Kehldeckel ist eine Knorpelplatte, die dafür sorgt, dass Speisen und Getränke nicht in die Lunge geraten, wenn Sie schlucken.

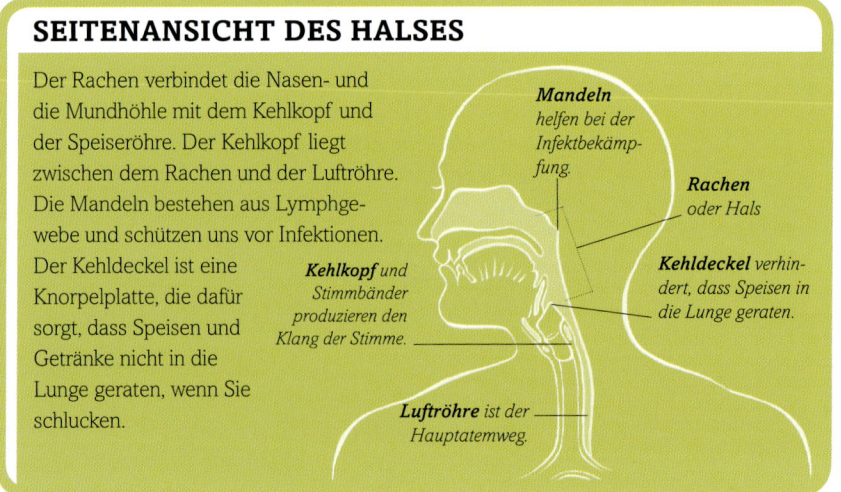

Mandeln helfen bei der Infektbekämpfung.

Rachen oder Hals

Kehldeckel verhindert, dass Speisen in die Lunge geraten.

Kehlkopf und Stimmbänder produzieren den Klang der Stimme.

Luftröhre ist der Hauptatemweg.

Rachen-entzündung

Eine Rachenentzündung (Pharyngitis) ist erst einmal ganz einfach ein weher Hals. Sie kann bei einer Erkältung auftreten, oft bevor die Nasensymptome beginnen.

WAS IST DAS?

Rachenentzündungen werden durch Viren oder Bakterien verursacht, gewöhnlich im Winter. In den meisten Fällen ist das nichts Ernstes und legt sich innerhalb einer Woche ohne ärztliche Hilfe.

DIE NÄCHSTEN SCHRITTE

Ihr Arzt kann gegebenenfalls durch einen Rachenabstrich feststellen, ob Sie eine Infektion haben.

THERAPIEMÖGLICHKEITEN

Die meisten Rachenentzündungen können zu Hause behandelt werden; Antibiotika werden nur bei bakteriellen Infektionen angewendet.

SELBSTHILFE

Sie können sich selbst helfen, indem Sie Ihre Stimme schonen und viel Flüssigkeit trinken. Gurgeln mit Salzwasser kann auch helfen.

SYMPTOM-CHECK

Gehen Sie zum Arzt, wenn:
- Speichel aus Ihrem Mund fließt
- Sie Flüssigkeiten nicht richtig schlucken können
- Ihre Symptome länger als zwei Wochen andauern

Sie sollten auch zum Arzt gehen, wenn Sie drei der folgenden Symptome haben:
- Fieber über 38 °C
- Halslymphknotenschwellung
- Weiße Flecken im Rachen
- Kein Husten

Stimmbandknötchen

Knötchen auf den Stimmbändern sind kleine, grauweiße, runde Geschwülste von Stecknadelkopf- bis Apfelkerngröße.

SYMPTOM-CHECK

Sie haben evtl. Knötchen auf den Stimmbändern entwickelt, wenn eines oder mehrere der folgenden Symptome auftreten:
- Zunehmende Heiserkeit oder andere Veränderungen Ihrer Stimmqualität
- Größere Anstrengung beim Sprechen oder Singen nötig
- Schmerzen beim Schlucken (kommt selten vor)

Gehen Sie zum Arzt, wenn Ihre Symptome sich nach zwei bis drei Wochen nicht bessern.

WAS IST DAS?

Stimmbandknötchen resultieren gewöhnlich aus einer Überbeanspruchung der Stimme und kommen bei Frauen häufiger vor als bei Männern. Alkohol und Zigarettenrauch können die Symptome verschlimmern. Zu den Betroffenen gehören (vor allem nicht so geübte) Sänger, Schauspieler und Lehrer.

DIE NÄCHSTEN SCHRITTE

Ihr Arzt kann Sie zu einem Spezialisten überweisen, der mit einem speziellen Gerät – einem Endoskop – tief in Ihren Hals schauen kann, um die Diagnose zu sichern.

THERAPIEMÖGLICHKEITEN

Die Knötchen können verschwinden, wenn Sie Ihre Stimme schonen. Tun sie das nicht, brauchen Sie eventuell folgende Behandlungen:

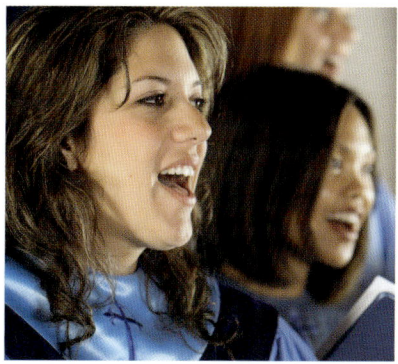

Das strapaziert die Stimme
Sänger, die ihre Stimme sehr anstrengen, können Knötchen entwickeln.

Stimmschulung oder Sprachtherapie, um zu lernen, wie Sie eine Überanstrengung vermeiden.
Laserbehandlung oder Mikrochirurgie, um die Knötchen zu entfernen.

SELBSTHILFE

Stimmbandknötchen sind zwar kein gefährliches Gesundheitsproblem, aber Sie können sich selbst helfen, indem Sie Ihre Stimme schonen.

Asthma

Asthma hat in den letzten 20 Jahren ständig zugenommen und kommt bei Frauen häufiger vor als bei Männern. Glücklicherweise haben Früherkennung und neue Behandlungsmethoden die Zahl der Krankenhausaufnahmen reduziert. Auch gesündere Lebensweisen tragen zu einer besseren Prognose bei.

SYMPTOM-CHECK

Die Symptome können sehr dezent oder extrem stark sein:
- Pfeifendes Atmen
- Husten – vor allem in der Nacht
- Atemnot
- Engegefühl in der Brust
- Probleme bei körperlicher Anstrengung

Gehen Sie zum Arzt, wenn eine oder mehr dieser Beschwerden stark sind oder länger andauern.

Trotz der dramatischen Symptome eines schweren Asthmaanfalls können Menschen mit Asthma ein normales, aktives Leben führen. Ihr Gesundheitszustand liegt vor allem auch in Ihrer Verantwortung – die Hälfte aller Krankenhausaufnahmen wegen Asthma betreffen Patienten, die ihre Medikamente nicht nehmen oder ihren persönlichen Vorbeugeplan nicht einhalten. Asthma befällt überdurchschnittlich häufig Frauen:
- Eine von zwölf Frauen hat Asthma (Männer: einer von 16).
- In der Schwangerschaft kommt es bei je einem Drittel zur Besserung bzw. zur Verschlechterung; ein Drittel spürt keine Änderung.
- Frauen mit Asthma haben mehr Anfälle, müssen häufiger ins Krankenhaus und sterben öfter an Asthma als Männer.

WAS IST DAS?

Asthmasymptome werden durch eine Entzündung der Bronchien und Bronchiolen verursacht. Die entzündeten Luftwege schwellen an, lassen weniger Luft durch und produzieren einen zähen Schleim, der sie blockieren kann. Die Muskeln der Luftwege ziehen sich zusammen und engen die Atemwege noch weiter ein.

Schleimproduktion und Verengung der Atemwege sind normale Reaktionen der Lunge auf Schadstoffe. Bei Asthmatikern können sie auch durch folgende Trigger ausgelöst werden:
- Hausstaubmilben
- Hunde- oder Katzenschuppen
- Schimmel
- Pollen
- Anstrengung
- Kaltes Wetter
- Aufregung
- Infektionen

Die Substanzen, mit denen man in bestimmten Berufen in Kontakt kommt (z. B. Backen, Lebensmittelverarbeitung, Putzen, Malerarbeiten) können Asthma auslösen oder seine Kontrolle erschweren.

DIE NÄCHSTEN SCHRITTE

Ihr Arzt kann Asthma in der Regel anhand Ihrer Symptome und einer Untersuchung diagnostizieren. Wahrscheinlich bittet man Sie, in ein Flowmeter zu blasen, um zu messen, wie viel Luft Sie nach einem tiefen Atemzug ausatmen können. Ihr Arzt überweist Sie vielleicht zu einem Spezialisten für noch ausgedehntere Lungenfunktionstests. Solche Tests werden aber nur selten benötigt.

THERAPIEMÖGLICHKEITEN

Es wird ein Plan ausgearbeitet, um Ihren Anfällen vorzubeugen, das Asthma zu überwachen und Ihre Medikamente, wenn nötig, anzupassen. An erster Stelle der Behandlung steht die Vorbeugung. Ziel ist es, Ihre Symptome komplett zu beherrschen. Ihr Arzt wird Ihre Medikamente je nach Anfallshäufigkeit dosieren.

RISIKO-CHECK

Ihr Asthmarisiko kann erhöht sein, wenn einer dieser beiden Punkte zutrifft:
- Sie haben Asthma oder Ekzeme in Ihrer Familiengeschichte.
- Sie haben viele Allergien und/ oder Heuschnupfen.

»Reliever« (Bedarfsmedikamente).
Die bekanntesten Asthmamedikamente sind Beta-Sympathomimetika wie Salbutamol, die man inhaliert. Wenn Sie anfangen, pfeifend zu atmen (oder noch bevor Sie etwas tun, das dazu führen kann), nehmen Sie Ihren Reliever-Inhalator, wie es Ihnen gezeigt wurde. Der Wirkstoff erweitert die Atemwege sehr schnell und hilft gegen die Luftnot.

»Controller« (Langzeitmedikamente) Benötigen Sie den Reliever mehr als etwa zweimal pro Woche, verschreibt Ihr Arzt Ihnen eine Dauertherapie. Die Basis ist ein Inhalator, der Kortikosteroide enthält, z. B. Beclometason. Sie atmen das Spray in vorgegebenen Abständen und Dosierungen ein, um die Entzündung der Luftwege zu reduzieren.

Dauern Ihre Symptome an, erhalten Sie einen Kortikosteroid-Inhalator mit einer höheren Dosis oder zusätzliche Controller wie lang wirksame Beta-Sympathomimetika. Menschen mit schwerem Asthma brauchen möglicherweise hoch dosierte Kortikosteroide in Tablettenform.

Notfallmedikamente Für Notfälle brauchen Sie vielleicht hoch dosierte Beta-Sympathomimetika über einen Vernebler – ein Gerät, das die Medikamente fein vernebelt direkt in die Lunge befördert – zusammen mit Kortikosteroidspritzen.

SELBSTHILFE

Entscheidend ist, dass Sie Ihre Atemfunktion regelmäßig überwachen und Anfällen vorbeugen.

Ihren Zustand überwachen Verwenden Sie jeden Tag ein Flowmeter. Je nach Ergebnis passen Sie Ihre Medikamente an. So vermeiden Sie schwerere Anfälle. Sprechen Sie auf jeden Fall mit Ihrem Arzt, wenn sich Ihre Symptome verschlimmern.

Achten Sie auf Auslöser (s. links) und vermeiden Sie sie.

Bewegen Sie sich möglichst regelmäßig (s. S. 56–57); das kann helfen, die Symptome zu verringern.

Machen Sie Ihr Haus »asthmasicher«:

- Rauchen Sie nicht, und gestatten Sie niemandem, in Ihrer Nähe zu rauchen.
- Waschen Sie die Bettwäsche jede Woche, um Hausstaubmilben zu reduzieren.
- Halten Sie Tiere vom Haus fern.
- Verwenden Sie hocheffiziente Luftfilter.
- Halten Sie das Haus nicht allzu feucht.

DAS GESCHIEHT IN DEN ATEMWEGEN

Bei einem Asthmaanfall verkrampfen sich die Wände der Bronchiolen und sondern vermehrt Schleim ab, was sie verengt und die Luftzufuhr zur Lunge einschränkt.

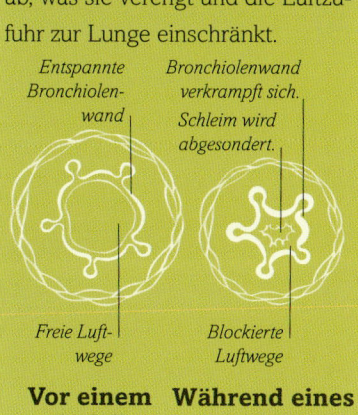

Entspannte Bronchiolenwand

Bronchiolenwand verkrampft sich. Schleim wird abgesondert.

Freie Luftwege

Blockierte Luftwege

Vor einem Anfall **Während eines Anfalls**

ASTHMA-STUFENTHERAPIE

Ihr Arzt hilft Ihnen dabei, Ihre Symptome zu überwachen, und gemeinsam können Sie Ihre Medikamente je nach Bedarf schrittweise erhöhen oder reduzieren.

Ziel ist es, so wenig Medikamente wie möglich zu verwenden und gleichzeitig die Symptome zu beseitigen oder zumindest auf ein Minimum zu reduzieren.

Stufe 1
Reliever-Inhalator, bei Bedarf eingesetzt

Stufe 2
Niedrig dosierter Controller als Inhalator, täglich genommen nach Verordnung

Stufe 3
Zusätzlich lang wirksame Broncholytika oder eine höhere Dosis Controller

Stufe 4
Weitere ergänzende Medikamente, zusätzlich orale Broncholytika

Stufe 5
Zusätzlich stärkere Medikamente, orale Kortikosteroide werden vielleicht benötigt.

Stufe 6
Zusätzlich orale Kortikosteroide

Chronisch obstruktive Lungenerkrankung

In früheren Zeiten war die chronisch obstruktive Lungenerkrankung bei Männern häufiger, heute jedoch trifft sie mehrheitlich Frauen. Das kann damit zusammenhängen, dass mehr Frauen rauchen, aber auch damit, dass viele Industriezweige, in denen vornehmlich Männer arbeiteten, in den Industrieländern rückläufig sind.

Die chronisch obstruktive Lungenerkrankung (COPD) ist eine Kombination zweier Krankheiten: chronischer Bronchitis und Emphysem. Bei COPD werden die Atemwege und das Lungengewebe allmählich geschädigt, was zu zunehmender Atemnot führt. Obwohl es keine Heilung gibt, kann man die Verschlechterung bei früher Diagnose bremsen.

WAS IST DAS?

Bei chronischer Bronchitis entzünden sich die Luftwege, welche die Luft zu den winzigen Lungenbläschen leiten. Ihre Blockade behindert den Luftstrom zur Lunge. Beim Emphysem werden die Lungenbläschen geschädigt, und der Austausch von Sauerstoff und Kohlendioxid wird erschwert. Die Hauptursache beider Erkrankungen und damit der COPD ist das Rauchen.

COPD-Symptome beginnen typischerweise bei Menschen über 40, die meistens 20 Jahre oder länger geraucht haben. In den Frühstadien kann die COPD keine oder nur minimale Symptome hervorrufen. Beim Fortschreiten der Krankheit können die Symptome stark variieren (s. rechts).

Vorbeugung und Frühdiagnose sind bei Frauen lebenswichtig, wie die folgenden Fakten und Zahlen zeigen:

- Die COPD betrifft mehr Frauen als Männer, und es sterben auch mehr Frauen daran. Die Sterblichkeitsrate bei Frauen hat sich seit 1980 verdoppelt.
- An chronischer Bronchitis erkranken doppelt so viele Frauen wie Männer, und das Emphysem kommt bei Frauen fast ebenso oft vor wie bei Männern.

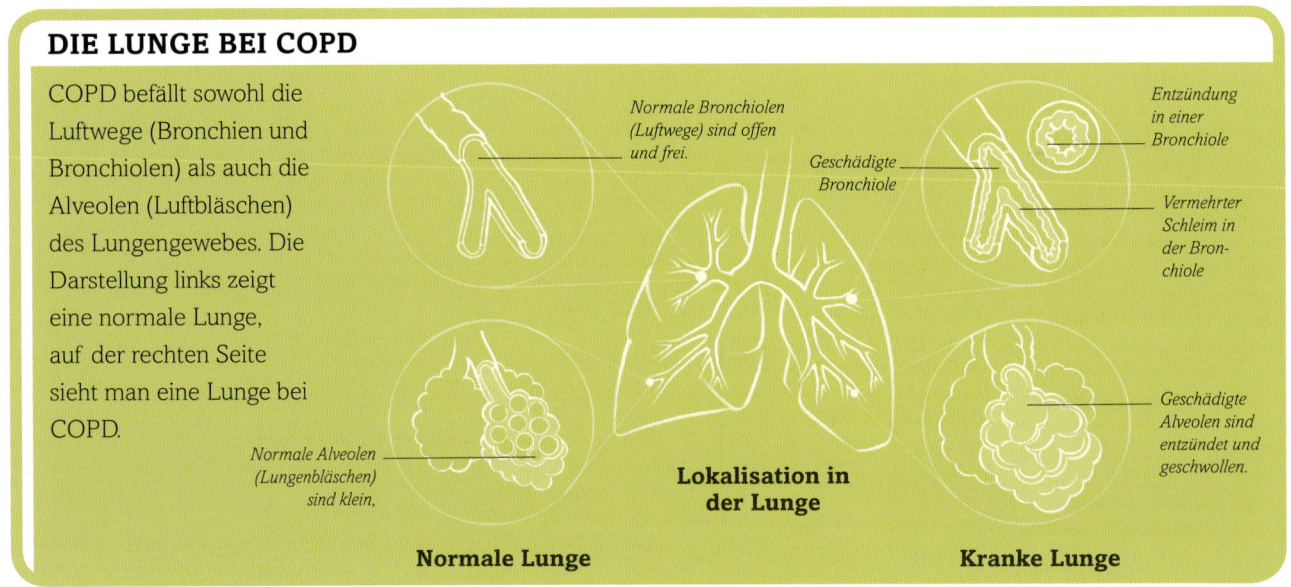

DIE LUNGE BEI COPD

COPD befällt sowohl die Luftwege (Bronchien und Bronchiolen) als auch die Alveolen (Luftbläschen) des Lungengewebes. Die Darstellung links zeigt eine normale Lunge, auf der rechten Seite sieht man eine Lunge bei COPD.

Normale Bronchiolen (Luftwege) sind offen und frei.

Geschädigte Bronchiole

Entzündung in einer Bronchiole

Vermehrter Schleim in der Bronchiole

Normale Alveolen (Lungenbläschen) sind klein,

Lokalisation in der Lunge

Geschädigte Alveolen sind entzündet und geschwollen.

Normale Lunge

Kranke Lunge

- Frauen mit COPD werden immer häufiger, während die Zahl der Männer mit diesem Leiden abnimmt.
- Frauen, die rauchen, erkranken leichter an COPD und sterben häufiger daran als männliche Raucher.

DIE NÄCHSTEN SCHRITTE

Ihr Arzt kann eine COPD auf ähnliche Weise diagnostizieren wie Asthma (s. S. 238). Wenn er eine COPD vermutet, wird er Sie zu einem Spezialisten zu Lungenfunktionstests überweisen. Ein solcher Test ist die Spirometrie, die zeigt, wie viel Luft Sie nach tiefem Einatmen ausatmen können.

Nach der Diagnose ist es das erste Ziel, weiteren Schaden an Ihrer Lunge zu verhindern. Wenn Sie rauchen, müssen Sie damit aufhören (s. S. 64). Infektionen können Ihren Lungenschaden verschlimmern. Um sie zu vermeiden, sollten Sie auf jeden Fall

- jährlich eine Grippeimpfung machen lassen, wenn der Winter beginnt,
- alle 10 Jahre eine Impfung gegen Lungenentzündung erhalten.

Das nächste Ziel ist dann, die Symptome der COPD in den Griff zu bekommen.

THERAPIEMÖGLICHKEITEN

Die COPD-Behandlung zielt eher auf Linderung denn auf Heilung ab. Sie stützt sich vor allem auf die unten aufgelisteten **Medikamente** und vorbeugenden Maßnahmen:

- Broncholytika zum Inhalieren
- Kortikosteroide zum Inhalieren

- Impfungen gegen Grippe und Lungenentzündung
- Bei akuter Verschlimmerung der Symptome Antibiotika und/oder Kortikosteroidtabletten

Medikamente wie Broncholytika entspannen die Muskeln der Atemwege und lindern so die Atemnot. Antientzündliche Medikamente – überwiegend Kortikosteroide als Spray – reduzieren die Entzündung in den Atemwegen (siehe S. 239). Bei fortgeschrittener Erkrankung brauchen Sie eventuell zu Hause eine Sauerstofftherapie, bei der Sie Sauerstoff über eine Nasensonde atmen. Bevor darüber entschieden werden kann, misst ein Lungenspezialist Ihren Sauerstoffspiegel im Blut.

In Lungen-Rehabilitations-Programmen lernen Sie mehr über Ihre Krankheit und wie Sie die Symptome beherrschen. Auch Bewegungstraining gehört dazu. Das Ziel ist, Ihre Belastbarkeit zu erhöhen und Sie zu ermutigen, unabhängiger und weniger ängstlich zu werden.

SELBSTHILFE

Achten Sie auf Frühzeichen der Erkrankung, denn man kann sie leicht übersehen.

Achten Sie auf Ihren eigenen Körper. Lassen Sie sich helfen, wenn Sie glauben, dass Sie COPD-Symptome haben.

Rauchen Sie nicht, und wenn Sie rauchen, lassen Sie sich helfen, damit aufzuhören (siehe S. 64).

Bleiben Sie aktiv. Bewegung, auch normales Gehen, hilft dabei, Ihre Lunge und Muskeln so gesund wie möglich zu halten.

Lungenkrebs

Leider nimmt Lungenkrebs bei Frauen zu, er ist in Deutschland die dritthäufigste krebsbedingte Todesursache. Trotz dieser alarmierenden Entwicklung können moderne Behandlungen die Überlebenszeit verlängern – besonders bei Frauen – und in einigen Fällen sogar eine komplette Heilung bewirken.

Seit Mitte der 1980er-Jahre gehen die Lungenkrebsraten bei Männern zurück, während sie bei Frauen immer weiter steigen. Die Gründe sind wahrscheinlich:

- Frauen geben das Rauchen seltener auf als Männer, und der Anteil der jungen Frauen, die rauchen, nimmt zu.
- Frauen sind anfälliger für Lungenkrebs als Männer – auch wenn sie nicht rauchen. Nichtraucherinnen bekommen doppelt so häufig Lungenkrebs wie Männer, die nicht rauchen.

SYMPTOM-CHECK

Zu den möglichen Symptomen von Lungenkrebs gehören:

- Hartnäckiger Husten
- Brustschmerzen
- Atemnot
- Bluthusten
- Gewichtsverlust
- Appetitlosigkeit
- Häufige Erkältungen, die länger als üblich andauern

Gehen Sie zum Arzt, wenn Sie anhaltenden Husten haben, mit oder ohne die anderen aufgezählten Symptome.

WAS IST DAS?

Lungenkrebs ist gewöhnlich ein primärer Krebs, das heißt, die Geschwulst bildet sich in der Lunge selbst. Er kann auch sekundär sein, wenn der Krebs aus einer anderen Körperregion gestreut hat. Das vorliegende Kapitel bezieht sich nicht auf diesen sekundären Typ.

Es gibt zwei Arten von primärem Lungenkrebs:

Kleinzelliger Lungenkrebs Etwa 20 Prozent der Lungenkarzinome gehören zu diesem Typ. Kleinzelliger Lungenkrebs ist sehr eng mit dem Rauchen verknüpft.

Nicht kleinzelliger Lungenkrebs Etwa 75 Prozent der Lungenkarzinome sind nicht kleinzellig. Dieser Typ kann, muss aber nicht mit Rauchen zusammenhängen.

DIE NÄCHSTEN SCHRITTE

Gehen Sie frühzeitig zum Arzt, wenn Sie eines der Symptome (s. links) haben. Je eher der Krebs entdeckt wird, desto besser sind Ihre Chancen.

Ein Grund, warum Lungenkrebs so oft tödlich ausgeht, ist, dass er keine Symptome macht, solange er noch klein und behandelbar ist. Sobald sich Symptome zeigen, werden Röntgenaufnahmen des Brustkorbs und Bluttests gemacht. Wenn das Röntgenbild für einen möglichen Lungenkrebs spricht, werden Sie unverzüglich zu einem Spezialisten ins Krankenhaus überwiesen.

Es folgt meist eine Reihe von Untersuchungen, um die Diagnose zu sichern: u. a. ein CT, MRT und eine Sichtuntersuchung der Lunge von innen (Bronchoskopie). Eine kleine Probe Ihres Lungengewebes kann entweder während der Bronchoskopie oder unter CT-Kontrolle entnommen werden (Biopsie).

THERAPIEMÖGLICHKEITEN

Die Krebstherapie wurde in den letzten Jahren erheblich verbessert; sie ist jetzt sicherer und besser verträglich.

Der nicht kleinzellige Lungenkrebs hat eine bessere Prognose als der kleinzellige. Rechtzeitig entdeckt, kann die Hälfte der Frauen durch eine Operation in Kombination mit einer anschließenden Chemo- und/oder Strahlentherapie geheilt werden. Frauen sprechen auf die Behandlung

»Frauen sprechen besser auf die Lungenkrebstherapie an als Männer und haben höhere Überlebensraten.«

besser an als Männer und haben höhere Überlebensraten. Kleinzelliger Lungenkrebs hat sich zum Zeitpunkt der Diagnose gewöhnlich schon ausgebreitet, aber er spricht gut auf Chemotherapie und Bestrahlung an. Die Behandlung kann das Überleben oft von einigen Monaten auf über ein Jahr verlängern. Trotz der Fortschritte in der Therapie sind die Überlebensstatistiken bei Lungenkrebs alles andere als beruhigend. Nur etwa 50 Prozent der Frauen mit Lungenkrebs leben ein Jahr nach der Diagnose noch. Manche Frauen entscheiden sich gegen eine Therapie, besonders wenn die Heilungschance gering ist. Dann kann eine sogenannte palliative Behandlung die Symptome lindern und die Lebensqualität verbessern.

Eine Operation zur Entfernung des Tumors ist nur eine Möglichkeit, wenn der Krebs sich nicht über die Lunge hinaus ausgebreitet hat.

Eine Chemotherapie mit Medikamenten, die die abnormen Zellen bekämpfen, wird oft empfohlen.

Die Radiotherapie mit Röntgenstrahlen, die den Tumor verkleinern sollen, ist oft erfolgreich.

Die palliative Behandlung kann Linderung verschaffen, wenn andere Behandlungen keine Option mehr darstellen.

SELBSTHILFE
Vermeiden Sie Risikofaktoren für Lungenkrebs, wo immer möglich:

Meiden Sie Zigarettenrauch.
Hören Sie auf zu rauchen (s. S. 64), und vermeiden Sie Passivrauchen.

Ernähren Sie sich gesund mit viel Obst und Gemüse. Das kann Ihren Körper dabei unterstützen, geschädigte Zellen zu reparieren, und reduziert Ihr Risiko für alle Krebsarten.

Bewegen Sie sich regelmäßig (s. S. 56–57), das verringert das Risiko für mehrere Krebsarten.

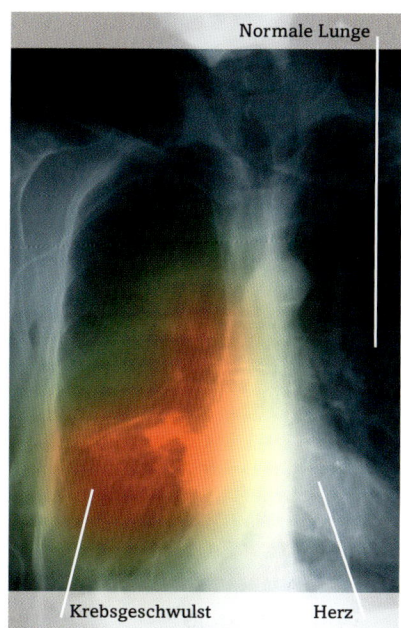

Normale Lunge

Krebsgeschwulst   Herz

Lungenkrebs
Dieses farbige Röntgenbild zeigt den Brustkorb einer 73-jährigen starken Raucherin. Der Lungenkrebs (roter Bezirk) ist im rechten Lungenflügel deutlich zu sehen.

Testen Sie Ihr Haus auf Radon.
Dieses natürlich vorkommende radioaktive Gas findet sich in einigen Gesteinen und Erden und kann Lungenkrebs verursachen. Es ist selten, aber wenn die Radonkonzentration in Ihrem Haus auch nur leicht erhöht ist, sollten Sie es umgehend sanieren lassen.

Meiden Sie Asbest. Das Lungenkrebsrisiko ist hoch, wenn Sie Asbest ausgesetzt sind. Der Kontakt kann auch zu einer ungewöhnlichen Krebsart, dem sogenannten Mesotheliom führen. Viele alte Häuser haben eine Asbestisolation. Sie und Ihre Familie sind nicht gefährdet, solange der Asbest unter Verschluss ist. Ein Problem kann entstehen, wenn Sie renovieren und der Asbest freigesetzt wird.

RISIKO-CHECK

Sie haben ein erhöhtes Risiko, wenn Sie rauchen oder mit einem Raucher leben. Raucher haben eine mindestens 50-mal so hohe Wahrscheinlichkeit, Lungenkrebs zu entwickeln, wie Nichtraucher.

- Zigaretten verursachen 90 Prozent der Lungenkarzinome bei Männern, 85 Prozent bei Frauen.
- 10 Prozent der Frauen, die rauchen, bekommen Lungenkrebs. Je mehr Sie rauchen, desto schlimmer: Bei zwei Päckchen pro Tag liegt das Risiko bei 15 Prozent.

- Zigaretten mit niedrigem Teergehalt bieten keinerlei Vorteile.
- Pfeifen- und Zigarrenrauchen verfünffachen das Lungenkrebsrisiko.
- Cannabisrauchen kann das Lungenkrebsrisiko möglicherweise erhöhen.
- Passivrauchen erhöht das Lungenkrebsrisiko um 20 bis 30 Prozent.

Seltenere Risikofaktoren sind:
- Radon
- Asbest
- Lungenkrebs in der Familiengeschichte
- Luftverschmutzung

Blut-krankheiten

Dr. Nina Salooja

Blutkrankheiten

Der Blutkreislauf ist ein äußerst leistungsfähiges Transportsystem, das lebenswichtige Substanzen wie Sauerstoff, Nährstoffe und Hormone durch die Arterien und Venen zu unseren Organen und Geweben bringt und gleichzeitig die Abfallprodukte abholt, um sie zu verarbeiten und aus dem Körper zu entfernen. Auch für das Abwehrsystem ist das Blut unverzichtbar, weil es Zellen enthält, die eindringende Organismen identifizieren und bekämpfen.

STRUKTUR UND FUNKTION DES BLUTES

Blut besteht aus einer Flüssigkeit, dem Plasma, in dem sich drei verschiedenen Zellarten befinden: die roten und weißen Blutkörperchen und die Blutplättchen. Das Plasma enthält viele unverzichtbare Substanzen wie Glukose, Eiweiße, Fette, Vitamine und Mineralien, die es auf seiner Reise durch den Körper in alle Gewebe transportiert. Das Plasma sammelt auch Abfallprodukte wie Harnstoff und Kohlendioxid aus den Körperzellen und bringt sie weg zur Entsorgung – das Kohlendioxid wird über die Lunge entfernt, andere Abfallprodukte werden abgebaut und über die Leber oder Nieren ausgeschieden.

Rote und weiße Blutkörperchen
Rote Blutkörperchen haben eine typische Scheibenform und enthalten den Farbstoff Hämoglobin. Weiße Blutkörperchen spielen eine unverzichtbare Rolle beim Schutz vor Infektionen.

Die roten Blutkörperchen enthalten ein wichtiges Eiweiß, das Hämoglobin, das die entscheidende Aufgabe hat, den Sauerstoff aus der Lunge zu jeder Zelle und allen Organen des Körpers zu befördern.

Die weißen Blutkörperchen, von denen es verschiedene Typen gibt, sind Teil des Immunsystems (s. S. 259). Sie dienen der Abwehr von Krankheitserregern und eindringenden körperfremden Stoffen.

Die Plättchen sind die kleinsten Blutzellen. Sie arbeiten mit verschiedenen Gerinnungseiweißen zusammen (s. S. 250) und bilden mit ihnen gemeinsam ein Blutgerinnsel, wenn ein Gefäß verletzt ist. Das bringt die Blutung schnell zum Stillstand.

WIE DAS BLUT ZIRKULIERT

Blut fließt in einem dichten, sich verzweigenden Netz von Arterien, Venen und Kapillaren durch den ganzen Körper. In der Lunge bindet es den Sauerstoff (s. S. 230) und fließt anschließend durch die Pulmonalvene in das Herz (s. S. 160).

Arterien haben eine dicke Muskelwand. In ihnen wird das Blut, das unter Druck aus dem Herzen gepumpt wird und viel Sauerstoff enthält, durch den Körper zu Organen und Geweben transportiert. Hier zweigen sich die Arterien in immer kleinere Blutgefäße auf, bis sie winzige Kapillaren bilden, die Sauerstoff und Nährstoffe an die einzelnen Zellen abgeben. Feinste Venen, die allmählich in größere übergehen, bringen das sauerstoffarme Blut in das Herz und die Lunge zurück, wo das Kohlendioxid ausgeatmet und frischer Sauerstoff aufgenommen wird.

Dieser Querschnitt durch ein Blutgefäß zeigt die Zusammensetzung des in ihm fließenden Blutes. Auf das Plasma, das viele wichtige Substanzen transportiert (s. links), entfallen ca. 55 Prozent des gesamten Blutvolumens. 90 Prozent des Plasmas sind Wasser.

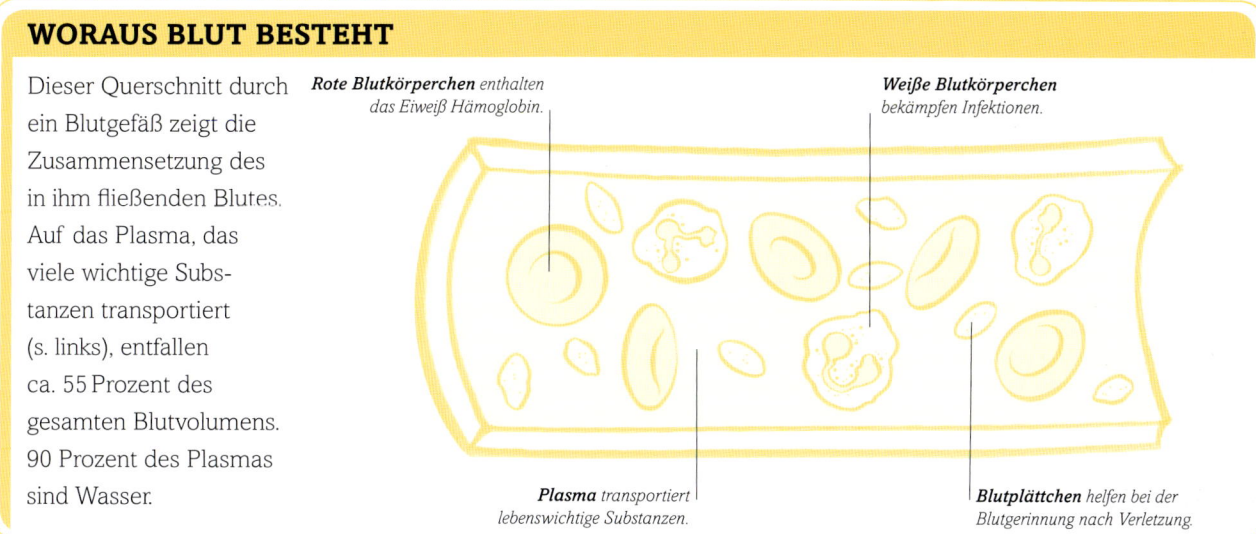

Rote Blutkörperchen enthalten das Eiweiß Hämoglobin.

Weiße Blutkörperchen bekämpfen Infektionen.

Plasma transportiert lebenswichtige Substanzen.

Blutplättchen helfen bei der Blutgerinnung nach Verletzung.

WAS BEI FRAUEN ANDERS IST

Es gibt relativ wenige Unterschiede zwischen dem Blut von Männern und Frauen, aber Männer haben, da sie gewöhnlich größer als Frauen sind, in der Regel ein größeres Blutvolumen.

Wenn eine Frau allerdings schwanger wird, nimmt ihr Blutvolumen zu. So ist sichergestellt, dass der heranwachsende Fötus an Blut, Sauerstoff und Nährstoffen bekommt, was er braucht. Ein weiterer Hauptunterschied ist, dass Männer mehr rote Blutkörperchen und auch eine höhere Hämoglobinkonzentration als Frauen haben.

Wegen ihrer Monatsblutungen neigen Frauen stärker zur Eisenmangelanämie (siehe S. 248–249) als Männer. Während der Menstruation verlieren sie eine kleine Blutmenge (gewöhnlich zwischen 10 und 80 ml). Wenn sie über längere Zeit mehr verlieren, können sie einen Eisenmangel bekommen, der dann zu dieser Form der Blutarmut führen kann. Frauen neigen auch stärker zu blauen Flecken (siehe S. 251) als Männer.

WAS DAS BLUT VERRÄT

Wenn man von Blutkrankheiten spricht, bezieht sich dies eher auf Erkrankungen der Blutzellen als auf Veränderungen des Plasmaanteils. Einfache Laboruntersuchungen von Blutproben liefern viele Informationen über diese Störungen. Wenn Sie krank sind oder operiert werden müssen, wird wahrscheinlich routinemäßig die Zahl Ihrer roten und weißen Blutkörperchen und der Blutplättchen bestimmt. Dabei achtet man auch auf die Größe der roten Blutkörperchen und misst die Hämoglobinkonzentration. Wenn die Zellzahl nicht normal ist, wird das Aussehen der Blutzellen unter dem Mikroskop untersucht.

KNOCHENMARKUNTERSUCHUNGEN

Rote Blutkörperchen, weiße Blutkörperchen und Plättchen werden alle im Knochenmark aus sogenannten Vorläuferzellen gebildet. Bei Erwachsenen befindet sich das Knochenmark in den Knochen des zentralen Skeletts (wie den Beckenknochen und dem Brustbein) und in den Röhrenknochen.

Wenn es keine offensichtliche Erklärung dafür gibt, dass Sie zu viele oder zu wenige Blutzellen haben oder warum sie nicht normal aussehen, wird man vielleicht Ihr Knochenmark untersuchen. Es kann Abweichungen der Vorläuferzellen oder eventuell eine andere Knochenmarkerkrankung zeigen. Dabei könnte es sich zum Beispiel um eine Infektion oder eine Krebserkrankung handeln, die nicht mit dem Blut selbst zusammenhängt.

> »Wegen ihrer Monatsblutungen neigen Frauen stärker als Männer zur Eisenmangelanämie.«

Anämien

Wir alle kennen Zeiten, in denen wir uns müde fühlen. Meist können wir das auf die Anforderungen des Alltags zurückführen. Hält Ihre Müdigkeit jedoch an, lohnt sich ein Arztbesuch, um nachzusehen, ob Sie nicht eine Anämie haben. Manche Formen, zum Beispiel die Eisenmangelanämie, kommen bei Frauen oft vor.

WAS IST DAS?

Eine Anämie oder Blutarmut tritt auf, wenn der Hämoglobinspiegel (s. unten) in den roten Blutkörperchen abfällt und daher die Fähigkeit des Blutes zum Sauerstofftransport abnimmt. Sie brauchen genügend Eisen, Vitamin B_{12} und Folsäure, um Hämoglobin zu produzieren; wenn es an einem davon mangelt, entwickeln Sie wahrscheinlich eine Anämie.

Eine Anämie kann auch entstehen, wenn Ihre roten Blutkörperchen zu schnell zerstört werden (Hämolyse). Dies kann Folge einer abnormen Immunreaktion – zum Beispiel auf Medikamente wie Penicillin – sein.

Wenn wir krank sind, kann der Körper das Eisen manchmal nicht richtig verwerten. Man spricht dann von der »Anämie durch Eisenverwertungsstörungen«. Selten ist eine Blutarmut ein Hinweis auf eine Tumorerkrankung.

Eine Eisenmangelanämie wird meist durch einen Blutverlust verursacht. Sie ist bei Frauen in gebärfähigem Alter ziemlich häufig und hängt oft mit der Menstruation und/oder einer Schwangerschaft zusammen. Wenn Sie älter sind oder nur schwache Monatsblutungen haben, kann die Anämie andere Ursachen haben, z. B. eine Blutung aus dem Magen-Darm-Trakt.

Seltener entsteht eine Eisenmangelanämie ohne Blutverlust. Schuld kann eine schlechte Ernährung sein oder eine Störung der Eisenresorption aufgrund einer Dünndarmerkrankung wie Zöliakie (s. S. 301) oder Morbus Crohn (s. S. 310).

Die perniziöse Anämie ist bei Frauen häufiger als bei Männern; sie kann in der Familie liegen. Von einer perniziösen Anämie spricht man, wenn das Vitamin B_{12}, das der Körper zur Bildung von roten Blutzellen braucht, aufgrund eines Mangels an

---

SYMPTOM-CHECK

Wenn Sie die folgenden Symptome haben, sollten Sie Ihr Blut auf eine Eisenmangelanämie testen lassen:

- Müdigkeit
- Atemnot
- Konzentrationsschwäche
- Gelüste auf merkwürdige Nahrungsmittel, »Pica-Syndrom« oder Parorexie genannt
- Geschwollene Knöchel
- Brüchige Nägel
- Schmerzhafte Einrisse der Mundwinkel

Die folgenden zusätzlichen Symptome hängen mit einem Vitamin-B_{12}-Mangel zusammen:

- Kribbeln in Fingern oder Zehen
- Gleichgewichtsstörungen
- Unsicherer Gang
- Gedächtnisstörungen

Niedrige B_{12}- oder Folsäurespiegel können auslösen:

- Gelbsucht
- Zungenentzündung

Gehen Sie zum Arzt, wenn Sie eines oder mehrere dieser Symptome haben.

HÄMOGLOBIN

Eisen ist ein entscheidender Bestandteil der Sauerstoff transportierenden Hämoglobinmoleküle. Mit einem Eisenmangel im Körper gelangt also weniger Sauerstoff zu den Geweben.

Das Hämoglobinmolekül setzt sich aus vier Eiweißketten zusammen.

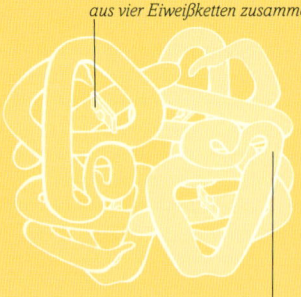

Vier Eisenverbindungen sind in die Eiweißketten eingebettet.

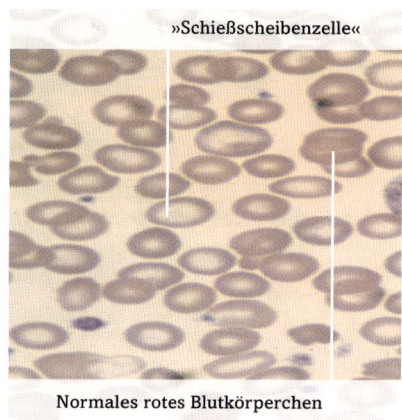

»Schießscheibenzelle«

Normales rotes Blutkörperchen

Eisenmangelanämie

Diese roten Blutkörperchen haben die typischen unregelmäßigen, durch Eisenmangel verursachten Konturen. Manchen fehlt ihre zentrale Abblassung, sie sehen dann wie Zielscheiben aus (»Schießscheibenzellen«).

»Intrinsic Factor« nicht resorbiert werden kann. Dieses Eiweiß wird zur Resorption des Vitamins unbedingt benötigt.

Folsäuremangel Folsäure ist ein weiteres B-Vitamin, das zur Bildung roter Blutkörperchen wesentlich ist. Sie wird aus dem Dünndarm resorbiert. Niedrige Blutspiegel deuten darauf hin, dass unsere Ernährung zu wenig davon enthält.

DIE NÄCHSTEN SCHRITTE

Ihr Arzt wird ein Blutbild anfertigen lassen, um zu sehen, ob Sie eine Anämie haben, und wenn ja, welche Form. Er fragt Sie nach Ihren Symptomen – etwa starke Perioden oder Verdauungsstörungen – und überprüft Ihre Medikamente, da einige Medikamente, z. B. Acetylsalicylsäure, die Magenschleimhaut reizen und Blutungen auslösen können. Wenn er denkt, dass Ihre Blutarmut auf einem Eisenmangel aufgrund starker Periodenblutungen beruht, überweist er Sie vielleicht zu einer Gynäkologin. Informieren Sie Ihren Arzt, wenn Sie Magen-Darm-

Probleme haben, damit er weitere Untersuchungen, z. B. eine Endoskopie des oberen Magen-Darm-Traktes (s. S. 290), veranlassen kann. Ein B$_{12}$-Mangel kann neurologische Erkrankungen imitieren, deshalb brauchen Sie möglicherweise zusätzliche Tests.

THERAPIEMÖGLICHKEITEN

Ihre Behandlung wird auf den Anämietyp zugeschnitten.

Nahrungsergänzungsmittel

Eisenpräparate können bei Eisenmangelanämie helfen. Wenn sie Durchfall oder Verstopfung auslösen, brauchen Sie vielleicht eine niedrigere Dosis oder eine andere Alternative. Manche Präparate werden zwar besser vertragen, sind aber weniger wirksam. Folsäuremangel spricht gewöhnlich gut auf Folsäuretabletten an.

Injektionen Manche Menschen vertragen Eisentabletten nicht und

müssen eventuell im Krankenhaus Eisen gespritzt bekommen.

Vitamin-B$_{12}$-Mangel kann mit Spritzen behandelt werden, die man absetzen kann, wenn die Ursache gefunden ist. Wenn allerdings Ihr Körper das Vitamin B$_{12}$ nicht resorbieren kann, brauchen Sie vielleicht Ihr Leben lang alle drei Monate eine Injektion.

SELBSTHILFE

Eisen- und Folsäuremangelanämien lassen sich eventuell durch eine Veränderung der Ernährung beheben.

Ernährung Sie können die Eisenaufnahme verbessern, indem Sie Fleisch und Fisch essen. Möchten Sie das nicht, kann ein Eisenpräparat helfen. Gute Folsäurequellen sind grüne Blattgemüse und Vollkornprodukte.

»Eine Eisenmangelanämie ist eine häufige Ursache von Müdigkeit bei Frauen, die unter starken Monatsblutungen leiden oder schwanger sind.«

Blutgerinnungsstörungen

Durch ihre Periode sind Frauen daran gewöhnt zu bluten, und wenn diese Blutung stark ausfällt oder lang dauert, kommen sie vielleicht gar nicht auf die Idee, dass etwas mit ihrer Blutgerinnung nicht stimmen könnte. Solche Blutungskrankheiten sind bei Frauen recht häufig, aber nicht immer leicht zu entdecken.

WAS IST DAS?

Wenn eines Ihrer Blutgefäße verletzt ist, wird die Wunde durch einen Gerinnungsprozess in Ihrem Blut sofort abgedichtet. Bei diesem Prozess, der sogenannten Koagulation, verklumpen die Blutplättchen (s. S. 246) miteinander und stoppen in Zusammenarbeit mit den Gerinnungsfaktoren die Blutung.

Es gibt zwei Arten von Gerinnungsfaktoren: »Prokoagulanzien« fördern die Blutgerinnung, und »Antikoagulanzien« verhindern, dass das Blut allzu leicht gerinnt. Wenn beide nicht im Gleichgewicht stehen oder wenn Zahl oder Funktion der Plättchen nicht in Ordnung sind, kann das Blut entweder zu dünn- oder zu zähflüssig werden. Beides kann zu Blutgerinnungsstörungen führen.

Manchmal hat man eine normale Anzahl Blutplättchen, aber sie funktionieren nicht richtig. Das kann eine angeborene Störung sein oder, häufiger, Folge der Einnahme entzündungshemmender Medikamente wie Acetylsalicylsäure, die die Plättchenfunktion beeinträchtigen können.

Thrombozytopenie Dies ist eine Verminderung der Plättchenzahl – entweder weil sie nicht in genügender Zahl gebildet werden (z. B. bei Leukämie) oder weil sie zu schnell zerstört werden (z. B. aufgrund einer Immunreaktion).

Hyperkoagulabilität Zu dieser erhöhten Gerinnungsneigung kommt es, wenn zu viele Plättchen oder Gerinnungsfaktoren vorhanden sind. Manche Patientinnen haben besonders starke Gerinnungsfaktoren geerbt, andere niedrige Antikoagulanzienspiegel. Dies erhöht die Neigung zur Bildung von Blutgerinnseln (Thrombose). Beginnt ein solches Gerinnsel sich frei in der Blutbahn zu bewegen, spricht man von einem Embolus. Wenn dieser im Blutkreislauf der Lunge stecken bleibt, kann das tödlich sein (s. S. 252–255).

RISIKO-CHECK

Die Risikofaktoren für die einzelnen Blutgerinnungsstörungen hängen von ihren Ursachen ab. Zum Beispiel können Sie ein erhöhtes Blutungsrisiko haben, wenn Sie

- eine Blutgerinnungsstörung in Ihrer Familiengeschichte haben,
- Medikamente wie Warfarin oder ASS einnehmen.

Die Von-Willebrand-Krankheit ist nach dem finnischen Arzt benannt, der entdeckte, dass es manchen Menschen an einem wichtigen Gerinnungsfaktor mangelt. Diese Erbkrankheit ist die häufigste Blutgerinnungsstörung – ein bis zwei Prozent der Bevölkerung haben sie –, und sie betrifft Männer wie Frauen gleichermaßen. Die Blutung ist dabei übermäßig stark oder verlängert.

Hämophilie ist eine Erbkrankheit mit exzessiven Blutungen, die Stunden oder Tage anhalten können. Manchmal beginnt die Blutung spontan. Eigentlich erkranken an Hämophilie nur Männer (s. S. 17), aber auch manche Frauen können sehr milde Symptome haben. Sie wird durch den verminderten Spiegel eines Bluteiweißes (Faktor VIII) verursacht.

SYMPTOM-CHECK

Folgende Symptome können für eine Blutungskrankheit sprechen:

- Leichtes oder spontanes Auftreten von blauen Flecken
- Häufiges starkes Nasenbluten
- Starke Periodenblutungen von Beginn der Blutungen an
- Verlängerte/starke Blutung nach OP oder Zahnbehandlung

Gehen Sie zum Arzt, wenn Sie eines der oben genannten Symptome haben.

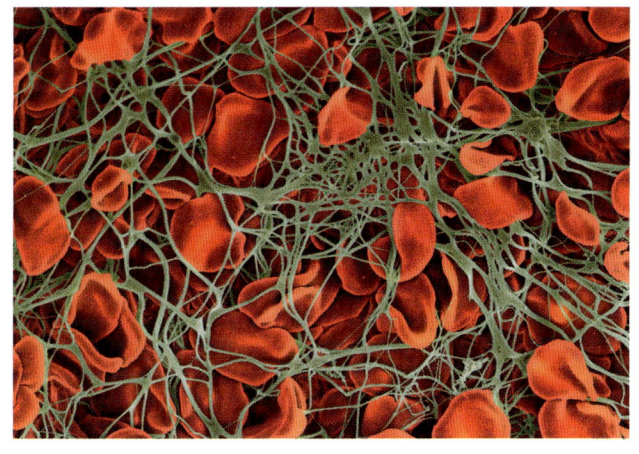

Was passiert, wenn das Blut gerinnt

Wenn ein Blutgefäß verletzt wird, bildet sich ein Netz aus dem Eiweiß Fibrin (auf dem Bild grün gefärbt), das die Blutzellen umfängt. Das Ergebnis ist ein Blutgerinnsel, das verhindert, dass Sie zu viel Blut verlieren.

DIE NÄCHSTEN SCHRITTE

Wenn Ihre Symptome für eine Gerinnungsstörung sprechen, wird ihr Arzt das Blutbild, Thrombozytenzahl, Gerinnungsfaktoren und die Gerinnungszeit bestimmen lassen. Vielleicht brauchen Sie weitere Tests, die spezielle Eiweißspiegel, z. B. den Faktor VIII und den Von-Willebrand-Faktor, messen. Speziallabors können auch Plättchenfunktionstests durchführen. Manchmal wird das Ergebnis durch Stress, Anstrengung oder Medikamente beeinflusst, dann muss der Test gegebenenfalls wiederholt werden.

THERAPIEMÖGLICHKEITEN

Blutgerinnungsstörungen können nicht geheilt werden, aber mit einer Behandlung können Frauen trotzdem ein normales, aktives Leben führen. Die Behandlung hängt von den Ursachen ab. Bei leichten Störungen brauchen Sie keine Medika-

mente, außer bei Verletzungen und vor oder nach OPs oder Zahnbehandlungen. Wenn die Störung aber schwer ist, müssen Sie vielleicht jeden Tag Medikamente nehmen.

Desmopressin fördert die Freisetzung körpereigener Gerinnungsfaktoren. Man kann es als Spritze oder Nasenspray anwenden, um starke Periodenblutungen zu verringern oder Nasenbluten zu stoppen.

Antifibrinolytische Substanzen verlängern die Lebensdauer von Gerinnseln, indem sie ihren Abbau verhindern. Sie können vor Zahnbehandlungen, bei Nasenbluten und leichten Magen-Darm-Blutungen genommen werden.

Intravenöse Injektionen von Immunglobulinen oder Kortikosteroiden können die Plättchenzahl erhöhen, falls die Plättchen infolge einer Autoimmunkrankheit zerstört werden. Sie können auch Plasma gespritzt bekommen, das spezielle

Gerinnungsfaktoren wie Von-Willebrand-Faktor enthält.

Medikamentenwechsel Wenn die Blutgerinnungsstörung durch ein Medikament verursacht wird, kann Ihr Arzt eine Alternative empfehlen. Falls Sie Warfarin nehmen und operiert werden sollen, müssen sie das Warfarin eventuell absetzen.

SELBSTHILFE

Folgen Sie dem Rat Ihres Arztes bezüglich der Behandlung, und achten Sie auf einen gesunden Lebensstil (s. S. 48–69).

LEICHT BLAUE FLECKEN?

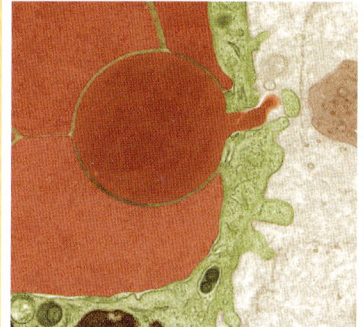

Verletztes Blutgefäß
Wenn die Wand eines Blutgefäßes (hier grün) verletzt wird, treten rote Blutkörperchen in das umgebende Gewebe aus und verursachen einen Bluterguss.

Frauen bekommen offenbar eher blaue Flecken als Männer. Ist kein Grund ersichtlich, kann das ein Zeichen für eine Blutungskrankheit sein, v. a. in Begleitung von Nasen- und Zahnfleischbluten und starken oder verlängerten Periodenblutungen. Haben Sie blaue Flecken, die lang zur Rückbildung brauchen, fragen Sie Ihren Arzt um Rat.

»Die Von-Willebrand-Krankheit ist die häufigste erbliche Blutgerinnungskrankheit bei Frauen und betrifft etwa eine von 100 Frauen.«

Venenthrombosen

Langstreckenflüge und Operationen können Venenthrombosen fördern. Manche Frauen sind besonders gefährdet – zum Beispiel wenn sie schwanger sind oder eine Kombinationspille zur Verhütung nehmen. Einfache Methoden zur Förderung der Blutzirkulation können Ihr Thromboserisiko vermindern.

WAS IST DAS?

Eine Thrombose entsteht, wenn der Blutfluss in einer Vene oder Arterie aus irgendeinem Grund behindert ist. Fettablagerungen an der Innenwand von Arterien (Arteriosklerose) sind bevorzugte Entstehungsorte von Thrombosen. Venenthrombosen können sich, sofern die Gliedmaßen betroffen sind, sowohl in oberflächlichen als auch in tiefen Venen bilden.

Bis zu 50 Prozent der Venenthrombosen können mit hormonellen oder biochemischen Veränderungen der Blutzusammensetzung verknüpft sein. Venenthrombosen können sich auch bilden, wenn Sie sich lange Zeit nicht bewegt haben, z. B. im Flugzeug. Ein Gerinnsel in einer oberflächlichen Vene kann sehr schmerzhaft sein, es ist aber unwahrscheinlich, dass es gefährlich ist.

Auch eine tiefe Venenthrombose selbst ist nicht unbedingt gefährlich. Ernste Probleme bereitet es jedoch, wenn sich das Gerinnsel vom Ort der Entstehung löst und als Embolus mit dem Blut in die Lunge wandert. Dort kann es eine Lungenembolie auslösen, also ein Blutgefäß der Lunge blockieren. Dies führt zum Untergang von Lungengewebe und kann sogar tödlich ausgehen. Eine Lungenembolie entwickelt sich gelegentlich auch für sich allein.

DIE NÄCHSTEN SCHRITTE

Es ist wichtig, eine tiefe Venenthrombose oder Lungenembolie schnell zu erkennen und zu behandeln. Wenn Ihr Arzt eine tiefe Venenthrombose vermutet, wird er Ihre genaue Krankengeschichte erfragen und Bluttests veranlassen, um zu sehen, ob Sie ein hohes oder niedriges Thromboserisiko haben. Je nach Ihren Symptomen werden Sie vielleicht auch geröntgt um eine Embolie festzustellen. Besteht der Verdacht auf eine tiefe Venenthrombose, kann mittels Doppler-Sonografie der Blutfluss in den Venen gemes-

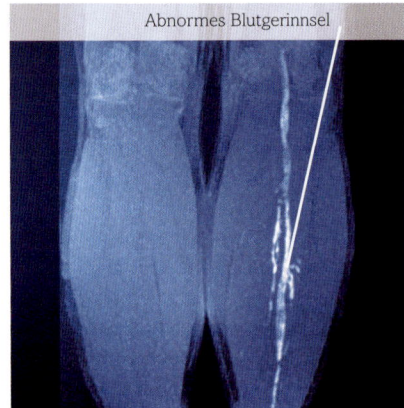

Abnormes Blutgerinnsel

Tiefe Venenthrombose
Diese Magnetresonanztomografie (MRT) zeigt einen Patienten mit tiefer Beinvenenthrombose. Das Gerinnsel erscheint als weißer Bezirk.

»Auch mit der Antibabypille oder einer Hormonersatztherapie ist das Risiko einer hormonbedingten tiefen Venenthrombose immer noch sehr gering.«

sen und eine eventuelle Blockade
festgestellt werden. Bei Verdacht auf
Lungenembolie lassen sich Blutfluss
und Belüftung der Lunge im Szintigramm darstellen. Alternativ kommt
ein CT infrage, das durch eine Serie
von Röntgenaufnahmen ein sehr
genaues Bild Ihres Brustraumes
liefert. Wenn die Tests keine klare
Diagnose ergeben, werden sie vielleicht wiederholt, oder andere Tests
werden angeschlossen. Manchmal
muss die Therapie begonnen werden, bevor die Ergebnisse vorliegen.

THERAPIEMÖGLICHKEITEN

Venenthrombosen werden gewöhnlich mit gerinnungshemmenden
Mitteln behandelt.
Zu den Gerinnungshemmern
(Antikoagulanzien) zählt Warfarin. Es dauert ein paar Tage, bis
es wirkt, deshalb wird während
der ersten Woche ggf. zusätzlich
Heparin gespritzt, das sofort wirkt.
Manchmal müssen Patienten mit
einer großen Lungenembolie, die
nicht mit einer tiefen Beinvenenthrombose verbunden ist, Warfarin
auf Langzeitbasis nehmen.

Vorbeugende Maßnahmen Ein
»postthrombotisches Syndrom«
kann nach einer tiefen Beinvenenthrombose auftreten. Es verursacht
Schmerzen und Geschwüre im
betroffenen Bein. Wenn Sie im
Anschluss an eine tiefe Venenthrombose zwei Jahre lang Kompressionsstrümpfe tragen, können Sie das
Risiko eines späteren postthrombo-
tischen Syndroms verringern.
Blutuntersuchungen können
vielleicht eine zugrunde liegende
Ursache zutage fördern, aber
die Ergebnisse können durch
Gerinnungshemmer wie Warfarin
verfälscht werden. Die Tests müssen

daher möglicherweise wiederholt
oder aufgeschoben werden, bis Sie
das Warfarin absetzen.

SELBSTHILFE

Mehrere vorbeugende Maßnahmen
können dazu beitragen, eine tiefe
Venenthrombose oder ihr erneutes
Auftreten zu vermeiden.
**Wenn Sie schon eine Thrombose
hatten,** informieren Sie Ihren Arzt,
wenn Sie schwanger werden, operiert werden oder aus irgendeinem
Grund ins Krankenhaus müssen.
Sind Sie eine Risikopatientin und
steht eine Operation an, sprechen
Sie mit Ihrem Chirurgen über die
Möglichkeit, um den Operationszeit-
punkt herum Heparin zu spritzen.
Achten Sie auf Ihr Gewicht. Sie
sollten ein normales Körpergewicht
halten, um das Risiko für eine tiefe
Venenthrombose zu reduzieren
(s. S. 58–59).
Auf Reisen meiden Sie Alkohol und
Schlaftabletten. Versuchen Sie, auf
langen Flugreisen herumzugehen,
und betreiben Sie Fußgymnastik, um
die Blutzirkulation zu fördern. Viel
trinken kann auch helfen.

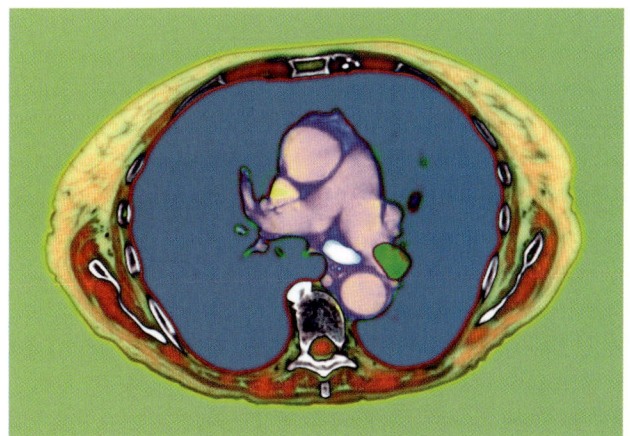

Lungenembolie
Ein Computertomo-
gramm der Lunge
zeigt eine Lungen-
embolie (grüner
Bezirk) in der linken
Lungenarterie.

Blutkrebs

Krebs der weißen Blutkörperchen im Blut und im Lymphsystem betrifft Männer und Frauen gleichermaßen. Obwohl er recht häufig vorkommt, weiß man noch nicht genügend darüber. Jedoch haben viele Arten von Blutkrebs jetzt eine gute Prognose – so zum Beispiel einige Formen der Leukämie.

WAS IST DAS?

Weiße Blutkörperchen stehen in vorderster Front unseres Abwehrsystems, indem sie eindringende Organismen vernichten. Die zwei Haupttypen von weißen Blutkörperchen arbeiten auf unterschiedliche Weise: Granulozyten »verschlingen« und vernichten Bakterien, während Lymphozyten fremde Organismen mithilfe von Antikörpern zerstören. Um diese zwei Haupttypen weißer Blutzellen geht es, wenn wir von Blutkrebs sprechen. Es gibt mehrere Formen von Blutkrebs, jede mit charakteristischen Merkmalen.

Bei Leukämie befinden sich viele abnorme weiße Zellen im Knochenmark. Es gibt zwei Haupttypen: die akute Leukämie, die sich schnell entwickelt, und die chronische Leukämie, die sich über Jahre entwickeln kann und häufiger im mittleren und höheren Alter vorkommt. Bei der akuten Leukämie gibt es wiederum zwei Formen: Die akute lymphatische Leukämie (ALL) ist häufiger im Kindesalter, während die akute myeloische Leukämie (AML) in jedem Alter auftreten kann. Auch bei der chronischen Leukämie gibt es zwei Formen: die chronische myeloische (CML) und die chronische lymphatische (CLL). Beide Formen können zum Knochenmarkversagen führen.

Lymphome sind Karzinome, bei denen sich bösartige Lymphzellen in Lymphknoten, Milz oder Leber ansammeln. Es gibt Hodgkin- und Non-Hodgkin-Lymphome.

Myelome entstehen, wenn Plasmazellen (s. S. 246) entarten, oft im Knochenmark. Das behindert die Bildung normaler Blutzellen, verursacht eine Anämie (s. S. 248) und verwandte Störungen. Die entarteten Plasmazellen produzieren auch große Mengen von »Paraprotein«, einem Antikörper, der die Nieren schädigen und zum Nierenversagen führen kann.

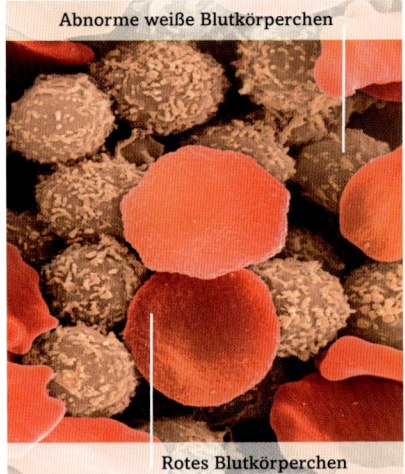

Abnorme weiße Blutkörperchen

Rotes Blutkörperchen

Leukämie
Bei der chronischen lymphatischen Leukämie ist eine erhöhte Zahl von abnormen weißen Blutzellen im Knochenmark.

SYMPTOM-CHECK

Einige der Allgemeinsymptome bei chronischer Leukämie sind:

- Müdigkeit und Atemnot infolge einer Anämie (s. S. 248)
- Nasenbluten und blaue Flecken (s. S. 250), verursacht durch niedrige Blutplättchenzahlen
- Fieber und Infektionen, verursacht durch zu geringe Mengen weißer Blutkörperchen

Die chronische Leukämie kann anfangs ohne Symptome verlaufen, später kommt es oft zu:

- Anämie
- Neigung zu blauen Flecken (s. S. 251), Blutungen
- Neigung zu Infektionen

Lymphom-Symptome sind:

- Vergrößerte Lymphknoten an Hals, Achselhöhlen oder Leiste
- Gewichtsverlust
- Erhöhte Temperatur
- Starker Nachtschweiß
- Symptome der Anämie (s. S. 248)

Gehen Sie zum Arzt, wenn Sie eines oder mehrere dieser Symptome haben.

RISIKO-CHECK

Folgende Faktoren erhöhen das Risiko, eine akute Leukämie zu entwickeln:

- Eine frühere Chemotherapie
- Strahlenbelastung
- Down-Syndrom

Andere Formen von Blutkrebs sind häufiger im mittleren oder höheren Lebensalter. CML (s. unten) kann mit dem Auftreten eines speziellen anormen Chromosoms verbunden sein, aber ansonsten hat diese Krebsart keine besonderen Risikofaktoren.

DIE NÄCHSTEN SCHRITTE

Je nach Krebsart wird Ihr Arzt unterschiedliche Tests empfehlen:

Die akute Leukämie muss schnell diagnostiziert und behandelt werden. Ihr Arzt wird dringend ein Blutbild veranlassen, das vielleicht die Verminderung bestimmter Blutzellen zeigt. Ist das der Fall, sucht das Labor in einer Blutprobe nach Leukämiezellen. Falls nur wenige abnorme Zellen im Blut zirkulieren, wird ggf. Ihr Knochenmark untersucht.

Die chronische Leukämie (CML) wird durch Bluttests diagnostiziert und durch spezielle Tests gesichert. Oft findet sich ein abnorm kleines Chromosom, das sogenannte Philadelphia-Chromosom.

Lymphome erfordern spezielle bildgebende Verfahren, um die Ausbreitung der Erkrankung zu beurteilen. Möglicherweise wird ein Lymphknoten zur Untersuchung entnommen.

Myelome erfordern zwei oder mehr der folgenden Testergebnisse: eine bedeutsame Zahl von Plasmazellen im Knochenmark; Knochenveränderungen in Röntgenaufnahmen des Skeletts; den Nachweis von »Paraprotein« in Blut oder Urin.

THERAPIEMÖGLICHKEITEN

Chemotherapie, Strahlentherapie und Medikamente werden in der Behandlung von Blutkrebs eingesetzt.

Chemo- und Strahlentherapie

Bei akuter Leukämie ist eine Heilung oft möglich, besonders im jüngeren Alter. Meist erfolgt die Chemotherapie im Krankenhaus; wahrscheinlich werden Sie isoliert, um Ihre Infektionsgefahr zu senken.

Bei CLL kann eine Chemotherapie die Zahl bösartiger Zellen reduzieren, aber sie heilt nicht. Die Behandlung wird erst gestartet, wenn Sie bestimmte Beschwerden oder Zeichen eines Knochenmarkversagens haben, z. B. Anämie, niedrige Plättchenzahl oder zu wenig Neutrophile (ein Typ weißer Blutkörperchen).

Manche Lymphome, wie das Hodgkin-Lymphom, sind heilbar.

Bei jüngeren Myelompatienten kann die Chemotherapie zum Rückgang der Symptome führen, aber nicht zur Heilung. Hohe Dosen können aber die Lebensqualität und die Überlebenszeit verbessern. Ältere Patienten werden gewöhnlich mit Chemotherapie in Tablettenform und Strahlen behandelt, um die Symptome zu bessern.

Andere Medikamente Die bevorzugte Therapie für CML ist Imatinib, das speziell entwickelt wurde, um den Leukämieprozess bei CML rückgängig zu machen, ohne andere Gewebe zu beeinflussen.

SELBSTHILFE

Befolgen Sie die Hinweise Ihres Arztes, und leben Sie gesund (s. S. 48–69).

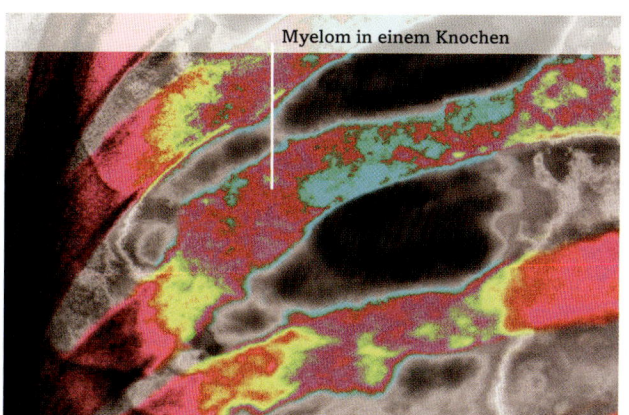

Myelom in einem Knochen

Myelom
Dieses farbige Röntgenbild der Rippen eines Patienten zeigt ein Myelom, das die Knochen auf einer Seite seines Brustkorbs befallen hat. Röntgenaufnahmen können zur Diagnose dieser Krankheit beitragen.

Knochen und Gelenke

Dr. Nurhan Sutcliffe

Knochen und Gelenke

Ihr Skelett ist das starre Knochengerüst, das Ihren Körper stützt, ihm seine Gestalt gibt, einige seiner empfindlichen inneren Organe schützt und Ihnen ermöglicht herumzugehen. Ein kompliziertes System einander überlagernder Muskeln, Sehnen, Bänder, Knorpel und anderer Bindegewebe arbeitet mit den Knochen zusammen und erlaubt fast jede gewünschte Bewegung. An den Gelenken treffen zwei Knochen zusammen; sie sind so konstruiert, dass sie glatte Bewegungen fördern und auch plötzliche Sprünge und Stürze abfedern.

WIE GELENKE FUNKTIONIEREN

In einem gesunden Gelenk sind die Knochenenden von einem glatten Knorpel bedeckt, der die Gelenkbewegung ermöglicht, die Reibung reduziert und wie ein Polster wirkt. Die Gelenkhaut kleidet das Gelenk aus und produziert Gelenkflüssigkeit, welche das Gelenk schmiert. Die äußere Schicht der Gelenkhaut ist die Gelenkkapsel. Starke Bänder helfen, das Gelenk zusammenzuhalten, indem sie die Knochen miteinander verbinden. Sehnen befestigen die Muskeln an den Knochen.

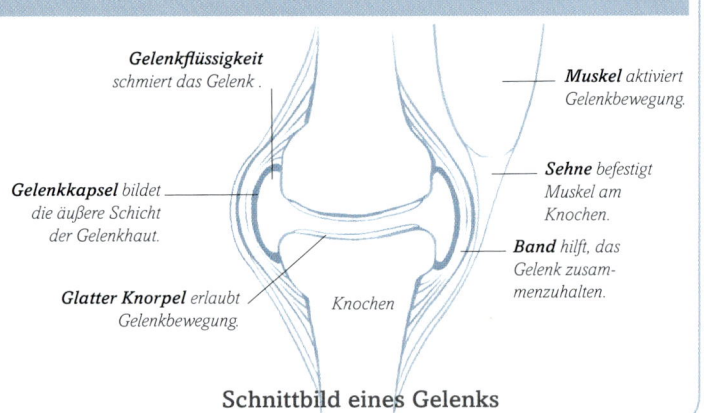

Gelenkflüssigkeit *schmiert das Gelenk.*

Muskel *aktiviert Gelenkbewegung.*

Gelenkkapsel *bildet die äußere Schicht der Gelenkhaut.*

Sehne *befestigt Muskel am Knochen.*

Band *hilft, das Gelenk zusammenzuhalten.*

Glatter Knorpel *erlaubt Gelenkbewegung.*

Knochen

Schnittbild eines Gelenks

»KNOCHEN-REMODELING«

Ihr ganzes Leben lang werden Ihre Knochen ständig abgebaut (Knochenresorption) und wieder aufgebaut (Knochenformation). Dieses sogenannte Remodeling ist nötig für das Wachstum und die Gesunderhaltung der Knochen. In der Kindheit wird der Knochen schneller auf- als abgebaut – dadurch wächst man, und der Knochen wird dichter. Ihre Knochendichte (BMD nach dem englischen *Bone Mineral Density*) nimmt bis ins junge Erwachsenenalter ständig zu, bis sie mit 25 bis 30 Jahren ihren Gipfel erreicht. Knochenabbau und -aufbau sind eng aneinander gekoppelt, sodass die Knochendichte während dieser Periode ziemlich konstant bleibt. Nach dem 30. Lebensjahr nimmt jedoch die Knochendichte von Jahr zu Jahr ab – im Alter zwischen 30 und 50 Jahren verliert eine Frau jedes Jahr circa 0,5 Prozent an Knochendichte –, deshalb ist ein regelmäßiges Krafttraining nötig, das die Knochenbildung fördert. Wenn sich

der Abbau vom Aufbau abkoppelt, wie es bei der Osteoporose der Fall ist (s. S. 260), kommt es zur verstärkten Resorption ohne den entsprechenden Anstieg der Knochenbildung. Die Folge sind leichtere, weniger dichte, brüchigere Knochen. Östrogen schützt vor Knochenschwund,

KNOCHENDICHTE IM LEBENSVERLAUF

Die Knochendichte (BMD) ist zwischen 25 und 30 am höchsten, danach nimmt sie allmählich ab, da mehr Knochen abgebaut als neu gebildet wird.

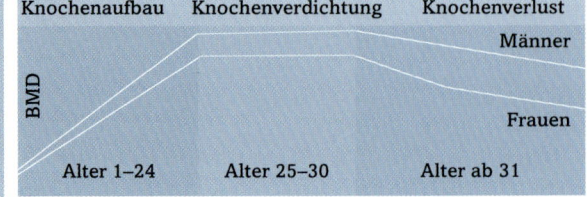

Knochenaufbau	Knochenverdichtung	Knochenverlust
		Männer
BMD		
		Frauen
Alter 1–24	Alter 25–30	Alter ab 31

aber nach der Menopause nimmt mit den sinkenden Östrogenspiegeln der Knochenverlust bei Frauen zu.

WAS IST BEI FRAUEN ANDERS?

Über die anatomischen Unterschiede zwischen Männern und Frauen hinaus (Frauen haben ein breiteres Becken, sie sind gewöhnlich kleiner als Männer, und sie haben einen engeren Brustkorb, um nur einige zu nennen) leiden Frauen viel häufiger unter Autoimmunkrankheiten wie rheumatoider Arthritis (s. S. 266 und unten).

Unsere eigenen Hormone machen uns möglicherweise für Autoimmunkrankheiten anfällig. Ärzte vermuten, dass die weiblichen Hormone das Immunsystem beeinflussen, was durch die Tatsache gestützt wird, dass manche Autoimmunkrankheiten in Zeiten hormoneller Umstellung wie Schwangerschaft oder Wechseljahren aufflackern oder abklingen können.

KNOCHEN, MUSKELN, BINDEGEWEBE UND DAS IMMUNSYSTEM

Beschwerden in Gelenken, Muskeln und Bindegewebe können mit Störungen Ihres Immunsystems zusammenhängen. Eine Entzündung ist das Mittel, mit dem Ihr Körper sich gegen Infektionen, Verletzungen, Bakterien und Viren wehrt. Wenn Ihr Körper angegriffen wird, erhöht er die Durchblutung an der betroffenen Stelle. Das ruft Elemente des Immunsystems auf den Plan, und Ihre Körpertemperatur erhöht sich – Sie bekommen Fieber. Die Blutgefäße lassen Blutzellen austreten, welche die Eindringlinge mit Chemikalien und Antikörpern angreifen. Mit dieser Reaktion wehrt der Körper Krankheiten ab und bleibt gesund.

Wenn Sie eine Autoimmunkrankheit haben, löst Ihr Körper solche Reaktionen aus, obwohl gar keine Eindringlinge da sind. Stattdessen produziert er eine Immunreaktion gegen sich selbst und schädigt durch diesen Prozess seine eigenen Zellen. Bei einer Autoimmunkrankheit haben Sie höchstwahrscheinlich Autoantikörper im Blut, also Antikörper, die gegen Sie selbst gerichtet sind. Die Schäden, die eine solche Krankheit anrichten kann, sind vielfältig; die Gelenke sind bei rheumatoider Arthritis betroffen (s. S. 266–268); bei Lupus sind es Gelenke, Haut, Herz und Nerven (s. S. 269–270).

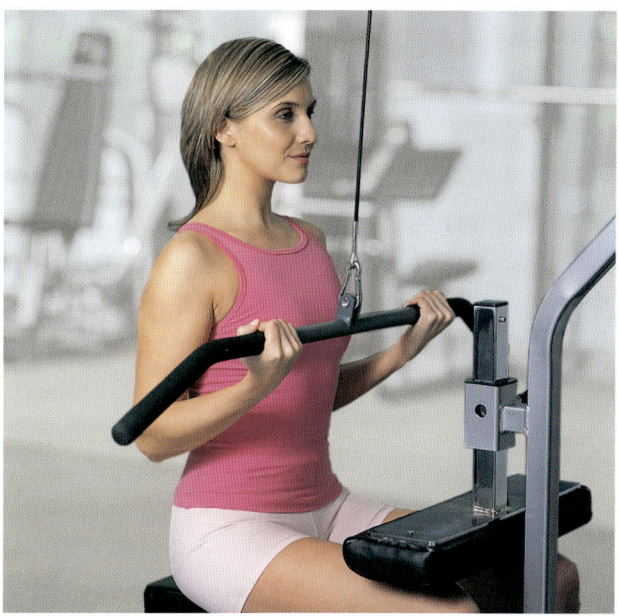

Training zum Knochenaufbau
Krafttraining stärkt nicht nur Ihre Muskeln, sondern der Zug der Sehnen an den Knochen verbessert auch die Knochendichte.

DIE ENTZÜNDUNGSREAKTION

Wenn Eindringlinge wie Bakterien in Ihren Körper gelangen (in diesem Beispiel in Ihre Haut), löst Ihr Körper eine Entzündung aus, die sie abwehrt.

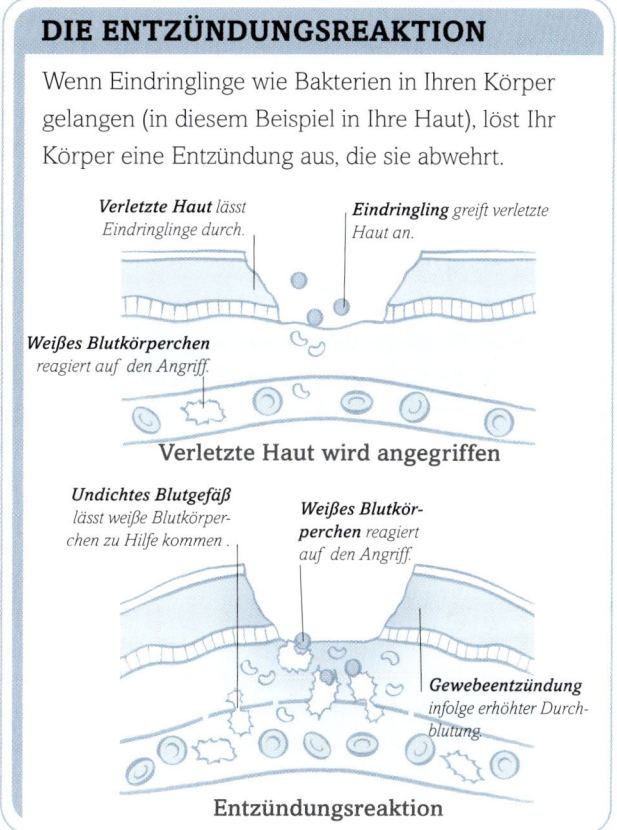

Verletzte Haut lässt Eindringlinge durch.

Eindringling greift verletzte Haut an.

Weißes Blutkörperchen reagiert auf den Angriff.

Verletzte Haut wird angegriffen

Undichtes Blutgefäß lässt weiße Blutkörperchen zu Hilfe kommen.

Weißes Blutkörperchen reagiert auf den Angriff.

Gewebeentzündung infolge erhöhter Durchblutung.

Entzündungsreaktion

Osteoporose

Die stärksten Knochen haben Sie mit Ende 20 – wenn Sie älter werden, werden sie dünner und leichter. Östrogen trägt dazu bei, dass Ihre Knochen kräftig bleiben. Nach der Menopause lässt dieser Schutz also nach, und es wird wichtiger denn je, dass Sie bei Ihrer Lebensführung auch an Ihre Knochen denken.

WAS IST DAS?

Osteoporose, wörtlich »poröse Knochen«, führt zu schwächeren Knochen, die spröder sind und leichter brechen können. Tatsächlich können sie so morsch werden, dass sogar leichte Anstrengungen wie Husten oder das Hochheben einer schweren Einkaufstasche einen Knochenbruch auslösen können.

Jeder kann diese Krankheit entwickeln, wenn er älter wird, wenngleich manche Menschen ein erhöhtes Osteoporoserisiko haben (s. rechts). Mit dem Alter werden wir nach und nach etwas kleiner,

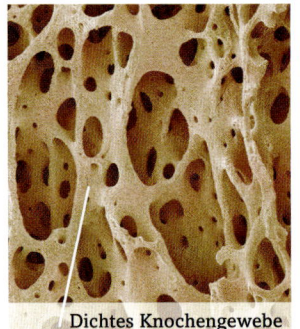
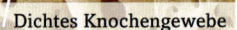

Dichtes Knochengewebe

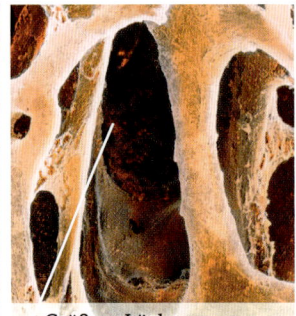

Größere Löcher

Normaler und osteoporotischer Knochen
Jüngere Knochen haben eine starke, dichte »Bienenwaben«-Struktur (links). Mit dem Alter wird der Knochen weniger dicht und es zeigen sich größere Löcher, wo Knochengewebe verloren gegangen ist (rechts).

weil unser Rücken stärker gebeugt ist als in der Jugend. Diese Veränderungen können mit einer Osteoporose der Wirbelsäule zusammenhängen. Erstaunlicherweise können wir einen Wirbelbruch haben, ohne irgendwelche Symptome zu entwickeln; aber manche Brüche verursachen auch anhaltende Rückenschmerzen, welche die Alltagsaktivitäten einschränken.

DIE NÄCHSTEN SCHRITTE

Osteoporose wird oft erst diagnostiziert, wenn Sie sich bei einem leichten Stoß oder Sturz einen Knochen brechen. Hat Ihr Arzt den Verdacht auf eine Osteoporose, wird er Ihnen einige Fragen stellen, um herauszufinden, wie viele Risikofaktoren (s. rechts) auf Sie zutreffen.

Dann werden Sie wahrscheinlich zu einer Knochendichtemessung überwiesen (Dual-Energy X-ray

Absorptiometry oder kurz DEXA). Dieses Verfahren ist schnell, einfach und genau. Es misst die Dichte der Knochen an der Wirbelsäule, der Hüfte und im Handgelenk (diese Gebiete sind am wahrscheinlichsten von Osteoporose betroffen).

Vielleicht wird auch eine Blutprobe entnommen, um zugrunde liegende Störungen zu entdecken oder auszuschließen.

THERAPIEMÖGLICHKEITEN

Natürlich müssen weitere Frakturen vermieden wie auch die Symptome der schon bestehenden gelindert werden. Die unten aufgelisteten Medikamente dienen der Langzeitbehandlung und wirken, indem sie den Knochenabbau verringern und/ oder neuen Knochenaufbau fördern.

Kalzium und Vitamin D Sie profitieren vielleicht von der täglichen Einnahme kleiner Mengen

SYMPTOM-CHECK

Osteoporose an sich verursacht keine Symptome, aber vielleicht haben Sie die Erkrankung, wenn

- Sie einen Hüft-, Handgelenkoder Wirbelbruch erleiden,
- Sie zwischen 45 und 65 Jahre alt sind und sich bei einem Sturz das Handgelenk brechen,
- Sie über 75 und gebrechlich sind und sich bei einem Sturz die Hüfte brechen.

Ihr Arzt wird dann vielleicht eine Osteoporose diagnostizieren.

Vitamin D und Kalzium. Frauen, bei denen eine Osteoporose diagnostiziert wurde, sollten 1 200 mg Kalzium (s. S. 262) und 800 I.U. Vitamin D pro Tag zu sich nehmen. Der Körper braucht eine ganze Menge Kalzium und Vitamin D, um Knochen zu bilden.

Biphosphonate verlangsamen den Knochenabbau. Ihr Arzt verschreibt Ihnen wahrscheinlich Alendronsäure oder Risedronsäure, die täglich oder auch wöchentlich genommen werden, um das Risiko erneuter Hüft- oder Wirbelfrakturen zu verringern (diese Substanzen können die Speiseröhre reizen).

Hormonersatztherapie Wenn Ihre Menopause früh eingesetzt hat, verschreibt Ihr Arzt vielleicht eine Hormonersatztherapie (s. S. 137–138). Obwohl sie Östrogen enthält, das gut für die Knochen ist, hat sie doch auch Nebenwirkungen.

SERM (Selektive Östrogenrezeptor-Modulatoren) Sie erhalten vielleicht Raloxifen, das eine ähnliche Wirkung wie Östrogen hat und Wirbelbrüche reduziert. Sie können darunter jedoch Hitzewallungen bekommen, und es kann Ihr Thromboserisiko erhöhen.

Strontium Diese neuere Behandlungsform verlangsamt den Knochenverlust, fördert die Knochenbildung und reduziert Wirbel- und Hüftfrakturen.

Calcitonin ist ein Hormon, das im Körper selbst gebildet wird, um den Knochen zu stärken. Der Arzt kann Calcitonin als Spritze oder als Nasenspray geben.

Teriparatid Dieses neue Medikament fördert den Knochenaufbau und reduziert das Risiko für Knochenbrüche. Es muss bis zu 18 Monate lang täglich gespritzt werden. Derzeit wird es vor allem Patienten gegeben, die weiterhin Knochenbrüche haben, obwohl sie andere Medikamente nehmen, oder die andere Behandlungen nicht vertragen.

SELBSTHILFE

Sie können der Osteoporose vorbeugen, indem Sie ein aktives Leben führen und eine Kost zu sich nehmen, die reich an Kalzium und Vitamin D ist (s. S. 262).

Reduzieren Sie das Sturzrisiko. Achten Sie darauf, dass zu Hause keine Stolperfallen herumliegen, tragen Sie feste Schuhe,s und seien Sie vorsichtig, wenn Sie im Winter ins Freie gehen. Benutzen Sie einen Gehstock, wenn Sie eine Stütze brauchen. Wenn Sie leicht hinfallen, kann es sich lohnen, Hüftprotektoren anzuschaffen (speziell gepolsterte Unterwäsche, die die Hüften schützt). Falls Sie starke Osteoporose haben, müssen Sie aufpassen, wenn Sie etwas tragen oder hochheben, weil die plötzliche Belastung leicht zu einer Wirbelfraktur führen kann.

Essen Sie Nahrungsmittel, die Knochen aufbauen. Es ist einfach, die richtigen Lebensmittel zu essen; schauen Sie bloß auf die Auswahl an guten Kalziumquellen (s. S. 262).

Bewegen Sie sich für starke Knochen. Laufen und Gehen kräftigt die Knochen. Krafttraining kann die Knochendichte ebenfalls fördern, sollte aber vermieden werden, wenn schon eine Osteoporose vorliegt. Frauen mit Osteoporose sollten an drei bis vier Tagen pro Woche 30 Minuten stramm gehen. Körperlich aktiv zu bleiben kann Ihr Sturzrisiko senken und Nerven- und Muskelreaktionen bei Stürzen verbessern.

Hören Sie auf zu rauchen. Die Chemikalien im Tabak verschlimmern den Knochenschwund und verschlechtern die Kalziumaufnahme.

RISIKO-CHECK

Osteoporose betrifft bis zu einem gewissen Grad jeden, wenn er älter wird, aber Ihr Risiko ist erhöht, wenn

- Ihre Menopause früh eingesetzt hat (vor dem 45. Lebensjahr),
- Sie langfristig Kortikosteroide einnehmen,
- Sie Osteoporose in Ihrer Familiengeschichte haben (vor allem wenn Ihre Mutter sich die Hüfte gebrochen hat),
- Ihre Kost arm an Kalzium und Vitamin D ist,
- Sie einen sitzenden Lebensstil haben oder hatten (vor allem im Teenager-Alter) oder aus irgendeinem Grund keinen Sport treiben können,
- Sie rauchen,
- Sie zu viel Alkohol trinken (s. S. 65),
- Sie bestimmte Erkrankungen wie eine Zöliakie (s. S. 301) oder eine Schilddrüsenüberfunktion (s. S. 328–329) haben,
- Sie Untergewicht haben oder in der Vergangenheit an einer Essstörung (s. S. 216–217) litten.

So bekommen Sie Ihre tägliche Kalziumdosis

Für gesunde und starke Knochen brauchen Sie eine ganze Menge Kalzium – und Vitamin D, damit Sie das Kalzium aus der Nahrung aufnehmen können. Ihre Haut bildet Vitamin D aus dem Sonnenlicht: 10 bis 15 Minuten täglich im Freien ohne Sonnenschutz zur heißesten Tageszeit im Sommer (nicht genug für einen Sonnenbrand) versorgt Sie gewöhnlich mit genügend Vitamin D fürs ganze Jahr.

Die empfohlene Tagesdosis (ETD) von Kalzium ist 800 mg

Erhöhen Sie auf **1 200 mg** Kalzium pro Tag, wenn bei Ihnen eine Osteoporose diagnostiziert wurde.

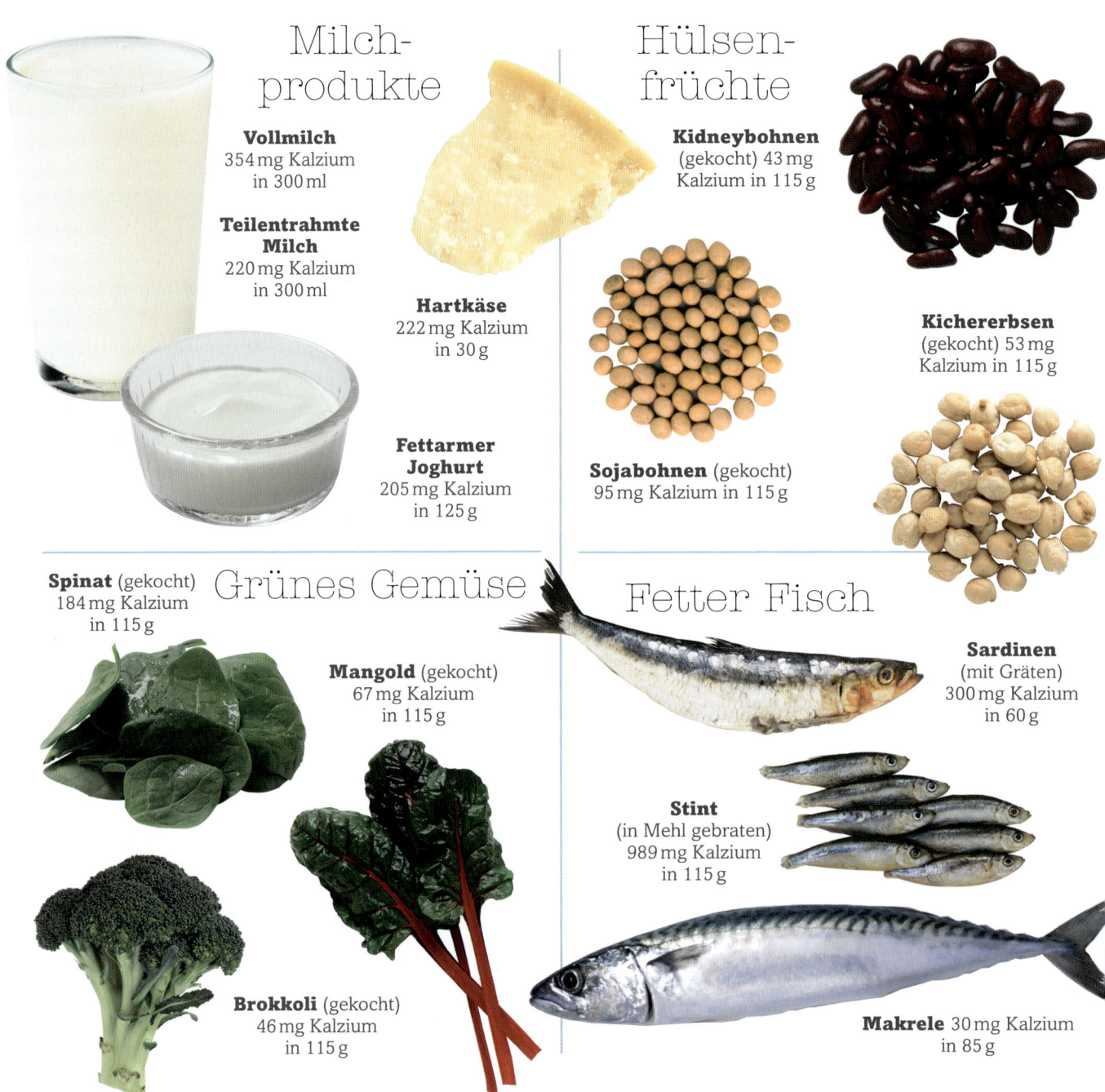

Milch-produkte

Vollmilch
354 mg Kalzium
in 300 ml

Teilentrahmte Milch
220 mg Kalzium
in 300 ml

Hartkäse
222 mg Kalzium
in 30 g

Fettarmer Joghurt
205 mg Kalzium
in 125 g

Hülsen-früchte

Kidneybohnen
(gekocht) 43 mg
Kalzium in 115 g

Kichererbsen
(gekocht) 53 mg
Kalzium in 115 g

Sojabohnen (gekocht)
95 mg Kalzium in 115 g

Grünes Gemüse

Spinat (gekocht)
184 mg Kalzium
in 115 g

Mangold (gekocht)
67 mg Kalzium
in 115 g

Brokkoli (gekocht)
46 mg Kalzium
in 115 g

Fetter Fisch

Sardinen
(mit Gräten)
300 mg Kalzium
in 60 g

Stint
(in Mehl gebraten)
989 mg Kalzium
in 115 g

Makrele 30 mg Kalzium
in 85 g

Arthrose

Es ist normal, dass ab und zu die Gelenke knirschen oder steif sind, wenn man älter wird. Wenn aber zum Beispiel ein Knie oder eine Hüfte besondere Beschwerden macht, dann könnte das die Folge einer Arthrose sein – einer Verschleißerscheinung, die sich langsam und über viele Jahre entwickelt.

WAS IST DAS?

Bei Arthrose wird die Knorpeloberfläche an den Knochenenden rauer und dünner, und der darunter liegende Knochen verdickt sich und bildet Knochenvorsprünge aus. Die Bewegungen laufen nicht mehr glatt und flüssig ab, die Gelenke schwellen an, schmerzen und knirschen, wenn man sie bewegt.

Es ist unklar, warum Arthrose das eine Gelenk befällt und das andere nicht und warum manche Gelenke stärker betroffen sind als andere.

Arthrose ist am häufigsten an den Gewicht tragenden Knie- und Hüftgelenken und an der Wirbelsäule (s. S. 272). Bei Frauen befällt sie auch die Hände (besonders die Finger und das Daumengrundgelenk) sowie die großen Zehen (s. S. 265).

DIE NÄCHSTEN SCHRITTE

Ihr Arzt wird Ihre Krankengeschichte mit Ihnen durchgehen und dann nach Ihren Symptomen fragen. Nennen Sie ihm alle Gelenke, die empfindlich, geschwollen oder instabil sind. Versuchen Sie schon vor dem Arztbesuch festzuhalten, wann genau Ihre Schmerzen und Steifigkeit am schlimmsten sind und was sie gegebenenfalls bessert oder verstärkt.

Anschließend wird Ihr Arzt Sie untersuchen. Er kann vielleicht Knochenauswüchse und ein Knirschen des befallenen Gelenks fühlen und herausfinden, ob seine Beweglichkeit eingeschränkt ist.

Wahrscheinlich wird eine Blutprobe entnommen und ins Labor geschickt. Bluttests erfolgen

SYMPTOM-CHECK

Arthrosebeschwerden können kommen und gehen, mit der Zeit werden sie aber allmählich zunehmen. Sie bemerken vielleicht

- Schmerzen nach Bewegung,
- Gelenksteife nach Ruhe, Besserung bald nach Bewegung,
- Ein Knirschen, wenn Sie das betroffene Gelenk bewegen,
- Verminderte Beweglichkeit des Gelenks oder sogar ein plötzliches Nachgeben.

Gehen Sie zum Arzt, wenn die Beschwerden anhalten oder Sie stark belasten.

SCHNITTBILD EINES GELENKS MIT ARTHROSE

Arthrose kommt bei Frauen häufiger vor als bei Männern, besonders in Knien und Händen; noch dazu sind die Symptome bei uns oft schlimmer. Beim Vergleich des normalen mit dem arthrotischen Gelenk sieht man, dass der Knorpel am Knochenende rauer und dünner geworden ist. Die Knochen haben kleine Sporne ausgebildet, wie sie ganz typisch für Arthrose sind. Die Kapsel um das Gelenk verdickt sich ebenfalls und dehnt sich aus.

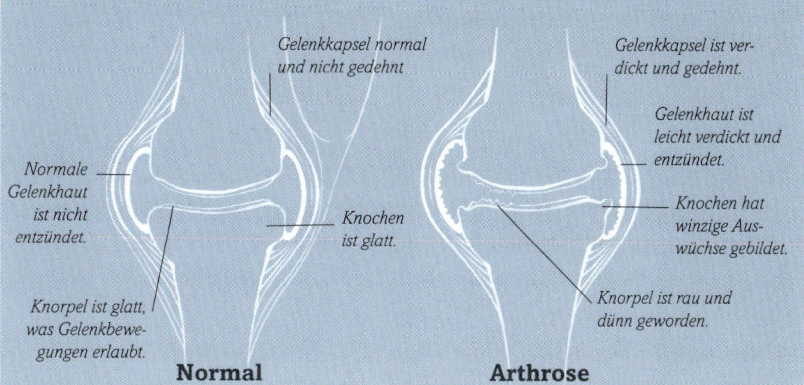

Gelenkkapsel normal und nicht gedehnt

Gelenkkapsel ist verdickt und gedehnt.

Gelenkhaut ist leicht verdickt und entzündet.

Normale Gelenkhaut ist nicht entzündet.

Knochen ist glatt.

Knochen hat winzige Auswüchse gebildet.

Knorpel ist glatt, was Gelenkbewegungen erlaubt.

Knorpel ist rau und dünn geworden.

Normal

Arthrose

gewöhnlich zum Ausschluss spezieller Gelenkentzündungen (z. B. der rheumatoiden Arthritis, s. S. 266), da es keine spezifischen Tests gibt, die eine Arthrose nachweisen. Auf einer Röntgenaufnahme lässt sich erkennen, ob der Gelenkspalt verengt ist oder ob Knochenauswüchse vorhanden sind. Allerdings können Röntgenaufnahmen in den frühen Arthrosestadien normal ausfallen.

THERAPIEMÖGLICHKEITEN

Leider lässt sich Arthrose nicht heilen. Aber es gibt viele Medikamente, die die Schmerzen und Steife verringern, wenn sie auch Nebenwirkungen haben können.

Schmerzmittel Paracetamol ist das sicherste Schmerzmittel zur kurzzeitigen Linderung. Es kann auch mit anderen, z. B. codeinartigen, Analgetika kombiniert werden. Die sogenannten nichtsteroidalen Antirheumatika (NSAR) wie Ibuprofen und Diclofenac können ebenfalls Ihre Schmerzen, Schwellungen und Steife

reduzieren. Manche sind auch als Gel erhältlich, mit dem die Gelenke eingerieben werden können.

Injektionen Kortikosteroide oder Hyaluronsäure (die dem zähflüssigen Bestandteil der Gelenkflüssigkeit stark ähnelt, s. S. 258) können direkt in das betroffene Gelenk gespritzt werden. Diese Spritzen können für einen längeren Zeitraum Erleichterung verschaffen und Ihre Schmerzen jeweils für mehrere Wochen lindern.

Physiotherapie Bei einem Physiotherapeuten können Sie Übungen erlernen, die Ihre Gelenke stabilisieren und schützen. Auch eine Hydrotherapie ist sinnvoll, um durch Kalt- und Warmwasseranwendungen die Beweglichkeit eines befallenen Gelenks, v. a. des Knies, zu verbessern.

Gelenkersatz Wenn Sie trotz Medikamenten starke Schmerzen haben und Ihre Gelenke so geschwollen und geschädigt sind, dass Ihre Mobilität dadurch eingeschränkt wird, kann Ihr Arzt Sie zu einem orthopädischen Chirurgen überweisen. Je nach Ihrem Befund empfiehlt der Chirurg vielleicht eine Operation, bei der Ihr betroffenes Gelenk durch ein künstliches ersetzt wird. Wie bei jeder Operation gibt es bei diesem Eingriff Risiken, die der Arzt mit Ihnen besprechen wird.

Ein neues Hüftgelenk bei Arthrose

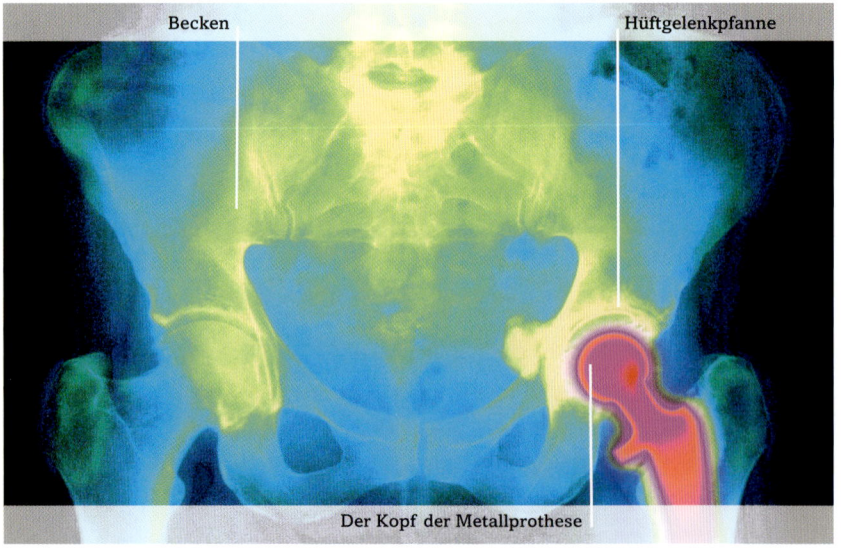

Becken · Hüftgelenkpfanne · Der Kopf der Metallprothese

Dieses Röntgenbild zeigt ein künstliches Hüftgelenk. Die Arthrose hat den Knorpel des Kugelgelenks geschädigt, durch das der Oberschenkelknochen über die Hüftgelenkpfanne mit dem Becken verbunden ist.

Dank der medizinischen Fortschritte halten künstliche Gelenke oft 10 bis 25 Jahre. Sie können dafür sorgen, dass Sie sich wieder sicher und schmerzfrei bewegen können.

Am häufigsten werden Hüft- und Kniegelenke ersetzt, diese Operationen sind meist sehr erfolgreich. Es können jedoch z. B. auch neue Schulter-, Ellbogen-, Finger- und Sprunggelenke eingesetzt werden – mit unterschiedlichem Erfolg.

Je nach Art des Eingriffs müssen Sie mit einem Krankenhausaufenthalt von zwei bis fünf Tagen rechnen. Anschließend werden Sie sich wahrscheinlich langsam, aber sicher erholen. Vielen geht es nach drei bis sechs Monaten schon recht gut. Es kann auch bis zu einem Jahr dauern, bis Sie wieder ganz in Ordnung sind.

SELBSTHILFE

Sie können einiges dazu beitragen, die Symptome der Arthrose zu lindern.

Nehmen Sie überschüssige Pfunde ab. Zuallererst helfen Sie sich, indem Sie Übergewicht abbauen: So reduzieren Sie die tägliche Belastung Ihrer Hüfte, Knie und Füße ganz erheblich. Versuchen Sie, aktiv zu bleiben, und verteilen Sie Aktivitäten und Pausen gleichmäßig über den Tag. Achten Sie auf eine gesunde Ernährung (s. S. 52–55), auf Bewegung (s. S. 56–57) und auf Ihr Gewicht (s. S. 58–59).

Tragen Sie bequeme Schuhe. Sie merken vielleicht, dass Ihnen bestimmte Schuhe helfen. Stoßdämpfende Trainingsschuhe mit dicken, weichen Sohlen oder flache Schuhe können sehr bequem sein und die Schmerzen verringern. Wenn Sie an Arthrose des Großzehengrundgelenks leiden, vermeiden Sie spitze oder hochhackige Schuhe am besten ganz oder tragen sie zumindest nur für kurze Zeit.

Sie können Nahrungsergänzungsmittel nehmen. Viele Menschen nehmen Glucosamin und/ oder Chondroitin, die man auch im Reformhaus bekommt, um »etwas für die Gelenke zu tun«. Solche Präparate können einen geringfügigen Einfluss auf den Knorpelverlust haben, und manche Patienten finden, dass sie die Schmerzen lindern. Dass Lebertran einen erkennbaren Effekt auf die Arthrose hat, ist wissenschaftlich nicht belegt.

Verwenden Sie eine Gehhilfe. Wenn Ihr Gelenk ab und zu instabil ist, versuchen Sie es mit einem Gehstock (es gibt faltbare, die man leicht aufbewahren und mitnehmen kann). Eine Gelenkstütze, um z. B. das Knie zu stabilisieren, kann ebenfalls helfen.

Passen Sie Ihr Zuhause und Ihre Arbeit an. Ergotherapeuten können Sie zu Veränderungen im Haus und am Arbeitsplatz beraten, ebenso zu nützlichen Geräten wie z. B. Gläser- und Flaschenöffnern, die das tägliche Leben erleichtern.

> »Es gibt verschiedenste Arthrose-Therapien, sodass Sie Ihr Leben immer noch voll genießen können.«

ARTHROSE DES GROSSZEHENGRUNDGELENKS

Arthrose im Großzehengrundgelenk führt zur Steife und Knochendeformierung. Der Zeh weicht zu den anderen Zehen hin ab, die Basis steht nach außen vor (Hallux rigidus, s. rechts). Das umliegende Gewebe kann sich entzünden, anschwellen und schmerzen – bis hin zur Schleimbeutelentzündung (Bursitis). Die Ballen verursachen meist mehr Beschwerden, wenn Sie spitze Schuhe oder hohe Absätze tragen. Auch langes Stehen verschlimmert die Symptome. Ihr Arzt kann Schaumstoffpolster über den Ballen oder individuelle Einlagen empfehlen. Alternativ können Sie auch einen Podologen, also einen speziell ausgebildeten Fußpfleger, aufsuchen, der Sie zu geeigneten Übungen und maßgefertigten Schuhen oder Einlagen beraten kann. In schweren Fällen kann eine chirurgische Behandlung nötig werden.

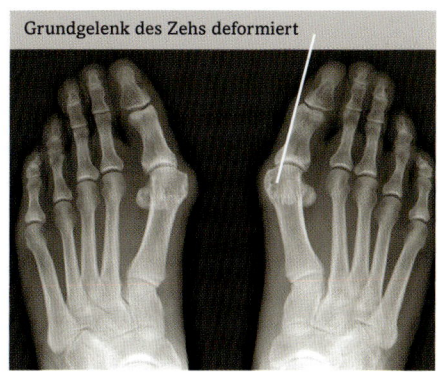

Grundgelenk des Zehs deformiert

Röntgenbild bei Hallux rigidus

Autoimmunkrankheiten

Dieser Abschnitt behandelt die rheumatoide Arthritis, den Lupus, das Raynaud-Phänomen und das Sjögren-Syndrom. Diese Krankheiten, bei denen der Körper sich selbst angreift, betreffen häufiger Frauen. Wie bei so vielen Krankheiten weiß man noch nicht, was den Körper zu einer solchen Attacke veranlasst.

Rheumatoide Arthritis

Diese Autoimmunkrankheit kann Menschen jedes Alters treffen, obwohl sie am häufigsten mit Anfang 40 und dreimal häufiger bei Frauen als bei Männern auftritt.

WAS IST DAS?

Arthritis bedeutet Gelenkentzündung, und die rheumatoide Arthritis ist eine häufige Arthritisform. Bei der rheumatoiden Arthritis attackiert das körpereigene Immunsystem Gelenkinnenhaut, insbesondere der Hände und Füße, aber auch anderer Gelenke des Körpers. Dies führt zu Entzündung, Schwellung, Steifigkeit, heißen Gelenken und Schmerzen. Die Schmerzen entstehen einerseits durch eine Nervenreizung infolge der entzündlichen Substanzen, aber auch durch eine Dehnung der Gelenkhaut wegen der Gelenkschwellung.

Es ist nicht genau bekannt, was eine solche Gelenkentzündung auslöst (s. S. 259), die mit der Zeit auch Knorpel, Bänder und den Knochen in Gelenknähe schädigen kann.

Die rheumatoide Arthritis kann auch die Sehnen und manchmal sogar andere Körperteile wie Lunge, Augen und Blutgefäße befallen, und es können sich sogenannte Rheumaknoten an Ellbogen, Händen und Füßen ausbilden. Patienten mit rheumatoider Arthritis haben ein erhöhtes Risiko für Herz-Kreislauf-Erkrankungen (s. S. 158–174); dabei kann auch die Behandlung mit Kortikoiden und NSAR eine Rolle spielen.

In den meisten Fällen entwickeln sich die Symptome allmählich im Laufe einiger Wochen.

Typisch sind wiederkehrende mittelschwere Schübe. Die Häufigkeit der Schübe, die Zahl der befallenen Gelenke und die Schwere der Symptome sind variabel. Manche Patienten haben eine milde Form mit sehr wenigen Symptomen. Bei den meisten flackert die Erkrankung periodisch auf, die Gelenkentzündungen und -schmerzen nehmen dann zu. Solche Schübe können Monate oder Jahre andauern, werden dann jedoch oft von besseren Perioden abgelöst. Bei manchen Patienten verschlimmert sich die rheumatoide Arthritis zunehmend und sehr schnell.

DIE NÄCHSTEN SCHRITTE

Es gibt keinen speziellen Test, mit dem man eine rheumatoide Arthritis nachweisen könnte, und weil es viele andere Erkrankungen gibt, die zu Gelenkschmerzen führen können, kann es ziemlich schwierig sein, sie zu diagnostizieren. Ihr Arzt wird die Diagnose stellen auf der Basis Ihrer Symptome, Ihrer Krankenge-

---

SYMPTOM-CHECK

Es gibt Hauptsymptome und »extraartikuläre« (außerhalb der Gelenke befindliche) Symptome:

- Schmerzen und Schwellung der Finger, Handgelenke oder Fußballen
- Morgensteifigkeit
- Allgemeines Krankheitsgefühl
- Müdigkeit
- Hitzegefühl und Schwitzen
- Depressivität und Gereiztheit
- Unerklärlicher Gewichtsverlust
- Trockene, gereizte Augen

Gehen Sie zum Arzt, wenn diese Symptome mit steifen, schmerzenden Gelenken verbunden sind.

»Sie können Ihr Risiko für rheumatoide Arthritis durch einen gesunden Lebensstil reduzieren.«

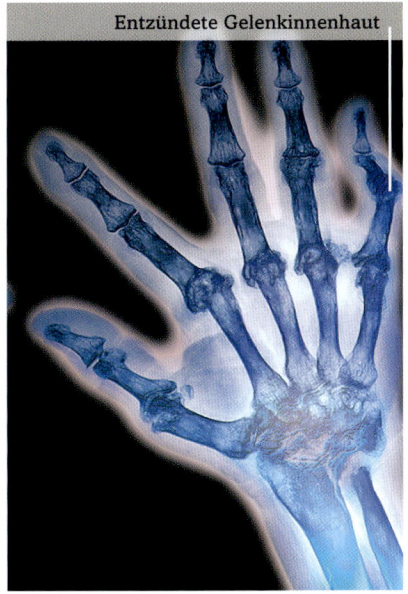

Entzündete Gelenkinnenhaut

Hand mit rheumatoider Arthritis
Das Röntgenbild zeigt die Gelenkschwellung durch Flüssigkeitsansammlung und Zelleinwanderung in die Gelenkhaut.

schichte, der körperlichen Untersuchung und etwaiger Bluttests und Röntgenaufnahmen, die er für angebracht hält. Mit Blutuntersuchungen kann man nachweisen:

- Eine Entzündung – anhand der Blutsenkungsgeschwindigkeit und des C-reaktiven Proteins (CRP)
- Rheumafaktor – 80 Prozent der Patienten mit rheumatoider Arthritis haben dieses Eiweiß im Blut.
- Anti-Citrullin-Antikörper – sie sind für rheumatoide Arthritis spezifisch.

Röntgenbilder können durch den Krankheitsprozess verursachte Schäden zeigen. Es gibt auch neuere Techniken, wie Ultraschall und MRT, mit denen sich krankhafte Veränderungen schon früh erfassen lassen.

RISIKO-CHECK

Rheumatoide Arthritis kommt auf der ganzen Welt vor, ungefähr ein Prozent der Bevölkerung ist davon betroffen. Sie tritt in jedem Alter auf, aber am häufigsten zwischen 30 und 50 Jahren. Am typischsten ist ein Beginn der Symptome mit Anfang 40. Wie viele andere Krankheiten kann die rheumatoide Arthritis in der Familie liegen, aber die Gene allein sind nicht schuld.

Gewisse Lebensstil-Faktoren können Ihr Risiko für rheumatoide Arthritis erhöhen. Der beste Weg, die Erkrankungswahrscheinlichkeit zu senken, ist demnach eine gesunde Lebensweise. Man glaubt, dass Zigarettenrauchen das Risiko erhöht; falls Sie also noch

rauchen, schlagen Sie auf Seite 64 unsere Tipps zum Aufhören nach. Wichtig ist auch eine ausgewogene, abwechslungsreiche Ernährung, weil ein hoher Konsum von Koffein und rotem Fleisch sowie ein Mangel an Antioxidanzien das Risiko für diese Erkrankung erhöhen können (s. S. 52–55). Rheumatoide Arthritis kommt nachweislich etwas seltener bei Menschen vor, die Alkohol in Maßen trinken oder viel Vitamin C zu sich nehmen. Wenn Sie übergewichtig oder fettsüchtig sind (s. S. 58–59), kann das überschüssige Gewicht die Gelenke zusätzlich belasten. Übergewicht abzubauen kann also einen wesentlichen Beitrag zu besserer Gesundheit darstellen.

VON RHEUMATOIDER ARTHRITIS BETROFFENE GELENKE

Die rheumatoide Arthritis betrifft bevorzugt die markierten Gelenke (s. unten) und neigt dazu, den Körper symmetrisch zu befallen. Wie viele Gelenke und wie schwer sie erkranken, ist von Patientin zu Patientin verschieden, weil die Krankheit sich bei jedem anders auswirken kann.

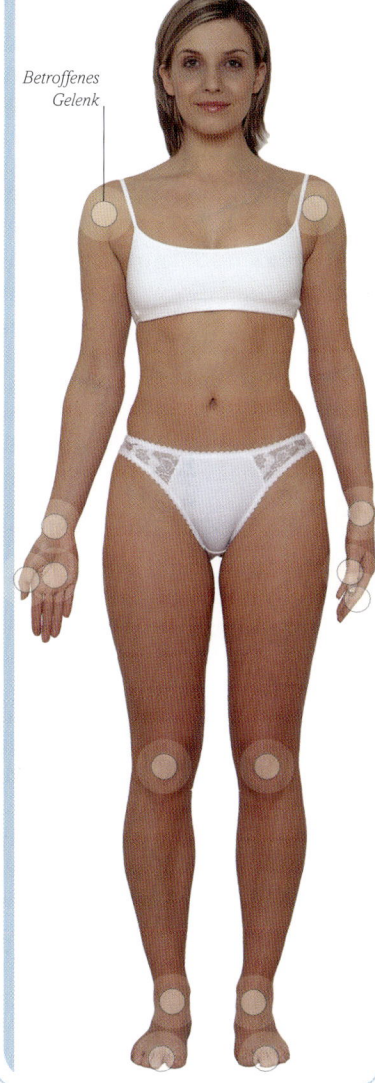

Betroffenes Gelenk

THERAPIEMÖGLICHKEITEN

Das Hauptziel der Behandlung ist es, die Gelenkentzündung so früh wie möglich zu unterdrücken, damit sich kein größerer Schaden entwickelt. (Sobald die Gelenke einmal geschädigt sind, heilen sie nicht besonders gut.) Die wesentlichen Behandlungen der rheumatoiden Arthritis sind:

Schmerzmittel, wie Paracetamol, reduzieren die Beschwerden und können kombiniert mit stärkeren codeinartigen Mitteln gegeben werden. Schmerzmittel reichen jedoch oft nicht aus und werden gewöhnlich zusammen mit NSAR verordnet.

Nichtsteroidale Antirheumatika (NSAR) reduzieren sowohl die Schmerzen als auch die Gelenkschwellung.

Krankheitsmodifizierende Antirheumatika (DMARD) können mehr als nur die Symptome der rheumatoiden Arthritis unterdrücken: Sie verlangsamen tatsächlich den Krankheitsverlauf. Es kann Wochen bis Monate dauern, bis sie wirken, und sie müssen oft über Jahre eingenommen werden. Da sie alle mit Nebenwirkungen verbunden sein können, erfordern sie eine regelmäßige medizinische Überwachung. Zu dieser Gruppe gehören mehrere Medikamente:

- Methotrexat, Sulfasalazin, Leflunomid, Gold, Azathioprin und Penicillamin
- Neuere biologische Therapien wie TNF-alpha-Blocker und Rituximab; sie sind sehr effektiv und wirken möglicherweise schneller

Kortikosteroide, die viele Nebenwirkungen auslösen können, wenn sie langfristig genommen werden.

SELBSTHILFE

Es gibt ein paar Möglichkeiten, wie Sie die Beschwerden so gering wie möglich halten können:

Die Einnahme von Fischöl-Präparaten kann einen leichten günstigen Effekt auf die Symptome haben.

Ein gesundes Gewicht und eine gute, ausgewogene Ernährung können ebenfalls helfen. Nehmen Sie ab, wenn Sie Übergewicht haben.

Versuchen Sie, so aktiv wie möglich zu bleiben, weil die Muskeln um die Gelenke herum schwach werden, wenn sie nicht benutzt werden. Regelmäßige Übungen zur Muskelkräftigung helfen vielleicht, die Schmerzen zu unterdrücken und die Gelenkfunktion zu verbessern. Aber Sie sollten Ihre Grenzen nicht überschreiten und Ihre Muskeln und Gelenke nicht schädigen.

Stimmen Sie Ihre Aktivität jeden Tag neu darauf ab, wie Sie sich gerade fühlen. Schwimmen, Radfahren und Gehen mit geeigneten Schuhen sind nützlich. Krankengymnasten und Ergotherapeuten können Ihnen spezielle Übungen empfehlen, die die Gelenke mobil halten und die Muskeln kräftigen. Sie beraten Sie auch zu Gelenkschutz, Anpassung Ihrer Wohnumgebung und nützlichen Hilfsmitteln, die den Alltag einfacher machen.

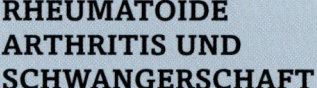

RHEUMATOIDE ARTHRITIS UND SCHWANGERSCHAFT

Die meisten Frauen mit rheumatoider Arthritis fühlen sich in der Schwangerschaft besser. Leider kann die Krankheit nach der Geburt wieder aufflackern. Einige Medikamente dürfen in der Schwangerschaft nicht genommen werden; wenn Sie also eine Schwangerschaft planen, sprechen Sie darüber mit Ihrem Arzt.

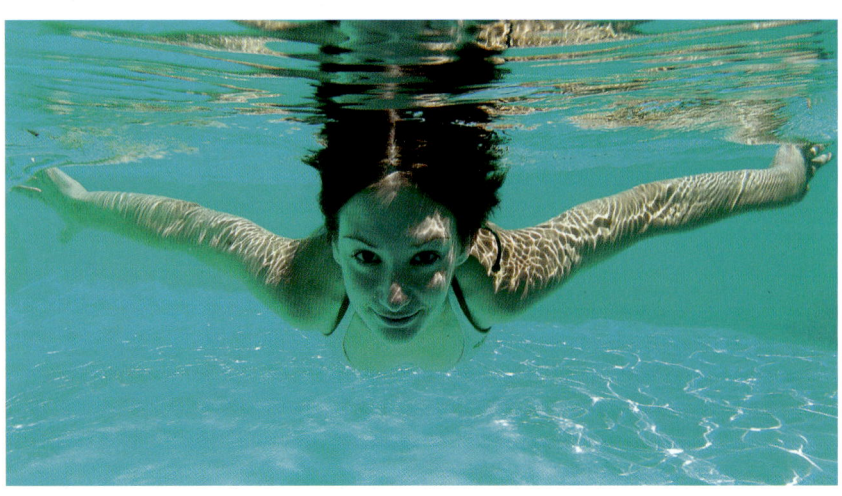

Wohltuend
Schwimmen ist ein geeigneter Sport, wenn Sie unter rheumatoider Arthritis leiden. Das Wasser entlastet Ihre Gelenke.

Lupus

Systemischer Lupus erythematodes (so der vollständige Name dieser Erkrankung) wird meist kurz Lupus genannt. Diese Autoimmunkrankheit ist bei Frauen neunmal häufiger als bei Männern; sie betrifft annähernd eine von 1 000 Personen.

WAS IST DAS?

Lupus führt zur Entzündung in verschiedenen Körperregionen. Er kann mild oder schwer sein, aufflackern und wieder abklingen; er kann sich auf ganz unterschiedliche Art zeigen und viele Krankheiten imitieren.

SYMPTOM-CHECK

Lupus kann vielfältige und unterschiedlich schwere Symptome auslösen. Die häufigsten sind:
- Gelenkschmerzen
- Müdigkeit
- Hautausschlag
- Erhöhte Lichtempfindlichkeit
- Fieber
- Gewichtsverlust
- Geschwollene Lymphknoten
- Haarausfall
- Mundgeschwüre
- Schlechte Durchblutung der Finger und Zehen (Raynaud-Phänomen s. S. 270)

Eine Patientin, die an Lupus leidet, kann ein ganz anderes Symptomenspektrum haben als eine andere mit derselben Krankheit. **Gehen Sie zum Arzt,** wenn Sie eines dieser Symptome haben.

Lupus entwickelt sich am häufigsten bei Frauen im gebärfähigen Alter, obwohl Menschen jeden Alters betroffen sein können.

Es ist nicht bekannt, warum es zu Lupus kommt. Einige Faktoren können das Immunsystem zur Produktion abnormer Antikörper anregen, die zur Entzündung und Schädigung verschiedener Körpergewebe führen. Zu den möglichen Auslösern gehören beispielsweise Viren, Umweltfaktoren wie Sonnenlicht und Infektionen, Hormone und genetische Faktoren, obwohl Lupus nicht einfach eine Erbkrankheit ist. Manche Frauen mit Lupus haben spezielle (Antiphospholipid-) Antikörper, die Fehlgeburten oder Thrombosen auslösen können.

Lupus hat weitreichende Auswirkungen, etwa
- auf die Nieren (eine Entzündung führt zu hohem Blutdruck),
- auf das Gehirn und Nervensystem (wo er alles mögliche vom simplen Kopfschmerz bis zu Angst, Depressionen, Epilepsie und sogar psychiatrische Erkrankungen auslösen kann),
- auf Herz und Lunge (mit der Folge von Atemnot und Brustschmerzen),
- auf den Verdauungstrakt und die Leber (was zu Appetitlosigkeit, Übelkeit, Erbrechen oder Durchfall führen kann),
- auf die Milz (eine vergrößerte Milz kann man bei der Untersuchung feststellen),
- auf die Augen (verursacht trockene Augen und auch einen trockenen Mund).

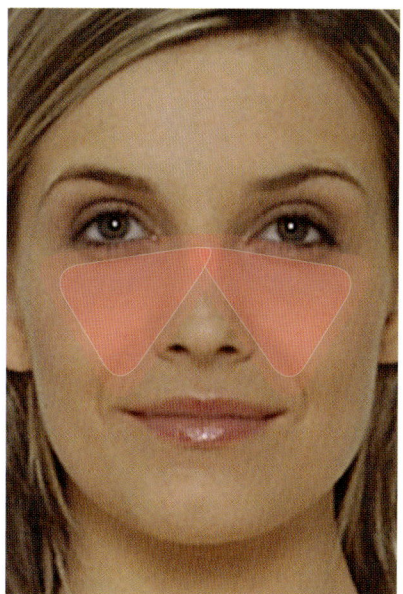

Schmetterlingsausschlag
Ein roter, leicht erhabener Ausschlag über Nase und Wangen in Form eines Schmetterlings ist ein häufiges Lupus-Merkmal.

DIE NÄCHSTEN SCHRITTE

Ihr Arzt stellt die Diagnose auf der Basis Ihrer Symptome (s. links), der Krankengeschichte, der körperlichen und der Blutuntersuchung. Mit den Bluttests lassen sich bestimmte Antikörper oder Zeichen der Krankheitsaktivität nachweisen, eine Anämie oder Anomalien anderer Blutzellen aufdecken, und man kann die Leber- und Nierenfunktion beurteilen.

THERAPIEMÖGLICHKEITEN

Obwohl es eine Heilung derzeit nicht gibt, wurden große Fortschritte in der Behandlung gemacht, und die Aussichten für Patientinnen mit Lupus haben sich extrem verbessert.

Die meisten Patientinnen werden zum Spezialisten überwiesen. Bei sehr milden Symptomen brauchen Sie vielleicht überhaupt keine Therapie.

Medikamente können die Beschwerden in den meisten Fällen lindern. Je nach Symptomatik verschreibt Ihr Arzt vielleicht eines oder mehrere der folgenden sehr wirksamen Medikamente:

- Schmerzmittel und NSAR (gegen Gelenkschmerzen)
- Hydroxychloroquintabletten und Kortikosteroidcreme (beide werden gegen Hautausschläge eingesetzt, Hydroxychloroquin auch gegen Gelenkschmerzen)
- Kortikosteroide zum Einnehmen (gegen Entzündungen in anderen Körperteilen, z. B. Herz und Lunge)

- Hoch dosierte Kortikosteroide und immunsupprimierende Medikamente (bei schweren Formen der Erkrankung)

SELBSTHILFE

Es gibt ein paar einfache Maßnahmen, die Sie selbst ergreifen können: **Meiden Sie die Sonne.** Starkes Sonnenlicht kann die Lupus-Symptome verstärken (und zwar nicht nur die Hautsymptome). Decken Sie möglichst viel Haut ab, und schützen Sie die unbedeckten Stellen mit einer Sonnencreme mit Lichtschutzfaktor 25 oder höher.

Hören Sie auf zu rauchen, das kann das Lupus-Risiko erhöhen. **Versuchen Sie, Infektionen zu vermeiden.** Mit Lupus neigen Sie stärker zu Infektionen, besonders wenn Sie Kortikosteroide oder Medikamente nehmen, die die Immunabwehr unterdrücken. **Meiden Sie bestimmte Medikamente,** z. B. bestimmte Blutdruckmittel, die einen medikamenteninduzierten Lupus oder einen Lupus-Schub auslösen können. **Nehmen Sie Nahrungsergänzungsmittel mit Fischöl,** sie können möglicherweise helfen.

Raynaud-Phänomen

Diese Krankheit betrifft die Gliedmaßen, und zwar gewöhnlich die Finger. Eine von 20 Personen entwickelt die Störung, sie kann alle Altersgruppen treffen. Bei weniger als einem von zehn Betroffenen liegt ihr eine auslösende Erkrankung zugrunde (wie z. B. eine Autoimmunkrankheit), sie kann jedoch auch als Nebenwirkung von Medikamenten auftreten.

WAS IST DAS?

Das Raynaud-Phänomen wird durch ein Zusammenziehen der kleinsten Blutgefäße hervorgerufen, wenn sie Kälte oder einer Temperaturänderung ausgesetzt sind. Die Haut (z. B. der Finger) wird zuerst blass und kühl, dann bläulich und schließlich rosa. Muskelkrämpfe der Arterien schränken die Blutzufuhr vorübergehend ein. Zusammen mit den Farbveränderungen kommt es zu Schmerzen, Taubheitsgefühl und Kribbeln. Es können zwar auch Ihre Füße, Nase, Ohrläppchen oder Zunge betroffen sein, aber gewöhnlich sind die Hände das Hauptproblem. Die Symptome sind meist mild, mit kurzen, sporadischen Ausbrüchen.

DIE NÄCHSTEN SCHRITTE

Der Arzt kann gefäßerweiternde Medikamente verschreiben.

THERAPIEMÖGLICHKEITEN

Gemeinsam mit Ihrem Arzt sollten Sie überlegen, welche Behandlung sich am besten für Sie eignet.

SELBSTHILFE

Es gibt einige Möglichkeiten der Selbstbehandlung: **Halten Sie Ihre Hände warm** mit Handwärmern und beheizbaren Handschuhen. Vermeiden Sie eine plötzliche Kälteeinwirkung. **Geben Sie das Rauchen auf,** es verengt die Blutgefäße. **Reduzieren Sie Stress** im Alltag, und lernen Sie, sich zu entspannen (s. S. 62–63).

SYMPTOM-CHECK

Meist entwickeln sich die Symptome bei Kälteeinwirkung:

- Schmerzen, Taubheit, Pochen, Kribbeln in den Fingern
- Veränderung der Hautfarbe an den Fingern, wenn sie kalt werden (Folge der Verengung und anschließenden Weitstellung der dortigen Blutgefäße)
- Gelegentlich entsprechende Probleme an den Füßen

Gehen Sie zum Arzt, wenn Sie bei kaltem Wetter solche Symptome bekommen.

Sjögren-Syndrom

Das Sjögren-Syndrom ist wahrscheinlich die zweithäufigste Autoimmunkrankheit nach der rheumatoiden Arthritis (s. S. 266). Es kann in jedem Alter auftreten, am wahrscheinlichsten ist es aber bei Frauen zwischen 40 und 60 Jahren.

WAS IST DAS?

Bei dieser Autoimmunstörung attackiert und schädigt Ihr Immunsystem das Gewebe der Speichel- und Tränendrüsen. Die daraus resultierenden Symptome (s. rechts) mögen unangenehm sein, lassen sich aber behandeln. Zusätzlich kann Ihr Immunsystem auch eine Entzündung von Gelenken, Leber, Nieren und Lunge verursachen. Wenn Sie ein Sjögren-Syndrom haben und schwanger werden, besteht das Risiko, dass die Autoantikörper, die Ihr Körper gebildet hat, bei Ihrem ungeborenen Kind eine Herzrhythmusstörung auslösen. Die Babys von Müttern mit Sjögren-Syndrom müssen in der Schwangerschaft genau überwacht werden und brauchen ggf. auch eine Kortikosteroidbehandlung.

DIE NÄCHSTEN SCHRITTE

Nachdem er Ihre Krankengeschichte erfragt und Sie untersucht hat, misst Ihr Arzt gegebenenfalls Ihre Tränen- und Speichelsekretion und veranlasst Bluttests zum Antikörpernachweis, vielleicht auch eine Lippenbiopsie. Dabei werden winzige Speicheldrüsen aus der Unterlippe entnommen und unter dem Mikroskop untersucht. Um Ihre Tränenproduktion zu beurteilen, hängt der Arzt vorsichtig für ein paar Minuten ein kleines Stückchen Papier in Ihr unteres Augenlid und bittet Sie, die Augen geschlossen zu halten. Wie viel Speichel Sie produzieren, lässt sich simpel daran messen, wie viel Sie in einen Becher spucken können.

THERAPIEMÖGLICHKEITEN

Obwohl das Sjögren-Syndrom nicht heilbar ist, können Ihre Ärzte Ihnen eine Reihe sinnvoller Behandlungen verordnen:

Künstliche Tränen können Ihre Augen feucht halten.

Sonnenbrillen mit Seitenschutz verhindern das Austrocknen.

Künstlicher Speichel als Mundspray oder Lutschtabletten

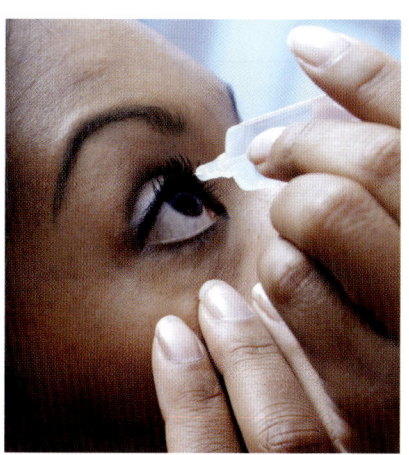

Künstliche Tränen
Tropfen halten Ihre Augen feucht. Dazu ziehen Sie das untere Lid nach unten und träufeln die Tropfen hinter das Lid.

SYMPTOM-CHECK

Gehen Sie zum Arzt, wenn Sie eines oder mehrere der folgenden Symptome haben:

- Schmerzende Gelenke
- Trockene Augen
- Trockener Mund und Zahnprobleme
- Müdigkeit
- Geschwollene Speicheldrüsen und Lymphknoten

Andere Körperorgane können ebenfalls betroffen sein.

Schmerzmittel (inklusive NSAR) können helfen.

Hydroxychloroquin hilft gegen Gelenkschmerzen und Müdigkeit.

Kortikosteroide können bei Gelenkentzündung, geschwollenen Drüsen und z. B. Lungensymptomen gegeben werden.

Kleinere Operationen werden in speziellen Fällen angeboten.

SELBSTHILFE

Einige Maßnahmen können Ihre Beschwerden lindern:

Gegen trockene Augen halten Sie sich von Wind, Klimaanlagen, Staub und Rauch fern.

Gegen Mundtrockenheit trinken Sie viel Wasser, kauen zuckerfreien Kaugummi und halten Zähne, Zahnfleisch und Mund sauber. Gehen Sie regelmäßig zum Zahnarzt.

»Manche Betroffene haben nur geringe Symptome wie trockene Augen und einen trockenen Mund.«

Rücken- und Nackenschmerzen

Durch Rückenschmerzen gehen mehr Arbeitstage verloren als durch irgendeine andere Krankheit. Nackenschmerzen kommen ebenfalls häufig vor, bei Frauen öfter als bei Männern. Meist klingen die Schmerzen in wenigen Wochen von selbst ab. Gehen Sie aber zum Arzt, wenn Ihre Schmerzen anhalten.

SYMPTOM-CHECK

Die Beschwerden können langsam oder plötzlich auftreten.

- Schmerzen, die in Arme oder Beine ausstrahlen können
- Steife, Klicken oder Knacken bei Bewegung

Gehen Sie dringend zum Arzt, wenn Sie Schwäche, Taubheit oder Kribbeln in Armen/Beinen spüren, bei Taubheit im Gesäß, Problemen beim Toilettengang oder Schwindel beim Hochschauen.

WAS IST DAS?

Schmerzen durch schlechte Haltung oder gezerrte Muskeln oder Bänder – sogenannte mechanische Schmerzen – kommen sehr häufig vor. Großteils schlimmer nach Bewegung und besser durch Schonung, strahlt der Schmerz gewöhnlich nicht in die Arme und Beine aus und klingt meist schnell wieder ab. Die damit verbundenen schmerzhaften Muskelverkrampfungen können allerdings mehrere Wochen anhalten.

In die Glieder ausstrahlende Schmerzen können mit Taubheitsgefühl oder Kribbeln verbunden sein. Umgekehrt kann sich ein Schulterproblem (s. S. 282) durch Nackenschmerzen äußern.

Häufige Ursachen für Nacken- und Rückenschmerzen sind:

- Schlechte Haltung
- Überanstrengung
- Arthrose der Wirbelsäule
- Verletzung, z. B. Schleudertrauma
- »Verrutschte« Bandscheibe
- Einengung des Wirbelkanals
- Wirbelsäulenverkrümmung

Eine schlechte Haltung, ob man nun über dem Lenkrad oder dem Schreibtisch hängt, kann den Muskeln sehr schaden und oft schmerzhafte Verkrampfungen auslösen.

Überanstrengung kann durch Überstrecken oder durch Heben schwerer Gegenstände in ungünstigem Winkel passieren. Die entstehenden Schmerzen sind Zeichen für eine Schädigung von Bändern, Muskeln oder Sehnen der Wirbelsäule oder der Bandscheiben.

Schleudertraumen, bei denen der Kopf heftig nach vorne und dann nach hinten geworfen wird (wie bei einem Verkehrsunfall, wenn das Auto von hinten gerammt wird), sind eine häufige Ursache von Nackenschmerzen.

Eine Bandscheibenvorwölbung oder ein -vorfall bewirkt Schmerzen, für welche die geleeartige Masse in den Bandscheiben verantwortlich ist. Sie kann auf eine Nervenwurzel oder den Wirbelkanal drücken. Der Druck erzeugt Schmerzen und auch Symptome in ganz anderen Körperregionen, z. B. ein pelziges Gefühl oder Kribbeln in Armen und Beinen. Es kann sogar Probleme mit der Blasen- und Darmentleerung geben.

Arthrose der Wirbelsäule wird auch Spondylose genannt: zervikale Spondylose, wenn die Arthrose den Nacken betrifft, lumbale Spondylose, wenn sie sich im unteren Rücken

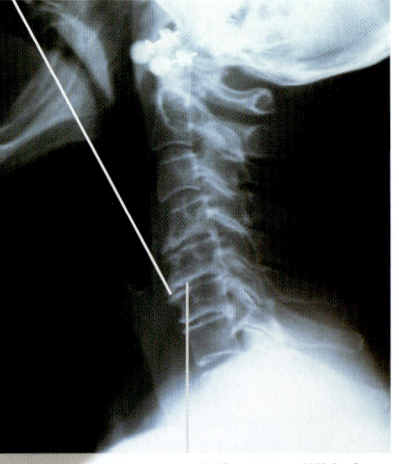

Der Zwischenwirbelraum ist verengt.

Aufgerauter Wirbel

Zervikale Spondylose
Das Röntgenbild zeigt die Wirbel der Halswirbelsäule. Die arthrotischen Wirbel liegen eng aneinander und haben raue Kanten.

abspielt. Arthrose (s. S. 263) entsteht durch »Verschleiß«. An der Wirbelsäule betrifft sie sowohl die kleinen Zwischenwirbelgelenke als auch die Bandscheiben. Wenn wir älter werden, werden die Bandscheiben dünner, die Zwischenräume zwischen den Wirbeln flacher. Knochenauswüchse bilden sich an den Wirbelrändern und kleinen Gelenken. Sie können örtliche Schmerzen auslösen, aber auch in die Arme oder Beine ausstrahlende Schmerzen verursachen, wenn sie einen Nerv quetschen.

Spinalstenose Eine Einengung des Wirbelkanals durch eine Bandscheibe oder knöcherne Auswüchse nennt man Spinalstenose. Diese Einengung übt Druck auf das Rückenmark aus und kann so Taubheitsgefühle, Schwäche in den Beinen oder Blasen- und Darmstörungen verursachen.

Wirbelsäulenverkrümmung

Wenn Ihre Wirbelsäule stark oder in einer ungewöhnlichen Form gekrümmt ist, kann das zu Schmerzen führen. Auch die Skoliose, bei der die Wirbelsäule seitlich verbogen ist, kann schmerzen.

Seltene Ursachen von Rücken- und Nackenschmerzen sind rheumatoide Arthritis (s. S. 266), ankylosierende Spondylitis, Fibromyalgie (s. S. 260), Polymyalgia rheumatica, Knochenbrüche bei Osteoporose (s. S. 260), Infektionen (wie die Tuberkulose) oder bestimmte Krebsarten, die in die Wirbelsäule gestreut haben.

DIE NÄCHSTEN SCHRITTE

Normalerweise stellt Ihr Arzt die Diagnose anhand Ihrer Krankheitsgeschichte und einer körperlichen Untersuchung. Woher kommt der

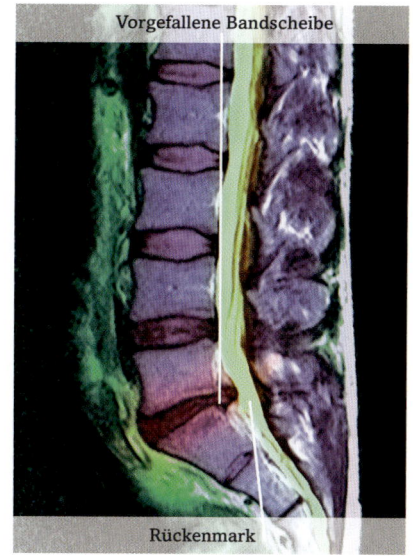

Lumbaler Bandscheibenvorfall
In diesem Magnetresonanztomogramm drückt eine vorgefallene Bandscheibe zwischen Lendenwirbelsäule und Kreuzbein auf das Rückenmark.

Schmerz? Wie weit können Sie sich bewegen, bevor er einsetzt? Sind Ihre Muskeln verspannt? Um das herauszufinden, untersucht der Arzt Ihren Rücken und beurteilt, wie gut Sie sitzen, stehen, sich bücken, gehen und Ihre Beine hochheben können.

Wenn Ihr Nacken wehtut, wird der Arzt Ihren Bewegungsradius prüfen, wo genau der Schmerz sitzt und was ihn auslöst. Auch Ihre Reflexe werden vielleicht untersucht.

Weitere Tests wie Röntgen, Magnetresonanz- oder Computertomografie kommen gewöhnlich nur ins Spiel, wenn der Verdacht auf eingeklemmte Nerven, Spinalstenose, Wirbelbruch, Entzündung, Infektion oder einen Tumor besteht.

Manchmal wird eine Blutprobe abgenommen, um die Diagnose abzusichern.

DIE KNOCHEN IHRES RÜCKENS

Ihre Wirbelsäule ist ein »Stapel« von Wirbeln vom Schädel bis zum Becken. Sie wird in drei Abschnitte geteilt: die Hals- (7 Wirbel), die Brust- (12 Wirbel) und die Lendenwirbelsäule (5 Wirbel). Das Kreuzbein setzt sich aus 5, das Steißbein aus 4 miteinander verschmolzenen Wirbeln zusammen. Zwischen den Wirbeln sitzen als Polster die Bandscheiben, die Zwischenwirbelgelenke verbinden sie hinten. Zudem werden die Wirbel durch Bänder gehalten, die Flexibilität gewähren. Ihr Rückenmark liegt im Inneren der Wirbelsäule. Nerven laufen vom Gehirn durch das Rückenmark in Ihren restlichen Körper.

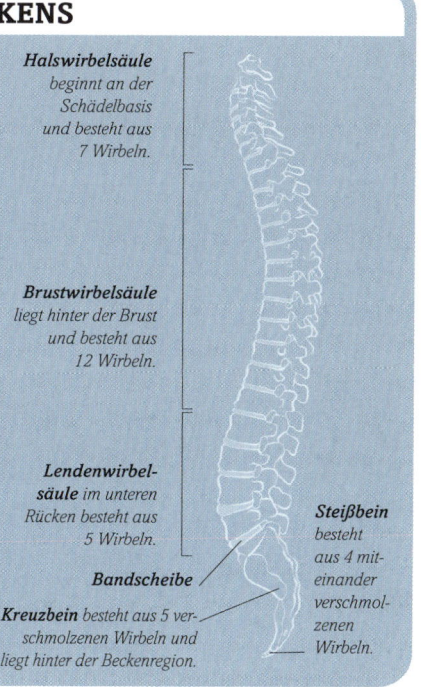

Halswirbelsäule
beginnt an der Schädelbasis und besteht aus 7 Wirbeln.

Brustwirbelsäule
liegt hinter der Brust und besteht aus 12 Wirbeln.

Lendenwirbelsäule im unteren Rücken besteht aus 5 Wirbeln.

Bandscheibe

Kreuzbein besteht aus 5 verschmolzenen Wirbeln und liegt hinter der Beckenregion.

Steißbein besteht aus 4 miteinander verschmolzenen Wirbeln.

KREUZSCHMERZEN

Wegen der komplexen, untereinander verknüpften Strukturen des
unteren Rückens können schon
geringe Muskel-, Bänder-, Sehnen-
oder Bandscheibenschäden ganz
erhebliche Beschwerden bereiten.
Die Schmerzlokalisation – ob höher
oben in Rückenmitte oder ausstrahlend in ein Bein, wie unten dargestellt – gibt Ihrem Arzt Hinweise
auf die Ursache der Schmerzen.

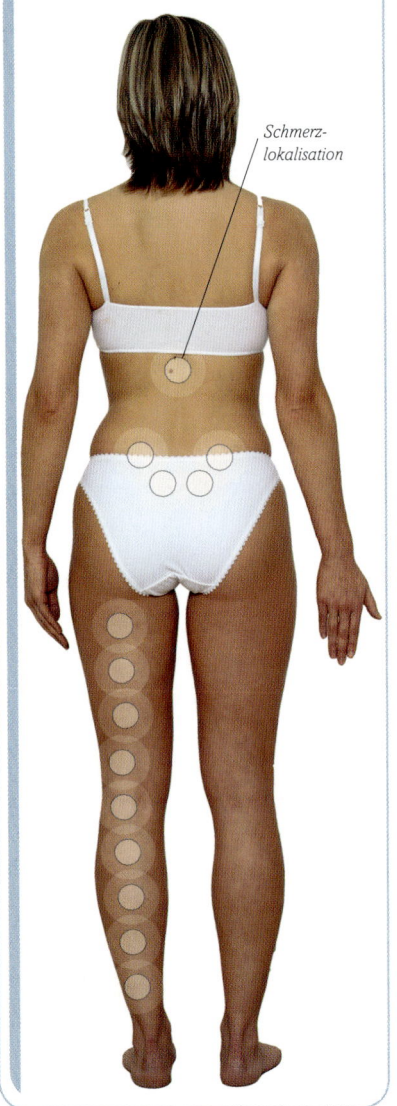

*Schmerz-
lokalisation*

THERAPIEMÖGLICHKEITEN

Meist klingen Rücken- oder Nackenschmerzen nach wenigen Wochen ab
und brauchen außer einer Schmerzlinderung keine Therapie. Wenn
die Beschwerden jedoch stark sind
oder der Arzt eine spezielle Ursache
gefunden hat, gibt es noch andere
Möglichkeiten der Behandlung.

Schmerzlinderung Bis der Zustand
sich bessert, hilft Ihnen vielleicht
Paracetamol oder Ibuprofen über die
Runden. Reicht das nicht aus, kann
der Arzt stärkere nicht steroidale
Antirheumatika (NSAR) wie Diclofenac oder Naproxen verordnen.

**Injektionen mit Kortikoste-
roiden und Lokalanästhetika**
können bei Schmerzen durch Bandscheibenvorfall oder bei Entzündung
der Zwischenwirbelgelenke helfen.

Andere Medikamente Ischias-
schmerzen (Schmerzen im Gesäß
und auf der Oberschenkelrückseite
durch Druck auf den Ischiasnerv)
werden oft durch das Antidepressivum Amitriptylin und die antiepileptischen Medikamente Gabapentin
und Pregabalin erleichtert.

Physikalische Therapie Hier gibt
es mehrer Techniken zur Schmerzlinderung, von Wärme und Kälte über
Ultraschall und TENS (transkutane
elektrische Nervenstimulation) bis
zu sogenannten Muscle-release-
Techniken. Zusätzlich kann Ihnen der
Therapeut auch Übungen beibringen,
welche die Muskelfunktion wieder-
herstellen und die Nacken- und
Rückenmuskulatur stärken.

Operationen Wenn alle Therapien
versagen, kann eine OP nötig werden. Bei Spinalstenosen oder Band-
scheibenvorfällen kann der Chirurg
die Schmerzursache entfernen. Nach
einer solchen OP bleibt man meist
einige Tage in der Klinik; danach
kann es noch mehrere Wochen dauern, bis die Schmerzen sich legen.

Schmerztherapie Wenn die
Schmerzen trotz Therapie anhalten,
kann Ihr Arzt Ihnen eine Schmerztherapie verschreiben. Sie wird
meist in Form ambulanter Grup-
pensitzungen abgehalten, die von
einem Team aus Ärzten, Schwestern,
Physiotherapeuten und Psychologen geleitet werden. Sie werden zu
Bewegungsübungen, Bewältigungsstrategien, der richtigen Dosierung
Ihrer Aktivitäten und sinnvollem
Medikamentengebrauch beraten.

SELBSTHILFE

Abgesehen vom Befolgen ärztlicher
Ratschläge können Sie auch selbst
versuchen, etwas zur Schmerzlinderung beizutragen. Anschließend ist
es sinnvoll, Rückfällen vorbeugen,
indem Sie Ihre Muskeln stärken und
fit bleiben (s. rechts).

Ruhe Es kann helfen, sich ein paar
Tage zu schonen, aber lange Bettruhe ist keine gute Idee. Versuchen
Sie, so bald wie möglich zu den
normalen Aktivitäten zurückzukeh-

»Walking, Schwimmen und Radfahren
sind exzellente Sportarten,
um die Rückenmuskulatur zu stärken.«

ren. Zu langes Ausruhen kann Ihre Genesung eher behindern und Ihre Muskeln schwächen, und sehr lange Arbeitspausen können Ihr Selbstvertrauen untergraben.

Behutsames Dehnen Bei Nackenschmerzen bewegen Sie den Kopf leicht nach einer Seite und halten ihn 30 Sekunden lang; dann wiederholen Sie dasselbe nach der anderen Seite. Strecken Sie Ihren Hals in so viele Richtungen, wie Ihr Schmerz es erlaubt. Dehnungs-, Kräftigungs- und Stabilisierungsübungen können Rückenschmerzen lindern. Sie sind darauf ausgelegt, Ihre Rückenmuskeln zu stärken und die Beweglichkeit Ihrer Wirbelsäule wiederherzustellen.

Richtiges Schlafen Sie bringen ein Drittel Ihres Lebens im Schlaf zu, und wenn Sie in ungünstiger Stellung schlafen, z. B. ein Kissen umarmen oder einfach nur auf dem Bauch liegen, belasten Sie Ihren Nacken und Rücken zusätzlich, Tag für Tag. Gewöhnen Sie sich an, auf der Seite statt auf dem Bauch zu liegen. Suchen Sie eine gut stützende Matratze aus, und wechseln Sie sie aus, wenn Sie am Morgen schon mit Rückenschmerzen aufwachen. Experten raten alle zehn Jahre zu einer neuen Matratze.

Osteopathie, Physiotherapie, Chiropraktik Viele Frauen suchen Hilfe beim Osteopathen, Physiotherapeuten oder Chiropraktiker. Jeder dieser Experten hat seinen eigenen Ansatz zur Therapie von Rückenproblemen. Normalerweise genügt eine kurze Behandlung, wenn Sie zugleich auf Ihre Körperhaltung im täglichen Leben achten.

SO HALTEN SIE IHREN RÜCKEN GESUND

Wenn Sie diese einfachen Ratschläge beachten, können Sie einen starken, gesunden Rücken aufbauen und ein schmerzfreies Leben führen.

- Trainieren Sie Ihren Rücken täglich – gehen, schwimmen und Rad fahren auf dem Heimtrainer eignen sich gut dazu, Ihre Rückenmuskeln zu stärken.
- Beugen Sie immer Ihre Knie und Hüfte, nie Ihren Rücken, wenn Sie etwas hochheben.
- Übungen wie Pilates, die die tiefen Muskeln aufbauen, trainieren Ihre Becken- und Bauchmuskulatur und stützen so den Rücken.
- Drehen und bücken Sie sich niemals gleichzeitig.
- Heben und tragen Sie Gegenstände immer nahe am Körper.
- Versuchen Sie, Schweres im Rucksack zu tragen, und vermeiden Sie Schultertaschen.
- Bewahren Sie immer eine gute Haltung – sacken Sie nicht auf dem Stuhl zusammen, und gehen Sie nicht mit den Händen in den Hosentaschen.
- Benutzen Sie am Schreibtisch immer einen Stuhl mit Rückenlehne, und stellen Sie die Füße flach auf den Boden oder auf eine Fußstütze unter dem Tisch.
- Wählen Sie eine Matratze entsprechend Ihrer individuellen körperlichen Bedürfnisse.

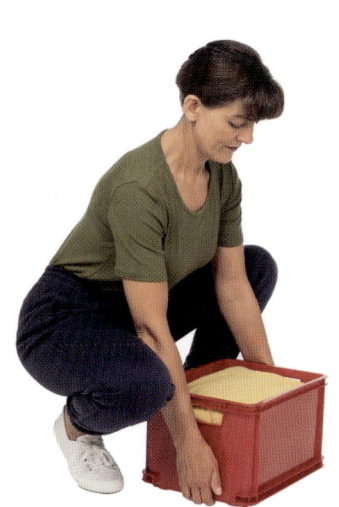 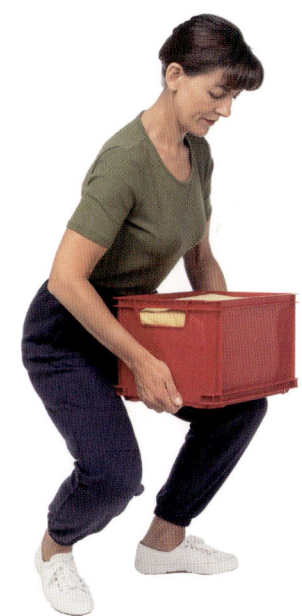

Gute Hebetechnik
Schritt 1 Um Rückenproblemen vorzubeugen, lernen Sie korrekt zu heben, indem Sie die Kraft Ihrer Beine nutzen. Gehen Sie vor dem Gegenstand, den Sie heben wollen, in die Hocke.

Schritt 2 Strecken Sie dann – während Sie den Körper gerade und den Gegenstand direkt vor sich halten – Ihre Beine, und stehen Sie auf.

Fibromyalgie

Sicher kennen Sie jemanden mit dieser häufigen Erkrankung, die immerhin eine von 20 Personen befällt – meist Frauen. Sie verursacht diffuse und andauernde Muskelschmerzen und ganz spezifische druckempfindliche Stellen. Diese Beschwerden sind oft mit Schlafstörungen und schwerer Erschöpfung verbunden.

WAS IST DAS?

Wie bei vielen Erkrankungen ist die Ursache der Fibromyalgie nicht bekannt. Es könnte sein, dass chemische Veränderungen in Gehirn und Nervensystem zu der erhöhten Druckempfindlichkeit führen, sodass eine Berührung, die normalerweise nur als Druck empfunden wird, ganz akut schmerzt. Neuere Forschungen sprechen dafür, dass Patienten mit Fibromyalgie erniedrigte Serotoninspiegel im Gehirn haben. Serotonin spielt eine Rolle in der Schmerzkontrolle und auch bei der Schlafregulierung. Fibromyalgie kann in der Familie liegen; die Wahrscheinlichkeit, daran zu erkranken, ist am höchsten, wenn Sie eine Verwandte haben, die auch daran leidet.

Niemand weiß genau, was die Fibromyalgie auslöst, aber oft beginnt sie nach einer Phase psychischer Belastung oder nach einer Krankheit, Operation oder einem Unfall. Oft tritt sie zusammen mit anderen Störungen auf, z.B. Reizblase, prämenstruellem Syndrom, (s. S. 92–93), schmerzhaften Perioden (s. S. 91) und Reizdarm (s. S. 304).

DIE NÄCHSTEN SCHRITTE

Ihr Arzt wird eine Fibromyalgie vermuten, wenn Sie über drei Monate generalisierte Schmerzen hatten und elf der 18 typischen Punkte druckschmerzhaft sind (s. rechts). Wenn er nach Ihrer Krankheitsgeschichte und körperlichen Untersuchung annimmt, dass tatsächlich eine Fibromyalgie hinter den Beschwerden stecken könnte, schließt er durch Röntgenaufnahmen und Bluttests andere Krankheiten aus, die ähnliche Symptome bewirken können, wie beispielsweise eine Überfunktion der Schilddrüse (s. S. 328–329). Es gibt nämlich keinen spezifischen Test, der eine Fibromyalgie-Diagnose definitiv bestätigt.

THERAPIEMÖGLICHKEITEN

Fibromyalgie kann durch eine Kombination verschiedener Methoden behandelt werden. Neben den geeigneten Medikamenten (die Nebenwirkungen haben können) gehört dazu, dass Sie etwas über Ihre Krankheit lernen und prüfen, ob Ihr eigenes Verhalten möglicherweise zu Ihren Beschwerden beiträgt. Ein sorgfältig geplantes Bewegungsprogramm ist oft ein wesentlicher Bestandteil der Therapie.

Schmerzlinderung Paracetamol wird zur Schmerzlinderung empfohlen. Wenn es nicht ausreicht, erhalten Sie vielleicht auch Opioide wie z. B. Tramadol. Niedrig dosierte Antidepressiva wie Amitriptylin, Fluoxetin und Duloxetin (manchmal kombiniert) können gegen Schmerzen und auch bei Schlafproblemen helfen. Bei manchen Frauen bessern

---

SYMPTOM-CHECK

Fibromyalgie verursacht eine Kombination aus einigen der folgenden Symptomen:

- Schmerz an vielen Körperstellen
- Schmerzhafte Druckpunkte (»Tender Points«, s. rechts)
- Steifigkeit, die oft am Morgen schlimmer ist
- Erschöpfungsgefühl sogar direkt nach dem Aufwachen
- Häufiges Erwachen in der Nacht und Schwierigkeiten, wieder einzuschlafen
- Gefühl geschwollener Gelenke, obwohl diese normal aussehen
- Kribbeln
- Konzentrationsstörungen
- Gedächtnisstörungen
- Kopfschmerzen
- Benommenheit, Angst und/ oder Depressionen

Gehen Sie zum Arzt, wenn Sie an sich mehrere dieser Symptome bemerken.

die Antiepileptika Pregabalin und Gabapentin die Schmerzen und Schlafstörungen.

Kognitive Verhaltenstherapie

Diese Form der Gesprächstherapie zielt darauf ab zu erkennen, dass Ihre Gedanken, Überzeugungen und Erwartungen alle einen Einfluss auf Ihre Symptome haben. Wenn Sie die Art und Weise ändern, wie Sie über Ihre Symptome denken, können Sie sie manchmal leichter erträglich machen.

Trainingsplan Körperliche Bewegung hilft Ihnen, den Alltag zu meistern. Sie wirkt sich auch günstig auf den Schlafrhythmus aus. Ihr Arzt kann Sie zu einem Physiotherapeuten überweisen, der ein Trainingsprogramm entwirft, das Ihre Kraft, Ausdauer, Beweglichkeit und Balance verbessert. Zu den besten Übungen für Fibromyalgiepatientinnen gehören leichter Ausdauersport wie Schwimmen und Gehen und Aktivitäten wie Yoga, die ein Stretching beeinhalten.

SELBSTHILFE

Zusätzlich zu den verordneten Medikamenten können Sie durch einfache Umstellungen Ihres Lebensstils erreichen, dass die Symptome leichter und die schmerzfreien Intervalle immer häufiger und länger werden.

Sorgen Sie für erholsamen Nachtschlaf, und achten Sie auf die entsprechenden Maßnahmen zur Schlafhygiene (s. S. 60–61).

Ernähren Sie sich gesund und ausgewogen. Damit können Sie viel bewirken (s. S. 52–55), auch wenn es keine besonderen Nahrungsmittel

gibt, die speziell gegen diese Erkrankung helfen.

Lernen Sie, sich zu entspannen und besser mit Stress umzugehen (s. S. 62–63).

Physikalische Therapien wie Massagen können manchmal die Schmerzen und Steifigkeit mildern.

Gleichzeitig können Ihnen die Maßnahmen beim Entspannen helfen.

Schließen Sie sich einer Selbsthilfegruppe an. Im Erfahrungsaustausch mit anderen, die dasselbe durchmachen, können Sie nicht nur Trost, sondern auch eine Menge Ideen zur Selbsthilfe finden.

DIE KLASSISCHEN DRUCKPUNKTE

Ihr Arzt wird jeden der markierten Schmerzdruckpunkte prüfen. Wenn elf der 18 Stellen druckschmerzhaft sind, ist es sehr wahrscheinlich, dass Sie eine Fibromyalgie haben.

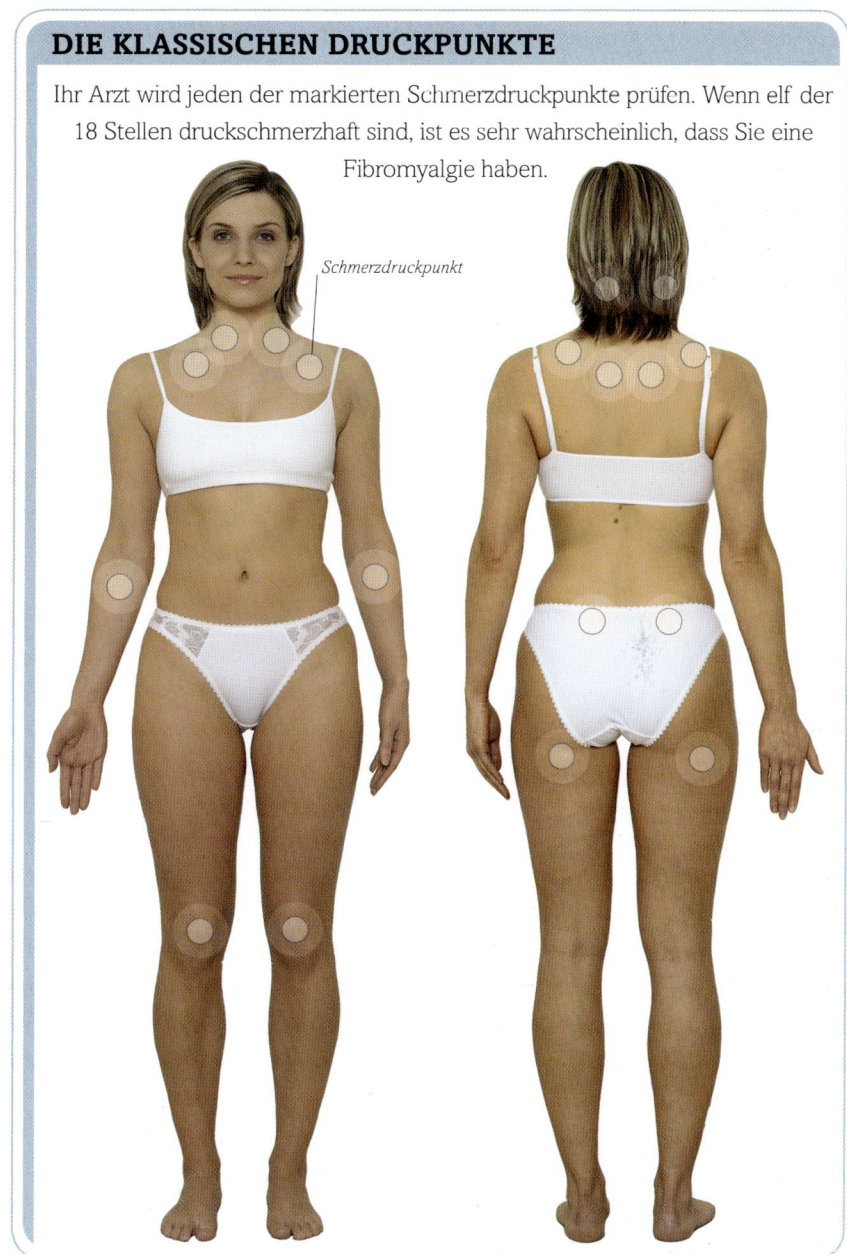

Schmerzdruckpunkt

Chronisches Müdigkeitssyndrom

Viele beklagen sich in unserer hektischen Zeit darüber, »ständig müde« zu sein. Wenn Sie das chronische Erschöpfungssyndrom (CFS) haben, sind Sie wortwörtlich »ständig müde«. Diese lähmende Erschöpfung hält selbst nach ausreichendem Schlaf an. Es gibt jedoch Behandlungen und Selbsthilfemöglichkeiten.

SYMPTOM-CHECK

CFS verursacht eine andauernde körperliche und geistige Müdigkeit über mindestens sechs Monate und mindestens vier der Primärsymptome:

- Schwäche und extreme Erschöpfung, die mehr als 24 Stunden anhält, nach jeglicher geistigen oder körperlichen Aktivität
- Unerholsamer Schlaf, Schlaflosigkeit, exzessive Tagesschläfrigkeit
- Erhebliche Störung des Kurzzeitgedächtnisses oder der Konzentration
- Unerklärlicher »Muskelkater«

- Schmerzen an wechselnden Gelenken ohne Schwellung oder Rötung
- Ungewohnter Kopfschmerz
- Empfindliche Lymphknoten (Achselhöhlen oder Hals)
- Anhaltende oder häufige Halsschmerzen

Oft gibt es Sekundärsymptome:

- Unklare Bauchschmerzen
- Übersensibilität gegen Licht, Lärm, emotionalen Stress
- Atemnot

- Herzklopfen, Arrhythmien
- Häufiger Harndrang
- Reizdarm (s. S. 304–305)
- Schwindel und Gleichgewichtsstörungen
- Frösteln und unangemessenes Schwitzen, oft in der Nacht
- Eine neue Überempfindlichkeit auf ein Nahrungsmittel, Medikament oder eine Chemikalie

Gehen Sie zum Arzt, wenn Sie vier der Primärsymptome und irgendwelche Sekundärsymptome haben.

WAS IST DAS?

Das chronische Erschöpfungs- bzw. Müdigkeitssyndrom (CFS, Chronic fatigue syndrome) ist eine anerkannt schwere Erkrankung, gekennzeichnet durch lang andauernde Erschöpfung und eine breit gefächerte Symptomatik (s. oben).

CFS ist eine komplexe und rätselhafte Krankheit, und die Forschung über die genaue Ursache ist noch in vollem Gang. Wegen ihrer engen Beziehung zur Fibromyalgie (s. S. 276–277) wird sie im vorliegenden Kapitel behandelt. CFS befällt bevorzugt Menschen im Alter zwischen Anfang 20 und Mitte 40 und kann entweder plötzlich einsetzen oder sich allmählich über Jahre hinweg entwickeln. Drei- bis viermal mehr Frauen als Männer haben CFS.

DIE NÄCHSTEN SCHRITTE

Derzeit gibt es keinen spezifischen CFS-Test, also wird Ihr Arzt sich bei der Diagnose auf Ihre Krankengeschichte, die körperliche Untersuchung und auf Tests stützen, die andere mögliche Ursachen Ihrer Symptome ausschließen. Für eine CFS-Diagnose müssen einige der Kriterien auf Sie zutreffen, die im Kasten oben aufgeführt sind. Da Müdigkeit andere Ursachen haben kann, wird

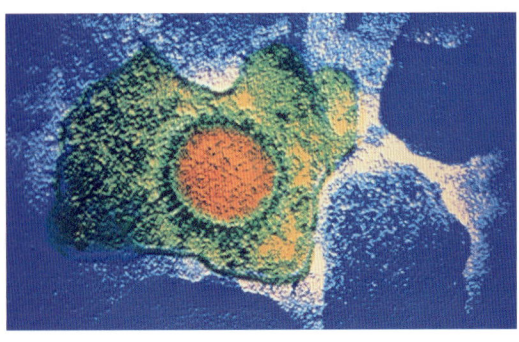

Zytomegalievirus
Obwohl die Ursache des CFS nicht bekannt ist, konzentriert sich eine Theorie auf eine Virusinfektion, z. B. den Zytomegalievirus (links), als Auslöser der Krankheit. Man glaubt auch, dass Kopfverletzungen das CFS auslösen können.

Ihr Arzt vielleicht Blut abnehmen, um Autoimmunkrankheiten (s. S. 259, 266–271), eine Eisenmangelanämie (s. S. 248–249), Schilddrüsenunterfunktion (s. S. 327), Depression (s. S. 210–211) oder Virusinfektion auszuschließen. Es ist für den Arzt meist schwierig, eine CFS zu diagnostizieren, weil die Symptome so vielen anderen Krankheiten ähneln.

THERAPIEMÖGLICHKEITEN

Obwohl ein Zyklus von Erholung und Rückfällen – ausgelöst durch Überanstrengung, Infektionen oder die Jahreszeiten – sehr häufig ist, bessern sich die Beschwerden oftmals mit folgenden Therapien:

Medikamente mildern einzelne Symptome. Obwohl es keine spezifischen Mittel gegen CFS gibt, können Schmerzmittel wie Paracetamol oder NSAR wie Ibuprofen oder Diclofenac die Muskel-, Gelenk- und Kopfschmerzen lindern. Einige Antidepressiva können den Schlaf regulieren, den Appetit anregen und Schmerzen reduzieren; gewöhnlich werden Trizyklika (s. S. 227) und SSRI (s. S. 227) angewendet. Blutdruckmittel wie Fludrocortison können gegen Schwindel und Schwäche helfen, schlaffördernde Mittel wie Amitriptylin für guten Nachtschlaf sorgen. Antihistaminika und abschwellende Mittel wie Pseudoephedrin und Fexofenadin lindern allergiebezogene Symptome.

Teilen Sie Ihre Kräfte ein, um das rechte Gleichgewicht zu finden. Sie brauchen genügend Ruhe, aber zu viel Ruhe kann Sie schwächen. Ihr Arzt wird Ihnen vielleicht raten, alles langsamer anzugehen und auf unnötige oder allzu anstrengende Tätigkeiten zu verzichten. Idealerweise sollten Sie ein behutsames, abgestuftes Training, z. B. Gehen, unter ärztlicher Aufsicht absolvieren, bei dem Sie Ihre Aktivität um nicht mehr als eine Minute pro Tag steigern.

Kognitive Verhaltenstherapie hilft negative Überzeugungen und Verhaltensweisen aufzudecken, die Ihren Zustand verschlimmern und/ oder die Genesung verzögern. Sie werden durch gesunde und positive Einstellungen ersetzt.

Ernährungsberatung und Beratung zum Lebensstil können sehr nützlich sein. Viele Patientinnen profitieren von Nahrungsergänzungsmitteln wie Multivitaminen, Omega-3-Fettsäuren und von Probiotika, sofern sie unter Magen-Darm-Problemen leiden.

SELBSTHILFE

Einfache Veränderungen Ihres Lebensstils tragen zur Genesung bei.

Komplementäre Therapien wie Akupunktur, Massage, Tai-Chi und Biofeedback-Techniken (s. S. 225) können sich als nützlich erweisen.

Entwickeln Sie gute Schlafgewohnheiten, wie immer zur gleichen Zeit zu Bett zu gehen bzw. aufzustehen und Tagesnickerchen auszulassen (s. S. 60–61).

Vermeiden Sie Koffein, damit es Ihren Schlafrhythmus nicht durcheinanderbringt.

Rauchen Sie nicht. Tipps, wie Ihnen das Aufhören leichter gelingt, finden Sie auf Seite 64.

Lernen Sie, sich zu entspannen, indem Sie Stress-Situationen aus dem Weg gehen und erkennen, wann Sie eine Auszeit brauchen. Wenn Sie Lust haben, etwas zu unternehmen, ist das in Ordnung; achten Sie nur darauf, dass Sie sich regelmäßig entspannen. Sogar Menschen, die sich nach einem CFS wieder fit fühlen, machen die Erfahrung, dass sie mehr Ruhepausen als ihre Altersgenossen brauchen.

DAS CFS-SPEKTRUM

Das chronische Erschöpfungssyndrom (CFS) wird oft in vier Kategorien eingeteilt: mild, mäßig schwer, schwer oder sehr schwer.

Mildes CFS Sie können sich selbst versorgen, müssen aber vielleicht tageweise der Arbeit fernbleiben, um sich auszuruhen.

Mäßig schweres CFS Sie können nur noch wenig tun, die Symptome variieren. Ihr Schlafrhythmus ist gestört, Sie nicken am Nachmittag ein.

Schweres CFS Sie bewältigen Alltagsaufgaben wie Zähneputzen, brauchen aber für größere Dinge einen Rollstuhl. Konzentration fällt schwer.

Schwerste CFS Alltagsaufgaben sind nicht mehr möglich, Sie verbringen die meiste Zeit im Bett. Sie sind extrem licht- und lärmempfindlich.

Lokalisierte Probleme

Jeder von uns spürt ab und zu ein Zwicken in den Gelenken. Ein andauernder oder plötzlicher intensiver Schmerz hingegen – in einem Knie oder Handgelenk zum Beispiel – stellt ein Problem dar. Mit der geeigneten Behandlung und anschließenden vorbeugenden Maßnahmen sind Sie bald wieder fit.

RSI-Syndrom

WAS IST DAS?

Das Repetitive Strain Injury oder RSI-Syndrom bezeichnet nicht eine einzelne Krankheit, sondern verschiedene Störungen, die als Folge ständig wiederkehrender Bewegungen, falscher Haltung oder anhaltender Belastung entstehen. Das RSI-Syndrom kommt häufig bei Erwachsenen im arbeitsfähigen Alter vor – mehrheitlich bei Frauen. Es betrifft vor allem die Weichteile an Schultern, Unterarmen, Ellbogen, Handgelenken, Händen und Nacken.

Anfangs treten die Beschwerden auf, wenn Sie eine bestimmte Tätigkeit ausüben, und klingen bei Ruhe wieder ab. Bleiben sie unbehandelt, können sich die Symptome so verschlimmern, dass Sie die ganze Zeit Schmerzen spüren.

Zu den Berufen mit hohem RSI-Risiko gehören:

- Arbeiter in der Fertigungsindustrie
- Schreibkräfte oder Beschäftigte mit regelmäßiger Arbeit am Computer
- Schneider
- Musiker
- Friseure
- Berufssportler

Sogar bei Ihrem Lieblingshobby oder beim Sport kann es Tätigkeiten geben, die ein Risiko für diese Erkrankung beinhalten.

DIE NÄCHSTEN SCHRITTE

Ihr Arzt kann die Diagnose aufgrund Ihrer Krankengeschichte und einer sorgfältigen körperlichen Untersuchung stellen. Wenn Sie Schmerzen im Handgelenk und Unterarm haben, wird er verschiedene Regionen leicht abklopfen, um an der Reaktion zu erkennen, welche der möglichen Erkrankungen die Ursache ist.

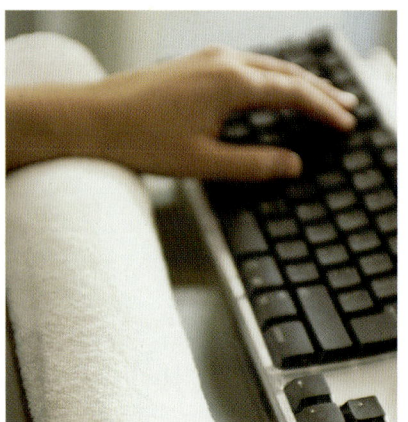

Handgelenkstütze
Ein Ergotherapeut wird Ihnen vielleicht zu einer Handgelenkstütze raten, wenn Sie am Computer arbeiten

SYMPTOM-CHECK

RSI-Symptome betreffen am häufigsten Nacken, Schultern, Ellbogen, Hand und Handgelenke oder den Karpaltunnel (s. S. 283):

- Schmerzen
- Steifigkeit
- Druckempfindlichkeit
- Schwellungen oder Kribbeln (»Ameisenlaufen«)
- Nachlassen der Kraft oder des Gefühls

Gehen Sie zum Arzt, wenn Sie eines der hier aufgelisteten Symptome haben.

THERAPIEMÖGLICHKEITEN

Manchmal bessern sich die Beschwerden von selbst, aber oft ist eine kombinierte Behandlung nötig.
Schonung Wenn möglich, sollten Sie die auslösende Tätigkeit stoppen. Wenn das nicht machbar ist, weil Ihr Job sie erfordert, sprechen Sie über Anpassungen Ihres Arbeitsplatzes.
Schienen können benutzt werden, um die verletzten Weichteile während des Heilungsprozesses zu stützen. Vielleicht kann Ihr Arzt Ihnen eine verschreiben, Sie können sie aber auch selbst kaufen.

Nichtsteroidale Antirheumatika wie Ibuprofen oder Diclofenac können vorübergehend verschrieben werden, um die Schmerzen und auch etwaige Entzündungen und Schwellungen zu verringern.

Physiotherapie kann die Kraft in den betroffenen Muskeln gezielt stärken, was die Heilung vorantreibt und späteren Rückfällen vorbeugt.

Ergotherapie kann sich um ergonomische Lösungen an Ihrem Arbeitsplatz kümmern.

SELBSTHILFE

Um die Symptome zu lindern und zukünftigen Rückfällen vorzubeugen, sollten Sie Ihren Lebensstil kritisch überprüfen. Falls Sie Sport treiben, müssen Sie auf sorgfältiges Aufwärmen und Regeneration vor bzw. nach dem Sport achten.

Viele RSI-Fälle hängen mit unserer computerisierten Welt zusammen. Aber ein paar einfache Maßnahmen können die Auswirkungen der Arbeit am PC begrenzen.

Passen Sie Ihren Bildschirm, Ihren Stuhl, Tastatur und Maus an, wenn Sie überwiegend am Schreibtisch sitzen, sodass Ihr Rücken und die Handgelenke, Hände und Finger so wenig wie möglich belastet werden.

Achten Sie auf Ihre Haltung (s. S. 67). Sitzen Sie aufrecht, Ihre Augen sollten auf gleicher Höhe mit dem oberen Bildschirmrand sein.

Legen Sie häufige Pausen ein. Unterbrechen Sie regelmäßig, um Hals, Hände und Finger zu strecken.

Golfer- und Tennisellbogen

WAS IST DAS?

Diese Weichteilprobleme treten auf, wenn die Sehnen der Beuge- und Streckmuskulatur der Finger und des Handgelenks sich direkt an ihrer Ansatzstelle am Ellbogen entzünden.

Meist sind die Beschwerden von kurzer Dauer, manchmal kehren sie aber wieder. Jede Überlastung der Sehnen kann zum Golfer- oder Tennisellbogen führen, ebenso alle wiederholten Greif- und Drehbewegungen. Die Schmerzen halten normalerweise sechs bis zwölf Wochen an, manchmal auch länger.

DIE NÄCHSTEN SCHRITTE

Besprechen Sie mit Ihrem Arzt oder Physiotherapeuten, wie Sie in Ihrem Fall am besten vorgehen.

THERAPIEMÖGLICHKEITEN

Neben Schonung kommen folgende Medikamente infrage:

Eine kurz dauernde Behandlung mit nicht steroidalen Antirheumatika (NSAR) wie Ibuprofen kann die Schmerzen lindern und auch die Entzündung reduzieren.

Kältebehandlung Mit Eispackungen können Sie gegen die Schmerzen angehen.

Injektionen mit Kortikosteroiden können die Entzündung um die Sehnen herum reduzieren, wenn die Schmerzen sich unter NSAR nicht gelegt haben.

SELBSTHILFE

Physiotherapie kann dazu beitragen, die Muskelkraft und -spannung wiederherzustellen.

Pausieren Sie mit dem Sport oder der Tätigkeit, die überhaupt erst zu der Verletzung geführt hat.

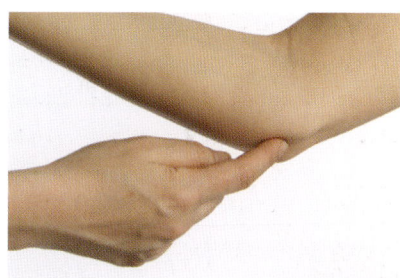

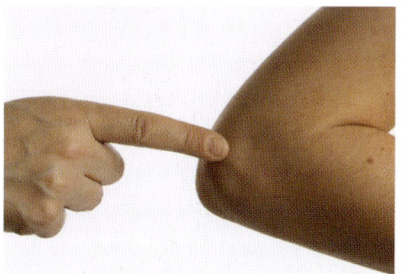

Schmerzlokalisation
Beim Golferellbogen (oben) schmerzen die Sehnen an der Innenseite Ihres Ellbogens, beim Tennisellbogen (unten) sind es die an der Außenseite des Ellbogens.

Schulterschmerzen

WAS IST DAS?

Eine schmerzhafte Schulter kann durch einen Prozess im Inneren des Schultergelenks verursacht werden. Die Schmerzen können an der Vorderseite der Schulter auftreten, an ihrer Spitze oder am Oberarm. Oft lösen Schulterschmerzen sekundäre Schmerzen im Nacken aus. Umgekehrt können Nackenprobleme (s. S. 272) zu Schulterschmerzen führen. Arthrose (s. S. 263–265) und rheumatoide Arthritis (s. S. 266–268) können ebenfalls Schulterschmerzen verursachen, ebenso Kalkablagerungen (s. rechts) oder Risse in den Sehnen der Rotatorenmanschette und eine Entzündung des Schleimbeutels unter dem Schulterdach.

DIE NÄCHSTEN SCHRITTE

Ihr Arzt kann die Diagnose anhand Ihrer Krankheitsgeschichte und der körperlichen Untersuchung stellen, in den meisten Fällen ohne Röntgenaufnahme. In komplizierten Fällen braucht man eventuell ein MRT.

THERAPIEMÖGLICHKEITEN

Fragen Sie Ihren Arzt, ob Ihre Behandlung mögliche Nebenwirkungen hat.

Nicht steroidale Antirheumatika können die Schmerzen lindern und die Entzündung reduzieren.

Physiotherapie kann Steifigkeit lösen und die Beweglichkeit verbessern.

Injektionen mit Kortikosteroiden können die Entzündung im Gelenkinneren reduzieren, wenn die Schmerzen sehr stark sind.

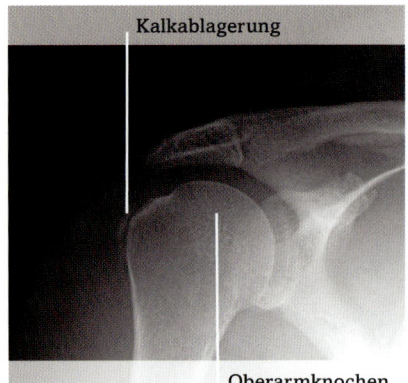

Kalkablagerung

Oberarmknochen

Kalzifizierende Tendinitis
Diese Röntgenaufnahme eines Schultergelenks zeigt eine halbmondförmige Kalkeinlagerung in der Rotatorenmanschette, die zu Schmerzen und Steife führt.

SELBSTHILFE

Halten Sie sich an den Behandlungsplan Ihres Arztes.

SYMPTOM-CHECK

- Schmerzen in der Schulter, besonders beim Strecken, Heben, Ziehen und beim Schlafen auf der betroffenen Seite
- Schulterschwäche besonders wenn Sie den Arm horizontal hochheben möchten
- Jegliche Einschränkung im Bewegungsumfang Ihrer Schulter

Gehen Sie zum Arzt, wenn Sie eines dieser Symptome haben.

WAS BEI SCHULTERSCHMERZEN IM GELENK GESCHIEHT

Eine Entzündung der Sehnen in Ihrem Schultergelenk, der sogenannten Rotatorenmanschette, ist oft die Ursache von Schulterschmerzen. Die Rotatorenmanschette besteht genau genommen aus vier Sehnen: supraspinatus, subcapsularis, teres minor und infraspinatus. Ist eine davon verletzt, wird Ihr Arzt Sie wahrscheinlich zur Physiotherapie überweisen.

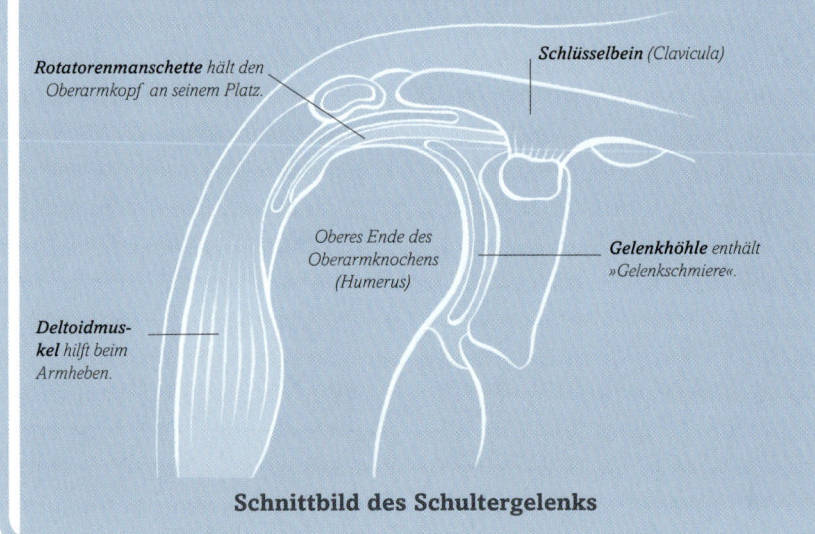

Rotatorenmanschette hält den Oberarmkopf an seinem Platz.

Schlüsselbein (Clavicula)

Oberes Ende des Oberarmknochens (Humerus)

Gelenkhöhle enthält »Gelenkschmiere«.

Deltoidmuskel hilft beim Armheben.

Schnittbild des Schultergelenks

Karpaltunnelsyndrom

WAS IST DAS?

Frauen erkranken am Karpaltunnelsyndrom häufiger als Männer; die Krankheit kann einen in jedem Alter treffen. Ihr liegt eine »Einklemmung« des Medianusnervs im Karpaltunnel des Handgelenks zugrunde. Durch diesen Tunnel laufen sowohl Unterarmsehnen, die Ihre Finger bewegen, als auch der Medianus, der Hauptnerv Ihrer Hand. Danach zweigt er sich in der Handfläche in kleinere Nervenbündel auf. Der Raum im Karpaltunnel ist knapp; wenn eine Sehne verletzt und entzündet ist, hat sie keinen Platz, sich auszudehnen. Ihre Schwellung übt deshalb Druck auf den Medianusnerv aus, was zu Schmerzen und Kribbeln oder »Ameisenlaufen« führt.

Neben einer Sehnenschädigung zum Beispiel durch wiederkehrende Bewegungen kann der Nerv auch durch eine Arthritis des Handgelenks oder einen Handgelenkbruch gequetscht werden. Auch jede Flüssigkeitseinlagerung, zum Beispiel in der Schwangerschaft (s. S. 128), oder Fettansammlung wie bei Gewichtszunahme oder Schilddrüsenunterfunktion (s. S. 327) kann zu einem Karpaltunnelsyndrom führen.

DIE NÄCHSTEN SCHRITTE

Nach gründlicher Untersuchung überweist Ihr Arzt Sie möglicherweise zu einer Messung der Nervenleitung. Dieser Test zeigt ihm, ob das Problem mit dem Medianusnerv oder eher mit Nerven, die aus dem Nacken stammen, zu tun hat.

THERAPIEMÖGLICHKEITEN

Ihr Arzt berät Sie, welche der folgenden Therapiemöglichkeiten sich für Ihren Fall am besten eignet. Fragen Sie ihn auch nach den möglichen Nebenwirkungen.

Schonen Sie Ihr Handgelenk, wenn irgend möglich.

Nicht steroidale Antirheumatika können die Schmerzen lindern und die Entzündung reduzieren.

Stützen Sie Ihr Handgelenk vorübergehend durch eine Schiene (Ihr Arzt kann sie verschreiben).

Injektionen mit Kortikosteroiden führen manchmal zur Heilung des Karpaltunnelsyndroms.

Operationen können in schweren Fällen nötig werden. Sie werden ambulant in einer Tagesklinik durchgeführt.

SELBSTHILFE

Halten Sie sich an den Behandlungsplan Ihres Arztes.

SYMPTOM-CHECK

Die Symptome sind gewöhnlich in Daumen, Zeigefinger, Mittelfinger (und einer Hälfte des Ringfingers) am schlimmsten. Auch sind sie oft in der Nacht am stärksten.

- Schmerzen in der Hand, manchmal in den Unterarm ausstrahlend
- Taubheitsgefühl
- Kribbeln oder Schwäche in einer oder beiden Händen

Gehen Sie zum Arzt, wenn Sie eines dieser Symptome haben.

DER KARPALTUNNEL

Der Karpaltunnel wird durch die Handwurzelknochen und ein starkes Band gebildet, das über ihnen liegt. Der Medianusnerv, der die Bewegungen von Daumen, Zeigefinger, Mittelfinger und einer Hälfte des Ringfingers kontrolliert und die Gefühle aus dieser Region übermittelt, läuft durch diesen Tunnel – Seite an Seite mit den Sehnen. Alles hat gerade so Platz im Tunnel, deshalb wirkt sich jede Schädigung, die zu einer Entzündung führt, auf die Funktion des Nervs aus und verursacht Schmerzen.

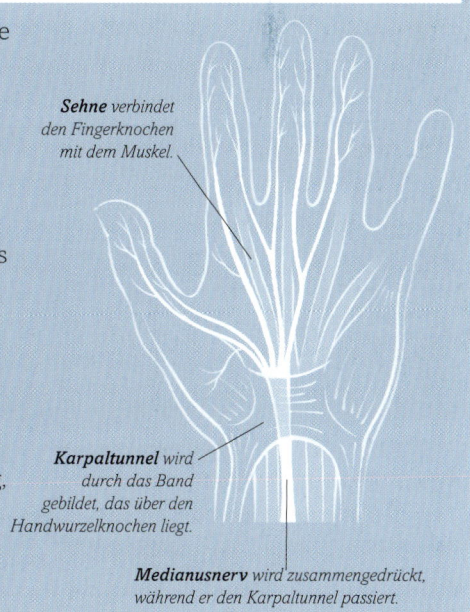

Sehne verbindet den Fingerknochen mit dem Muskel.

Karpaltunnel wird durch das Band gebildet, das über den Handwurzelknochen liegt.

Medianusnerv wird zusammengedrückt, während er den Karpaltunnel passiert.

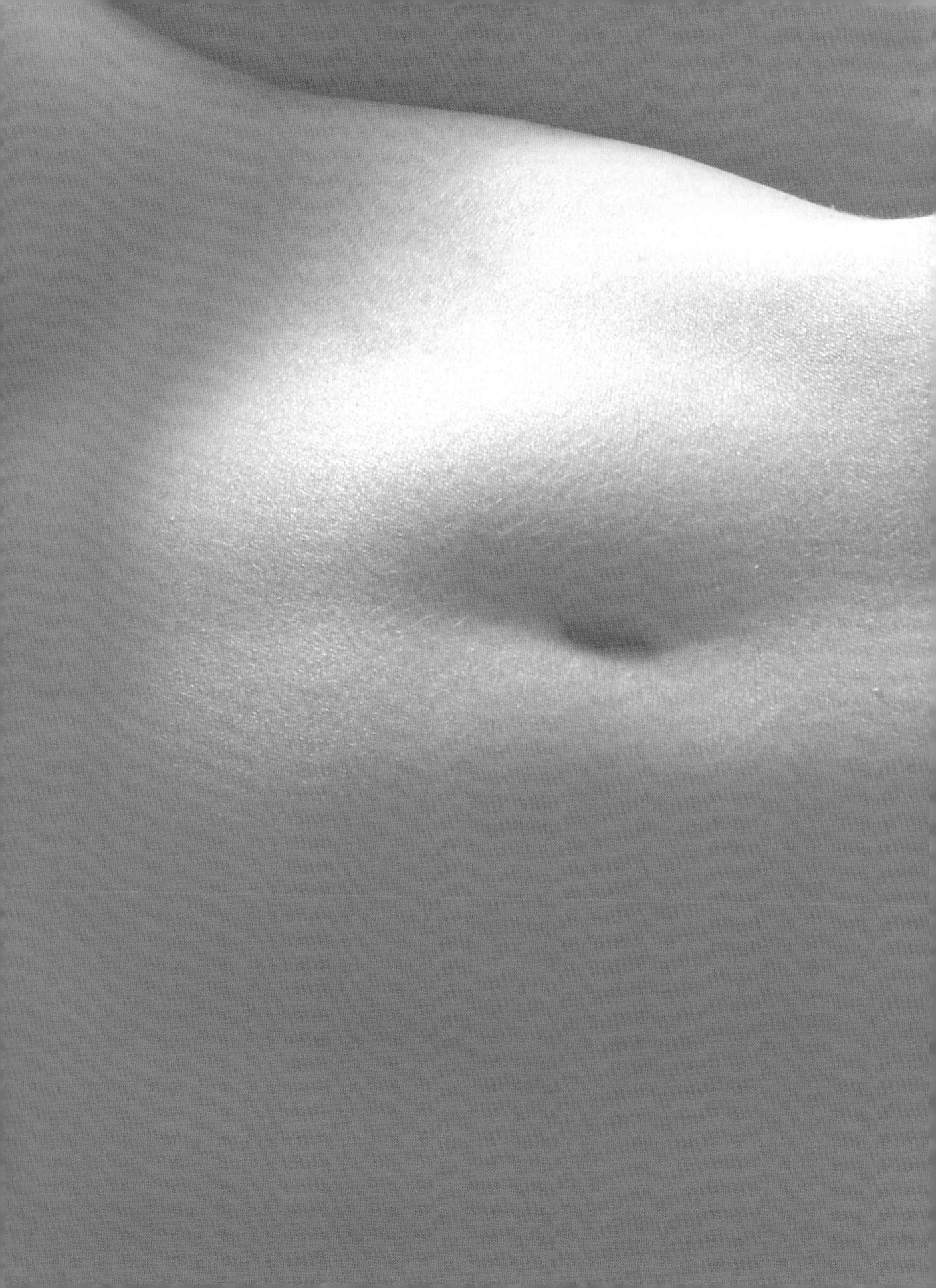

Verdauungs-system

Dr. Anne Ballinger

Verdauungssystem

Der Magen-Darm-Trakt liegt mit seinem größten Teil im Brust- und Bauchraum. Als eines der wichtigsten Körpersysteme hat er die Aufgabe, unsere Speisen so zu verarbeiten, dass der Körper die Nährstoffe aufnehmen und in Energie umwandeln oder als Bausteine für das Wachstum und die ständige Erneuerung unserer Muskeln, Knochen und anderen Körpergewebe nutzen kann. Das Verdauungssystem ist vielfältigen Störungen unterworfen, die aber oft nur geringfügig sind und sich mit einfachen Mitteln behandeln lassen.

DAS VERDAUUNGSSYSTEM

Die Eingangspforte zum Verdauungstrakt ist der Mund (unten), der mit der Speiseröhre verbunden ist. Die Organe des Verdauungssystems werden im Längsschnitt dargestellt (rechts). Der Trakt selbst ist ein langer Schlauch, an den eine Reihe von Organen angeschlossen ist. Diese schicken Verdauungssäfte in den Trakt, die bei der Aufspaltung der Nahrung helfen. Eines dieser Organe ist die Leber; sie produziert die Galle, einen Verdauungssaft, der beim Abbau von Fetten mitwirkt. Die Galle fließt von der Leber in die Gallenblase, wo sie gespeichert und dann bei Bedarf abgegeben wird.

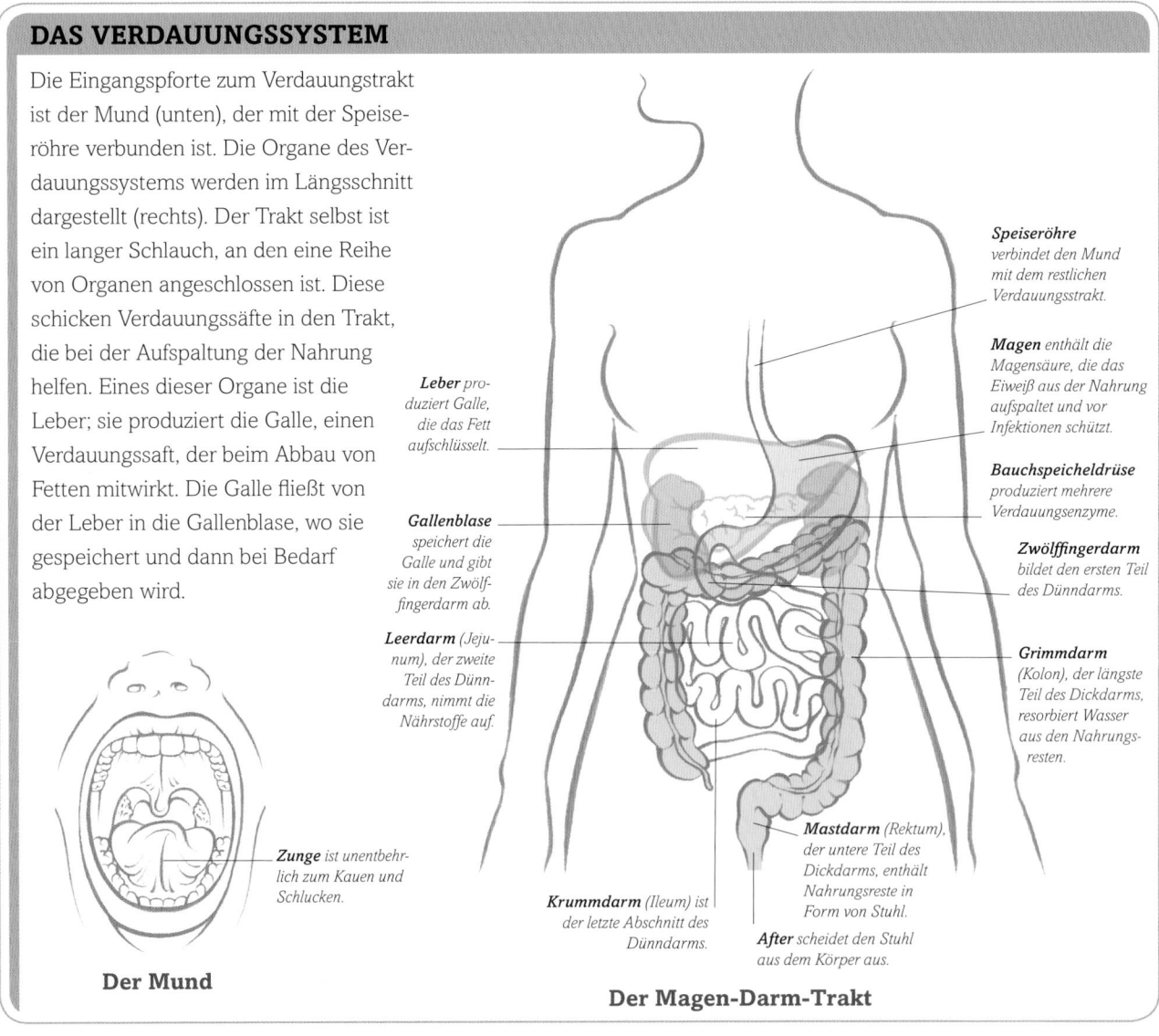

Speiseröhre *verbindet den Mund mit dem restlichen Verdauungstrakt.*

Magen *enthält die Magensäure, die das Eiweiß aus der Nahrung aufspaltet und vor Infektionen schützt.*

Bauchspeicheldrüse *produziert mehrere Verdauungsenzyme.*

Zwölffingerdarm *bildet den ersten Teil des Dünndarms.*

Grimmdarm *(Kolon), der längste Teil des Dickdarms, resorbiert Wasser aus den Nahrungsresten.*

Leber *produziert Galle, die das Fett aufschlüsselt.*

Gallenblase *speichert die Galle und gibt sie in den Zwölffingerdarm ab.*

Leerdarm *(Jejunum), der zweite Teil des Dünndarms, nimmt die Nährstoffe auf.*

Mastdarm *(Rektum), der untere Teil des Dickdarms, enthält Nahrungsreste in Form von Stuhl.*

Krummdarm *(Ileum) ist der letzte Abschnitt des Dünndarms.*

After *scheidet den Stuhl aus dem Körper aus.*

Zunge *ist unentbehrlich zum Kauen und Schlucken.*

Der Mund

Der Magen-Darm-Trakt

Der Magen-Darm-Trakt ist zum Leben unentbehrlich, und dennoch können wir ganz gut überleben, wenn große Teile geschädigt oder gar entfernt sind. Magen-Darm-Erkrankungen sind häufig; unsere Ernährung spielt, was nicht überrascht, eine große Rolle bei ihrer Entstehung wie auch bei der Therapie. Zum Beispiel schädigt ein hoher Alkoholkonsum nicht nur die Leber, sondern verursacht auch Erkrankungen der Bauchspeicheldrüse und ist ein Risikofaktor für Mund- und Speiseröhrenkrebs sowie für Darmpolypen. Eine faserarme, fettreiche Ernährung erhöht das Darmkrebsrisiko. Obwohl das Verdauungssystem bei beiden Geschlechtern gleich aufgebaut ist, führt der Einfluss der weiblichen Geschlechtshormone auf die Muskelkontraktionen (vor allem in der Schwangerschaft) doch dazu, dass Frauen stärker zu bestimmten Verdauungsstörungen wie Verstopfung neigen. Zudem ziehen sich Frauen leichter Leberschäden als Folge von Alkohol zu.

DER VERDAUUNGSPROZESS

Beim Verdauungsprozess werden die Eiweiße, Fette und Kohlenhydrate, die wir essen, in Aminosäuren (aus den Nahrungseiweißen), Fettsäuren (aus den Nahrungsfetten) und einfache Zucker (aus den Nahrungskohlenhydraten) zerlegt. Diese kleinen Moleküle entstehen alle durch das mechanische Zerkauen der Nahrung, kombiniert mit ihrer Zersetzung durch die Verdauungssäfte. Diese Säfte enthalten Säuren und Verdauungsenzyme, die in der Bauchspeicheldrüse produziert werden, sowie Galle aus der Gallenblase.

Die kleinen Moleküle werden durch die Dünndarmwand resorbiert und in Lymphbahnen und im Blutstrom über die Leber in alle Körperteile transportiert, wo sie bei Bedarf eingesetzt werden können.

Startpunkt des Verdauungsprozesses ist der Mund, der Eingangsort aller Speisen und Flüssigkeiten, die Sie zu sich nehmen. Der erste Teil des Prozesses findet hier statt: die Zerkleinerung der Nahrung durch das Kauen und die Einwirkung der Enzyme aus dem Speichel.

Aus dem Mund gelangt die zerkaute Nahrung in die Speiseröhre. Sie ist ein langer muskulärer Schlauch, der feste und flüssige Nahrung in Ihren Magen transportiert. Der Magen knetet die Nahrung durch und vermischt sie

SO WERDEN NÄHRSTOFFE RESORBIERT

Halbflüssige Nahrung gelangt vom Magen in den Dünndarm. Hier werden die Nährstoffe über die Dünndarmschleimhaut in den Körper aufgenommen. Damit sie so schnell wie möglich resorbiert werden können, ist diese Schleimhaut von Millionen winziger fingerförmiger Ausstülpungen, den Zotten oder Villi, bedeckt, auf denen sich wiederum bürstenartige Strukturen, die Mikrovilli, befinden. Dadurch erhält der Dünndarm eine riesige Oberfläche – so groß wie ein Tennisplatz –, über welche die Nährstoffe sehr schnell resorbiert werden können.

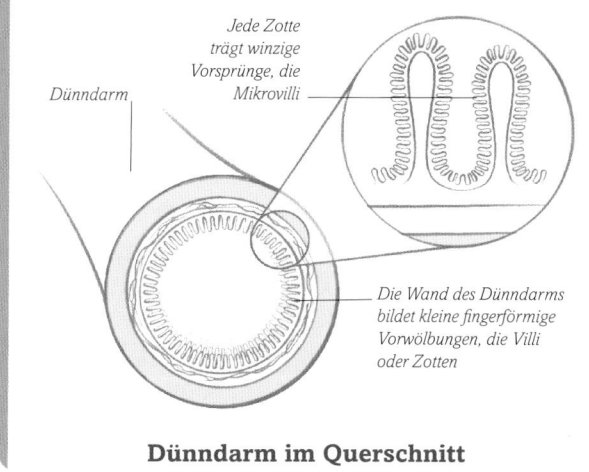

Jede Zotte trägt winzige Vorsprünge, die Mikrovilli

Dünndarm

Die Wand des Dünndarms bildet kleine fingerförmige Vorwölbungen, die Villi oder Zotten

Dünndarm im Querschnitt

mit der Säure, die er produziert. Diese Magensäure trägt zur weiteren Verdauung bei.

Die halbflüssige Nahrung verlässt nun den Magen und tritt in den Dünndarm ein. Dieser ist zwischen vier und sieben Metern lang und besteht aus drei Teilen: Zwölffingerdarm, Leerdarm und Krummdarm. Im Dünndarm wird die Nahrung noch stärker aufgespalten in die kleinen Moleküle, die nun resorbiert werden können.

Die Reste der verdauten Nahrung landen im Dickdarm. Hier wird überschüssige Flüssigkeit abgezogen und der Nahrungsrest, der nicht resorbiert werden kann (hauptsächlich unverdauliche Zellulose und Fasern), zu Stuhl geformt und über Mastdarm und After ausgeschieden. Die Darmtransitzeit – also die Zeit, die die Nahrung vom Mund bis zum Darmausgang braucht – variiert von Mensch zu Mensch enorm, aber sie schwankt gewöhnlich zwischen einem und drei Tagen.

Mund-/Zungenkrankheiten

Erkrankungen von Mund und Zunge kommen häufig vor und sind selten gefährlich. Da man jedoch den Mund zum Sprechen, Essen, Schlucken und für das Mienenspiel braucht, können diese Krankheiten starke Beschwerden verursachen und werden in manchen Fällen auch als peinlich empfunden.

Zungenkrankheiten

Zungenprobleme können mit Veränderungen ihres Aussehens und/oder mit Beschwerden verbunden sein.

WAS IST DAS?

Ihre Zunge kann von Folgen einer Fehlernährung, von Geschwüren, Mundsoor (s. unten) und selten von Krebs (s. rechts) betroffen sein. Ungewöhnlich aussehen kann die Zunge unter anderem auch bei **Zungenentzündung** aufgrund einer Verletzung oder Infektion. **Landkartenzunge** Dies ist eine harmlose Störung, bei der sich unregelmäßige, glatte, rote Flecken auf der Zunge zeigen. Die Ursache ist nicht bekannt.

Schwarze Haarzunge Dabei erscheinen dunkle, »haarige« Stellen auf der Zunge, die durch Bakterienwachstum auf ihrer Oberfläche entstehen.

DIE NÄCHSTEN SCHRITTE

Ihr Arzt kann Ihr Zungenproblem wahrscheinlich durch einfache äußere Inspektion diagnostizieren.

THERAPIEMÖGLICHKEITEN

Die Behandlung richtet sich nach der Ursache. Leichte Zungenveränderungen wie zum Beispiel eine Zungenentzündung oder eine Landkartenzunge bessern sich gewöhnlich ohne spezielle Behandlung. Wenn Ihr Arzt eine Infektion vermutet, müssen Sie vielleicht Mittel gegen Bakterien oder Pilze

nehmen, zum Beispiel in Form von Lutschtabletten.

SELBSTHILFE

Halten Sie Ihre Zunge gesund: Achten Sie auf Mundhygiene (s. S. 68).

Mundsoor

Mundsoor entwickelt sich gewöhnlich, wenn man insgesamt abgeschlagen ist und die natürlichen Abwehrkräfte des Körpers gestört sind.

WAS IST DAS?

Diese Krankheit, bei der sich weiße Flecken im Mund bilden, ist häufiger, wenn Sie an Diabetes leiden, fehl-

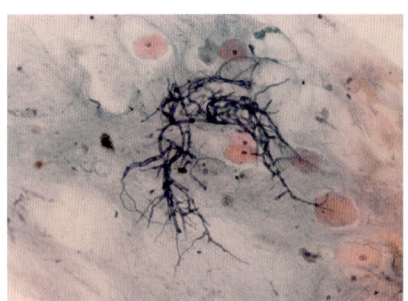

Candida albicans
Das lichtmikroskopische Bild zeigt den Pilz, der Mundsoor verursacht.

ernährt sind oder eine Immunschwäche haben, wie sie im Alter oder bei Aids (s. S. 120–121) auftreten kann. Man kann Soor auch bekommen, wenn man schlecht sitzenden Zahnersatz hat, Antibiotika genommen hat oder mit Medikamenten wie Zytostatika behandelt worden ist.

DIE NÄCHSTEN SCHRITTE

Ihr Arzt wird die Diagnose wahrscheinlich nach äußerer Betrachtung stellen, es gibt aber auch Tests.

THERAPIEMÖGLICHKEITEN

Sie bekommen Lutschtabletten oder Pasten gegen Pilze verordnet.

SELBSTHILFE

Verwenden Sie zum Zähneputzen eine weiche Zahnbürste. Achten Sie darauf, dass Sie die Bürste häufiger wechseln. Mit Mundsoor sollten Sie saure oder scharfe Speisen vermeiden, die Ihnen Beschwerden machen können.

Leukoplakie und Mundkrebs

Beide Erkrankungen sind charakterisiert durch auffallende, aber nicht schmerzhafte Bezirke im Mund oder auf der Zunge.

WAS IST DAS?

Bei Leukoplakie erscheinen weiße, schmerzlose Flecken, oft als Folge einer wiederholten Schädigung der Zunge oder des Mundes – z. B. durch einen zerklüfteten Zahn. In

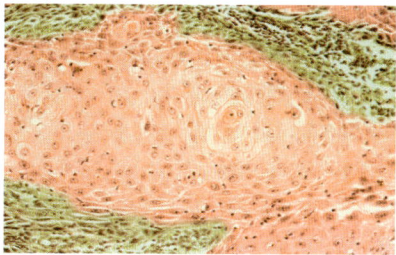

Mundkrebs
Lichtmikroskopisches Bild von Krebszellen (rosa Bezirke) im Mund

vielen Fällen kann aber auch keine Ursache gefunden werden.

Die Leukoplakiebezirke bilden sich meist zurück, wenn die Ursache der Reizung beseitigt ist. Selten kann sich aus ihnen ein Mundkrebs entwickeln, deshalb sollten Sie nicht versäumen, zum Zahnarzt zur Nachkontrolle zu gehen. Mundkrebs ist eine seltene Erkrankung, die sich oft als langsam wachsende wunde Stelle oder Geschwür im Mund präsentiert, das nicht abheilt. Mundkrebs kann auch ohne vorausgehende Leukoplakie entstehen.

DIE NÄCHSTEN SCHRITTE

Ihr Arzt kann eine Gewebeprobe aus dem befallenen Bezirk entnehmen lassen, deren Untersuchung ihm dabei hilft, eine sichere Diagnose zu stellen.

THERAPIEMÖGLICHKEITEN

Leukoplakieflecken brauchen oft keine Behandlung, aber Ihr Arzt wird wahrscheinlich dazu raten, sie regelmäßig zu überwachen. In manchen Fällen von Leukoplakie – und oft bei Mundkrebs – kann das befallene Gewebe chirurgisch oder mittels Laser entfernt werden. Eine Nachbehandlung mit Röntgenstrahlen wird Ihnen bei Mundkrebs eventuell empfohlen.

SELBSTHILFE

Um das Risiko für diese Erkrankungen zu reduzieren, sollten Sie nicht rauchen und möglichst wenig Alkohol trinken. Zusätzlich beugen Sie durch regelmäßige Kontrolluntersuchungen beim Zahnarzt einer Leukoplakieentstehung aufgrund von Zahnproblemen vor.

Gastroösophageale Refluxkrankheit

Sodbrennen durch Säurerückfluss ist sehr häufig, vor allem wenn wir zu viel oder zu kurz vor dem Zubettgehen gegessen haben. Obwohl sie meist nicht gefährlich sind, können häufige Reflux-Episoden die Speiseröhre schädigen.

WAS IST DAS?

Die Nahrung wandert vom Mund durch die Speiseröhre (Ösophagus) in den Magen und passiert dabei einen ventilartigen Muskel, den unteren Speiseröhren-Schließmuskel. Sie wird dann durch die Magensäure aufgespalten, wobei der Schließmuskel verhindern soll, dass Speisen und Säure zurück in die Speiseröhre fließen. Unglücklicherweise passiert es manchmal doch, dass Säure zurückläuft (Reflux). Während der Magen so beschaffen ist, dass er der Säure widersteht, reagiert die Schleimhaut der Speiseröhre sehr empfindlich darauf, und wenn Sie einen Säurereflux haben, spüren Sie Sodbrennen – ein brennendes Gefühl in der Brust.

Unter Sodbrennen leiden viele schwangere Frauen. Der erhöhte Druck im Bauch, der durch das heranwachsende Baby verursacht wird, drängt den sauren Mageninhalt oft zurück in die Speiseröhre.

Häufige und immer wiederkehrende Reflux-Attacken (gastroösophageale Refluxkrankheit oder GORD) können die Speiseröhre schädigen und Entzündungen und Geschwüre verursachen.

Obwohl sie Beschwerden macht, führt die GORD selten zu lebensbedrohlichen Komplikationen. Beim sogenannten Barrett-Ösophagus allerdings verändern sich die Zellen der unteren Speiseröhre als Reaktion auf den wiederholten Säurekontakt. Dies ist mit einem erhöhten Krebsrisiko verbunden; wenn Ihr Arzt einen entsprechenden Verdacht hat, wird er Sie durch regelmäßige Endoskopien überwachen. Ein Endoskop ist ein biegsamer Schlauch, der ein winziges Licht enthält und mit einer Videokamera verbunden ist. Er wird zur Untersuchung verschiedener Körperregionen verwendet. In diesem Fall wird er die Speiseröhre hinabgeschoben, damit der Arzt ihre Innenwand inspizieren kann. Andauernder unbehandelter Reflux kann zur Narbenbildung und Verengung der Speiseröhre führen, sodass sie möglicherweise während einer Endoskopie gedehnt werden muss.

DIE NÄCHSTEN SCHRITTE

Selten brauchen Sie Tests und Untersuchungen, meist wird Ihr Arzt die GORD aus Ihrer Beschreibung der Symptome diagnostizieren. Wenn Lebensstiländerungen und Stan-

HIATUSHERNIE

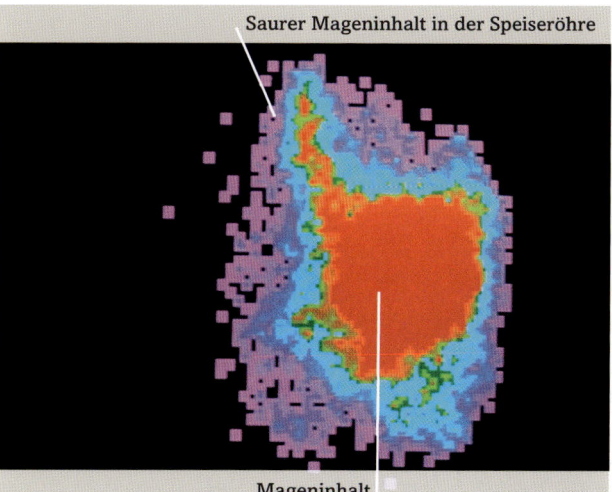

Magenschleimhaut   Schließmuskel

Speiseröhrenschleimhaut

**Übergang der Speiseröhre
in den Magen**

Bei einer Hiatushernie rutscht der obere Magenanteil (dunkelrosa) nach oben durch den unteren Schließmuskel hindurch in die Speiseröhre (hellrosa). Eine Hiatushernie macht es wahrscheinlicher, dass sich eine GORD entwickelt, sie verursacht aber nicht selbst die Symptome. Wenn Sie eine GORD-Operation brauchen, kann gleichzeitig die Hiatushernie behoben werden.

dardmedikamente nicht helfen oder wenn Sie zusätzliche Symptome wie Gewichtsverlust oder Bluterbrechen haben, wird Ihr Arzt wahrscheinlich eine Gastroskopie veranlassen. Dabei wird ein Endoskop bis in den Magen geschoben, damit die Magenwand betrachtet werden kann.

THERAPIEMÖGLICHKEITEN

Es gibt drei Arten von Medikamenten, die meist verschrieben werden. **Antazida** neutralisieren die Magensäure und beugen einer Schädigung der Speiseröhre vor.

Histaminrezeptorenblocker (H$_2$-Blocker) und Protonenpumpenhemmer (PPI) reduzieren die Säureproduktion.
Motilitätsfördernde Medikamente unterstützen die Speiseröhre dabei, Mageninhalt in Richtung Magen zu befördern.

Arzneimittel gegen GORD haben selten Nebenwirkungen. Obwohl viele nicht zur Einnahme in der Schwangerschaft zugelassen sind, haben die meisten noch keine unerwünschten Nebenwirkungen beim ungeborenen Baby verursacht. Besprechen Sie trotzdem immer jede Medikamenteneinnahme mit Ihrem Arzt, wenn Sie schwanger sind.
Operation Manchmal ist eine OP erforderlich, die den unteren Speiseröhren-Schließmuskel verengt.

SELBSTHILFE

Änderungen des Lebensstils sind der erste Schritt zur Besserung der Symptome, besonders wenn diese mild sind und auch nur unregelmäßig auftreten.

Achten Sie auf Ihr Gewicht. Es besteht ein enger Zusammenhang zwischen Körpergewicht und Refluxbeschwerden. Eine Gewichtsabnahme durch Diät und Bewegung kann helfen (s. S. 52–57). Versuchen Sie, Ihr Gewicht im gesunden Bereich zu halten (s. S. 58–59).
Geben Sie das Rauchen auf, da Rauchen den Schließmuskel zwischen Speiseröhre und Magen entspannt und den Reflux fördert.
Essen Sie nicht spätabends. Zwischen Essen und Schlafengehen sollten mindestens vier Stunden liegen, damit sich der Magen entleeren kann. Es kann helfen, abends etwas Leichtes zu essen. Kaffee, Schokolade und fette Speisen können die Beschwerden auslösen und sollten deshalb gemieden werden, wenn man zum Reflux neigt. Vermeiden Sie enge Kleidung, die den Druck im Bauch erhöht und den Reflux fördert.
Stellen Sie Ihr Bett am Kopfende hoch, um dem nächtlichen Säurereflux ganz einfach mithilfe der Schwerkraft vorzubeugen.

Saurer Mageninhalt in der Speiseröhre

Mageninhalt

Säurereflux mit der Kamera festgehalten
Hier kann man klar Mageninhalt in der Speiseröhre als Folge einer Hiatushernie erkennen. Der Mageninhalt ist die rote Masse in der Mitte, das Refluxgebiet das rote »Horn« oben links im Bild.

Magenbeschwerden

Die meisten von uns haben irgendwann eine Magenverstimmung. Wir können sie gewöhnlich mit rezeptfreien Mitteln behandeln. Eine Magenverstimmung bedeutet in der Regel nicht, dass Ihnen etwas Ernstes fehlt, aber wenn Sie häufig darunter leiden, sollten Sie Ihren Arzt bitten, dem genauer nachzugehen.

WAS IST DAS?

Manche Menschen haben Magenbeschwerden, weil sich der Magen nicht so schnell entleert, wie er sollte. Spezifische Probleme, die Magenbeschwerden auslösen können, sind gastroösophagealer Reflux (s. S. 290–291), Geschwüre im oberen Magen-Darm-Trakt (peptische Geschwüre) oder in seltenen Fällen Magen- oder Speiseröhrenkrebs.

DIE NÄCHSTEN SCHRITTE

Ihr Arzt behandelt Ihre Beschwerden meist ohne weitere Untersuchungen. Wenn Sie aber über 55 Jahre alt sind oder eines der im Symptom-Check beschriebenen Symptome haben, brauchen Sie vermutlich eine Endoskopie des oberen Magen-Darm-Traktes (s. S. 290) vor der Behandlung, um sicherzustellen, dass nichts Ernstes dahintersteckt. Sonst kann Ihr Arzt auch mit einem einfachen Test nach dem Bakterium *Helicobacter pylori* suchen, das der Hauptverursacher peptischer Geschwüre ist. Er kann Lebensstiländerungen empfehlen und eventuell säurehemmende Mittel verschreiben.

THERAPIEMÖGLICHKEITEN

Die Behandlung hängt davon ab, was Ihre Beschwerden wahrscheinlich verursacht.

Eine Kombination aus Antibiotika und Säureblockern wird empfohlen, wenn der Bakterientest positiv ausfällt. Sie tötet die Bakterien ab und heilt etwaige Geschwüre.

Säureblocker helfen bei peptischen Geschwüren, die durch Acetyl-salicylsäure und nicht steroidale Antirheumatika (NSAR) ausgelöst wurden. Sie nutzen auch, wenn eine besondere Säureempfindlichkeit die Beschwerden verursacht.

Motilitätsfördernde Medikamente beschleunigen die Magenentleerung.

Lebensstil-Modifikationen helfen bei der Risikoverringerung (s. oben).

SELBSTHILFE

Gehen Sie die Risikofaktoren durch, und wenn einige auf Sie zutreffen, versuchen Sie sie abzustellen.

RISIKO-CHECK

Es gibt ein paar Lebensgewohnheiten, die oft zu Magenbeschwerden beitragen oder sie auslösen:

- Schwere Mahlzeiten, besonders spät am Abend (halten Sie vier Stunden Abstand zwischen dem Essen und Zubettgehen)
- Unregelmäßige Essenszeiten
- Rauchen
- Übermäßiger Alkoholkonsum
- Stress und Angst
- Regelmäßiger Gebrauch von Schmerzmitteln wie Acetylsalicylsäure oder nichtsteroidalen Antirheumatika.

SYMPTOM-CHECK

Eine Magenverstimmung kann sich so äußern:

- Schmerzen oder Unbehagen in Oberbauch oder Brust, oft in Verbindung mit dem Essen
- Übelkeit
- Gefühl des Aufgeblähtseins
- Sodbrennen (s. S. 290–291)
- Aufstoßen

Gehen Sie zum Arzt, wenn Sie regelmäßig unter Magenbeschwerden leiden und besonders, wenn diese sich erst kürzlich entwickelt haben, wenn Sie über 55 Jahre alt sind oder eines der folgenden Symptome auftritt:

- Unbeabsichtigter Gewichtsverlust
- Erbrechen
- Schluckschwierigkeiten

Speiseröhrenerkrankungen

Wenn Sie Schwierigkeiten mit dem Schlucken und zugleich Brustschmerzen haben, liegt das vielleicht an Ihrer Speiseröhrenmuskulatur. Insgesamt sind diese oft sehr quälenden Störungen nicht sehr verbreitet, am häufigsten kommen sie bei Frauen in jungem oder mittlerem Alter vor.

WAS IST DAS?

Es sind hauptsächlich drei Störungen, die verhindern können, dass die Speisen ungehindert durch die Speiseröhre in den Magen gelangen. Sie alle verursachen Beschwerden beim Schlucken.

Achalasie (s. rechts)

Diffuse Speiseröhrenkrämpfe Die Muskeln Ihrer Speiseröhre ziehen sich unregelmäßig zusammen.

Hypertensiver (Nussknacker-) Ösophagus Bei dieser Erkrankung sind die Muskelkontraktionen der Speiseröhre zu stark.

WAS BEI ACHALASIE GESCHIEHT

Wenn Sie eine Achalasie haben, ziehen sich Ihre Speiseröhrenmuskeln nicht richtig zusammen, und das Ventil zwischen Speiseröhre und Magen (der untere Speiseröhren-Schließmuskel) entspannt sich nicht. Das hindert die Speisen daran, zum Magen durchzukommen.

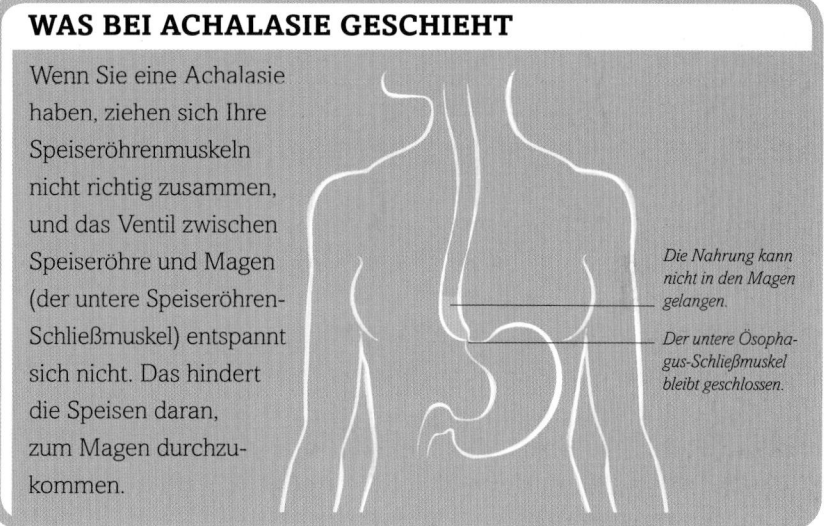

Die Nahrung kann nicht in den Magen gelangen.

Der untere Ösophagus-Schließmuskel bleibt geschlossen.

SYMPTOM-CHECK

Wenn Sie an einer Speiseröhrenstörung leiden, können Sie die folgenden Symptome haben:

- Schwierigkeiten beim Schlucken, so als ob Nahrung und manchmal auch Flüssigkeiten Sekunden nach dem Schlucken hinter Ihrem Brustbein stecken bleiben
- Brustschmerzen, oft brennend, die sich anfühlen, als kämen sie aus der Herzgegend (häufiger bei jüngeren Menschen)

Gehen Sie zum Arzt, wenn Sie eines der beiden Symptome haben.

DIE NÄCHSTEN SCHRITTE

Die meisten muskulären Störungen diagnostizert der Arzt mittels Bariumbreischluck (dazu schlucken Sie eine weiße Mixtur vor dem Röntgen) oder mittels Speiseröhrenmanometrie (der Druck in der Speiseröhre wird mit einer Sonde gemessen, die durch die Nase eingeführt wird). Ihr Arzt empfiehlt vielleicht eine Endoskopie Ihres oberen Magen-Darm-Trakts (s. S. 290). Dies zeigt auch, ob die Speiseröhre eingeengt ist oder Anzeichen für eine GORD vorliegen (s. S. 290–291). Auch Speiseröhrenkrebs als Ursache Ihrer Symptome kann dabei ausgeschlossen werden.

THERAPIEMÖGLICHKEITEN

Die Therapie ist diagnoseabhängig.

Botulinumtoxin-Injektionen entspannen die Muskelfasern.

Bei der Ballondilatation dehnt ein kleiner Ballon den Muskel.

Myotomie ist die Durchtrennung eines Muskels.

Medikamente können die Muskeln entspannen.

SELBSTHILFE

Folgende Maßnahmen helfen oft:

Essen Sie langsam, kauen Sie gut.

Trinken Sie genügend beim Essen.

Trinken Sie etwas Kohlensäurehaltiges. Das trägt dazu bei, stecken gebliebene Speisen zu mobilisieren.

Gallensteine

Man sagt, der typische Gallensteinpatient sei weiblich, bereits Mutter, dick und vierzig. Es ist einiges Wahres daran: Frauen entwickeln tatsächlich doppelt so häufig Gallensteine wie Männer, und die Erkrankung ist häufiger bei Übergewichtigen und in mittlerem Alter.

WAS IST DAS?

Gallensteine sind kleine, feste Klumpen – der häufigste Typ besteht aus Cholesterin –, die sich in der Galle (s. S. 286–287) bilden. Zunächst sind es nur winzige Kristalle, aber dann wachsen sie und können bis zu mehreren Zentimetern Durchmesser erreichen. Sie können einen oder mehrere Gallensteine bekommen. Frauen sind deswegen häufiger betroffen, weil die weiblichen Hormone Progesteron und Östrogen die Gallenblase entspannen. Das verlangsamt den Gallefluss und macht die Steinbildung wahrscheinlicher.

Wenn ein Stein einen der Gänge blockiert, der die Galle zum Darm leitet, können Sie Beschwerden bekommen (s. links), wie leichte bis starke Bauchschmerzen, Übelkeit und Erbrechen. Diese Symptome nennt man Gallenkolik. Sie spüren die Schmerzen im Oberbauch, öfter auf der rechten Seite, und sie können in den Rücken ausstrahlen. Sie dauern einige Minuten bis Stunden und kehren wieder. Zwischen den Attacken haben Sie möglicherweise keine Schmerzen. Manche Patienten entwickeln auch eine Gelbsucht (Gelbfärbung der Haut und des Weißen im Auge) und einen sehr hellen Stuhl (durch einen Mangel an Gallenpigmenten im Darm). Gallensteine können auch eine Entzündung der Gallenblase (Cholezystitis) oder der Bauchspeicheldrüse (Pankreatitis) hervorrufen. Wenn Sie eine dieser Komplikationen haben, bekommen Sie wahrscheinlich Schmerzen im Oberbauch und möglicherweise auch erhöhte Temperatur. Diese Erkrankungen müssen dringend im Krankenhaus abgeklärt und behandelt werden.

DIE NÄCHSTEN SCHRITTE

Gallensteine verursachen nicht immer Beschwerden und werden oft gefunden, wenn man eigentlich etwas anderes untersucht. Wenn Sie Symptome haben, die durch Gallensteine

---

RISIKO-CHECK

Risikofaktoren für Gallensteine sind:

- Übergewicht und fettreiche Ernährung. Diese beiden Faktoren führen zu hohen Cholesterinspiegeln in der Galle, was die Neigung zur Gallensteinbildung erhöht.
- Sehr niederkalorische Diäten. Überraschenderweise entwickeln sich Gallensteine oft in den ersten Wochen einer sehr kalorienarmen Diät, vielleicht weil die Gallenblase sich nicht normal zusammenziehen und entleeren kann.
- Die Einnahme bestimmter verschreibungspflichtiger Medikamente, z. B. der Antibabypille, beeinträchtigt die Gallenblasenfunktion und kann das Gallensteinrisiko erhöhen.
- Eine Tendenz zu Gallensteinen in der Familie.
- Als Frau haben Sie eine größere Wahrscheinlichkeit, Gallensteine zu entwickeln, als ein Mann mit ähnlichem Lebensstil und genetischem Erbe.

SYMPTOM-CHECK

Sofern Gallensteine Symptome hervorrufen, können dies sein:

- Fettunverträglichkeit
- Anfälle von Oberbauchschmerzen, oft rechtsseitig
- Übelkeit und Erbrechen
- Gelbfärbung der Haut oder des Weißen im Auge
- Heller Stuhl

Gehen Sie zum Arzt, wenn Sie eines dieser Symptome haben.

WO GALLENSTEINE LIEGEN KÖNNEN

Gallensteine bilden sich in der Gallenblase. Sie können dort bleiben oder in den Gallengang wandern, wo sie Probleme bereiten, wenn sie stecken bleiben. Kleine Steine können einfach in den Darm weiterwandern.

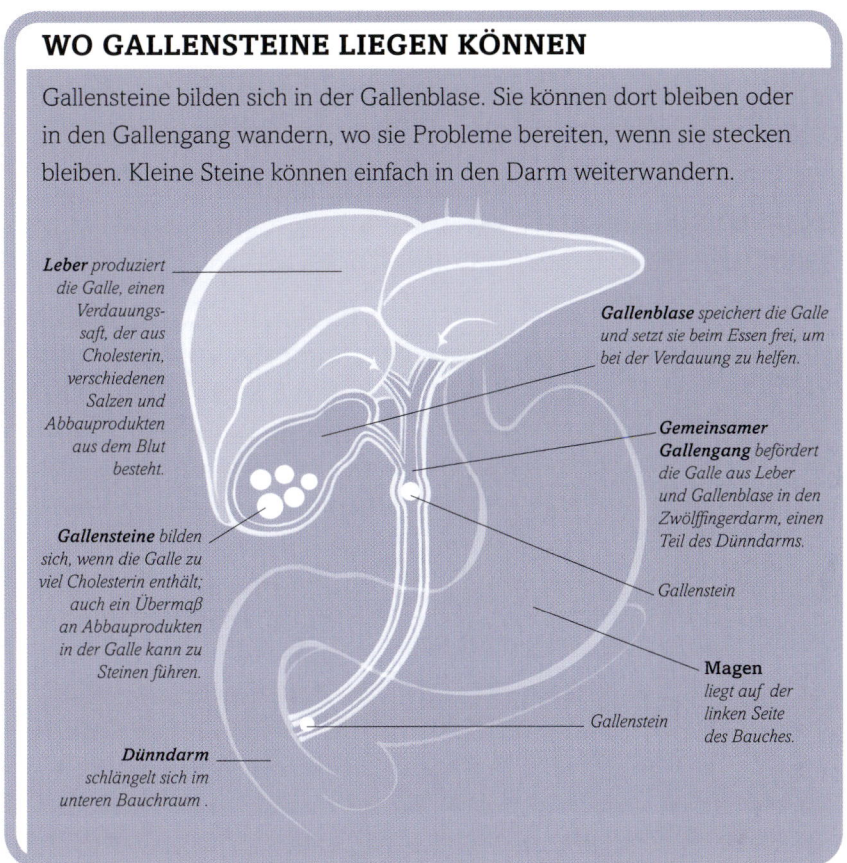

Leber *produziert die Galle, einen Verdauungssaft, der aus Cholesterin, verschiedenen Salzen und Abbauprodukten aus dem Blut besteht.*

Gallensteine *bilden sich, wenn die Galle zu viel Cholesterin enthält; auch ein Übermaß an Abbauprodukten in der Galle kann zu Steinen führen.*

Dünndarm *schlängelt sich im unteren Bauchraum.*

Gallenblase *speichert die Galle und setzt sie beim Essen frei, um bei der Verdauung zu helfen.*

Gemeinsamer Gallengang *befördert die Galle aus Leber und Gallenblase in den Zwölffingerdarm, einen Teil des Dünndarms.*

Gallenstein

Magen *liegt auf der linken Seite des Bauches.*

Gallenstein

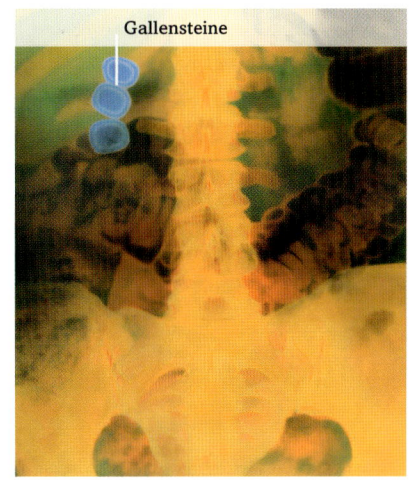

Gallensteine
Dieses farbige Röntgenbild des Bauchraums zeigt drei große Gallensteine (blau gefärbt) in der Gallenblase.

hervorgerufen sein können, wird Ihr Arzt zuerst über die Ursache sicher sein wollen, bevor er eine Behandlung empfiehlt. Eine Ultraschalluntersuchung der Gallenblase ist gewöhnlich der erste Test. Sie brauchen vielleicht auch Blutuntersuchungen und spezielle Röntgenaufnahmen oder eine Endoskopie (s. S. 290), um zu sehen, ob Gallensteine in den Gallengängen eingeklemmt sind.

THERAPIEMÖGLICHKEITEN

Wenn Sie keine Symptome haben, brauchen Sie wahrscheinlich keine Behandlung; ansonsten wird Ihr Arzt die beste Therapie für Sie finden.
Häufigere Mahlzeiten Wenn Sie beschwerdefrei und die Steine klein sind, empfiehlt Ihr Arzt vielleicht einfach häufigere kleine Mahlzeiten. Das regt die Gallenblase dazu an, etwaige Gallensteine auszustoßen.
Operation Falls Sie Beschwerden durch die Gallensteine haben, rät der Arzt gewöhnlich zur Entfernung der Gallenblase, was meist durch »Schlüsselloch-Chirurgie« erfolgt, die lediglich drei winzige Narben hinterlässt. Die meisten Patientinnen können das Krankenhaus einen Tag nach diesem Eingriff verlassen und nach zwei Wochen wieder ihre gewohnten Tätigkeiten aufnehmen.

Die Entfernung der Gallenblase schafft keine Probleme, weil die Galle dann einfach direkt in den Verdauungstrakt fließt.
Auflösen der Gallensteine
Medikamente und mechanische Methoden zum Auflösen oder Zertrümmern der Steine, während die Gallenblase an Ort und Stelle bleibt, werden manchmal angewendet. Es besteht aber die Gefahr, dass sich die Gallensteine wieder neu bilden.

SELBSTHILFE

Die meisten Risikofaktoren für Gallensteine lassen sich nicht vermeiden, aber Sie können die Wahrscheinlichkeit für Gallensteine reduzieren, indem Sie ein gesundes Gewicht halten (s. S. 58–59) und sich cholesterinarm ernähren (s. S. 273).

»Wegen unserer Hormone entwickeln wir Frauen doppelt so häufig Gallensteine wie Männer.«

Leberkrankheiten

Die Leber ist Ihr größtes inneres Organ und spielt eine wesentliche Rolle bei der Regulierung Ihrer Verdauung und der Art, wie Ihr Körper die Nährstoffe aus den Speisen verwertet. Leberprobleme – oft durch zu viel Alkohol verursacht – werden immer häufiger; auch viele Frauen sind betroffen.

Hepatitis

Der Begriff Hepatitis umfasst eine Gruppe von Erkrankungen, die alle durch eine Entzündung der Leber charakterisiert sind. Diese Entzündung schädigt die Leberzellen.

WAS IST DAS?

Oft durch eine Infektion verursacht, kann die Hepatitis akut (plötzlicher Beginn, Dauer weniger als 6 Monate) oder chronisch (lang dauernd) verlaufen. Häufige Ursachen sind:

- Hepatitis-Viren A, B, C, D und E
- Andere Viruserkrankungen, z. B. das Drüsenfieber
- Überdosierung von Medikamenten, z. B. Paracetamol
- Übermäßiger Alkoholkonsum (s. rechts)
- Zirrhose (s. S. 298)

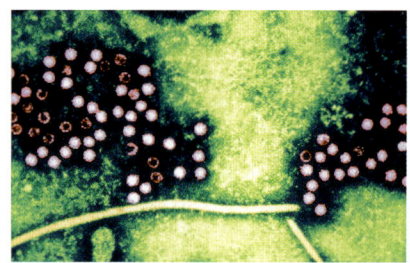

Hepatitis E-Viren
Diese Viren, hier als runde Partikel (lila) dargestellt, werden wie Hepatitis A oft durch verunreinigtes Wasser verbreitet.

Die Hepatitis-A- und -E-Viren verursachen nur eine akute Hepatitis, während die anderen Hepatitis-Viren sowohl akute als auch chronische Hepatitiden auslösen können. Haben Sie eine akute Hepatitis, heilt die Leber komplett aus, wohingegen eine chronische Hepatitis schließlich zu permanentem Leberschaden führen kann (s. S. 298).

RISIKO-CHECK

Hepatitis A wird leicht durch verunreinigtes Wasser oder Speisen (oft Schalentiere) übertragen. Wenn Sie in Risikogebiete reisen (Afrika, Asien, Südamerika), ist es sehr wichtig, dass Sie sich vorher gegen Hepatitis A impfen lassen.

Hepatitis B und C werden durch infiziertes Blut oder Blutprodukte übertragen und, besonders die Hepatitis B, auch durch Geschlechtsverkehr. Wer Drogen spritzt und Nadeln gemeinsam mit anderen benutzt oder wer Sex mit Infizierten hat, gehört zu den gefährdetsten Gruppen.

An Hepatitis D können nur Menschen erkranken, die schon eine Hepatitis B haben, zudem meist nur Drogensüchtige. Hepatitis E tritt v. a. in Südostasien auf und kann bei Schwangeren schwer verlaufen.

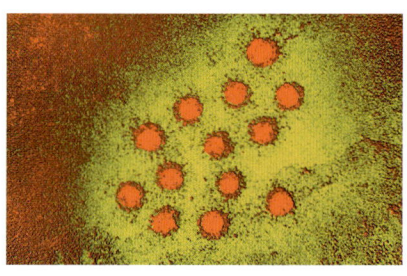

Hepatitis-A-Viren
Hepatitis-A-Viren (rote Punkte) sind eine häufige Ursache der Hepatitis, gegen die Sie sich impfen lassen können.

SYMPTOM-CHECK

Oft verläuft die Erkrankung symptomlos. In den Frühstadien der akuten Hepatitis können Sie unter folgenden Symptomen leiden:

- Müdigkeit und Muskelschmerzen
- Gelbsucht (Gelbfärbung der Haut und des Weißen im Auge)
- Entfärbter Stuhl und dunkler Urin

- Schmerzen im rechten Oberbauch

Die Symptome bei chronischer Hepatitis ähneln denen der akuten Erkrankung, allerdings entwickelt sich die Gelbsucht gewöhnlich erst in den späteren Stadien.

Gehen Sie zum Arzt, wenn Sie eines der beschriebenen Symptome haben.

DIE NÄCHSTEN SCHRITTE

Ihr Arzt stellt die Diagnose anhand der Symptome und der Bluttests. Wenn Sie eine chronische Hepatitis haben, empfiehlt man gewöhnlich eine Leberbiopsie, um sie auf Leberschäden zu untersuchen.

THERAPIEMÖGLICHKEITEN

Ihr Arzt wird mit Ihnen gemeinsam die beste Behandlung suchen.
Akute Hepatitis Es gibt keine spezielle Behandlung.
Chronische Hepatitis Sie können Medikamente gegen Viren bekom-

men und/oder Kortikosteroide oder andere Medikamente, die Ihre Immunabwehr unterdrücken.

SELBSTHILFE

Für jede Hepatitis gilt: Ruhe, Alkohol-abstinenz, gesund essen (s. S. 52–55).

Alkoholische Leberkrankheit

Die alkoholische Leberkrankheit ist ein fortschreitender Leberschaden, der durch übermäßigen Alkoholkonsum verursacht wird (s. S. 299).

WAS IST DAS?

Alkohol wirkt sich auf die Leber folgendermaßen aus:
Verfettung der Leber Dieses erste Krankheitsstadium lässt sich rückgängig machen, wenn man mit dem Trinken aufhört. Die Veränderungen verursachen keine Symptome und werden oft nur durch Bluttests entdeckt (s. S. 298).
Alkoholische Hepatitis Wenn man stark weitertrinkt, kann sich eine alkoholische Hepatitis entwickeln. Bei dieser Erkrankung ist die Leber vergrößert, und man bekommt eine Gelbsucht. Das kann zur Zirrhose, einer potenziell lebensbedrohlichen Erkrankung, führen (s. S. 298). Frauen sind empfindlicher gegenüber den Auswirkungen des Alkohols (s. S. 65 und S. 299). Manche Menschen haben eine ererbte Empfänglichkeit für alkoholbedingte Leberschäden. Einfach gesagt: Je mehr Sie trinken, umso wahrscheinlicher bekommen Sie Leberprobleme.

DIE NÄCHSTEN SCHRITTE

Wenn Sie eine Vorgeschichte übermäßigen Alkoholkonsums und abnorme Leberwerte im Blut haben, kann eine alkoholische Leberkrankheit gewöhnlich aus Ihren Symptomen diagnostiziert werden. Eventuell veranlasst Ihr Arzt noch eine Ultraschalluntersuchung der Leber und eine Leberbiopsie, also die Untersuchung einer Gewebeprobe.

SYMPTOM-CHECK

Symptome einer alkoholischen Leberkrankheit können mehrere Jahre fehlen, aber nach weniger als zehn Jahren exzessiven Trinkens können auftreten:
- Übelkeit und gelegentliches Erbrechen
- Beschwerden im rechten Oberbauch
- Gewichtsverlust
- Fieber
- Gelbfärbung der Haut und des Weißen im Auge
- Aufgeschwemmter Bauch

Gehen Sie zum Arzt, wenn Sie regelmäßig trinken und eines dieser Symptome an sich bemerkt haben.

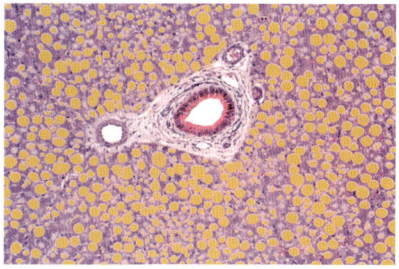

**Leberveränderungen
bei alkoholischer Hepatitis**
Die mikroskopische Aufnahme zeigt die Zellstruktur der Leber, die durch Fetteinlagerungen (gelb) unterbrochen wird.

THERAPIEMÖGLICHKEITEN

Wenn die Diagnose feststeht, müssen Sie vielleicht ins Krankenhaus.
Medikamente können Sie beim Alkoholentzug unterstützen und das Verlangen nach Alkohol reduzieren.

SELBSTHILFE

Sie können Ihren Lebensstil in wichtigen Punkten ändern:
Hören Sie auf, Alkohol zu trinken, das ist der entscheidende Schritt. Abstinenz gibt Ihrer Leber die Chance, sich zu erholen. Sonst besteht die Gefahr, dass sich eine Zirrhose entwickelt. Ziehen Sie auch eine Selbsthilfegruppe in Erwägung.
Ernähren Sie sich gesund. Eine ausgewogene gesunde Ernährung und Vitaminzufuhr sind ebenfalls wichtig (s. S. 52–55).

Fettleber

Die Fettleber ist eine weitere häufige Erkrankung, die Sie haben können, ohne es überhaupt zu bemerken. Sie ist sogar so häufig, dass in Industrieländern etwa ein Fünftel der Bevölkerung von ihr betroffen ist.

WAS IST DAS?

Die Fettleber entsteht durch übermäßige Fetteinlagerung in den Leberzellen. Sie kommt meist dadurch zustande, dass der Leber zu viel Fett zugeführt wird, sodass sie es nicht mehr normal verarbeiten kann. Sie tritt bei Fettsucht oder Diabetes eher auf; eine seltene Form kann Frauen in der Schwangerschaft betreffen.

SYMPTOM-CHECK

Gewöhnlich gibt es keine Symptome. Die Krankheit wird entweder bei anderen Untersuchungen entdeckt oder weil Ihr Lebensstil den Arzt auf den Verdacht bringt, Sie könnten eine Fettleber haben.

DIE NÄCHSTEN SCHRITTE

Wenn Bluttests eine abnorme Leberfunktion zeigen und Leberaufnahmen dies bestätigen, wird Ihr Arzt eine Leberverfettung vermuten. Definitiv beweisen lässt sich die Fettleber nur, indem man eine Leberbiopsie durchführt. Dies ist in der Regel aber nicht nötig, wenn die Bluttests nur für eine leichte Störung sprechen und die Tests auf andere Ursachen von Leberkrankheiten negativ ausfallen. Falls die Fettleber durch eine Schwangerschaft ausgelöst wird, bildet sie sich zurück, wenn das Baby geboren ist.

THERAPIEMÖGLICHKEITEN

Nach wirksamen Medikamenten gegen Fettleber wird intensiv geforscht, aber derzeit besteht die Behandlung hauptsächlich aus Maßnahmen, die Sie selbst ergreifen können (s. unten).

SELBSTHILFE

Die folgenden Lebensstiländerungen helfen:
Reduzieren Sie Ihr Gewicht. Wenn Sie übergewichtig sind, ist es

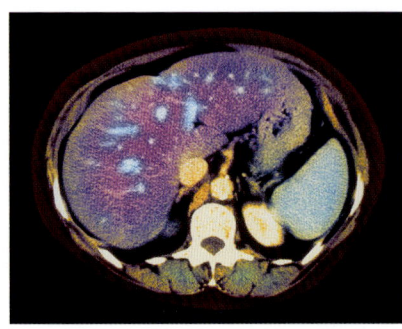

Fettleber im Querschnitt
Diese Computertomografie zeigt im Querschnitt den Bauch einer Frau, die an einer Fettleber leidet. Die Leber ist das große dunkelrote Organ, die Fettdepots stellen sich als blaue Flecken dar.

ganz entscheidend, dass Sie abnehmen, indem Sie Ihre Kalorienzufuhr senken und Ihre körperlichen Aktivitäten erhöhen (s. S. 56–57). Das lindert die Erkrankung und kann sie vielleicht in manchen Fällen sogar rückgängig machen.
Verzichten Sie auf Alkohol, um die Leber nicht noch weiter zu schädigen (s. S. 65)
Achten Sie auf Ihren Blutzucker. Sorgen Sie unbedingt für eine gute Einstellung Ihrer Blutzuckerwerte, wenn Sie unter Diabetes leiden (s. S. 320–325)

Zirrhose

Diese ernste Erkrankung der Leber entwickelt sich als Folge einer lang andauernden Schädigung.

WAS IST DAS?

Die geschädigten Leberzellen werden durch Narbengewebe ersetzt, und die verbliebenen Zellen versuchen, die absterbenden zu ersetzen, was zu Knotenbildungen führt (Noduli). Die abnorme Leberstruktur wirkt sich auf ihre Durchblutung aus, und der Verlust gesunder Leberzellen verhindert eine normale Funktion.

Übermäßiger Alkoholkonsum über viele Jahre hinweg ist die Hauptursache der Leberzirrhose in zivilisierten Ländern, eine chronische Hepatitis-B-Infektion oder Hepatitis-C-Infektion die häufigste weltweit.

Hämochromatose, eine viel seltenere Ursache, ist eine Erbkrankheit. Dabei resorbiert der Darm zu viel Eisen aus der Nahrung, und es kommt zu Eisenablagerungen in Leber, Herz, Bauchspeicheldrüse und der Hirnanhangdrüse. Eine schwere Fettleber (s. oben) kann ebenfalls zur Zirrhose führen, und es gibt noch einige andere, seltenere Ursachen. Eine Zirrhose kann Leberkrebs verursachen.

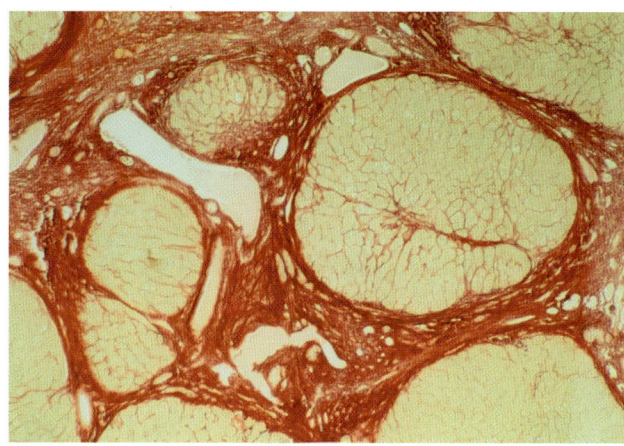

Zirrhotisches Lebergewebe
Dieses mikroskopische Bild zeigt einen Schnitt durch eine Leber mit alkoholisch bedingter Zirrhose. Die rosa Bezirke sind Narbengewebe. Eine zirrhotische Leber hat ein knotiges Aussehen.

DIE NÄCHSTEN SCHRITTE

Die einzige Methode, eine Leberzirrhose sicher nachzuweisen, ist die Leberbiopsie. Oft können aber Bluttests und Ultraschall- oder CT-Bilder Ihrem Arzt schon alle Informationen liefern, die er braucht.

THERAPIEMÖGLICHKEITEN

Die wichtigste Behandlung besteht darin, die zugrunde liegende Ursache zu beseitigen (s. rechts). Weitere Gesichtspunkte sind Symptombehandlung und das frühzeitige Erkennen von Komplikationen.

Harntreibende Tabletten Ihre Leber hilft der Niere beim Ausscheiden unerwünschter Flüssigkeiten – die Zirrhose behindert dies. Flüssigkeit kann sich im Bauch ansammeln. Oft werden daher Wasser ausschwemmende Tabletten gegeben.

Speiseröhren-Check Sie brauchen ggf. eine endoskopische Untersuchung (s. S. 290) der Speiseröhre, und wenn nötig bekommen Sie Medikamente, die den Druck in den Blutgefäßen senken und Blutungen aus der Speiseröhre vorbeugen.

Ultraschall Regelmäßige Ultraschalluntersuchungen werden ggf. empfohlen, um Leberkrebs-Anzeichen frühzeitig zu erkennen.

Impfungen Wenn Sie eine Zirrhose haben, sind Sie anfälliger für Infektionen. Deshalb wird Ihr Arzt Ihnen vielleicht Impfungen gegen Hepatitis A und B, Lungenentzündung und Grippe anbieten.

Lebertransplantation Wenn die Leberfunktion gefährlich reduziert ist, wird Ihnen vielleicht eine Lebertransplantation angeboten.

SELBSTHILFE

Unabhängig von der Ursache Ihrer Zirrhose müssen Sie Alkohol für den Rest Ihres Lebens meiden.

Magen-Darm-Entzündung

Wenn Sie jemals einen »Reisedurchfall« mit Erbrechen hatten, dann hatten Sie eine Magen-Darm-Entzündung oder Gastroenteritis. Sie wird meist durch eine Infektion verursacht. Die Erkrankung, die Frauen und Männer gleichermaßen befällt, legt sich gewöhnlich wieder ohne spezifische Behandlung.

Diese häufige Erkrankung klingt oft spontan ab, ohne dass eine medizinische Therapie nötig wird.

WAS IST DAS?

Eine Gastroenteritis wird meist durch eine Infektion ausgelöst, die entweder von Mensch zu Mensch oder durch Speisen und Getränke übertragen wird. Viele verschiedene Bakterien oder Viren, darunter Staphylokokken und Clostridien, können dafür verantwortlich sein.

Die meisten Menschen erholen sich schnell, wenn sie vorher bei guter Gesundheit waren. Bei Babys,

GASTROENTERITIS VERMEIDEN

Diese Maßnahmen bekämpfen die Verbreitung der Gastroenteritis:
- Waschen Sie sich vor dem Kochen und nach dem Toilettengang gründlich die Hände.
- Tauen Sie gefrorenes Fleisch und Geflügel vor dem Garen vollständig auf, und garen Sie Fleisch und Geflügel immer gut durch.
- Bewahren Sie gekochte und rohe Speisen in unterschiedlichen Abschnitten des Kühlschranks auf.

Wenn Sie eine Gastroenteritis haben,
- benutzen Sie Handtücher und Besteck nicht gemeinsam mit anderen Personen,
- desinfizieren Sie die Toilette nach der Benutzung.

schwangeren Frauen und Kranken kann es jedoch zu einem gefährlichen Wasser- und Salzverlust kommen.

DIE NÄCHSTEN SCHRITTE

Ihr Arzt stellt die Diagnose in der Regel anhand der Symptome.

THERAPIEMÖGLICHKEITEN

Sie können die Erkrankung meist zu Hause behandeln (s. unten). Bei ernsten Zeichen von Austrocknung brauchen Sie möglicherweise eine Flüssigkeitszufuhr über eine Vene.

SELBSTHILFE

Befolgen Sie die obigen Ratschläge, um die Infektion nicht weiterzuverbreiten. Bleiben Sie dem Arbeitsplatz fern, bis die Symptome komplett aufgehört haben. Wenn

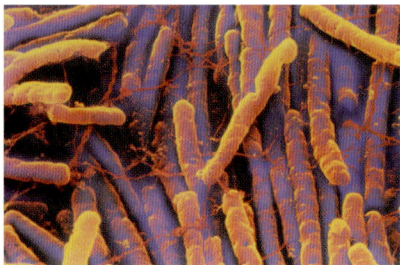

Clostridium difficile
Diese Bakterien sind manchmal die Ursache einer Gastroenteritis. Normalerweise sind sie in geringer Zahl im Darm vorhanden.

Sie bei Ihrer Arbeit mit Lebensmitteln umgehen, fragen Sie Ihren Arzt, bevor Sie wieder arbeiten.
Trinken Sie viel. Versuchen Sie, zwei bis drei Liter pro Tag zu trinken, auf viele kleine Portionen verteilt.
Nehmen Sie Rehydrationssalz, um den Flüssigkeits- und Salzhaushalt des Körpers auszugleichen (s. S. 302).

Zöliakie

Da diese Erkrankung nur durch Diät beherrscht werden kann, bedeutet die Zöliakie oft, dass die Betroffenen ihren Lebensstil erheblich verändern müssen. Die Krankheit tritt bei einem halben bis einem Prozent der Bevölkerung auf, bei Frauen ist sie häufiger als bei Männern.

Zöliakie ist die Folge einer abnormen Immunreaktion, die die Dünndarmschleimhaut schädigt.

WAS IST DAS?

Bei Zöliakie richtet sich Ihr Immunsystem gegen Gluten – ein Eiweiß, das in Weizen, Roggen und Gerste enthalten ist und in allen Nahrungsmitteln, die daraus hergestellt sind. Diese Reaktion schädigt Ihre Dünndarmzotten und bewirkt letztlich, dass Sie Nährstoffe nicht richtig resorbieren können.

DIE NÄCHSTEN SCHRITTE

Ihr Arzt führt als ersten Schritt einen Bluttest durch, um nach erhöhten Spiegeln eines bestimmten Antikörpers zu suchen. Eine Biopsie der Dünndarmschleimhaut ist die einzige Möglichkeit, die Diagnose zu sichern. Ihr Arzt wird Ihr Blut auch auf eine Anämie hin untersuchen (s. S. 248). Mittels DEXA (s. S. 260) kann man feststellen, ob eine Osteoporose besteht, die sich aufgrund der reduzierten Kalzium- und Vitamin-D-Resorption entwickeln kann. Ihr Arzt schlägt vielleicht vor, Ihre nächsten Verwandten ebenfalls auf Zöliakie zu testen.

THERAPIEMÖGLICHKEITEN

Es gibt keine Medikamente gegen Zöliakie. Aber Ihr Arzt wird Sie zur Diätberatung überweisen.

SELBSTHILFE

Selbsthilfe ist die einzige Möglichkeit, die Symptome der Zöliakie zu behandeln.

Vermeiden Sie Gluten. Sie müssen glutenhaltige Nahrungsmittel für den Rest Ihres Lebens vermeiden, was erhebliche Umstellungen mit sich bringt. Es gibt schon eine Menge glutenfreier Lebensmittel auf dem Markt, Sie haben also eine große Auswahl und werden sich nicht unbedingt stark benachteiligt fühlen, aber Sie müssen wirklich aufpassen, wenn Sie auswärts essen. Eine glutenfreie Diät ist sehr wichtig für die Gesundheit Ihres Babys, wenn Sie schwanger sind oder eine Schwangerschaft planen. Es gibt einige Selbsthilfegruppen, die Informationen und Beratung anbieten.

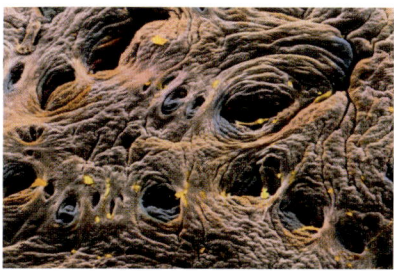

Zöliakie in Nahaufnahme
Die Zöliakie führt zu einer ungewöhnlich glatten Dünndarmwand durch Verlust der Zotten (s. S. 287), wie hier in der Rasterelektronenmikroskopie erkennbar.

Durchfall und Verstopfung

Die meisten Menschen haben zwischen dreimal täglich und dreimal wöchentlich Stuhlgang. Manche haben auch häufiger oder seltener Stuhlgang – und doch einen ganz normalen Darm. Sorgen müssen Sie sich hinsichtlich des Stuhlgangs nur machen, wenn sich an Ihrer Routine etwas ändert.

Durchfall

Wenn Ihr Stuhl ungewöhnlich häufig und sehr weich ist – entweder plötzlich oder über längere Zeit –, könnte dahinter ein Problem stecken, das abgeklärt werden sollte.

WAS IST DAS?

Durchfall (Diarrhö) wird gewöhnlich definiert als dünnflüssiger oder sehr reichlicher Stuhlgang, der mehr als dreimal täglich auftritt. Er kann manchmal zusammen mit Bauchschmerzen, Übelkeit oder plötzlichem Stuhldrang auftreten. Eine akute Diarrhö, die oft plötzlich beginnt, kann sehr kurz dauern, vielleicht nur ein paar Tage, oder bis zu drei Wochen. Sie ist oft durch eine

---

REHYDRATIONSSALZE

Durchfall kann zu einem Flüssigkeits- und Salzmangel im Körper führen, zur Dehydration. Zeichen sind die Ausscheidung kleiner Mengen dunklen Urins, ein trockener Mund und Schwäche. Rehydrationssalze helfen, das natürliche Gleichgewicht wiederherzustellen. Man kann sie leicht selbst machen, das ist oft billiger, als ein Fertigpräparat zu kaufen. Die Zutaten sind fast überall, z. B. in Drogerien, erhältlich.

Zutaten

Glukose (Traubenzucker) 20 g
Natriumchlorid (Kochsalz) 3½ g
Natriumbikarbonat 2½ g

Zubereitung

Geben Sie alle Pulver in 1 Liter Leitungswasser, und rühren Sie um. Trinken Sie kleine Portionen regelmäßig über den Tag verteilt. Sie müssen jeden Tag eine neue Lösung zubereiten.

Infektion bedingt (s. S. 300). Wenn Sie eine chronische Diarrhö haben, dauert sie oft länger als einige Wochen. Bei vielen Betroffenen wird ein Reizdarmsyndrom diagnostiziert (s. S. 304–305), aber es gibt viele andere mögliche Ursachen für Durchfall, z. B. kann er als Arzneimittelnebenwirkung auftreten.

DIE NÄCHSTEN SCHRITTE

Wenn Sie chronischen Durchfall haben, sollten Sie Ihren Arzt aufsuchen, damit er nach der Ursache suchen kann. Das ist besonders wichtig, wenn in Ihrer Familiengeschichte entzündliche Darmkrankheiten (s. S. 310–311), Darmkrebs (s. S. 307–309) oder Zöliakie (s. S. 301) vorkommen oder vorkamen, wenn Sie 45 Jahre oder älter sind oder wenn Sie vor Kurzem am Bauch operiert wurden.

Oft brauchen Sie nur ein paar einfache Bluttests. Ihr Arzt möchte vielleicht eine Stuhlprobe auf Krankheitserreger untersuchen, vor allem wenn Sie mit Antibiotika behandelt wurden oder kürzlich aus dem Ausland zurückgekehrt sind. Er empfiehlt vielleicht auch eine Koloskopie, um Ihren Dickdarm zu untersuchen (s. S. 308). Andere Tests brauchen Sie gewöhnlich nur, wenn Ihre Blutwerte auffällig oder Ihre Symptome besonders schwer sind.

SYMPTOM-CHECK

Zusätzlich zur Diarrhö können noch die folgenden Symptome auftreten:

- Blut im Stuhl
- Gewichtsverlust
- Stuhlgang in der Nacht

Gehen Sie zum Arzt, wenn Sie eines dieser zusätzlichen Symptome aufweisen.

THERAPIEMÖGLICHKEITEN

Die Behandlung des chronischen Durchfalls richtet sich nach der Ursache. Ihr Arzt wird die Therapiemöglichkeiten mit Ihnen besprechen, wenn die Diagnose feststeht.

SELBSTHILFE

Falls Sie akuten Durchfall haben, wenden Sie die Selbsthilfemaßnahmen an, die für Gastroenteritis (s. S. 300) empfohlen wurden; achten Sie insbesondere darauf, reichlich Flüssigkeiten wie Wasser oder verdünnte Fruchtsäfte zu trinken. Achten Sie auf Zeichen für eine mögliche Dehydration (s. links).

Verstopfung

Keinen Stuhl ausscheiden zu können ist eine der häufigsten Magen-Darm-Störungen und, wie Durchfall, gewöhnlich ein Symptom für etwas anderes. Sie ist bei Frauen häufiger als bei Männern.

WAS IST DAS?

Verstopfung ist ein seltener Stuhlgang oder die Schwierigkeit, Stuhl abzusetzen, weil er hart und trocken ist. Man kann sich auch aufgebläht fühlen. Schwierigkeiten bei der Darmentleerung können das Risiko für Hämorriden (s. S. 314–315) und Beckenbodenschwäche (s. S. 341–342) erhöhen. Sie werden gewöhnlich durch einen Mangel an Ballaststoffen und/oder Flüssigkeit hervorgerufen. Ein sitzender Lebensstil kann auch dazu beitragen, und wenn Sie regelmäßig den Stuhlgang

unterdrücken, können die normalen Darmreflexe verloren gehen.

Manche Frauen stellen fest, dass ihre Verstopfung zu bestimmten Zeiten des Menstruationszyklus oder während der Schwangerschaft schlimmer ist. Dies kann durch den Einfluss der weiblichen Hormone auf den Darm bedingt sein.

DIE NÄCHSTEN SCHRITTE

Obwohl die Verstopfung nur selten eine ernste Ursache hat, ist es wichtig, ärztlichen Rat einzuholen, wenn sich Ihre Darmgewohnheiten plötzlich ändern, v. a. wenn Sie Blut auf dem Stuhl, starke Bauchschmerzen oder Gewichtsverlust bemerken oder wenn Sie über 45 sind.

THERAPIEMÖGLICHKEITEN

Verstopfung lässt sich oft durch ein paar einfache Änderungen des Lebensstils bessern, wie z. B. mehr Ballaststoffe zu essen und sich mehr zu bewegen (s. rechts).

Abführmittel Wenn Ihre Verstopfung sehr ausgeprägt ist, wird Ihr Arzt Ihnen eventuell ein Abführmittel verordnen. Fragen Sie nach möglichen Nebenwirkungen.

Spezielle Untersuchungen Spricht Ihre Verstopfung auf diese Maßnahmen nicht an, kann mit Tests untersucht werden, wie Ihre Darmmuskulatur arbeitet und ob der Schließmuskel des Afters sich so entspannt, wie er sollte, um eine normale Passage zu ermöglichen.

SELBSTHILFE

Verstopfung kann gewöhnlich durch diese Maßnahmen gebessert werden:

SYMPTOM-CHECK

Von Verstopfung spricht man bei einem der folgenden Symptome:

- Seltenere Darmentleerung als für Sie üblich
- Notwendigkeit, beim Stuhlgang stark zu pressen
- Harter, trockener Stuhl in kleinen Mengen
- Gefühl der unvollständigen Darmentleerung

Gehen Sie dringend zum Arzt, wenn Sie auch Blut im Stuhl oder starke Bauchschmerzen haben.

Essen Sie reichlich Pflanzenfasern. Reich an Fasern sind Obst (eingeweichte Trockenpflaumen sind hilfreich), Gemüse und Hülsenfrüchte.

Versuchen Sie rezeptfreie Abführmittel, aber nur für kurze Zeit; setzen Sie auf eine Ernährung mit Pflanzenfasern.

Trinken Sie reichlich Wasser. Getränke vermehren die Darmflüssigkeit und die Stuhlmenge und erleichtern dadurch den Stuhltransport. Trinken Sie 1,5 Liter Flüssigkeit pro Tag. Vermeiden Sie zu viele koffeinhaltige Getränke, da sie zur Dehydration führen können.

Bewegen Sie sich regelmäßig. Auch leichter Sport wie flottes Gehen hält Ihr Verdauungssystem auf Trab.

Unterdrücken Sie den Stuhldrang nicht. Reagieren Sie immer auf die natürlichen Signale Ihres Körpers; das trägt dazu bei, Ihre Reflexe wieder zu normalisieren.

Reizdarmsyndrom

Die Schmerzen und Beschwerden dieses unangenehmen Leidens können kommen und gehen, viele Betroffene fühlen sich zwischen den Episoden ganz gesund. Es kann in jedem Alter auftreten, doch meist beginnt es im jungen Erwachsenenalter. Das Reizdarmsyndrom kommt häufiger bei Frauen vor.

Das Reizdarmsyndrom (RDS) ist eine häufige Darmerkrankung – etwa 15 Prozent der Menschen sind irgendwann im Leben davon betroffen. Es fällt unter den Oberbegriff »funktionelle Darmstörungen«.

Bei diesen Störungen ist, obwohl der Darm bei Röntgen und Endoskopie (s. S. 290) normal erscheint, tatsächlich etwas nicht in Ordnung mit seiner Aktivität und seiner Reizempfindlichkeit.

WAS IST DAS?

Bei RDS können Sie vielfältige Symptome haben (s. unten). Sie sind die Folge verstärkter oder zu häufiger Kontraktionen der Darmmuskeln, einer erhöhten Empfindlichkeit der Darmnerven oder einer Veränderung der Art und Weise, wie das Gehirn diese Funktionen kontrolliert. Es gibt keine Einzelursache für das RDS, doch man glaubt, dass Stress und emotionale Belastung eine Rolle spielen. Manche Menschen bekommen die Probleme in Zeiten erhöhter Belastung oder nach einem einschneidenden Lebensereignis.

Manchmal beginnen die Symptome nach einer Darminfektion; in diesem Fall spricht man von postinfektiösem RDS. Etwa 10 bis 20 Prozent der Menschen entwickeln ein RDS nach einer Magen-Darm-Entzündung (s. S. 300), obwohl die Bakterien oder Viren, welche die Entzündung ausgelöst haben, nicht mehr vorhanden sind.

DIE NÄCHSTEN SCHRITTE

Ihr Arzt wird das RDS wahrscheinlich anhand der Symptome diagnostizieren. Er kann ein paar einfache Bluttests durchführen, z. B. um eine Zöliakie (s. S. 301) auszuschließen, wenn Sie überwiegend an Durchfällen leiden.

Sie brauchen vielleicht weitere Untersuchungen, wenn Ihre Symptome nicht ganz typisch für RDS sind, wenn Sie sie erstmals im Alter von über 45 Jahren bekommen oder wenn ein naher Verwandter eine Darmerkrankung wie Morbus Crohn (s. S. 310–311) hat.

THERAPIEMÖGLICHKEITEN

Es gibt keine einzelne Behandlung, die für jeden geeignet ist, und möglicherweise müssen Sie ein paar ausprobieren, bis Sie diejenige finden, die Ihnen hilft. Die Behandlung hängt auch von Ihren speziellen Symptomen ab. Sofern sie Sie nicht zu sehr stören, ist es ganz in Ordnung, sie überhaupt nicht zu behandeln. Wenn Sie aber Medikamente erhalten, fragen Sie unbedingt Ihren Arzt, ob es Nebenwirkungen geben könnte.

SYMPTOM-CHECK

Das Reizdarmsyndrom kann eines oder mehrere der folgenden Symptome auslösen, die dauerhaft oder vorübergehend sein können:

- Milde bis starke Bauchschmerzen, oft im Unterbauch. Sie lassen manchmal nach Abgang von Blähungen oder Stuhlgang nach.
- Veränderte Stuhlgewohnheiten, entweder häufige und weiche oder harte, schrotkugelartige Stühle. Die Konsistenz kann auch variieren (abwechselnd Durchfall und Verstopfung) oder Schleim enthalten. Es können Stuhldrang und das Gefühl der unvollständigen Stuhlentleerung vorkommen.
- Aufgeblähter Bauch
- Zusätzlich kann es zu Übelkeit, Aufstoßen, Müdigkeit und Völlegefühl kurz nach dem Essen kommen.

Gehen Sie zum Arzt, wenn Sie eines der beschriebenen RDS-Symptome haben.

Medikamente Viele RDS-Patienten kommen ohne Medikamente zurecht (s. rechts). Andere profitieren von einem oder mehreren der folgenden Arzneimittel:

Krampflösende Mittel Sie können gegen die Schmerzen helfen und werden bei Bedarf genommen. Nützlich kann es sein, sie etwa 30 Minuten vor dem Essen zu nehmen, falls Stuhldrang nach den Mahlzeiten zu Ihren Beschwerden gehört.

Mittel gegen Durchfall Wenn Sie hauptsächlich unter Durchfällen leiden, finden Sie vielleicht ein Mittel wie Loperamid nützlich. Sie können es nach Bedarf nehmen.

Abführmittel Es stehen verschiedene Abführmittel zur Verfügung, falls Sie vor allem an Verstopfung leiden; Ihr Arzt wird ein Produkt empfehlen, das für Sie geeignet ist.

Antidepressiva Sie werden in geringen Dosen bei erhöhter Darmempfindlichkeit angewendet, da sie

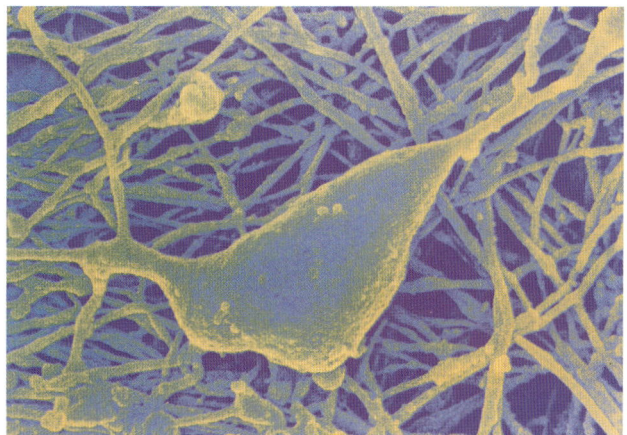

Eine Nervenzelle im Darm
Beim Reizdarmsyndrom können diese Nervenzellen überempfindlich reagieren und unregelmäßige Muskelkontraktionen hervorrufen.

die Darmbewegungen verlangsamen und möglicherweise auch die Verarbeitung der Nervenimpulse zwischen Darm und Gehirn verändern. Sie können sehr wirksam sein, wenn Bauchschmerzen und Durchfall Ihre Hauptsymptome darstellen.

SELBSTHILFE

Viele RDS-Patienten bewältigen ihre Symptome ohne Medikamente.

Achten Sie auf Ihre Ernährung.
Es gibt kein einzelnes Nahrungsmittel, das die Symptome nachweislich verstärkt oder bessert, aber einige Patienten finden, dass bestimmte Speisen sie bei ihnen verschlimmern. Also könnte es sich lohnen, für ein paar Wochen ein Ernährungstagebuch zu führen, um die Schuldigen herauszufinden. Das Anpassen der Kost hilft eher, wenn Durchfall Ihr Hauptsymptom ist. Speisen, die häufig Symptome auszulösen scheinen, sind Weizen und Molkereiprodukte. Eine faserreiche

Kost kann helfen, wenn Verstopfung Ihr spezielles Problem ist. Sie kann aber auch Blähungen verstärken.

Vermeiden Sie Austrocknung.
Achten Sie darauf, den ganzen Tag über genug zu trinken, aber vermeiden Sie koffeinhaltige Getränke, weil sie die Probleme auslösen können.

Ändern Sie Ihren Lebensstil.
Essen Sie regelmäßig, und vermeiden Sie »Essen zwischen Tür und Angel«. Versuchen Sie Entspannungstechniken und regelmäßige Bewegung, um Stress zu reduzieren und zu bewältigen.

Versuchen Sie Probiotika (»gute Bakterien«). Sie werden rezeptfrei verkauft und können gegen Blähungen helfen. Sie müssen vielleicht eine Reihe verschiedener Produkte ausprobieren, bis Sie eines finden, das für Sie geeignet ist.

Versuchen Sie es mit Hypnotherapie. Sie kann bei manchen Arten von RDS helfen, wenn Sie sich voll darauf einlassen.

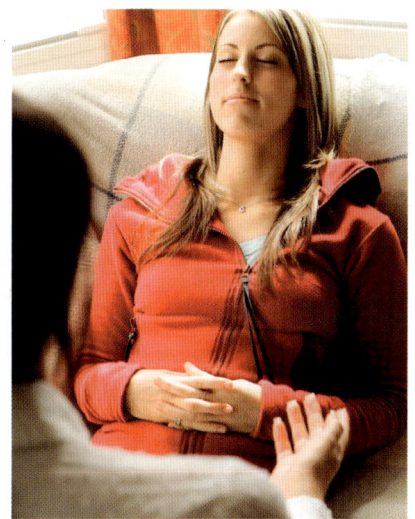

Hypnotherapie bei RDS
Entspannungstechniken können Ihnen helfen, Ihre Symptome zu lindern.

»Viele RDS-Betroffene bewältigen ihre Symptome ohne Medikamente.«

Magen-Darm-Krebs

Jeder Teil des Magen-Darm-Trakts kann von bösartigen Neubildungen betroffen sein. Manche dieser Krebsarten sind relativ häufig, andere ziemlich selten. Glücklicherweise können viele dieser Krebserkrankungen erfolgreich behandelt werden, wenn man sie frühzeitig diagnostiziert.

Krebs des oberen Magen-Darm-Trakts

Krebs kann in fast jedem Abschnitt des Verdauungstrakts auftreten. Diejenigen, die Speiseröhre, Magen, Bauchspeicheldrüse, Gallengänge, Leber oder Dünndarm befallen, werden insgesamt als Krebs des oberen Magen-Darm-Trakts bezeichnet.

SYMPTOM-CHECK

Die Symptome variieren je nach Krebsart, sie sind oft mild und werden deshalb leicht übersehen. Zu den häufigsten Symptomen gehören:
- Schmerzen im Oberbauch
- Gewichtsverlust

Speziell bei Speiseröhrenkrebs kommt es oft zu Schluckschwierigkeiten, die innerhalb kurzer Zeit zunehmen. Gelbsucht (Gelbfärbung der Haut und des Weißen im Auge) kann bei Leber-, Gallengang- und Bauchspeicheldrüsenkrebs auftreten.

Gehen Sie zum Arzt, wenn Sie eines dieser Symptome haben.

WAS IST DAS?

Wie andere Krebsformen entsteht Krebs im oberen Magen-Darm-Trakt, wenn sich abnorme Zellen unkontrolliert vermehren und einen Tumor bilden, der das betroffene Organ an der normalen Funktion hindert.

Manche Formen von Leberkrebs entstehen durch die Streuung von abnormen Zellen aus einem Tumor in anderen Körperregionen.

Zum Glück sind die meisten dieser Krebsarten relativ selten. Eine Ausnahme bildet der Magenkrebs, die weltweit zweithäufigste Ursache für Todesfälle durch Krebs, bei dem die Zahl der Betroffenen jedoch rückgängig ist. In der Regel befällt Krebs des oberen Magen-Darm-Trakts eher Menschen über 50 Jahre.

DIE NÄCHSTEN SCHRITTE

Die ersten Tests, die Ihr Arzt vorschlägt, hängen von Ihren Symptomen ab, umfassen aber gewöhnlich eine Endoskopie (s. S. 290) des oberen Magen-Darm-Trakts oder eine Ultraschall- oder CT-Untersuchung. Sie brauchen vielleicht eine Biopsie zur Bestätigung der Diagnose. Wird Krebs festgestellt, werden Sie an Spezialisten überwiesen.

Weitere Tests werden möglicherweise benötigt, um herauszufinden, wie weit der Krebs fortgeschritten ist und ob der Tumor sich ausgebreitet und andere Organe befallen hat.

RISIKO-CHECK

Das Risiko für einen Krebs dieser Art ist erhöht, wenn
- Sie über 50 sind,
- Sie rauchen,
- Sie Übergewicht haben,
- Sie viel Alkohol trinken.

THERAPIEMÖGLICHKEITEN

Die Behandlung hängt vom Krankheitsstadium und Ihrem allgemeinen Gesundheitszustand ab.

Operationen Tumore, die noch nicht gestreut haben, lassen sich gewöhnlich durch eine Operation entfernen. Wenn Sie einen primären Lebertumor haben, können Sie in ausgewählten Fällen eine Lebertransplantion erhalten.

Chemotherapie und/oder Strahlenbehandlung werden oft vor oder nach der Operation angewendet, um das Gesamtergebnis zu verbessern. Tumore, die sich über den Entstehungsort hinaus ausgebreitet haben, können nicht operativ entfernt werden und werden gewöhnlich mit Chemotherapie behandelt.

Andere Behandlungen können angewendet werden, um Ihre Symptome zu bessern. Zum Beispiel können, je nach befallener Körperregion, Stents (s. S. 170–171) eingesetzt werden: mittels Endoskopie in die Speiseröhre, um das Schlucken zu erleichtern, oder in die Gallengänge, um eine Gelbsucht zu mildern.

Dickdarmkrebs und Polypen

Dickdarmkrebs gehört zu den häufigsten Krebsarten des Magen-Darm-Trakts. Die gute Nachricht: Durch Screening-Programme kann die Krankheit in einem frühen Stadium entdeckt und behandelt werden, wenn die Behandlung den größten Erfolg verspricht.

WAS IST DAS?

Das Kolon (der Grimmdarm) ist der Abschnitt des Verdauungstraktes, der den Dünndarm mit dem letzten Dickdarmabschnitt, dem Mastdarm, verbindet. Bei Krebserkrankungen gerät der Prozess der Zellteilung, -reparatur, -erneuerung und -ent-

wicklung außer Kontrolle. In manchen Fällen bilden die abnormen Zellen einen Tumor (Gewächs oder Knoten). Beim Dickdarmkrebs ist der Tumor in den Frühstadien auf den Grimmdarm oder den Mastdarm begrenzt, während er sich später oft auf die Lymphknoten, noch später in die Leber und/oder Lunge ausbreitet. Bei manchen Menschen beginnt der Krebs in einem Darmpolypen (s. S. 309).

Krebs des Grimmdarms ist bei Frauen und Männern gleich häufig, häufiger aber bei Älteren. Tatsächlich tritt er unter 40 Jahren äußerst selten auf, außer bei familiärer Disposition.

Krebs des Mastdarms ist etwas häufiger bei Männern, ein kleiner Prozentsatz der Betroffenen hat ein erblich bedingtes Risiko dafür. Für Frauen, deren Brüder, Schwestern oder Kinder Darmkrebs haben, sind regelmäßige Screening-Untersuchungen sinnvoll (ggf. einschließlich Darmspiegelung), um Polypen oder ein Krebsfrühstadium zu entdecken – besonders, wenn einer der Verwandten den Krebs vor dem 45. Lebensjahr entwickelt hat.

DIE NÄCHSTEN SCHRITTE

Wenn er Ihre Symptome im Zusammenhang mit Ihrem Alter und Ihrer Krankheits- und Familiengeschichte beurteilt hat, entscheidet Ihr Arzt, ob eine weitere Abklärung nötig ist.

Die Symptome bei Dickdarmkrebs (s. links) sind nicht spezifisch, sondern können auch durch andere, weniger ernste Krankheiten wie Colitis ulcerosa oder Morbus Crohn (s. S. 310–311) ausgelöst werden. Zur weiteren Abklärung sieht man

DARMSPIEGELUNG

Die Darmspiegelung ist die am häufigsten verwendete Methode zur Untersuchung von Grimmdarm und Mastdarm, um Frühstadien von Darmkrebs und Polypen zu entdecken, Biopsien (winzige Gewebeproben) zu entnehmen und etwa vorhandene Polypen zu entfernen. Am Tag vor der Darmspiegelung bekommen Sie starke Abführmittel, um den Darm zu entleeren, sodass man die Schleimhaut klar sehen kann. Am Untersuchungstag werden Sie gewöhnlich als Tagespatient ins Krankenhaus aufgenommen und erhalten ein mildes Beruhigungsmittel. Sobald es wirkt, wird ein dünner, biegsamer Schlauch (mit einer Lichtquelle und einer kleinen Kamera versehen) durch den After in den Mastdarm und Grimmdarm vorgeschoben. Der Arzt kann auf einem Bildschirm verfolgen, was in Ihrem Darm passiert, und etwaige Polypen entfernen. Ggf. werden diese elektrisch verödet. Der ganze Eingriff dauert gewöhnlich nur ungefähr 30 Minuten.

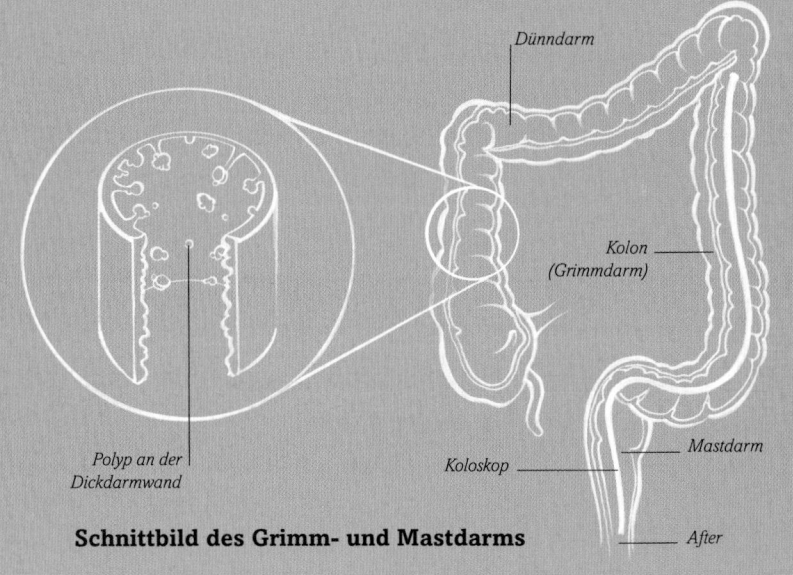

Schnittbild des Grimm- und Mastdarms

Dünndarm

Kolon (Grimmdarm)

Mastdarm

Koloskop

After

Polyp an der Dickdarmwand

---

werden, zum Beispiel wenn die Erkrankung in Ihrer Familiengeschichte vorkommt und bei Ihnen routinemäßig ein Screening zur Früherkennung durchgeführt wird.

THERAPIEMÖGLICHKEITEN

Wenn Krebs diagnostiziert wurde, wird man Ihnen zu weiteren Tests raten. Sie brauchen vielleicht ein CT der Brust oder des Bauches, um zu sehen, ob der Krebs gestreut und welches Stadium er erreicht hat. Bei Mastdarmkrebs ist gewöhnlich auch eine MRT oder eine Ultraschalluntersuchung nötig. Ihre Behandlung hängt vom Krankheitsstadium ab. Wenn Sie Ihre Möglichkeiten besprechen, fragen Sie Ihren Arzt auch nach zu erwartenden Nebenwirkungen.

Dickdarmoperationen Zur Behandlung gehört gewöhnlich eine Operation zur Entfernung des Tumors aus dem Grimm- oder Mastdarm. Manchmal braucht man auch ein Stoma – eine Öffnung im

---

genauer nach, was im Darm los ist. Dies kann mit einer der drei folgenden Methoden geschehen:

Dickdarmspiegelung (s. oben), Bariumkontrasteinlauf (bei dem eine weiße Mixtur in den Darm eingeführt wird, der anschließend geröntgt wird) oder durch eine spezielle Computertomografie, die sogenannte CT-Kolografie.

Bei jeder dieser Methoden muss man den Darm am Tag vorher gut durchspülen. Das geschieht mit starken Abführmitteln, sodass seine Innenwand gut zu sehen ist. Am häufigsten wird die Darmspiegelung angewendet.

Wenn Sie Dickdarmkrebs ohne Symptome haben, kann er möglicherweise trotzdem entdeckt

Bauch, um den Stuhl so abzuleiten, dass der Dickdarm umgangen wird –, entweder vorübergehend oder dauerhaft. Wenn Sie einen solchen Eingriff benötigen, sprechen Ihr Arzt und eine spezielle Stoma-Fachkraft vorher mit Ihnen darüber.

Medikamente und Bestrahlung

Manchmal werden eine Chemotherapie (Behandlung mit Medikamenten gegen Krebs) oder eine Strahlenbehandlung (Radiotherapie) vor oder nach der Operation empfohlen, um das Gesamtergebnis zu verbessern.

SELBSTHILFE

Es gibt verschiedene Lebensstiländerungen, mit denen Sie Ihre Gesundheit verbessern und das Risiko, einen Darmkrebs zu entwickeln, verringern können.

Essen Sie eine gesunde, ausgewogene Kost, die viele Fasern (Ballaststoffe) enthält (s. S. 52–55).

Halten Sie ein gesundes Gewicht in dem für Ihre Größe normalen Bereich (s. S. 58–59).

Bewegen Sie sich regelmäßig. (Mehr Informationen auf S. 56–57.)

Rauchen Sie nicht, bzw. geben Sie es auf. (Mehr Informationen auf S. 64.)

Schränken Sie Ihren Alkoholkonsum ein. (Mehr Informationen auf S. 65.)

Gehen Sie zum Arzt, wenn Dickdarmkrebs in Ihrer Familiengeschichte vorkommt. Er wird Sie beraten, ob Sie zur Vorsorgeuntersuchung gehen sollten.

Nehmen Sie teil am allgemeinen Darmkrebs-Screening.

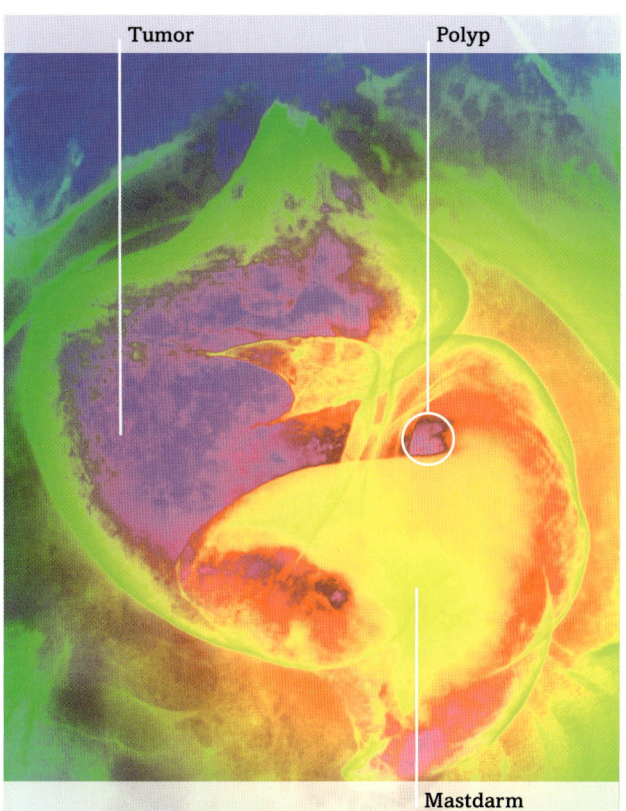

Tumor   Polyp

Mastdarm

Dickdarmkrebs und Polyp

Dieses Röntgenbild zeigt einen Tumor am Übergang vom Mastdarm (unten rechts) zum Grimmdarm (Mitte links). Der Patient hat außerdem einen Polyp – der dunkle Kreis im hellen Teil des Grimmdarms direkt rechts neben dem Tumor.

DARMPOLYPEN

In vielen Fällen entwickelt sich der Darmkrebs aus Polypen – Geschwulsten in der Schleimhaut des Grimm- und Mastdarms. Die meisten Polypen sind nicht bösartig, aber manche können sich zum Krebs entwickeln, wenn sie nicht entfernt werden. Die Größe von Polypen reicht von einem Millimeter bis zu mehreren Zentimetern, und man kann nur einen haben, aber auch ein paar Hundert. Sie entwickeln sich eher, wenn man älter wird. Polypen bleiben bisweilen ganz ohne Symptome; sie werden dann nur entdeckt, wenn Ihr Darm aufgrund anderer Beschwerden untersucht wird oder anlässlich eines Darmkrebs-Screenings. Manche Menschen haben Blutungen aus dem Mastdarm, die aus Polypen stammen können. Bis aus einem Polypen Krebs entsteht, können Monate oder Jahre liegen. Sobald er ganz aus dem Darm entfernt wurde, ist auch das Krebsrisiko beseitigt; Polypen wachsen nicht nach.

Wenn bei Ihnen ein Polyp entfernt wurde, wird man Sie gewöhnlich bitten, nach einigen Monaten oder Jahren (je nach Typ und Größe des Polyps) zur Kontroll-Darmspiegelung zu kommen, um sicherzugehen, dass sich keine weiteren Polypen im Darm gebildet haben.

Chronische Darmentzündungen

Chronisch-entzündliche Darmerkrankung (CED) ist ein Oberbegriff für zwei unterschiedliche Leiden: Morbus Crohn und Colitis ulcerosa. Sie betreffen oft junge Erwachsene, und beide können sehr belastende Symptome auslösen. Einmal diagnostiziert, können sie allerdings meistens erfolgreich behandelt werden.

Obwohl sich ihre Symptome oft ähneln, haben die Colitis ulcerosa und der Morbus Crohn doch verschiedene Ursachen und werden unterschiedlich behandelt.

WAS IST DAS?

Beide Krankheiten verursachen Entzündungen und Geschwüre im Darm. Eine von 400 Personen bekommt eine CED, Frauen so oft wie Männer. Die Symptome werden meist zwischen 10 und 40 erstmals bemerkt, aber sie können in jedem Alter auftreten.

DIE NÄCHSTEN SCHRITTE

CED können oft durch eine Darmspiegelung bestätigt werden (s. S. 308). Bei diesem Eingriff entnimmt der Arzt meist Gewebeproben aus dem Dickdarm, um zu sehen, welchen Entzündungstyp Sie haben. Hat Ihr Arzt den Verdacht, dass Ihr Dünndarm befallen ist, wird vielleicht eine Röntgenaufnahme gemacht, nachdem Sie eine dicke weiße Bariumlösung getrunken haben. So werden die Konturen des Dünndarms sichtbar. Alternativ kommt eine Videokapselendoskopie infrage; dazu schlucken Sie eine kapselähnliche Kamera, die Aufnahmen vom Dünndarm anfertigt, welche von einem Recorder erfasst werden. Die Kapsel wird mit dem Stuhl ausgeschieden. Manchmal werden auch Ultraschall-, CT oder MRT-Untersuchungen empfohlen.

SYMPTOM-CHECK

Die Symptome der Colitis ulcerosa sind:
- Durchfall mit oder ohne Blut
- Müdigkeit und Antriebsschwäche

Symptome des Morbus Crohn umfassen gewöhnlich:
- Durchfall mit oder ohne Blut
- Gewichtsverlust
- Bauchschmerzen

Beide Erkrankungen können auch Entzündungen der Augen, Gelenke und Haut hervorrufen. **Gehen Sie zum Arzt,** wenn Sie eines oder mehrere dieser Symptome haben.

COLITIS ULCEROSA ODER MORBUS CROHN?

Die Colitis ulcerosa betrifft nur den Dickdarm. Die Entzündung beginnt im Mastdarm und breitet sich kontinuierlich auf den Grimmdarm aus. Morbus Crohn kann jeden Teil des Darms betreffen, befällt aber am häufigsten das Ende des Dünndarms und den Grimmdarm. Die Entzündung ist herdförmig. Morbus Crohn führt auch zu Einengungen des Darms, die Bauchschmerzen auslösen können.

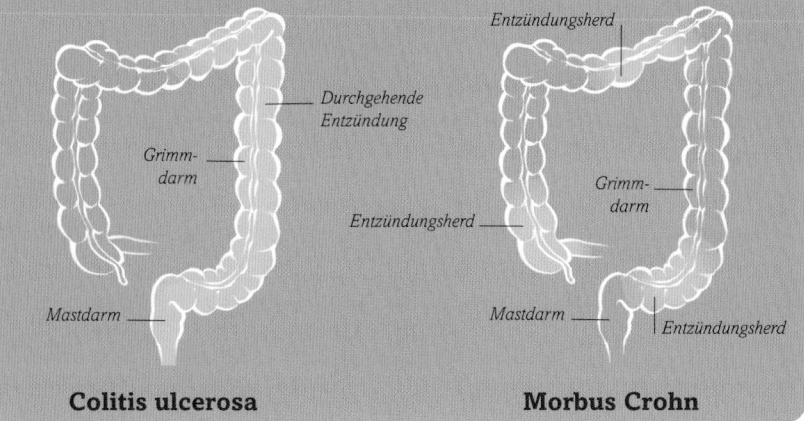

Colitis ulcerosa

Grimmdarm

Durchgehende Entzündung

Mastdarm

Morbus Crohn

Entzündungsherd

Grimmdarm

Entzündungsherd

Mastdarm

Entzündungsherd

THERAPIEMÖGLICHKEITEN

Bei Colitis ulcerosa empfiehlt Ihr Arzt vielleicht eine oder mehrere der folgenden Behandlungen:

Medikamente Diese Medikamente kommen je nach Zustand und Symptomatik zum Einsatz:

- 5-Aminosalizylat-(5-ASA-)Präparate wie Mesalazin werden oft benutzt, um Schübe zu behandeln oder ihnen vorzubeugen.
- Kortikosteroide können gegeben werden, um schwerere Schübe zu behandeln. Sie werden reduziert, wenn die Symptome nachlassen. Bei sehr schweren Schüben können sie im Krankenhaus intravenös gegeben werden. Ist die Entzündung auf den unteren Grimmdarm beschränkt, gibt es sie als Zäpfchen oder Einlauf.
- Immunsuppressiva werden angewendet, um die symptomfreien Perioden zu verlängern, wenn Sie trotz ASA weiterhin häufige Attacken haben.

Operationen Der Grimmdarm muss eventuell entfernt werden, wenn Medikamente nicht ausreichend helfen (s. S. 308).

Die Medikamente bei Morbus Crohn ähneln denen bei Colitis ulcerosa. Zusätzlich wurde kürzlich eine neue Gruppe von Medikamenten eingeführt, die die Immunreaktion inaktivieren. Methotrexat – das bei Autoimmunkrankheiten eingesetzt wird – wird manchmal verschrieben. Andere Behandlungen des Morbus Crohn können in Operationen bestehen, bei denen der betroffene Darmabschnitt entfernt wird; dies wird eventuell empfohlen, wenn man die Symptome mit Medikamenten nicht in den Griff bekommt.

CED UND EMPFÄNGNIS

Meist haben Frauen mit CED keine Fruchtbarkeits- oder Schwangerschaftsprobleme. Obwohl die meisten CED-Medikamente sicher sind, sollten Sie Ihren Arzt fragen, wenn Sie eine Schwangerschaft planen oder wenn Ihr Partner eine CED hat, weil einige der Medikamente kurz vor der Empfängnis und in der Schwangerschaft besser vermieden werden sollten.

RISIKO-CHECK

Die genaue Ursache der CED ist nicht gesichert, aber man denkt, dass drei Faktoren eine Rolle spielen: Erbfaktoren, eine abnorme Immunreaktion im Darm und Umweltfaktoren.

- Familiäre Veranlagung bedeutet, dass Sie diese Krankheit mit größerer Wahrscheinlichkeit entwickeln, wenn Bruder, Schwester, ein Elternteil oder Ihr Kind betroffen ist. Das ererbte Risiko ist bei Morbus Crohn höher als bei Colitis ulcerosa, und insgesamt haben Sie eine zehnmal höhere Wahrscheinlichkeit, an CED zu erkranken, wenn Sie einen nahen Angehörigen mit der Krankheit haben. Ihr Risiko ist noch größer, wenn zwei oder mehr Verwandte betroffen sind.
- Eine abnorme Immunreaktion tritt auf, wenn Ihr Abwehrsystem überempfindlich reagiert. Normalerweise wird es als Reaktion auf Bakterien aktiviert, die in Ihren Darm eindringen; die aktivierten Immunzellen setzen dann spezielle Eiweiße frei, die nicht nur die Viren und Bakterien töten, sondern auch bei Ihnen Symptome einer Infektion, vor allem Fieber und Müdigkeit, auslösen. Bei CED attackiert Ihr überempfindliches Immunsystem die nützlichen Bakterien, die normalerweise im Darm leben, und löst Entzündungen und Geschwüre des Darms aus.
- Umweltfaktoren spielen eine Rolle. Rauchen z. B. wirkt sich bei Morbus Crohn aus: Raucher haben ein höheres Risiko, die Krankheit zu entwickeln, bekommen häufiger Schübe und sprechen nicht so gut auf die Behandlung an. Stress kann ebenfalls CED auslösen und erhöht auch die Wahrscheinlichkeit eines Rückfalls.

SELBSTHILFE

Sie können die Wirksamkeit aller CED-Behandlungen durch den richtigen Lebensstil steigern:

Geben Sie das Rauchen auf. Dies ist besonders wichtig, wenn Sie unter Morbus Crohn leiden (s. oben). Beratung zum Aufhören s. S. 64.

Ernähren Sie sich gesund und ausgewogen, mit vielen Nährstoffen und Vitaminen (s. S. 52–55). Bei Morbus Crohn wird ggf. vorübergehend eine flüssige Diät empfohlen.

Lernen Sie, mit Stress umzugehen, vielleicht indem Sie Entspannungskurse besuchen oder durch Yoga (s. S. 62–63).

Divertikulose

Die Divertikulose ist eine der Krankheiten, zu denen man eher neigt, wenn man in die Jahre kommt. Wie bei vielen anderen Leiden, die den Darm betreffen, können Sie Ihr späteres Erkrankungsrisiko reduzieren, indem Sie sich gesund und ballaststoffreich ernähren.

Das Leiden ist überwiegend ein Problem der Industrieländer, in denen industriell verarbeitete Nahrungsmittel an der Tagesordnung sind. Es betrifft im Westen mehr als der Hälfte der über Achtzigjährigen.

WAS IST DAS?

Bei der Divertikulose entwickeln sich kleine Ausstülpungen (Divertikel) in der Wand des Grimmdarms. Die genaue Ursache ist nicht bekannt. Man glaubt, dass eine

SYMPTOM-CHECK

Häufig verursachen Divertikel keine deutlichen Beschwerden. Manche Betroffene haben aber
- krampfartige Bauchschmerzen,
- veränderte Stuhlgewohnheiten wie Durchfall oder Verstopfung,
- Blutungen aus dem Mastdarm.

Wenn die Divertikel sich entzünden (Divertikulitis), bekommen Sie eventuell
- heftige Schmerzen auf der linken Bauchseite,
- Fieber.

Gehen Sie zum Arzt, wenn Sie eines dieser Symptome haben.

WAS BEI DIVERTIKULITIS GESCHIEHT

Bei Divertikulose bilden sich kleine Ausstülpungen in der Wand des Grimmdarms. Infizieren sich diese Ausstülpungen, kommt es zur Divertikulitis, einer ernsten Erkrankung mit Bauchschmerzen und Fieber.

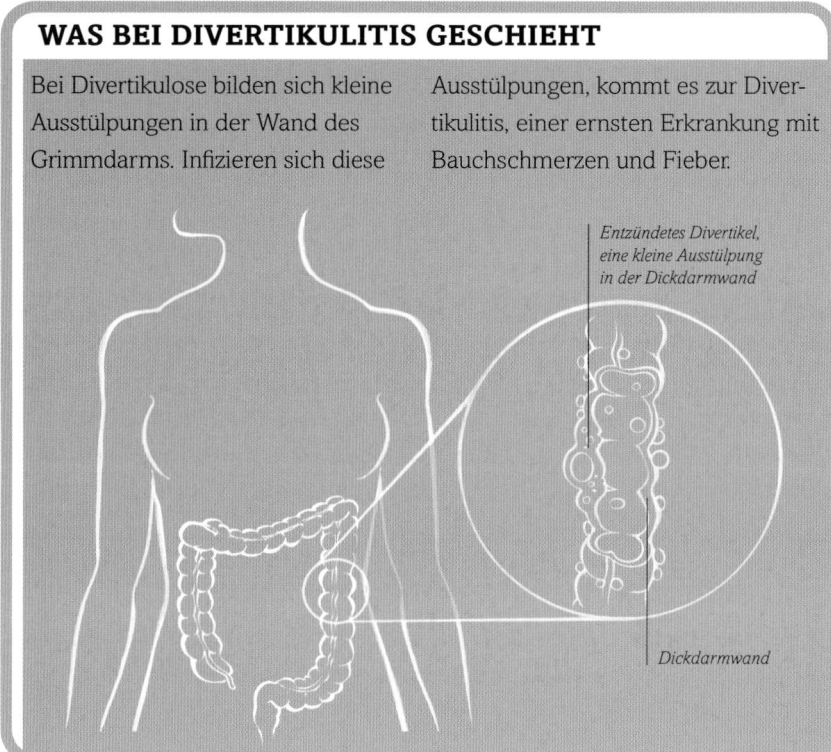

Entzündetes Divertikel, eine kleine Ausstülpung in der Dickdarmwand

Dickdarmwand

faserarme Kost und die oft folgende Verstopfung den Druck im Darm erhöhen. Dieser erhöhte Druck kann die Schleimhaut durch die äußere Muskelschicht pressen und so zur Divertikelbildung führen.

Divertikel können im Darm vorhanden sein, ohne Symptome zu verursachen; man spricht dann von Divertikulose. Gelegentlich können sich Divertikel jedoch entzünden – eine Krankheit, die man als Divertikulitis bezeichnet – und heftige Bauchschmerzen und Fieber auslösen. Selten platzt ein entzündetes Divertikel; das kann zum Abszess, zur Bauchfellentzündung oder zur Bildung abnormer Verbindungen (Fisteln) mit der Blase oder anderen Darmabschnitten führen.

DIE NÄCHSTEN SCHRITTE

Wenn Ihr Arzt vermutet, dass Sie eine Divertikulose haben, rät er wahrscheinlich zu weiteren Untersuchungen wie einem Bariumkontrasteinlauf (s. S. 308) oder einer Darmspiegelung (s. S. 308). In manchen Fällen wird ein CT empfohlen.

THERAPIEMÖGLICHKEITEN

Wenn Ihre Divertikulose keine oder nur milde Symptome verursacht, wird man Ihnen wahrscheinlich überhaupt keine medikamentöse Behandlung anbieten, sondern stattdessen zu einer faserreichen Ernährung raten (s. unten). Die folgenden Medikamente werden vielleicht in speziellen Situationen empfohlen:

Krampflösende Mittel, wenn Sie unter krampfartigen Bauchschmerzen leiden.

Abführmittel, wenn Sie unter starker Verstopfung leiden.

Antibiotika werden oft bei Divertikulitis angewendet. In leichten Fällen können Sie sie schlucken, aber bei schwerer Divertikulitis werden Sie vielleicht ins Krankenhaus eingewiesen, damit Antibiotika und Flüssigkeiten über einen Venentropf gegeben werden können.

Operationen werden gelegentlich nötig, um einen Abszess zu drainieren oder eine Fistel zu reparieren. Bei blutenden Divertikeln müssen Sie vielleicht zur Beobachtung im

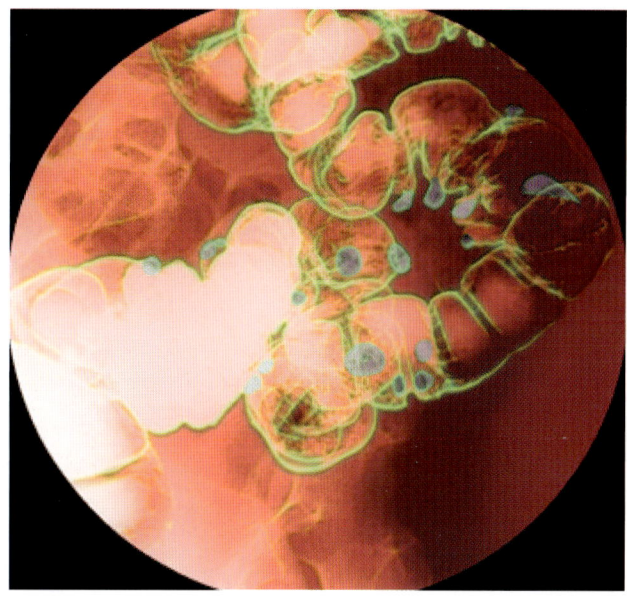

Grimmdarm mit Divertikulose

Diese farbige Röntgenaufnahme zeigt mehrere Divertikel (blau), die aus der Wand des Grimmdarms herausragen.

Krankenhaus bleiben, in schweren Fällen brauchen Sie möglicherweise eine Bluttransfusion.

Wenn ein Darmteil besonders stark befallen ist, rät man manchmal zur Entfernung dieses Abschnitts. Nach einer solchen Operation werden die gesunden Darmabschnitte miteinander verbunden.

SELBSTHILFE

Es gibt eine Reihe nicht medizinischer Maßnahmen, die Sie selbst ergreifen können. Hauptsächlich geht es darum, eine etwaige Neigung zur Verstopfung zu bekämpfen. Dadurch können Sie das Risiko, eine Divertikulose zu bekommen, gering halten oder – wenn Sie schon Probleme mit dieser Erkrankung haben – Ihre Symptome zumindest abschwächen:

Essen Sie faserreiche Kost, die reichlich Obst, Hülsenfrüchte und Gemüse enthält. Entscheiden Sie sich für Vollkornprodukte wie Vollkornbrot oder -teigwaren. Auf S. 52–55 finden Sie weitere Ratschläge zur gesunden Ernährung.

Trinken Sie reichlich, bis zu 1,5 bis 2 Liter Flüssigkeit pro Tag, um den Stuhl weich zu halten.

Bewegen Sie sich regelmäßig (s. S. 56–57), um regelmäßigen Stuhlgang zu fördern.

Zur Schmerzlinderung nehmen Sie Paracetamol, und vermeiden Sie nicht steroidale Antirheumatika (NSAR, zum Beispiel Ibuprofen und Indometacin). Der Grund: Diese Medikamente wurden mit einem erhöhten Komplikationsrisiko bei Divertikulose in Verbindung gebracht.

RISIKO-CHECK

Das Risiko, eine Divertikulose zu entwickeln, ist erhöht, wenn
- Sie über 50 sind,
- Sie lange Zeit unter Verstopfung gelitten haben.

»Im industrialisierten Westen betrifft die Divertikulose mehr als die Hälfte der über 80-Jährigen.«

Hämorriden und andere Probleme in der Aftergegend

Hämorriden und andere kleinere Probleme der Aftergegend sind äußerst häufige Leiden, aber die Betroffenen genieren sich oft, darüber zu sprechen. Hinter den Beschwerden steckt selten etwas Ernstes, sie können jedoch lästig sein und es kann längere Zeit dauern, bis sie wieder vergehen.

Hämorriden

Hämorriden sind vergrößerte, krampfaderähnliche Blutgefäße um den After herum. Obwohl sie bei beiden Geschlechtern häufig vorkommen, stellen sie doch für Frauen in der Schwangerschaft ein besonderes Problem dar.

WAS IST DAS?

Hämorriden entstehen, wenn das Blut in den Adern der Aftergegend langsamer fließt oder stillsteht. Dies wird oft durch Verstopfung und Pressen beim Stuhlgang ausgelöst.

Schwangere sind besonders anfällig für Hämorriden: Durch die vergrößerte Gebärmutter ist der Druck auf die Beckenvenen erhöht. Außerdem ist die Schwangerschaft mit einer Zunahme der Blutmenge im Körper verbunden, und durch Hormoneffekte werden die Venenwände weicher. Zusätzlich wirken die Hormone auch entspannend auf die Darmmuskulatur und verlangsamen so die Passage der Nahrungsrückstände durch den Darm, was zur Verstopfung führen kann.

Obwohl Hämorriden gewöhnlich zu den harmloseren Leiden zählen, können sie sehr schmerzhaft werden, wenn sich in den Adern ein Blutgerinnsel bildet (Thrombose).

DIE NÄCHSTEN SCHRITTE

Ihr Arzt wird Sie mit einem Proktoskop (einer Art Rohr mit Lichtquelle) untersuchen, das in den After eingeführt wird. Manche Hämorriden ragen aus dem After heraus und sind daher bereits ohne Proktoskop gut sichtbar.

SYMPTOM-CHECK

Die Symptome bei Hämorriden können zeitweilig und leicht sein, aber auch dauerhaft und quälend. Manche Betroffene haben keinerlei Symptome:

- Rektale Blutungen, normalerweise fällt eine kleine Menge hellrotes Blut in der Toilette oder am Toilettenpapier auf.
- Afterjucken
- Schmerzen in der Afterregion
- Gefühl einer Geschwulst im After

Gehen Sie zum Arzt, wenn Sie eines dieser Symptome haben.

LOKALISATION VON HÄMORRIDEN

Hämorriden bilden sich im After – entweder direkt innerhalb oder außen um die Öffnung herum.

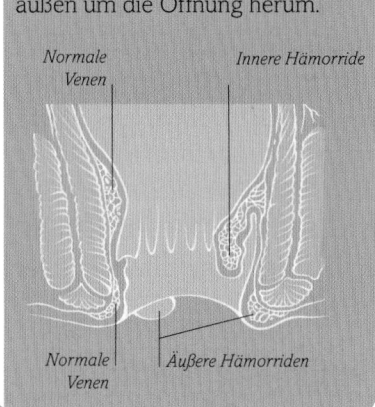

Normale Venen

Innere Hämorride

Normale Venen

Äußere Hämorriden

THERAPIEMÖGLICHKEITEN

Leichte Fälle benötigen keine Behandlung.

Cremes Sie können frei verkäufliche Cremes und Zäpfchen kaufen, um die Beschwerden zu reduzieren.

In schwereren Fällen rät man Ihnen vielleicht, die Hämorriden mit einer der folgenden Methoden entfernen zu lassen:

Bandligatur Ein Gummiband wird um die Basis der Hämorride gelegt, das die Blutzufuhr zu der geschwollenen Ader abschnürt.

Infrarotlicht oder Laserstrahlen zerstören die Hämorriden mit Hitze. **Das Einspritzen einer sklerosierenden Lösung** in die Hämorride verödet sie.

Eine operative Entfernung kommt infrage, wenn die Beschwerden trotz Behandlung weiter bestehen oder wenn sich in einer Hämorride ein Blutgerinnsel gebildet hat.

SELBSTHILFE
Folgen Sie dem Rat Ihres Arztes und – extrem wichtig –, vermeiden Sie Verstopfung und starkes Pressen (s. S. 303) auf der Toilette.

Analfissur

Auch die Entstehung von Analfissuren hängt mit Verstopfung und faserarmer Ernährung zusammen.

WAS IST DAS?
Eine Analfissur ist ein Einriss der Schleimhaut des Analkanals, meist durch eine örtliche Verletzung, z. B. bei hartem Stuhl. Der Schließmuskel kann sich verkrampfen und die Ränder der Fissur auseinanderziehen, was die Heilung verhindert.

DIE NÄCHSTEN SCHRITTE
Ihr Arzt kann die Diagnose nach einer äußeren Untersuchung stellen. Fissuren sind meist nichts Ernstes.

SYMPTOM-CHECK

Zu den typischen Symptomen gehören :
- Ein stechender Schmerz beim Stuhlgang
- Blutung aus dem Mastdarm
- Jucken in der Aftergegend

Gehen Sie zum Arzt, wenn Sie eines dieser Symptome haben.

THERAPIEMÖGLICHKEITEN
Einfache Behandlungen sind in den meisten Fällen wirksam.
Abführmittel Sie machen den Stuhl weich und beugen der Verstopfung vor.

Lokale Behandlung Die zwei am häufigsten verwendeten Präparate sind Nitroglyzerin- und Diltiazemcreme. Sie entspannen den Schließmuskel und verhindern seine Verkrampfung. Manche Spezialisten empfehlen bei Analfissuren Einspritzungen von Botulinumtoxin in den Schließmuskel, was ihn ebenfalls entspannt.
Eine Operation wird nur in seltenen Fällen nötig.

SELBSTHILFE
Die wichtigsten Maßnahmen bestehen im Vermeiden einer Verstopfung und des Pressens auf der Toilette, wie bei Hämorriden bereits beschrieben (s. oben).

Afterjucken

Ein harmloses Leiden, das gewöhnlich durch einfache Maßnahmen gelindert werden kann.

WAS IST DAS?
Jucken und Reizung rund um den After können auf Fissuren und Hämorriden zurückzuführen sein (s. oben und links), aber auch auf Hautkrankheiten wie z. B. Ekzeme oder eine Infektion mit Soor oder Madenwürmern. Oft kann keine klare Ursache ausgemacht werden.

DIE NÄCHSTEN SCHRITTE
Ihr Arzt stellt die Diagnose anhand Ihrer Symptome und vielleicht einer körperlichen Untersuchung.

THERAPIEMÖGLICHKEITEN
Nach Ausschluss behandelbarer Grundkrankheiten empfiehlt Ihr Arzt vermutlich Selbsthilfemaßnahmen (unten) und eventuell eine Kortikosteroidcreme.

SELBSTHILFE
Die folgenden Selbsthilfemaßnahmen sind gewöhnlich wirksam:

Vermeiden Sie Reizstoffe. Benutzen Sie keine reizenden Substanzen wie z. B. Seife in der Afterregion.
Halten Sie den After sauber. Waschen Sie die Aftergegend nach dem Stuhlgang gründlich mit nicht reizender Waschcreme.
Halten Sie den After trocken. Trocknen Sie die Haut nach dem Baden und nach dem Stuhlgang schonend, ohne zu reiben.
Vermeiden Sie jegliches Kratzen. Halten Sie sich kühl. Tragen Sie locker sitzende Unterwäsche aus natürlichen Fasern wie Baumwolle.

Hormone und Stoffwechsel

Dr. Sarah Jarvis

Hormone und Stoffwechsel

Vieles an der Art und Weise, wie unser Körper funktioniert, hängt von unseren Hormonen ab. Hormone sind chemische Botenstoffe, die zahlreiche Körperfunktionen – auch Fruchtbarkeit, Wachstum und Energiebedarf – regulieren. Sie werden in Drüsen produziert, die überall im Körper sind und die zusammen als endokrines System bezeichnet werden. Über das Blut gelangen die Hormone zu Zellen und Gewebe, wo sie ihre spezifischen Wirkungen entfalten.

Es gibt zahlreiche Hormone, die bei Männern und Frauen in unterschiedlichen Mengen produziert werden. Die geschlechtsspezifischen weiblichen Hormone werden in Kapitel 5 (s. S. 86–141) vorgestellt. In diesem Kapitel geht es hingegen um Probleme mit der Hormonproduktion, die sowohl bei Männern als auch bei Frauen vorkommen. Gleichwohl können einige dieser Störungen bei beiden Geschlechtern unterschiedlich oft auftreten, oder sie haben eine andere Wirkung bei Frauen als bei Männern.

Unser Körper produziert verschiedene Hormone, welche die Art, wie wir Energie verbrennen oder Fett ansetzen, regulieren und viele chemische Prozesse beeinflussen. Der Oberbegriff für all dies ist Stoffwechsel; viele der hier beschriebenen Störungen sind Stoffwechselstörungen.

URSACHEN FÜR HORMONELLE PROBLEME

Viele hormonelle Probleme stehen in Zusammenhang mit Autoimmunerkrankungen, bei denen sich das Immunsystem gegen den eigenen Körper (s. S. 259)

DRÜSEN UND HORMONE

Die Drüsen, die Sie hier sehen, produzieren einige der wichtigen Hormone, die für Ihr Wohlbefinden und Ihre Gesundheit verantwortlich sind. Andere hormonproduzierende Drüsen werden in Kapitel 5 behandelt (s. S. 86–141). Die Bauchspeicheldrüse, die eigentlich eher ein Organ als eine Drüse ist, schüttet viele unterschiedliche Hormone aus, darunter auch Insulin, das die Blutzuckerspiegel (s. S. 320) kontrolliert.

Schilddrüse produziert das Hormon Thyroxin, das bestimmt, wie schnell der Stoffwechsel funktioniert.

Nebenschilddrüse produziert Parathormon, das die Kalziumspiegel im Blut bestimmt.

Bauchspeicheldrüse sezerniert das Hormon Insulin, das die Blutzuckerspiegel kontrolliert.

Hypophyse produziert neben anderen Hormonen auch adrenocorticotropes Hormon (ACTH), das die Funktion der Nebennieren beeinflusst.

Nebennieren produzieren u. a. Kortikosteroide, die dabei helfen, viele Prozesse im Körper – etwa den Flüssigkeitshaushalt oder die Fettverteilung – zu regulieren.

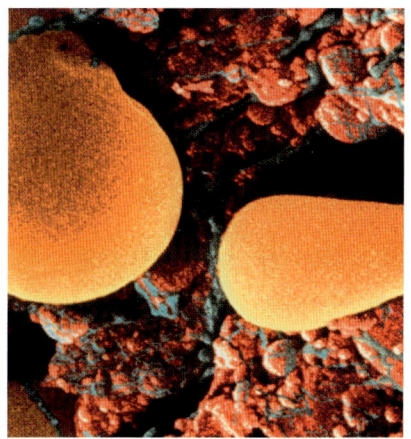

Die Schilddrüse
Das Schilddrüsen-
gewebe schüttet
Thyreoglobulin
(orange) aus, aus
dem die Hormone
Thyroxin (T4) und
Triiodthyronin (T3)
entstehen. Diese
Hormone kontrollie-
ren den Stoffwechsel
unseres Körpers.

wendet. Zu den Hormonstörungen aufgrund einer
Autoimmunerkrankung gehören bestimmte Schilddrü-
senstörungen (s. S. 326–328) sowie Typ-1-Diabetes
(s. S. 320–321). Mit Ausnahme von Typ-1-Diabetes sind
Frauen sehr viel empfänglicher für die meisten dieser
Erkrankungen als Männer – man weiß noch nicht,
warum das so ist. Diese Störungen stehen oft miteinander in Zusammenhang und treten in Familien gehäuft
auf. Wenn Sie oder ein anderes Mitglieder Ihrer Familie
mit einem Hormonproblem zu tun haben, ist das Risiko
andere, ähnliche Probleme zu entwickeln erhöht.

HORMONE UND FRUCHTBARKEIT

Alle Hormone, die in unserem Körper produziert
werden, beeinflussen auch unsere Fruchtbarkeit. Schon
eine winzige Schilddrüsenfehlfunktion kann die Chance
auf eine Empfängnis reduzieren. Ähnlich verhält es sich
mit Diabetes: Einer Diabetikerin wird eher als gesunden Frauen eine Fruchtbarkeitsbehandlung empfohlen,
wenn sie ein Jahr ohne Erfolg versucht hat, schwanger
zu werden. Wenn Sie also an einer solchen Erkrankung
leiden, sollten Sie bei Kinderwunsch unbedingt vorher
mit Ihrem Arzt sprechen.

HORMONKRANKHEITEN VORBEUGEN

Typ-2-Diabetes ist die am leichtesten zu vermeidende
Hormonerkrankung, die in diesem Kapitel diskutiert
wird. Sie ist fast ausschließlich eine Erkrankung von
Menschen, die ein viel zu hohes Gewicht mit sich
herumtragen, und lässt sich normalerweise vermeiden,

ICH BIN SO ERSCHÖPFT!

Klagen darüber, dass man »immer so müde« ist, gehören zu den häufigsten, mit denen Ärzte zu tun haben –
und Frauen leiden darunter sehr viel mehr als Männer.
Müdigkeit ist eine extrem vage Diagnose, und oft lässt
sich der genaue Grund dafür nicht feststellen. Zu den
häufigsten Ursachen bei Frauen gehören Schilddrüsenkrankheiten (s. S. 326–329) und Anämien (s. S. 248).

Andere Hormonkrankheiten, die müde machen,
sind Diabetes (s. S. 320–325) und die Addison-
Krankheit (s. S. 331). Auch wenn in unserer beschäfti-
gungsintensiven, schnelllebigen Zeit hinter Müdigkeit
oft einfach Erschöpfung, Schlafmangel, Stress oder
Depressionen stecken, die eine Auszeit, in der man
sich entspannen kann, erforderlich machen: Gehen Sie
zum Arzt, wenn Sie ständig müde und energielos sind.

wenn man ein paar Aspekte seiner Lebensführung
etwas Aufmerksamkeit schenkt – etwa darauf achtet,
dass man regelmäßig Sport treibt, dafür sorgt, dass man
sein Gewicht im grünen Bereich hält, und dass man sich
gesund ernährt (mehr Ratschläge zu einem gesunden
Lebensstil finden Sie auf S. 48–69).

Leider lassen sich die Risiken für die meisten anderen
Hormonkrankheiten nicht verringern. Aber Sie können
sich die Symptome bewusst machen, vor allem, wenn
Sie ein besonderes Risiko für eine bestimmte Krankheit
haben. Es lohnt sich immer, Ihrem Arzt die Symptome
zu schildern, wenn Sie glauben, an einer Hormonkrank-
heit zu leiden. Er oder sie kann Ihnen entweder erklären,
warum Sie sich keine Sorgen zu machen brauchen,
oder eine Erkrankung mit einem Bluttest ausschließen.
Rauchen kann möglicherweise das Risiko, Probleme mit
bestimmten Hormonen zu bekommen, erhöhen. Ganz
sicher vergrößert es die Gefahr von Komplikationen, die
oft mit Hormonkrankheiten einhergehen.

> »Frauen sind viel empfänglicher für
> Hormonerkrankungen als Männer –
> man weiß nicht, warum.«

Diabetes

Die »Zuckerkrankheit«, der Diabetes mellitus, ist eine der bekanntesten Hormonkrankheiten. Es gibt zwei unterschiedliche Formen dieser Krankheit, die beide sehr ernste Risiken bergen – man kann sie erheblich reduzieren, wenn man sich genau an den Behandlungsplan hält und seine Lebensweise ändert.

Das Hauptmerkmal des Diabetes mellitus ist ein Zuviel an Zucker im Blut. Das, was wir essen, wird zu Glukose aufgespalten, die vom Darm in das Blut gelangt. Die Bauchspeicheldrüse reagiert auf den Anstieg von Zucker im Blut mit der Ausschüttung des Hormons Insulin, das dem Körper dabei hilft, den Zucker aufzunehmen und in Energie umzuwandeln. Bei den beiden Hauptformen von Diabetes mellitus – Typ-1- und Typ-2-Diabetes – produziert die Bauchspeicheldrüse entweder zu wenig Insulin, oder die Zellen des Körpers sind resistent gegen dessen Wirkungen.

LANGZEIT-RISIKEN VON DIABETES

Wenn Diabetes nicht bemerkt und richtig behandelt wird, riskieren Sie einige ernste Krankheiten:

- Erhöhte Cholesterinspiegel
- Bluthochdruck
- Herzinfarkt, speziell bei Frauen
- Diabetische Retinopathie (ein Schaden am Augenhintergrund, der zu Blindheit führen kann)
- Nierenversagen
- Schlechte Durchblutung der Extremitäten, was zu Nervenschädigung, Gefühlsverlust und Geschwüren führen kann

Um sicherzugehen, dass all diese möglichen Komplikationen vermieden werden, ist es außerordentlich wichtig, dass jeder Patient, der an Typ-1- oder Typ-2-Diabetes leidet, regelmäßig die folgenden Untersuchungen durchführen lässt:

- Blutdruckmessung
- Bestimmung der Cholesterinspiegel
- Mindestens einmal jährlich die Überprüfung der Netzhaut (des Augenhintergrundes)
- Nierenfunktionstests
- Kontrolle der Füße

Typ-1-Diabetes

Diese Form des Diabetes mellitus wird auch als »insulinabhängiger Diabetes« bezeichnet. Sie entwickelt sich meist in der Kindheit, der Jugend oder bei jungen Erwachsenen.

WAS IST DAS?
Zu einem Typ-1-Diabetes kommt es, wenn die Insulin produzierenden Zellen in der Bauchspeicheldrüse ihre Produktion einstellen. Typ-1-Diabetes ist eine Autoimmunerkrankung (s. S. 259), für die es mehrere Ursachen gibt – eventuell eine Kombination von genetischer Veranlagung und Umweltfaktoren. Die Insulin produzierenden Zellen in der Bauchspeicheldrüse sind dann vollkommen zerstört, und es entwickeln sich die rechts beschriebenen Symptome. Darüber hinaus kann es noch zu einer Ketoazidose kommen. Dabei werden Giftstoffe freigesetzt, weil der Körper wegen des Insulinmangels statt Zucker Fett verbrennt: Es kommt zu Übelkeit und Erbrechen, Bauchschmerzen, Verwirrtheit und einem nach Aceton (wie Nagellackentferner) riechenden Atem. In diesem Zustand ist ärztliche Hilfe dringend nötig.

DIE NÄCHSTEN SCHRITTE
Wenn die Symptome auf einen Typ-1-Diabetes hinweisen, macht der Arzt verschiedene Tests, um Zucker in Blut und Urin zu bestimmen und die Diagnose zu festigen. Die Bluttests zeigen auch, wie viel Insulin noch von der Bauchspeicheldrüse produziert wird.

THERAPIEMÖGLICHKEITEN

Wenn Sie Typ-1-Diabetikerin sind, müssen Sie Insulin spritzen.

Medikamente Es gibt kurz- und langwirkende Insuline – wie sie gespritzt werden und wie Sie Ihren Blutzuckerspiegel kontrollieren können, erklärt man Ihnen in der ärztlichen Praxis. Sich hier gut auszukennen ist wichtig, weil Sie nur so feststellen können, ob die Medikamente auch wie gewünscht wirken. Möglicherweise brauchen Sie noch zusätzliche Medikamente, z. B. gegen zu hohen Blutdruck oder zu hohe Cholesterinspiegel.

Operation In ganz wenigen Fällen wird man eine Transplantation der Bauchspeicheldrüse in Betracht ziehen. Allerdings ist das Risiko, dass sie abgestoßen wird, sehr hoch.

SELBSTHILFE

Sie müssen Ihre Nahrungsaufnahme genau kontrollieren, um Blutzuckerschwankungen zu minimieren. Viele der Ernährungsratschläge für Typ-2-Diabetes (s. S. 324–325) sind auch nützlich für Sie.

Blutzuckerkontrolle Wenn Sie Insulin spritzen, müssen Sie in der Regel täglich Ihren Blutzucker messen. Dazu gibt es digitale Blutzuckermessgeräte, mit denen sie schmerzfrei in den Finger pieksen können, um einen Tropfen Blut zu gewinnen, der dann auf einen Teststreifen gegeben wird. In das Messgerät eingeführt, zeigt das Gerät den jeweiligen Blutzuckerwert an. Je nach Ergebnis müssen Sie die Insulindosis anpassen. Informieren Sie sich genau darüber, welche Symptome bei einer Unterzuckerung (Hypoglykämie) auftreten. Achten Sie darauf, für den Fall der Fälle immer einen schnell resorbierbaren Zucker – etwa Traubenzucker oder einen süßen Saft – zur Hand zu haben.

INSULIN-SELBSTBEHANDLUNG

Heutzutage gibt es viele leicht zu handhabende und fast schmerzlose Möglichkeiten, sich Insulin zu spritzen. Manche Spritzen sind nicht größer als ein Füllfederhalter. Die unten markierten Stellen sind die besten und sichersten. Alle paar Tage müssen Sie die Seite wechseln.

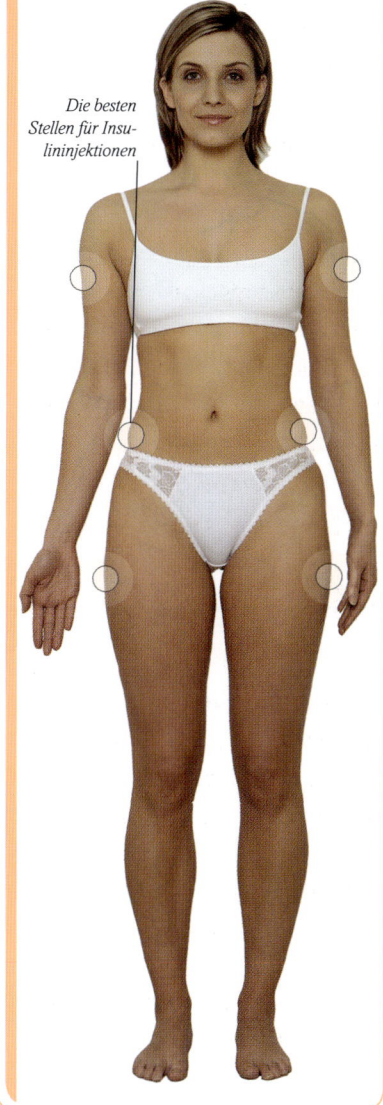

Die besten Stellen für Insulininjektionen

Typ-2-Diabetes

80 bis 90 Prozent aller Fälle von Diabetes sind heute in Deutschland Typ-2-Diabetes. Im Allgemeinen wird er später im Leben diagnostiziert als der Typ-1-Diabetes – fast immer erst im Erwachsenenalter –, und die große Mehrheit der Betroffenen ist übergewichtig.

WAS IST DAS?

Zum Typ-2-Diabetes kommt es, wenn der Körper nach und nach immer weniger auf Insulin anspricht – ein Vorgang, den man als Insulinresistenz beschreibt. In der Folge produziert die Bauchspeicheldrüse immer mehr Insulin, um den Blutzuckerspiegel normal zu halten. Möglicherweise sind aber auch die Insulin produzierenden Zellen in der Bauchspeicheldrüse nicht mehr in der Lage, den Insulinbedarf des Kör-

pers zu decken. Wenn bei Ihnen eine Kombination aus Insulinresistenz und Insulinmangel vorliegt, kann Ihr Körper die Blutzuckerspiegel nicht mehr kontrollieren, und Sie entwickeln die Symptome eines Typ-2-Diabetes.

WAS IST DIE URSACHE?

Typ-2-Diabetes steht fast immer in Zusammenhang mit Übergewicht: Vier von fünf Personen mit dieser Diagnose sind übergewichtig oder stark übergewichtig (s. S. 59). Das bedeutet aber nicht, dass jeder, der übergewichtig ist, auch Diabetes entwickelt – das Risiko ist jedoch sehr viel höher. Hat eine Frau z. B. einen BMI von über 35, ist ihr Risiko für Typ-2-Diabetes 90-mal höher als bei einem BMI von 22.

Heute weiß man jedoch, dass es nicht nur darauf ankommt, wie viel man wiegt, sondern auch, wo das Gewicht sitzt. Der Taillenumfang ist möglicherweise der Schlüssel dazu, ob jemand Diabetes entwickelt. Menschen, bei denen sich das Fett vor allem um die Körpermitte anlagert, haben ein höheres Risiko als Menschen, bei denen das Fett eher an Hüften, Gesäß und Oberschenkeln sitzt.

Heutzutage wird bei Männern etwas häufiger ein Typ-2-Diabetes diagnostiziert als bei Frauen. Das mag daran liegen, dass sie dazu neigen, überschüssiges Fett am Bauch anzulagern. Rauchen wiederum ist ein Risikofaktor, der Frauen stärker

zu betreffen scheint als Männer. Starke Raucherinnen haben ein bis zu 75 Prozent höheres Risiko als Frauen, die nie geraucht haben; bei Männern ist es etwa 50 Prozent höher. Wenn Sie bereits Diabetikerin sind, erhöht Rauchen das Risiko für diabetesassoziierte Krankheiten.

DIE NÄCHSTEN SCHRITTE

Einen Diabetes so früh wie möglich zu erkennen ist wichtig, um schlimme Komplikationen zu vermeiden. Solange ein Diabetes nicht diagnostiziert ist, muss Ihr Körper

---

SYMPTOM-CHECK

Die Symptome eines Typ-2-Diabetes sind leicht zu überblicken. Sie entstehen in der Regel allmählich, dazu gehören:

- Häufiges Wasserlassen (auch in der Nacht)
- Ständiger Durst
- Wiederkehrender Soor, Furunkel oder leichte Hautentzündungen
- Ein allgemeines Gefühl von Müdigkeit und Abgeschlagenheit

Gehen Sie zum Arzt, wenn Sie eines dieser Symptome haben.

RISIKO-CHECK

Zu den Risikofaktoren für Typ-2-Diabetes gehören:

- Typ-2-Diabetes in der Familie
- Ein früherer Schwangerschafts-(Gestations-)Diabetes (s. S. 127, 324)
- Übergewicht oder starkes Übergewicht (vor allem, wenn sich das Fett hauptsächlich im Bauchbereich ansammelt)
- Bestimmte ethnische Abstammungen (z. B. Südasien oder Karibik)
- Einnahme von bestimmten Medikamenten (auch Langzeitbehandlung mit Kortison oder einige Medikamente zur Blutdrucksenkung)
- Polyzystisches Ovarialsyndrom (s. S. 95)

»Rauchen ist ein Risikofaktor für Typ-2-Diabetes, der Frauen offenbar mehr betrifft als Männer.«

nicht nur mit zerstörerisch hohen Blutzuckerspiegeln klarkommen, sondern möglicherweise auch mit erhöhtem Cholesterin und Blutdruck. Die Frühsymptome eines Typ-2-Diabetes sind oft nur leicht und unspezifisch – leider ignorieren sie deshalb viel zu viele Betroffene oder schieben sie auf Stress.

THERAPIEMÖGLICHKEITEN

Ihr Arzt wird Ihnen raten, Ihren Lebensstil zu verändern (s. S. 324). Zusätzlich gibt es eine Reihe von hilfreichen Medikamenten.

Antidiabetika Das Medikament Metformin steigert die Ansprechbarkeit des Körpergewebes auf Insulin. Andere Medikamente aus der Familie der Sulfonylharnstoffe können als Alternative oder zusammen mit Metformin verordnet werden. Sie stimulieren die Bauchspeicheldrüse, mehr Insulin zu produzieren. Zu anderen Medikamentengruppen, die verschrieben werden können, gehören Glitazone, die den Zuckerspiegel entsprechend der Nahrungsaufnahme kontrollieren, sowie Gliptine. Ihr Arzt erklärt Ihnen, welche möglichen Nebenwirkungen auftreten können.

Andere Medikamente Andere Medikamente haben das Ziel, mögliche Komplikationen zu behandeln.

- Bei Diabetikern wird jeder Blutdruck, der über 140/90 mmHg liegt, behandelt. Denn Ihr Arzt möchte, dass Ihr Blutdruck bei 130/80 mmHg oder darunter liegt. Haben Sie einen höheren Blutdruck, gibt es zwei Medikamentengruppen. Die ACE-Hemmer (s. S. 170) und die AT_1-Blocker bzw. Sartane, die auch Ihre Nieren vor einem Schaden durch den Diabetes schützen.

- Bei erhöhten Cholesterinspiegeln werden meist Statine (s. S. 170) verschrieben, die Sie jedoch möglicherweise absetzen müssen, wenn Sie planen, schwanger zu werden (s. S. 324). Sofern Sie einen gesunden Lebensstil pflegen, benötigen Sie diese Medikamente später oder auch überhaupt nicht. Wenn Sie über 40 sind, werden Statine meist ganz automatisch verschrieben.

- Um Ihr Gewicht zu reduzieren, verschreibt Ihnen Ihr Arzt eventuell ein Medikament, das Sie bei der Gewichtskontrolle unterstützt.

TYP-2-DIABETES: WIE DER KÖRPER DIE GLUKOSE NUTZT

Bei Typ-2-Diabetes produziert die Bauchspeicheldrüse entweder nicht genügend Insulin, schüttet es zu langsam aus, oder die Körperzellen sind resistent gegen Insulin. Das beeinträchtigt wiederum die Fähigkeit des Körpers, Glukose richtig zu nutzen, was zu vielen Krankheiten führen kann.

Glukose (Zucker) gelangt nach dem Essen und Trinken aus dem Darm ins Blut.

Die Blutzuckerspiegel steigen.

Die Bauchspeicheldrüse produziert nicht genügend Insulin, produziert es zu langsam, und/oder die Zellen sind insulinresistent.

Die Zellen erhalten nur eine kleine Menge Glukose aus dem Blut.

Bei zu wenig Glukose haben die Zellen zu wenig Energie.

Der Blutzuckerspiegel bleibt hoch.

Das führt zu Müdigkeit und Energiemangel.

Kleine Fettmengen werden als alternative Energiequelle aufgespalten.

Die Nieren produzieren mehr Urin, um den Zucker aus dem Blut auszuschwemmen.

Das führt zu langsamer Gewichtsabnahme, einer möglichen Schädigung der Blutgefäße und Allgemeininfektionen.

Das führt zu häufigem Wasserlassen (mit Austrocknung und Durst als Folge), Harnwegsinfektionen und verschwommenem Sehen.

Wenn der Blutzucker hoch bleibt, …

… kann das zu extremer Austrocknung bis hin zur Ohnmacht führen.

> »Reduzieren Sie Ihr Gewicht durch regelmäßigen Sport und eine gesunde Ernährung.«

SELBSTHILFE

Wenn ein Diabetes diagnostiziert wird, ist das immer ein Schock. Es ist aber wichtig, einen kühlen Kopf zu behalten. Denn es gibt neben den vom Arzt verschriebenen Medikamenten eine ganze Menge, was Sie selbst tun können.

Nehmen Sie ab. Mit am wichtigsten ist es, durch regelmäßigen Sport und eine gesunde Ernährung ein gesundes Gewicht zu erreichen. Dadurch verringern Sie auch das Risiko für Komplikationen. Zahlreiche Ratschläge finden Sie auf S. 52–59.

Kontrollieren Sie Ihren Blutzucker. Stabile Blutzuckerspiegel unterstützen die Wirksamkeit eines jeden Medikaments, das Sie einnehmen, und reduzieren die Gefahr von Komplikationen. Gute Tipps zur Blutzuckerregulierung sind z. B.:

- Essen Sie regelmäßig, und achten Sie darauf, dass zwischen den Mahlzeiten nicht mehr als vier Stunden liegen.
- Essen Sie Nahrungsmittel, die ihre Energie nur langsam abgeben (s. rechts).
- Vermeiden Sie Nahrungsmittel, die viel Zucker oder viel Fett enthalten – etwa Süßigkeiten.
- Denken Sie daran, dass Ihre weiblichen Hormone, die ja zyklischen Schwankungen unterliegen, auch einen Einfluss auf die Blutzuckerkontrolle haben können. Das bedeutet, dass Sie um die Periode herum eher zu problematischen Blutzuckerspiegeln neigen.

Senken Sie Ihre Cholesterinspiegel. Die Risiken von zu viel Cholesterin im Blut sind in Kapitel 5 besprochen. Sie sind für Frauen mit Diabetes sehr viel höher als für Männer. Das macht es für Frauen so besonders wichtig, ihre Cholesterinspiegel zu senken. Sport und die richtige Ernährung sind hier die allerbeste Möglichkeit (s. S. 52–57).

Das Bauchfett (s. S. 322) hat eine große Wirkung auf den Cholesterinspiegel. Eine Gewichtsreduktion um nur 10 Prozent kann Ihr Bauchfett um stattliche 30 Prozent verringern. Ihr Arzt rät Ihnen wahrscheinlich auch zu Cholesterinsenkern (s. S. 323).

Kontrollieren Sie Ihren Blutdruck. Nach erhöhten Cholesterinspiegeln ist ein zu hoher Blutdruck einer der größten Risikofaktoren für Herzkrankheiten und Schlaganfall – besonders, wenn Sie Diabetikerin sind. Deswegen sollten Sie Ihren Blutdruck mindestens zweimal im Jahr kontrollieren lassen – ggf. brauchen Sie dann Medikamente, die den Blutdruck senken (s. S. 170).

DIABETES UND SCHWANGERSCHAFT

Eine Schwangerschaft kann bei etwa einer von 25 Frauen zu einem Schwangerschafts-(Gestations-)diabetes führen. Meist muss dann bis zur Geburt Insulin gespritzt werden. Wenn Sie einen Gestationsdiabetes hatten, ist Ihr Risiko für einen dauerhaften Typ-2-Diabetes höher. Deswegen sollten Sie Ihr Leben lang einmal im Jahr Ihren Blutzucker bestimmen lassen (s. S. 127).

Eine bestehende Medikation wegen eines Typ-2-Diabetes muss ggf. geändert werden, bevor Sie schwanger werden. Insulin ist jedoch auch in der Schwangerschaft vollkommen sicher.

DAS METABOLISCHE SYNDROM

Im Metabolischen Syndrom bündeln sich mehrere Faktoren, die das Risiko für Diabetes und Herzinfarkt deutlich ansteigen lassen. Im Zentrum des Problems steht überschüssiges Körperfett, das sich am Bauch anlagert. Denn dieses Fett beeinflusst die Art und Weise, wie der Organismus Zucker und Fett verstoffwechselt. Hinzu kommen u. a. folgende Probleme:

- Insulinresistenz und Diabetes
- Hohe Spiegel des »schlechten« und niedrige des »guten« Cholesterins
- Hoher Blutdruck

Das metabolische Syndrom verursacht normalerweise selbst keine Symptome, wegen der damit verbundenen Gesundheitsrisiken ist es aber wichtig zu wissen, ob man ein Risiko dafür hat. Gegebenenfalls sollten Sie dringend mit Ihrem darüber Arzt sprechen.

Gleichmäßige Energiespender

Egal, welchen Typ Diabetes Sie haben – die Blutzuckerkontrolle wird um vieles leichter, wenn Sie sich hauptsächlich von Lebensmitteln ernähren, die nur langsam verstoffwechselt werden. Solche Lebensmittel haben einen niedrigen „GI" (glykämischen Index). Zu ihnen gehören:

Hülsenfrüchte

Hülsenfrüchte mit ihrem niedrigen GI sind ideal. Sie stellen sehr gleichmäßig Energie bereit und sind reich an Eiweiß und Ballaststoffen, aber arm an Fett.

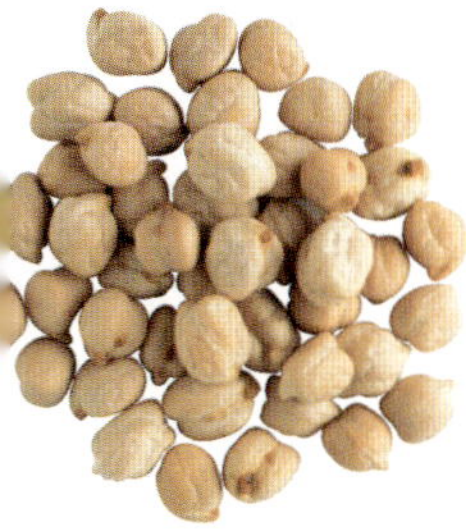

Soja-bohnen

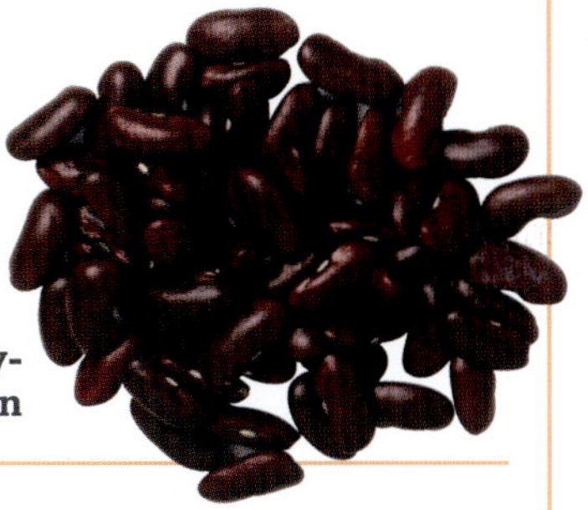

Kidney-bohnen

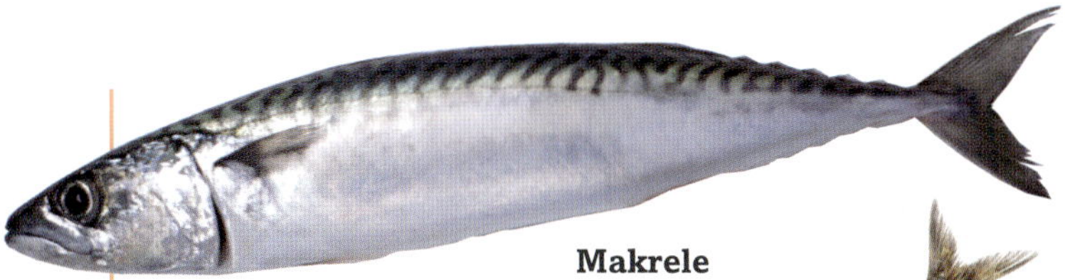

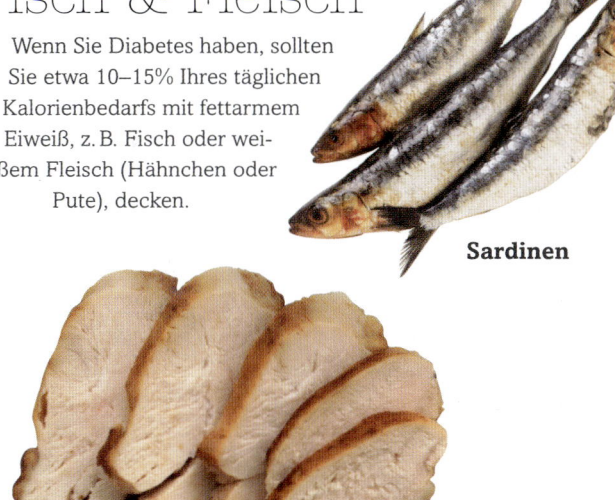

Makrele

Fisch & Fleisch

Wenn Sie Diabetes haben, sollten Sie etwa 10–15% Ihres täglichen Kalorienbedarfs mit fettarmem Eiweiß, z.B. Fisch oder weißem Fleisch (Hähnchen oder Pute), decken.

Sardinen

Gemüse

Das vitaminreiche Gemüse wird vom Körper nur langsam in Glukose umgewandelt – daher hält die Energie, die es liefert, lange vor. Ähnliches gilt für frisches Obst (nicht für Säfte).

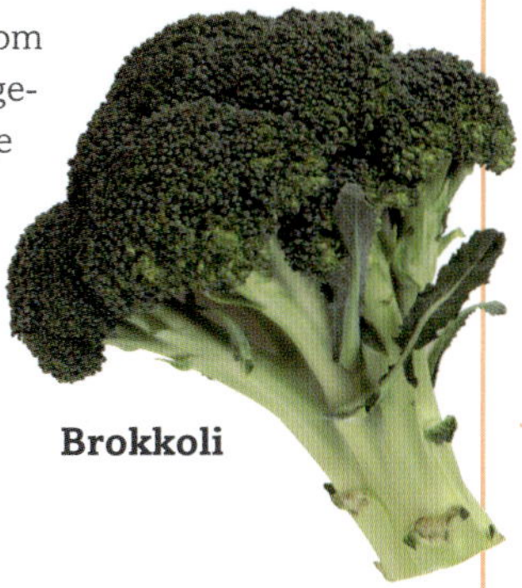

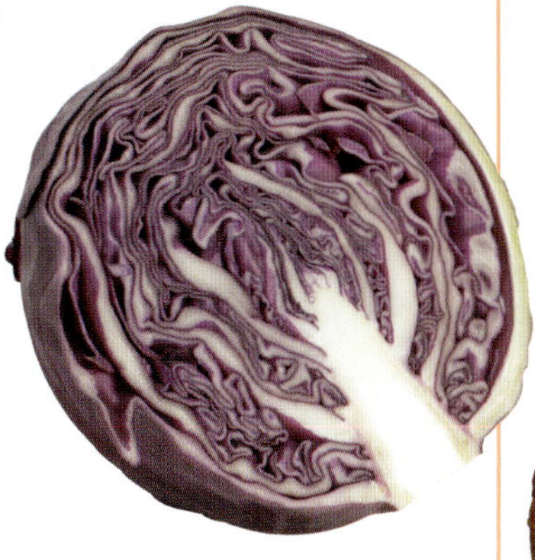

Brokkoli

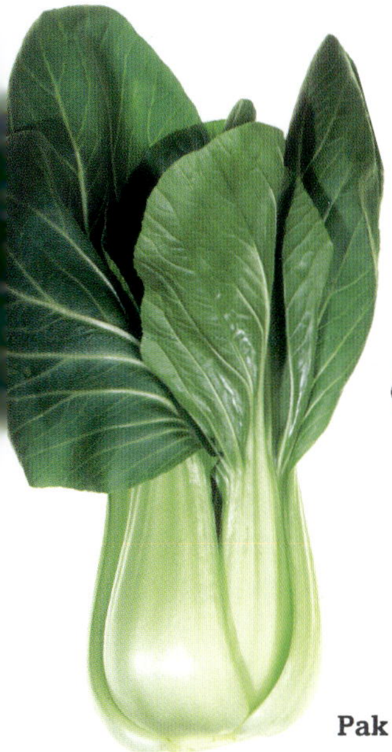

Hähnchen

Brot & Getreide

Weißbrot und viele Produkte auf Weizen- oder Getreidebasis haben einen hohen GI: Sie treiben den Blutzucker sehr schnell in die Höhe, sodass er sich schlecht kontrollieren lässt. Viel besser sind Vollkornprodukte, etwa aus Hafer.

Hafer-flocken

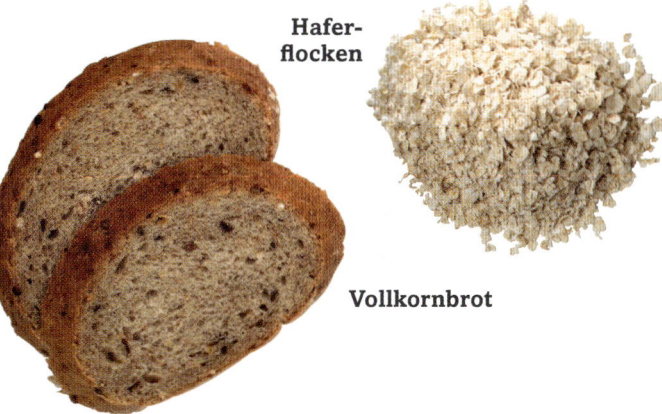

Pak Choi

Rotkohl

Vollkornbrot

Schilddrüsenerkrankungen

Von der Schilddrüse, die vorn im Hals sitzt, wird Thyroxin produziert. Dieses Hormon spielt eine entscheidende Rolle für die Geschwindigkeit, mit der unser Stoffwechsel, also die Gesamtheit der chemischen Prozesse im Organismus, abläuft. Gesundheitliche Probleme können entstehen, wenn zu viel oder zu wenig Thyroxin produziert wird.

Die Schilddrüse ist an der Regulierung unseres Energieumsatzes beteiligt und eine der wichtigsten Drüsen des endokrinen Systems. Frauen leiden fast zehnmal häufiger als Männer an Schilddrüsenkrankheiten.

Viele der Zellen und Gewebe unseres Körpers brauchen eine ausreichende Menge an Thyroxin, um richtig zu funktionieren. Wenn die Schilddrüse zu wenig Thyroxin produziert, werden zahlreiche Körperfunktionen langsamer; wird dagegen zu viel produziert, beschleunigt sich der Stoffwechsel. Normalerweise wird die Produktion von Thyroxin von einem Rückmeldemechanismus der beteiligten Hormone reguliert (s. links). Bei bestimmten Problemen mit der Hypophyse kann es zur Unterbrechung dieses Regelkreises kommen – dann gerät das Thyroxin aus dem Gleichgewicht.

Erkrankungen der Schilddrüse entwickeln sich meist langsam, und die Symptome können Monate und Jahre übersehen werden. Wenn Ihr Arzt jedoch die Vermutung hat, dass Ihre Schilddrüse nicht richtig funktioniert, ist eine erste Diagnose meist ganz einfach mit einer Blutuntersuchung zu stellen. Manchmal müssen noch weitere Tests vorgenommen werden, um die zugrunde liegende Ursache erkennen zu können. Sobald feststeht, dass es sich um eine Unter- oder Überfunktion der Schilddrüse handelt, kann die Erkrankung im Allgemeinen mit Medikamenten gut behandelt werden, und eine Besserung der Symptome tritt rasch ein. Manchmal muss die Behandlung jedoch ein Leben lang fortgesetzt werden.

DER THYROXIN-REGELKREIS

Der Hypothalamus, der sich an der Gehirnbasis etwas oberhalb der Hypophyse befindet, bildet das Hormon TRH (Thyreotropine releasing Hormone), das die Hypophyse anregt, Thyreotropin zu produzieren. Dieses wiederum gibt das Signal an die Schilddrüse, Thyroxin ins Blut auszuschütten. Wenn die Thyroxinspiegel hoch genug sind, schütten Hypothalamus und Hypophyse weniger TRH und Thyreotropin aus, und die Thyroxinspiegel sinken wieder. Hypothalamus, Hypophyse und Schilddrüse arbeiten so gemeinsam daran, dass die richtige Menge von Thyroxin produziert wird.

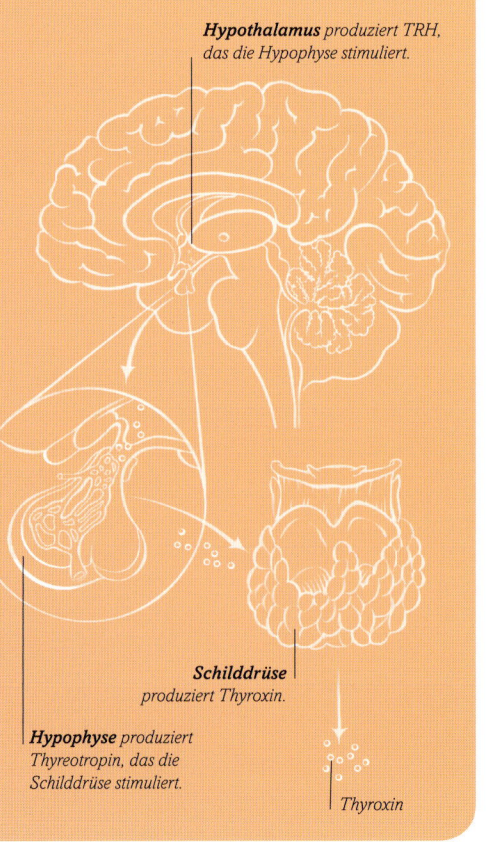

Hypothalamus produziert TRH, das die Hypophyse stimuliert.

Schilddrüse produziert Thyroxin.

Hypophyse produziert Thyreotropin, das die Schilddrüse stimuliert.

Thyroxin

Schilddrüsen-unterfunktion

Diese sehr gut behandelbare Erkrankung betrifft zehnmal mehr Frauen als Männer – vor allem, wenn sie über 50 sind.

WAS IST DAS?

Bei einer Schilddrüsenunterfunktion (Hypothyreose) wird nicht genügend Thyroxin produziert. Dadurch kommt es zu einer Verlangsamung vieler Prozesse im Körper, die eine Reihe von Symptomen (s. rechts) bedingt.

Weltweit die häufigste Ursache einer Hypothyreose ist Jodmangel (Jod ist ein Bestandteil von Thyroxin). In weiten Teilen der westlichen Welt liegt jedoch eine Entzündung der Schilddrüse zugrunde, die durch eine Autoimmunantwort (s. S. 259) verursacht wird. Sie kann zu einem erhöhten Cholesterinspiegel und Herz-Kreislauf-Risiko führen.

HYPOTHYREOSE UND SCHWANGERSCHAFT

Etwa eine von 40 Schwangeren entwickelt eine Schilddrüsenunter-funktion. Unbehandelt kann diese das Risiko für Frühgeburt, erhöhten Blutdruck, Blutarmut, Totgeburt, schwere Blutungen nach der Geburt und andere Schwangerschaftskom-plikationen erhöhen. Es ist jedoch auch eine der wenigen Typen von Schilddrüsenunterfunktion, die von allein besser werden können. Sie kann später im Leben wieder auftreten – wenn Sie in der Schwan-gerschaft unter einer Hypothyreose gelitten haben, sollten Sie daher

Ihr Leben lang einmal im Jahr Ihre Thyroxinspiegel überprüfen lassen.

DIE NÄCHSTEN SCHRITTE

Der Arzt sorgt dafür, dass eine Blutuntersuchung gemacht wird, um Ihre Thyroxinspiegel zu bestimmen.

THERAPIEMÖGLICHKEITEN

Wenn die Diagnose Schilddrüsen-unterfunktion feststeht, besteht die Behandlung aus Thyroxintabletten. Denken Sie daran, Ihren Arzt nach möglichen Nebenwirkungen zu fragen. Wahrscheinlich werden Sie mit einer niedrigen Dosis anfangen,

um zu sehen, wie der Körper darauf reagiert. Die Dosis dann wird später eventuell erhöht.

Meistens wird alle paar Wochen eine Blutuntersuchung gemacht, um zu überprüfen, wie hoch Ihre Thyro-xinspiegel sind. Sobald sie stabil sind, braucht man meist nur noch einmal im Jahr eine Blutuntersuchung, die Behandlung muss aber in der Regel lebenslänglich fortgesetzt werden.

SELBSTHILFE

Befolgen Sie den Medikamentenplan Ihres Arztes, und achten Sie auf eine gesunde Lebensweise (s. S. 48–69).

SYMPTOM-CHECK

Die häufigsten Symptome sind:
- Müdigkeit
- Gewichtszunahme, ohne dass mehr gegessen wird
- Anfälligkeit für Erkältungen
- Verstopfung
- Trockene Haut und sprödes Haar
- Depressionen
- Verlangsamtes Denken
- Flüssigkeitseinlagerungen

Weniger häufige Symptome sind:
- Unregelmäßige oder starke Perioden
- Probleme damit, schwanger zu werden
- Vergesslichkeit
- Vergrößerung der Schilddrüse (s. S. 329)

Gehen Sie zum Arzt, wenn Sie zwei oder mehr Symptome haben.

RISIKO-CHECK

Neben der Tatsache, dass Sie eine Frau sind, gibt es noch weitere Risikofaktoren für eine Schild-drüsenunterfunktion:
- Alter über 50
- Familiäre Fälle von Schild-drüsenüberfunktion aufgrund einer Autoimmunerkrankung (s. S. 328–329)
- Autoimmunerkrankungen (s. S. 259)
- Familiäre Fälle von Schilddrüsen-unterfunktion
- Schwangerschaft
- Chromosomenanomalien wie Down- oder Turner-Syndrom
- Die Einnahme bestimmter Medi-kamente, z. B. von Amiodaron und Lithium

Schilddrüsenüberfunktion

An einer Schilddrüsenüberfunktion – der medizinische Fachbegriff lautet Hyperthyreose – erkranken etwa zehnmal mehr Frauen als Männer. Sie lässt sich gut behandeln und betrifft vor allem Frauen zwischen 20 und 40 Jahren.

WAS IST DAS?

An Schilddrüsenüberfunktion leidet etwa eine von 50 Frauen. Bei bis zu 80 Prozent der Patientinnen ist die Ursache dieser Schilddrüsenerkrankung eine Autoimmunkrankheit, bei der die Antikörper des Organismus eine übermäßige Thyroxinproduktion anregen. Diese sogenannte Basedow-Krankheit (s. rechts) ist eine häufige Ursache für die Überfunktion der Schilddrüse.

Der Verlauf einer Schilddrüsenüberfunktion ist höchst unterschiedlich. In vielen Fällen legt sich die Störung in ein oder zwei Jahren von selbst. Ist das bei Ihnen der Fall, sollten Sie Ihre Schilddrüse trotzdem regelmäßig überprüfen lassen, weil die Krankheit wiederkommen kann. In anderen Fällen muss über viele Jahre behandelt werden.

DIE NÄCHSTEN SCHRITTE

Eine Schilddrüsenüberfunktion wird diagnostiziert, indem man die Thyroxin- (erhöht) sowie Thyreotropinspiegel (erniedrigt) misst. Manchmal geht eine Schilddrüsenüberfunktion mit einer ungleichmäßigen Schwellung der Schilddrüse (s. rechts) einher. In diesem Fall wird die Schilddrüse mit Ultraschall untersucht.

THERAPIEMÖGLICHKEITEN

Zunächst werden Sie zu einem Spezialisten ins Krankenhaus überwiesen, der mit Ihnen die Therapie-

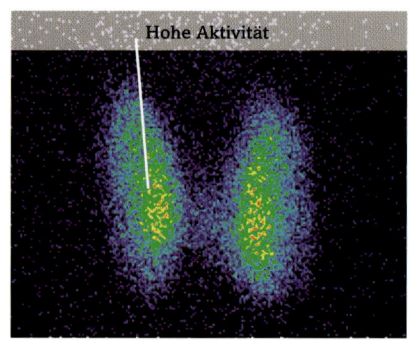

Hohe Aktivität

Bild einer gesunden Schilddrüse
Szintigramm einer gesunden Schilddrüse: Die hellgrünen Areale weisen die höchste, die blauen Areale die niedrigste Hormonproduktion auf.

möglichkeiten bespricht. Ziel ist es, die Überproduktion von Thyroxin zu unterbinden, und zwar durch
- Medikamente,
- Operation,
- radioaktives Jod.

Jede dieser Behandlungen eignet sich für bestimmte Umstände, und jede hat ihre Vor- und Nachteile. Der Arzt wird gemeinsam mit Ihnen die am besten geeignete Behandlung festlegen.

Medikamente Häufig wird bei Schilddrüsenüberfunktion Carbimazol eingesetzt. Die Wirkung tritt erst nach vier bis acht Wochen ein, weil dieses Medikament zwar die Produktion von Thyroxin bremst, auf das vom Körper bereits gespeicherte Thyroxin aber keinen Einfluss hat.

Bis die Wirkung von Carbimazol spürbar wird, müssen Sie eventuell andere Medikamente, z. B. Betablocker, einnehmen, um die Symptome zu kontrollieren. Sie brauchen auch rasche ärztliche Hilfe, wenn Sie zusätzlich Infektionssymptome entwickeln, etwa Fieber oder Halsschmerzen. Denn in ganz seltenen Fällen (bei

»Eine von 50 Frauen erkrankt an einer Schilddrüsenüberfunktion.«

SYMPTOM-CHECK

Zu den Symptomen einer Schilddrüsenüberfunktion gehören:
- Nervosität und Reizbarkeit
- Gewichtsverlust trotz gesteigerten Appetits
- Schlechter Schlaf
- Herzklopfen
- Durchfall
- Kurzatmigkeit
- Leichte oder ausbleibende Perioden
- Zittern (v. a. der Hände)
- Abneigung gegen Hitze und extremes Schwitzen
- Juckreiz
- Schütteres Haar oder kreisrunder Haarausfall
- Sichtbare Schwellung am Hals (vergrößerte Schilddrüse, Struma)
- Hervortretende Augen

Gehen Sie zum Arzt, wenn Sie zwei oder mehr dieser Symptome haben.

BASEDOW-KRANKHEIT

Diese Autoimmunerkrankung ist für mindestens zwei Drittel aller Fälle von Schilddrüsenüberfunktion verantwortlich: Der Körper produziert Antikörper, die die Hypophyse anregen auch dann Thyreotropin zu produzieren, wenn die Thyroxinspiegel im Blut normal oder sogar hoch sind. Etwa die Hälfte der Basedow-Patienten haben hervortretende Augen und leiden unter Trockenheit und Schmerzen der Augen und/oder unter Doppeltsehen. Leider macht eine Senkung der Thyroxinspiegel die Veränderungen der Augen nicht rückgängig. Bei manchen Patienten verschlimmern sich die Augenprobleme trotz Behandlung weiter.

Bei den meisten Betroffenen genügt es, künstliche Tränenflüssigkeit einzuträufeln, eine Sonnenbrille und beim Schlafen einen Augenschutz zu tragen. Bei schweren Veränderungen der Augen muss man regelmäßig im Krankenhaus untersucht werden. Manchmal bildet sich hinter dem Augapfel Fettgewebe, das operativ entfernt werden muss. Alternativ empfehlen Spezialisten auch Bestrahlung oder Kortisontabletten.

---

weniger als ½ Prozent der Patienten, die Carbimazol einnehmen), kann das Medikament die weißen Blutzellen im Körper, die die Abwehr von Infektionen unterstützen, ungünstig beeinflussen. Nach etwa 12 bis 18 Monaten empfiehlt der Arzt vielleicht, die Carbimazol-Dosis herabzusetzen, um herauszufinden, ob sich die Erkrankung von selbst bessert. Trotzdem kann es nötig sein, wieder Tabletten einzunehmen, wenn die Erkrankung wieder aufflackert. Wird die Krankheit nicht von selbst besser, schlägt Ihnen Ihr Arzt vielleicht andere Behandlungen vor:

Operation Bei manchen Arten von Schilddrüsenüberfunktion kommt es zu einer größeren Schwellung der Schilddrüse, die als Kropf oder Struma bezeichnet wird (s. unten). Dann ist eine Operation in 98 Prozent der Fälle erfolgreich. Das Risiko von Komplikationen, etwa Blutungen oder Problemen mit den Stimmbändern, ist gering. Nach einer Operation kommt es auch oft zu einer Schilddrüsenunterfunktion, die aber genauso behandelt werden kann wie andere Ursachen einer Schilddrüsenunterfunktion.

Radioaktives Jod Bei dieser Behandlung braucht man nur radioaktives Jod als Flüssigkeit oder Kapsel zu schlucken. Es sammelt sich in der Schilddrüse und mindert damit ihre Fähigkeit, Thyroxin zu produzieren. Meist reicht eine Behandlung aus, um die Symptome zu bessern. Auf lange Sicht entwickeln die Hälfte bis zwei Drittel der Patientinnen, die mit radioaktivem Jod behandelt wurden, eine Schilddrüsenunterfunktion, die sich dann aber leicht mit zusätzlichem Thyroxin behandeln lässt.

SELBSTHILFE

Es gibt nichts, was man selbst gegen eine überaktive Schilddrüse tun kann. Am besten befolgt man den Behandlungsplan des Arztes und achtet auf eventuelle Symptome.

DER KROPF (STRUMA)

Eine Struma, also eine geschwollene Schilddrüse, kann größenmäßig von einer kleinen Verdickung bis zu einer großen Schwellung variieren. Sie verweist auf eine unter- oder überaktive Schilddrüse.

Die vergrößerte Schilddrüse führt zu einer sichtbaren Schwellung am Hals.

Schildknorpel mit Adamsapfel

Luftröhre

Andere Drüsenerkrankungen

Nebenschilddrüse, Hypophyse und Nebennieren sind vielleicht weniger bekannt als andere hormonproduzierende Drüsen wie z. B. die Schilddrüse – die Hormone, die sie produzieren, sind gleichwohl lebenswichtig. Fälle von Über- oder Unterproduktion solcher Hormone gibt es, sie sind aber sehr selten.

Krankheiten der Nebenschilddrüse

Die Nebenschilddrüse, die sich im Hals hinter der Schilddrüse befindet, produziert Parathormon – manchmal zu viel (Nebenschilddrüsenüberfunktion) oder zu wenig (Nebenschilddrüsenunterfunktion).

WAS IST DAS?
Das Parathormon steuert den Kalziumspiegel in unserem Organismus. Bei einer Überproduktion kommt es zu einem Kalziumüberschuss, der zur Ausbildung von kalziumreichen Nierensteinen (s. S. 346–347) und brüchigen Knochen führen kann.

DIE NÄCHSTEN SCHRITTE
Mit einem Bluttest kann der Parathormonspiegel bestimmt werden.

THERAPIEMÖGLICHKEITEN
Bei einer Nebenschilddrüsenüberfunktion wird operiert, um überschüssiges Drüsengewebe zu entfernen. Bei einer Unterfunktion wird meist Kalzium und Vitamin D zur Nahrungsergänzung verschrieben.

SELBSTHILFE
Es gibt keine Selbsthilfetipps neben der ärztlichen Behandlung.

SYMPTOM-CHECK
Eine überaktive Nebenschilddrüse kann diese Symptome verursachen:
- Bauchschmerzen
- Schwindel
- Verstopfung
- Appetit- und Gewichtsverlust
- Müdigkeit und Depression

Symptome einer unteraktiven Nebenschilddrüse sind:
- Muskelkrämpfe
- Benommenheit und Kribbeln

Gehen Sie zum Arzt, wenn Sie eines dieser Symptome haben.

Krankheiten der Hypophyse

SYMPTOM-CHECK
Probleme mit der Hypophyse können zu einer großen Bandbreite von unterschiedlichen Symptomen führen, z. B.:
- Kopfschmerzen
- Sehstörungen
- Ungewöhnliches Blinzeln
- Unregelmäßige Perioden

Gehen Sie zum Arzt, wenn Sie eines dieser Symptome haben.

Die winzige Hypophyse sitzt tief im Inneren unseres Gehirns. Sie wird häufig als wichtigste Drüse bezeichnet, weil die Hormone, die sie produziert, zahlreiche andere Prozesse im Organismus steuern, u. a. die Spiegel anderer Hormone. Ein Beispiel: Die Hypophyse produziert das Hormon ACTH, das die Nebennieren stimuliert. Die Hypophyse schüttet auch zahlreiche Hormone aus, die mit dem Fortpflanzungssystem in Zusammenhang stehen.

WAS IST DAS?
Erkrankungen der Hypophyse sind selten. Es kann jedoch hinter dieser Drüse zu gutartigen oder bösartigen Tumoren kommen, die beide dazu führen können, dass sich die Hypophyse vergrößert und dadurch Druck auf die benachbarten Bereiche im Gehirn ausübt.

Eines der häufigen Effekte eines Hypophysentumors ist, dass zu viel Prolaktin – das Hormon, das die Milchproduktion anregt – produziert wird. In der Folge produzieren Frauen, die gar nicht schwanger sind, Milch, als ob sie schwanger wären.

DIE NÄCHSTEN SCHRITTE

Zur Vermutung, dass ein Problem mit der Hypophyse vorliegt, kommt der Arzt durch eine Vielzahl von Symptomen. Mit Blutuntersuchungen und eventuell auch MRT oder CT kann die Diagnose gesichert werden. In manchen Fällen werden auch Untersuchungen des Sehfeldes vorgenommen, wenn durch einen Tumor Druck auf das Sehzentrum ausgeübt wird.

THERAPIEMÖGLICHKEITEN

Tumore der Hypophyse werden im Allgemeinen durch Operation und Bestrahlung behandelt. Viele derartige Tumore lassen sich jedoch auch medikamentös therapieren.

SELBSTHILFE

Es gibt keine Veränderungen der Lebensweise, die ein Hypophysenproblem beeinflussen könnten.

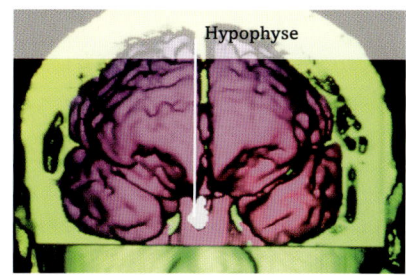

Die Hypophyse
Auf diesem farbigen 3-D-CT erkennen Sie, wo die Hypophyse sitzt. Sie hat etwa die Größe einer Erbse.

Krankheiten der Nebenniere

Die Nebennieren produzieren die Kortikosteroide (auch als Steroide bezeichnet), die einerseits dazu beitragen, Muskeln, Fettstruktur und Flüssigkeitshaushalt aufrechtzuerhalten, andererseits einen Einfluss auf Blutdruck, Blutzuckerspiegel und Knochendichte haben.

WAS IST DAS?

Zu den Nebennierenerkrankungen gehören:

Cushing-Syndrom als Folge einer erhöhten Produktion von Kortikoiden aufgrund des Hypophyseneinflusses. Grund kann ein Tumor sein.
Addison-Krankheit meist als Folge einer Autoimmunerkrankung (s. S. 266). Sie führt zu einer verringerten Aktivität der Nebennieren.

DIE NÄCHSTEN SCHRITTE

Wie hoch die Spiegel der Nebennierenhormone sind, lässt sich mit

SYMPTOM-CHECK

Diese Symptome weisen auf ein Cushing-Syndrom hin:
- Gewichtszunahme um die Körpermitte
- Ein zunehmende rundes und gerötetes Gesicht
- Vermehrter Haarwuchs auf Gesicht und Körper

Zur Addison-Krankheit können diese Symptome gehören:
- Müdigkeit
- Gewichtsverlust
- Unregelmäßige Perioden

Gehen Sie zum Arzt, wenn Sie eines dieser Symptome haben.

einer Blutuntersuchung ermitteln. Meist folgen dann weitere Tests.

THERAPIEMÖGLICHKEITEN

Beim Cushing-Syndrom wird oft überschüssiges Nebennierengewebe entfernt. Kortison wird meist bei Addison-Krankheit verschrieben.

SELBSTHILFE

Folgen Sie dem Rat Ihres Arztes.

KORTISON – RISIKEN FÜR FRAUEN

Kortison in Tablettenform wird bei einer Vielzahl von Krankheiten eingesetzt. Hohe Kortisonspiegel im Organismus können, vor allem wenn sie über einen längeren Zeitraum gegeben werden, zu vielen Nebenwirkungen führen und empfänglich machen für
- Bluthochdruck,
- hohe Blutzuckerwerte (s. S. 322–325),
- Muskelverlust an Armen und Beinen,

- Neigung zu blauen Flecken,
- Dünnerwerden der Haut und Dehnungsstreifen,
- Fettanlagerungen in der Bauchgegend,
- sehr runde Wangen, die zu einem »Mondgesicht« führen,
- diverse häufige Infektionen.

Darüber hinaus erhöht Kortison über einen längeren Zeitraum das Risiko für Osteoporose (s. S. 260–262). Wenn Sie lange Kortison einnehmen müssen, sprechen Sie Ihren Arzt auf eine Messung der Knochendichte an.

Blase
und Harntrakt

Tamsin Greenwell

Blase und Harntrakt

Zu unserem Harntrakt gehören ein Paar Nieren, ein Paar Harnleiter, die Blase und die Harnröhre. Seine Hauptaufgabe besteht darin, Abfallprodukte, die sich im Körper ansammeln, auszuscheiden, den Wasserhaushalt zu regulieren und dafür zu sorgen, dass die Körperflüssigkeiten im Gleichgewicht bleiben. Die Schlüsselfunktion im Harntrakt kommt den Nieren zu, die Abfallprodukte und Wasser aus dem Blut filtern, um den Urin zu produzieren. Der Urin fließt dann durch die Harnleiter in die Harnblase und verlässt durch die Harnröhre unseren Körper.

DAS WEIBLICHE HARNSYSTEM

Die Nieren sitzen hinter dem Bauch und kurz unter dem Zwerchfell rechts und links der Wirbelsäule. Die Nieren eines Erwachsenen sind rotbraun und bohnenförmig, etwa 12 cm lang und 7 cm breit. Jede der beiden Nieren ist mit einem Harnleiter verbunden, einem etwa 25 cm langen Muskelschlauch, in dem der Urin zur Blase transportiert wird. Die Blase ist im Grunde so etwas wie eine Muskeltasche, die den Urin sammelt, bis er durch eine etwa 4 cm lange Röhre, die Harnröhre, aus dem Körper ausgeschieden wird.

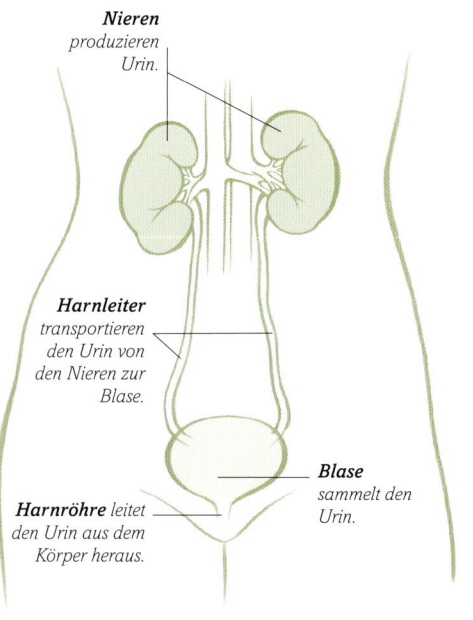

Nieren *produzieren Urin.*

Harnleiter *transportieren den Urin von den Nieren zur Blase.*

Blase *sammelt den Urin.*

Harnröhre *leitet den Urin aus dem Körper heraus.*

DER HARNTRAKT

Unsere Nieren sind so beschaffen, dass sie selektiv das Blut filtern und dabei Abfallprodukte und Wasser ausscheiden, zugleich aber nützliche Substanzen wie etwa Glukose (Blutzucker) zurückhalten. (Die Leber hat eine ähnliche Funktion, scheidet aber andere Abfallstoffe aus.) Die herausgefilterten Abfallstoffe bilden zusammen mit dem ausgeschiedenen Wasser unseren Urin. Beide Nieren produzieren in einer Stunde gemeinsam mindestens 30 ml Urin. Die Menge steigt, je mehr Sie trinken. Durch die Regulierung der Wassermenge, die dem Körper mit dem Urin entzogen wird, halten unsere Nieren die Körperflüssigkeiten im Gleichgewicht. Die Nieren spielen jedoch auch eine wichtige Rolle bei der Produktion der roten Blutkörperchen und der Herstellung von Vitamin D. Wenn Ihre Nieren aufhören zu arbeiten, lagern Sie Wasser ein, werden anämisch und aufgrund der Zunahme von Abfallstoffen in Ihrem Körper schwer krank. Zusätzlich können noch andere Krankheiten, z. B. Bluthochdruck und Osteoporose, entstehen.

Die Harnleiter sind Muskelschläuche, die den Urin aus den Nieren in die Blase transportieren – genau genommen pressen. Sie laufen entlang der Wirbelsäule und machen dann in Beckenhöhe einen Bogen, um schräg in die Blase zu münden. Der schräge Verlauf der Harnleiter funktioniert dabei wie ein Ventil und verhindert, wenn die Blase sich bei der Entleerung zusammenzieht, einen Rückfluss hoch in die Nieren.

Die Blase ist eine Art Muskeltasche, die innen mit speziellen Zellen ausgestattet ist. Sie ist wie geschaffen dafür, Urin zu sammeln und bei Bedarf auszuscheiden. Normalerweise scheiden wir mit jeder Blasenentleerung zwischen 450 und 500 ml aus – wobei diese Menge je nach Körpergröße variiert. Normal ist, etwa alle vier Stunden am Tag Wasser lassen zu müssen – die Häufigkeit steigt aber mit der Menge, die wir trinken, und noch mehr, wenn wir Flüssigkeiten trinken, die eine wasserausscheidende Wirkung haben – etwa Alkohol. Vor dem 50. Lebensjahr ist es nicht normal, nachts aufstehen zu müssen, um zur Toilette zu gehen. Mit dem Älterwerden kommt das aber immer häufiger vor. Tatsächlich gilt es als normal, in seinen Fünfzigern einmal in der Nacht zur Toilette zu müssen, zweimal zwischen 50 und 60 und dreimal, wenn man über 70 ist.

GESCHLECHTSUNTERSCHIEDE

Bis zur Blase ist der Harntrakt von Männern und Frauen gleich. Es ist die Harnröhre, die den Unterschied macht: Sie transportiert den Urin aus der Blase aus dem Körper hinaus. Bei Frauen ist die Harnröhre relativ kurz, nämlich etwa 4 cm lang, und von einem Muskel umgeben, der Blasenschließmuskel genannt wird. Die Harnröhre verläuft vor der vorderen Scheidenwand und öffnet sich zwischen Klitoris und Vagina nach außen.

Bei Männern ist die Harnröhre etwa 25 cm lang und s-förmig. Sie hat einen Schließmuskel, wo sie in die Blase eintritt, einen zweiten unterhalb der Prostata und verläuft durch den Penis. Spermienflüssigkeit und Urin verlassen beide den Körper durch die Harnröhre.

KRANKHEITEN DES HARNTRAKTS

Die häufigsten urologischen Erkrankungen bei Frauen sind die Harnwegsentzündung (Zystitis), die Nierenentzündung (Pyelonephritis), die Harninkontinenz und das Blasenschmerzsyndrom. Weitere Krankheiten sind Krebs der Harnwege, vor allem von Blase und Nieren, und Steine in den Harnwegen.

»Die Nieren scheiden Abfallstoffe und zu viel Wasser aus dem Körper aus und sind auch an der Bildung der roten Blutkörperchen mitbeteiligt.«

QUERSCHNITT DURCH DIE NIERE

In der Nierenrinde wird das Blut gefiltert. Dabei entsteht Urin, der durch das Nierenmark ins Nierenbecken gelangt und dann durch die Harnröhre nach außen fließt.

Nierenrinde produziert Urin.

Nierenmark sammelt den Urin aus der Rinde.

Nierenbecken sammelt den Urin aus dem Nierenmark.

Nierenarterie transportiert Blut zu den Nieren.

Nierenvene befördert Blut von den Nieren weg.

Harnleiter befördert Urin zur Blase.

DER VERLAUF DER HARNRÖHRE

Die weibliche Harnröhre verläuft von der Blase bis zur Harnröhrenöffnung zwischen Scheide und Klitoris. Die männliche Harnröhre läuft von der Blase durch die Prostata und tritt am Penis nach außen.

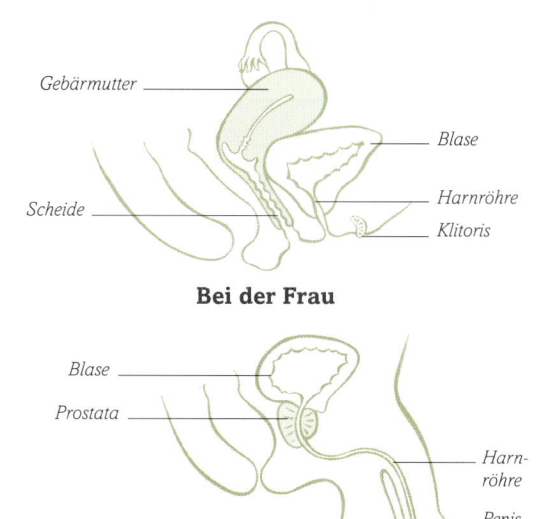

Gebärmutter

Blase

Scheide

Harnröhre

Klitoris

Bei der Frau

Blase

Prostata

Harnröhre

Penis

Beim Mann

Harnwegsinfektionen

Etwa die Hälfte aller Frauen leidet mindestens einmal im Leben unter einer Harnwegsinfektion, und bei manchen treten die Infektionen immer wieder auf. Normalerweise lassen sie sich mit Antibiotika gut behandeln. Weitere Untersuchungen und Therapien sind nur bei ständigen Rückfällen notwendig.

SYMPTOM-CHECK

Die häufigsten Symptome treten plötzlich auf – unter anderem:

● Brennender Schmerz beim Wasserlassen
● Häufiger Harndrang
● Verminderte Harnmenge
● Schwierigkeiten, die Blasenentleerung hinauszuschieben
● Blut im Urin
● Schmerzen oder Missempfindungen über dem Schambein

Gehen Sie zum Arzt, wenn die Blasenentzündung nicht durch Selbsthilfemaßnahmen (s. rechts) abheilt. Gehen Sie dringend zum Arzt, wenn Sie glauben, eine Nierenbeckenentzündung (s. S. 338) zu haben.

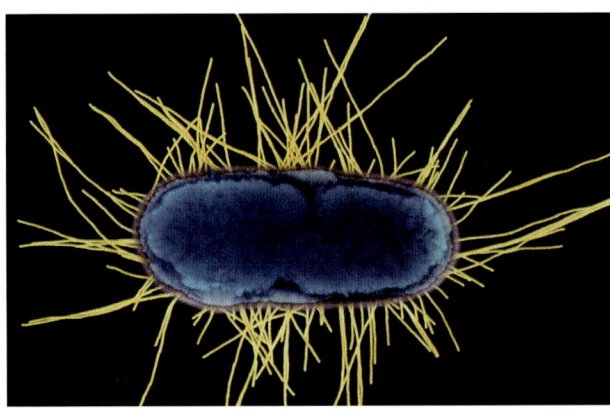

Das Escherichia-coli-Bakterium
Dieser an sich harmlose Bewohner unseres Darms ist die Ursache der meisten Harnwegsinfektionen.

WAS IST DAS?

Der Begriff »Harnwegsinfektion« wird oft für eine bakterielle Entzündung der Blase verwendet, kann aber auch jedwede Entzündung irgendwo im Harntrakt meinen – von den Nieren bis hin zur Harnröhre. Urin ist normalerweise steril – Bakterien darin sind also nicht normal. Die Diagnose »Harnwegsinfektion« wird gestellt, wenn eine deutliche Zahl von Bakterien im Urin vorliegt. Die Bakterien – meist sind es solche aus Ihrem Darm, z. B. Escherichia coli (auch kurz E. coli genannt) – gelangen meist durch die Harnröhre in den Harntrakt. In den meisten Fällen passiert das beim Sex.

DIE NÄCHSTEN SCHRITTE

Wenn Sie erste Symptome bemerken, sollten Sie Ihre Trinkmenge erhöhen – versuchen Sie, gleich etwa 600 ml Wasser zu trinken und danach 300 ml alle halbe Stunde. Auf diese Weise wird die Urinmenge erhöht und auch die Frequenz des Wasserlassens.

Bei einer leichten Blasenentzündung sind die Chancen gut, dass sie sich in ein paar Tagen legt. Verzichten Sie vorsichtshalber auf Sex, solange die Infektion noch besteht.

Wenn die Symptome länger als ein paar Tage anhalten, sollten Sie zum Arzt gehen. Dort wird der Urin entweder mit einem Teststreifen untersucht oder eine Urinprobe in ein Labor geschickt, um eine Kultur anzulegen. Diese kann zeigen, ob eine Infektion vorliegt.

Wenn Sie nicht gleich zum Arzt gehen können, besorgen Sie sich in der Apotheke ein frei verkäufliches Medikament, das den Urin alkalisiert,

»Probiotischer Joghurt kann die Vermehrung nützlicher Bakterien im Darm fördern und so die Gefahr einer Harnwegsinfektion reduzieren.«

etwa Kaliumcitrat und Natriumcitrat. Ein Schmerzmittel, z. B. Ibuprofen, hilft gegen die Schmerzen. Wenn Sie schwanger sind, stillen oder andere Medikamente einnehmen, sprechen Sie mit Ihrem Arzt, bevor Sie zu frei verkäuflichen Arzneimitteln greifen!

Bessert sich die Harnwegsentzündung trotz Behandlung nicht oder tritt sie mehr als dreimal innerhalb von sechs Monaten auf, überweist Ihr Arzt Sie an einen Urologen.

THERAPIEMÖGLICHKEITEN

Ist die Infektion hartnäckiger, kann der Arzt Medikamente verordnen.
Medikamente Verschrieben wird eine kurzfristige Einnahme von Antibiotika über 3 bis 5 Tage. Sagen Sie Ihrem Arzt, wenn Sie schwanger sind oder Ihr Kind stillen.
Weitere Therapien Wenn Ihre Harnwegsinfektion immer wieder auftritt, verschreibt Ihnen Ihr Arzt möglicherweise eine vaginale Östro-

gencreme, die Sie sechs Wochen lang auftragen müssen, oder Vaginalzäpfchen plus Antibiotika.

Bei einigen Frauen, die immer wieder unter Harnwegsinfektionen leiden, wird der Arzt zu einer Dilatation raten, also zu einer Weitung der Harnröhre. Auf diese Weise kann die Blase bei der Entleerung unterstützt werden. Auch eine einmonatige Gabe von Antibiotika kommt infrage – dabei wird auch Ihr Partner kurzzeitig mit Antibiotika therapiert. Schließlich kann man in bestimmten Fällen noch über sechs Wochen Blasenspülungen mit Hyaluronsäure machen, um die Schutzschicht der Blasenschleimhaut zu stärken (s. S. 344).

SELBSTHILFE

So beugen Sie den Infektionen vor:
Mehr trinken Erhöhen Sie Ihre Trinkmenge auf 1,5–2 l/Tag.
Sex Achten Sie darauf, innerhalb von einer Stunde nach dem Sex Wasser zu lassen, um Bakterien auszuspülen.
Empfängnisverhütung Verzichten Sie auf spermienabtötende Gels.
Preiselbeersaft Jeden Tag ein großes Glas Preiselbeersaft verringert die Rückfälle, wenn Sie öfter unter Harnwegsinfekten leiden.
Joghurt Täglich einen Becher Naturjoghurt oder probiotischen Joghurt zu essen hilft dabei, die aggressiven Bakterien im Darm durch nützliche zu ersetzen.

RISIKO-CHECK

Alle Frauen haben eine Neigung zu Blasenentzündungen, weil ihre Harnröhre relativ kurz ist (s. S. 335). Ihr Risiko ist aber höher, wenn
- Sie sexuell aktiv sind,
- spermienabtötende Gels zu Ihren bevorzugten Verhütungsmitteln gehören,
- Sie schwanger sind,
- Sie in den Wechseljahren sind,
- Sie Probleme mit Harninkontinenz (s. S. 339–341) haben,
- es in Ihrer Familie oft zu Harnwegsinfektionen kommt.

»ERSTE HILFE« BEI HARNWEGSINFEKTIONEN

Wenn Sie unter einer akuten Harnwegsinfektion leiden, versuchen Sie es – auch nachts – mit Folgendem:
- Trinken Sie sofort mindestens 600 ml Wasser und dann alle 30 Minuten 300 ml.
- Wenn Sie Schmerzen haben, wickeln Sie zwei Wärmflaschen mit heißem Wasser in je ein Handtuch und legen die eine Wärmflasche auf den unteren Rücken, die andere zwischen Ihre Oberschenkel.
- Verrühren Sie 1 TL Backpulver mit etwas Wasser, und trinken Sie das; wiederholen Sie das alle drei Stunden. Falls Sie hohen Blutdruck haben, sollten Sie vorher mit Ihrem Arzt sprechen. Hatten Sie schön öfter Blasenentzündungen, können Sie alternativ dazu einen

Vorrat Aufgussbeutel mit Blasentee aus der Apotheke anlegen und bei ersten Symptomen sofort davon trinken.
- Nehmen Sie ein oder zwei Schmerztabletten, etwa Ibuprofen, gegen die Schmerzen. Wenn Sie schwanger sind, sprechen Sie vorher mit Ihrem Arzt darüber.
- Versuchen Sie sich mit Lesen oder Fernsehen zu entspannen – am besten im Bett oder in einem gemütlichen Sessel.

Wenn Sie so vorgehen, bessern sich die Symptome meist schon nach drei Stunden. Sie sollten aber einen Arzt aufsuchen, wenn sich auch nach einem Tag noch keine Besserung eingestellt hat, wenn Sie schwanger sind oder Blut im Urin bemerken.

Nierenbeckenentzündung

Schmerzen beim Wasserlassen zusammen mit starken Schmerzen im unteren Rücken könnten auf eine Nierenerkrankung, die Nierenbeckenentzündung (NBE), hinweisen. Sie ist für gewöhnlich leicht zu behandeln und verschwindet schon nach ein paar Tagen. Unbehandelt kann sie jedoch die Nieren schädigen.

WAS IST DAS?

Eine Nierenbeckenentzündung ist eine – meist bakterielle – Entzündung einer oder beider Nieren. Häufig entwickelt sie sich aus einer Harnwegsinfektion (s. S. 336–337). Etwas seltener ist eine Blockade im Harntrakt, z. B. ein Nierenstein (s. S. 346–347), die Ursache. Gelegentlich wird eine NBE chronisch – v. a. bei Anomalien der Blase. Chronische NBE können zu einer Vernarbung des Nierengewebes mit der Gefahr eines späteren Nierenversagens führen.

s. S. 336–337
s. S. 346–347

SYMPTOM-CHECK

Die Symptome einer NBE treten oft plötzlich auf, beispielsweise:

● Starker Schmerz im Rücken, an der Seite oder in der Taille
● Fieber
● Unkontrollierbares Frösteln
● Übelkeit und Erbrechen
● Blut im Urin
● Stark riechender Urin
● Schmerzen beim Wasserlassen
● Häufiger Harndrang

Gehen Sie rasch zum Arzt, wenn Sie glauben, eine NBE zu haben – die Behandlung sollte nicht hinausgezögert werden.

DIE NÄCHSTEN SCHRITTE

Wenn Sie Anzeichen einer NBE haben, gehen Sie noch am selben Tag zum Arzt. Dort wird Ihr Urin auf eine Infektion hin untersucht, und die Behandlung wird begonnen (s. unten). Wenn die NBE weiter besteht, werden Sie an einen Urologen überwiesen. Er macht meist mehrere Bluttests, einen Ultraschall der Nieren und eine sogenannte Ausscheidungszystourethrografie – dabei wird untersucht, ob ein Rückfluss von Urin aus der Blase hoch zu den Nieren stattfindet.

THERAPIEMÖGLICHKEITEN

Eine Nierenbeckenentzündung muss rasch behandelt werden, um einem Nierenschaden vorzubeugen.

Medikamente Eine sieben bis 14 Tage andauernde Antibiotikabehandlung hilft meist sehr zuverlässig gegen die Infektion.

Krankenhaus Wenn es Ihnen sehr schlecht geht, werden Sie möglicherweise zur Notfallbehandlung ins Krankenhaus überwiesen, wo Sie intravenös Antibiotika bekommen.

SELBSTHILFE

Wenn Sie Symptome einer NBE entwickeln, trinken Sie viel Wasser. Zur langfristigen Vorbeugung sollten

RISIKO-CHECK

Frauen bekommen leichter eine NBE als Männer, weil die Bakterien durch die kürzere Harnröhre viel schneller nach oben gelangen. Wenn Sie an einer Missbildung der Harnleiter leiden, kann sich der Urin stauen – das Risiko für eine Infektion steigt damit an.

Sie täglich mindestens 1,5–2 l trinken, mehr, wenn es draußen heiß ist oder Sie sehr aktiv sind.

Trinken Sie Preiselbeersaft. Bei Menschen, die an wiederkehrenden Nierenbeckenentzündungen leiden, kann ein großes Glas (über 350 ml) Preiselbeersaft am Tag die Häufigkeit der Rückfälle verringern.

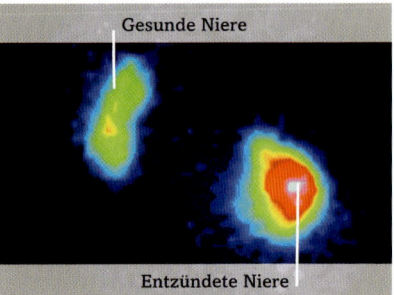

Nierenbeckenentzündung
Dieses Bild zeigt einen entzündeten Nierenbereich (rot). Wiederkehrende NBE können die Nieren ernsthaft schädigen.

Harninkontinenz

Der Verlust der Blasenkontrolle – die sogenannte Harninkontinenz – ist bei Frauen extrem verbreitet. Leider ist es vielen peinlich, über ihr Problem zu sprechen. Unbehandelt kann die Harninkontinenz die Lebensqualität entscheidend beeinträchtigen – dabei gibt es viele wirksame Therapiemöglichkeiten.

SYMPTOM-CHECK

Die häufigsten Symptome einer Harninkontinenz sind:

- Unwillkürliches Urintröpfeln nach dem Husten, Niesen oder bei anstrengenden Tätigkeiten
- Häufiger, plötzlicher Harndrang
- Schwierigkeiten, die Blasenentleerung zu verschieben
- Unvermögen, den Urinfluss bei der Blasenentleerung zu kontrollieren

Gehen Sie zum Arzt, wenn Sie glauben, unter Harninkontinenz zu leiden, zögern Sie nicht.

WAS IST DAS?

Harninkontinenz bezeichnet einen unwillkürlichen Urinfluss aus der Blase. Dieses sehr verbreitete Problem betrifft zwischen 25 und 45 Prozent aller Frauen in allen Altersgruppen. Es gibt verschiedene Formen von Harninkontinenz, die eine Vielzahl von Ursachen haben:

Stressinkontinenz ist der unwillkürliche Abgang kleiner Urinmengen beim Husten, Niesen oder bei Anstrengung. Sie ist die häufigste Form von Harninkontinenz. Ursache ist eine Beckenbodenschwäche, durch welche die Blase nicht in der richtigen Position gehalten wird. Zur Stressinkontinenz kann es nach der Schwangerschaft oder Operationen im Beckenraum kommen, aber auch bei älteren Frauen, deren Muskeltonus nachgelassen hat.

Dranginkontinenz ist plötzlicher Harndrang, dem meist eine unkontrollierbare Blasenentleerung folgt. Oft gibt es keine erkennbare Ursache.

Gemischte Inkontinenz Hier liegt eine Kombination von Stress- und Dranginkontinenz vor.

Überlaufinkontinenz Wenn eine Blockade eine normale Blasenentleerung verhindert, kommt es dazu, dass die Blase ständig überläuft.

Blasenscheidenfistel Durch eine anormale Verbindung zwischen Blase und Scheide geht Urin durch die

FORMEN DER HARNINKONTINENZ

Die Dranginkontinenz, bei der Sie das Gefühl haben, nicht schnell genug zur Toilette zu kommen, wird durch unkontrollierbare Kontraktionen der Blasenmuskulatur hervorgerufen. Meist ist das der Fall, wenn die Blasenwand überaktiv ist. Die Stessinkontinenz, also der unwillkürliche Abgang von Urin beim Husten, Niesen oder bei Anstrengung, ist die Folge einer Beckenbodenschwäche. Aufgrund mangelnden Haltes sinkt der Blasenhals nach unten, und die Muskeln können den Urinfluss nicht mehr richtig kontrollieren.

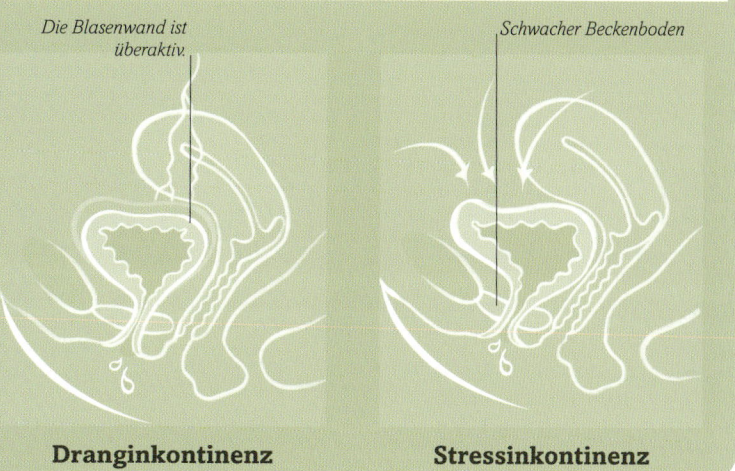

Die Blasenwand ist überaktiv.

Schwacher Beckenboden

Dranginkontinenz

Stressinkontinenz

Es gibt eine Vielzahl von Ursachen für Harninkontinenz:

- Schwangerschaft und Geburt – mit jeder Geburt steigt das Risiko.
- Familiäre Veranlagung
- Operationen im unteren Rücken- oder Beckenbereich
- Gebärmutterentfernung

Das Risiko ist noch erhöht

- nach den Wechseljahren,
- bei Diabetes mellitus. (s. S. 320–325).

Wenn Sie eine leichte Harninkontinenz haben, kann sie verstärkt werden durch:

- Rauchen
- Alkohol und Kaffee
- Schlaftabletten und Beruhigungsmittel
- Wasser ausschwemmende Medikamente gegen hohen Blutdruck

»Es gibt eine Vielzahl von hervorragenden Behandlungen, welche die Harninkontinenz entscheidend verbessern oder sogar heilen können.«

Scheide ab. Zu einer solchen Fistel kann es durch Verletzungen (Geburt oder Operation) oder durch eine Erkrankung kommen.

DIE NÄCHSTEN SCHRITTE

Wenn Sie unter Harninkontinenz leiden, sollten Sie sich an Ihren Arzt wenden. Lassen Sie sich nicht davon abhalten, sich helfen zu lassen, weil Ihnen die Sache peinlich ist. Der Arzt bestimmt Typ und Schweregrad Ihrer Inkontinenz und überprüft, ob es weitere Symptome gibt, die zusätzliche Untersuchungen nötig machen. Möglicherweise werden Sie an einen Spezialisten überwiesen, der feststellen kann, wie kräftig Ihre Beckenbodenmuskulatur ist. Ggf. wird zusätzlich die Fließgeschwindigkeit Ihres Urins gemessen und ob

Sie jedes Mal Ihre Blase vollständig entleeren. Oft wird auch ein Ultraschall gemacht und eine Urinprobe auf Blut oder Infektionen untersucht.

THERAPIEMÖGLICHKEITEN

Die Behandlung richtet sich danach, an welcher Form der Harninkontinenz Sie leiden. In manchen Fällen ist eine Operation sinnvoll. Strategien zur Behandlung sind:

Beckenbodengymnastik Die erste Behandlung bei allen unkomplizierten Formen sind drei Monate regelmäßiger Übungen (s. rechts).

Injektionen Ein Hydrogel wird um die Harnröhre injiziert, sodass Polster entstehen, welche die Harnröhre verengen und so den Blasenschluss verbessern.

TVT-Bändchen Dazu wird in einer relativ einfachen OP unter örtlicher Betäubung ein stabilisierendes Band locker zwischen Scheide und Harnröhre gelegt.

Pubovaginale Schlinge Bei einer OP wird Gewebe aus einem anderen Teil des Körpers, z. B. dem Bauch, in Form einer stützenden Schlinge um den Blasenhals gewickelt.

Kolposuspension Bei dieser OP wird die Scheide mit Haltefäden hinter dem Schambein fixiert. So wird auch der Blasenhals angehoben.

Künstlicher Blasenschließmuskel Eine letzte Möglichkeit ist diese Therapie, bei der eine aufblasbare Manschette um den Blasenhals platziert

DIE BECKENBODENMUSKULATUR

Die Beckenbodenmuskeln wirken wie ein kräftiges Band, das Blase, Scheide, Gebärmutter und Mastdarm in der richtigen Lage hält. Wenn der Muskeltonus nachlässt – z. B. durch zunehmendes Alter –, kann es dazu kommen, dass der Beckenboden zu schwach wird. Dann sinken die Organe im Beckenraum nach unten, und es kann zu Problemen wie Inkontinenz kommen. Spezielle Übungen können dabei helfen, die Beckenbodenmuskulatur zu kräftigen (s. rechts).

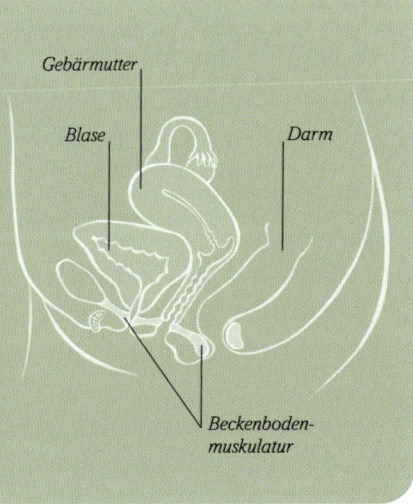

Gebärmutter

Blase

Darm

Beckenbodenmuskulatur

BECKENBODENGYMNASTIK

Manchmal werden sie nach ihrem Erfinder auch als »Kegel-Übungen« bezeichnet – spezielle Übungen, welche die Beckenbodenmuskulatur kräftigen und die Bänder des Beckenbodens stärken. Diese bewährte Methode hilft gegen Stressinkontinenz; weniger Nachweise gibt es zu ihrer Wirksamkeit bei Dranginkontinenz.

Beckenbodengymnastik können Sie im Stehen, im Sitzen und im Liegen machen, und Sie brauchen auch keine Geräte dazu, obwohl einige Frauen es hilfreich finden, einen Scheidenkegel (cin kleines Gewicht, das wie ein Tampon in die Scheide eingeführt wird) zu benutzen. Diese Übungen sollten Sie jeden Tag machen, aber es kann einige Monate dauern, bis Sie eine Wirkung spüren.

Identifizieren Sie die richtigen Muskeln. Spannen Sie die Muskulatur um Scheide und Anus an, und ziehen Sie sie nach innen und oben. Alternativ dazu können Sie versuchen, den Urinfluss beim Wasserlassen zu stoppen. Um zu überprüfen, ob Sie die richtigen Muskeln anspannen, führen Sie zwei Finger in die Scheide ein – Sie sollten während der Anspannung einen leichten Druck spüren.

Spannen Sie die Muskeln an. Wenn Sie die richtigen Muskeln gefunden haben, müssen Sie sie sowohl schnell als auch langsam anspannen. Idealerweise spannen Sie sie sechsmal am Tag ein paar Mal kurz und ein paar Mal lang an. Einigen Frauen hilft Biofeedback dabei zu spüren, ob sie die richtigen Muskeln treffen. Machen Sie die Übungen nicht beim Wasserlassen, weil das dazu führen könnte, dass Urin zurückgehalten wird.

Um die langsamen Kontraktionen zu machen, spannen Sie langsam den Beckenboden an und zählen dabei bis zehn, halten dann die Anspannung für zehn Sekunden und lassen dann langsam locker (zählen sie dabei wieder bis zehn). Wiederholen Sie diese Übung zehnmal.

Für die schnellen Kontraktionen spannen Sie den Beckenboden kurz an, halten die Anspannung für eine Sekunde und entspannen dann für eine Sekunde. Wiederholen Sie diese Übung zehnmal.

Alternativen Manchen Frauen hilft Elektrotherapie dabei, die Blasenkontrolle zu verbessern. Dazu wird ein schwacher Impulsgeber über die Scheide in die Nähe der Blase geführt. Dadurch kommt es zu einem leichten, nicht schmerzhaften Reiz, der täglich bis zu eine Stunde angewendet werden muss. Bis sich eine spürbare Besserung einstellt, kann es bis zu einigen Monaten dauern.

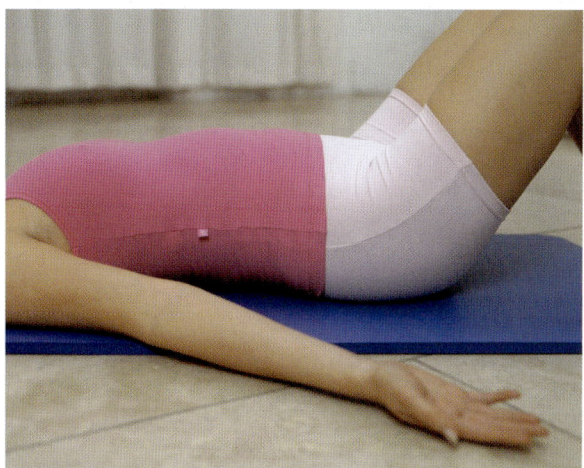

Becken kippen
Schritt 1 Diese einfache Übung ist eine weitere Methode, um den Beckenboden und dabei auch die unteren Bauchmuskeln zu stärken. Legen Sie sich auf den Rücken, und atmen Sie tief ein.

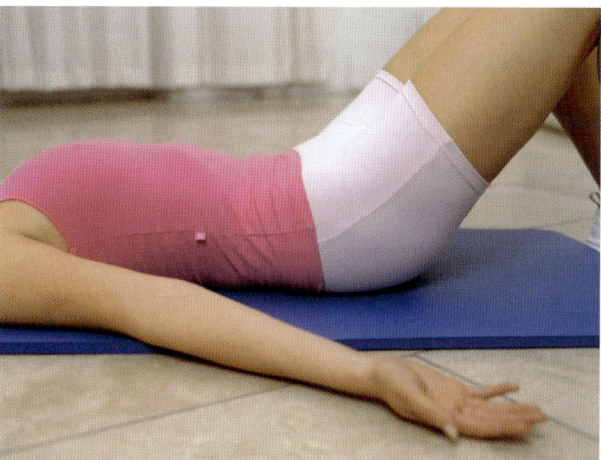

Schritt 2 Atmen Sie aus, spannen Sie dabei die Beckenbodenmuskeln an und ziehen Sie den Bauch in Richtung Wirbelsäule, während Sie das Gesäß leicht vom Boden abheben. Das Gesäß bleibt entspannt. 5–10 Wiederholungen.

wird, um ihn verschlossen zu halten. Dieses Implantat ist verbunden mit einer winzigen Pumpe in der großen Schamlippe und einem Ballon im Bauchraum, der den Druck reguliert. Ein Fingerdruck auf die Pumpe öffnet die Manschette, sodass der Urin aus der Blase fließen kann.

Methoden zur Behandlung von Dranginkontinenz:

Blasentraining Zunächst einmal sollten Sie es mit Blasentraining (s. unten) und ein paar Änderungen Ihrer Lebensweise versuchen.

Medikamente Ihr Arzt kann Ihnen Antimuskarin-Tabletten verschreiben, die dabei helfen, die unwillkürlichen Kontraktionen der Blase zu reduzieren. Wenn das nicht hilft oder Ihnen die Nebenwirkungen zu unangenehm sind, werden Sie zur Weiterbehandlung an einen Spezialisten überwiesen.

Botulinumtoxin In die Blasenschleimhaut injiziert, verhindert

»Regelmäßige Beckenbodengymnastik, Nikotinverzicht und eine gesunde Ernährung können helfen, einer Harninkontinenz vorzubeugen.«

dieses Medikament die Muskelkontraktionen.

Sakrale Neuromodulation Bei dieser Methode wird nahe der Blase ein Implantat eingesetzt, das leichte elektrische Impulse aussendet, welche die Nerven der Blase stimulieren und so eine bessere Kontrolle der Blasenmuskeln ermöglichen.

Clam-Ileozystoplastik Um die Blase zu vergrößern, wird etwas Darmgewebe in die Blase eingesetzt.

SELBSTHILFE

Wenn Sie eine leichte Harninkontinenz haben, gibt es eine Reihe von Selbsthilfemaßnahmen, mit denen Sie die Beschwerden bessern können:

Passen Sie Ihren Lebensstil an. Essen Sie viele ballaststoffreiche

Nahrungsmittel, z. B. Kleie, Vollkornbrot, Vollkornmüsli, Obst, Blattgemüse, Bohnen und Linsen, und seien Sie aktiv, um Verstopfungen vorzubeugen (s. S. 54–57). Pressen beim Stuhlgang belastet auch die Beckenbodenmuskulatur.

Trinken Sie viel. Indem Sie 1,5–2 l Flüssigkeit täglich trinken, sorgen Sie dafür, dass Ihr Urin nicht zu konzentriert ist und die Blase reizt.

Trinken Sie weniger Kaffee und kohlensäurehaltige Getränke. Diese Getränke überreizen sowohl die Nieren als auch die Blase – trinken Sie weniger davon, oder verzichten Sie ganz darauf.

Hören Sie mit dem Rauchen auf, denn es irritiert die Blasenschleimhaut und verstärkt die Inkontinenz.

BLASENTRAINING

Wenn Sie unter Dranginkontinenz leiden, kann Blasentraining sehr wirksam sein. Diese Technik braucht jedoch Durchhaltevermögen.

Feste Zeiten Bestandteil des Blasentrainings ist, dass Sie die Toilette nur zu festgesetzten Zeiten aufsuchen. Die Idee dahinter ist, die Blase zu trainieren, länger »durchzuhalten«. Beginnen Sie mit einer leeren Blase, und setzen Sie einen Zeitpunkt fest, vor dem Sie nicht zur Toilette gehen wollen. Versuchen Sie zuerst, fünf Minuten durchzuhalten, bevor Sie zur

Toilette gehen. Wenn Ihnen das gut gelingt, versuchen Sie, die Intervalle langsam zu vergrößern – erst zehn Minuten, dann 15 usw. – so lange, bis Sie eine Blasenentleerung drei oder vier Stunden hinausziehen können. Anfangs wird Urintröpfeln unvermeidbar sein, aber je besser Ihre Blase trainiert ist, desto seltener passiert das. Es kann Wochen, manchmal Monate dauern, bis das Ziel erreicht ist.

Ablenkungsmanöver Halten Sie mit verschiedenen Tricks Ihre Gedanken davon ab, zwischen den

Toilettengängen ans Wasserlassen zu denken. Manche Frauen machen dazu Entspannungsübungen, etwa tiefe Atmung. Sie können aber auch die Gelegenheit nutzen, ein paar Beckenbodenübungen zu machen, um Ihr Ziel zu erreichen.

Sich Hilfe suchen Ihr Arzt kann Ihnen dabei helfen, Ihren persönlichen Blasentrainingsplan aufzustellen. Er schlägt Ihnen wahrscheinlich auch vor, in einer Art Tagebuch aufzuschreiben, wann die Blase getröpfelt hat und wann Sie erfolgreich waren.

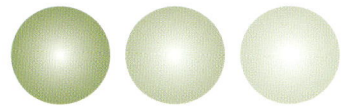

Blasenschmerzsyndrom

Dieses chronische Blasenproblem verursacht Schmerzen im Unterbauch und dauernden Harndrang. Weil diese Symptome auch typisch für verschiedene andere Harnwegserkrankungen, etwa eine Blasenentzündung, sind, ist die Diagnose schwierig zu stellen. Die Behandlung zielt vor allem auf Linderung ab.

SYMPTOM-CHECK

Die Symptome des Blasenschmerzsyndroms sind von Patientin zu Patientin verschieden, am häufigsten sind:

- Schmerzen beim Wasserlassen
- Häufigeres Wasserlassen
- (Manchmal starke) Schmerzen im Unterbauch, etwa über dem Schambein
- Blut im Urin
- Schmerzen oder Missempfindungen in Harnröhre oder Scheide
- Schmerzen beim Sex

Gehen Sie so schnell wie möglich zum Arzt, wenn Sie eines dieser Symptome haben.

WAS IST DAS?

Unter Blasenschmerzsyndrom versteht man für gewöhnlich eine Kombination von Symptomen des Beckenraums. Die Erkrankung wird auch als interstitielle Zystitis bezeichnet. Die Symptome ähneln denen einiger Harnwegsinfekte (s. S. 336), allerdings sind keine Bakterien beteiligt.

Über die Ursachen ist wenig bekannt. Man vermutet, dass das Syndrom das Ergebnis einer schweren bakteriellen Infektion ist. Die Blase ist innen mit einer schützenden Schleimschicht ausgekleidet, und die Verbindung zwischen den einzelnen Zellen der Blasenschleimhaut sind sehr dicht, um vor dem Urin zu schützen. Manchmal ist dieser Abwehrmechanismus durch eine Harnwegsinfektion zerstört worden, und der Urin entzündet oder irritiert die Blasenwand.

DIE NÄCHSTEN SCHRITTE

Wenn Sie Anzeichen eines Blasenschmerzsyndroms entwickeln, sollten Sie zum Arzt gehen, der eine Urinprobe im Labor untersuchen lässt. So können Infektionen oder Krebs ausgeschlossen werden, und man kann nach Zellen im Urin suchen, die auf eine Entzündung hinweisen. Enthält die Urinprobe keinerlei Bakterien, werden Sie an einen Urologen überwiesen. Dort werden Bauch- und Beckenraum sowie die Vagina untersucht, um festzustellen, ob es andere Ursachen für die Beschwerden gibt.

Der Urologe wird auch ein Urinprobe einschicken, um Krebs auszuschließen, und einen Bluttest zur Erkennung von Diabetes oder einer Nierenfunktionsstörung machen. Der Harntrakt wird geröntgt und mit Ultraschall untersucht. Auch von der Blase wird ein Ultraschall angefertigt, um sicherzugehen, dass keine anderen Harnwegsprobleme vorliegen. Sie werden wahrscheinlich gebeten, Tagebuch darüber zu führen, wie oft und welche Mengen Urin Sie lassen.

THERAPIEMÖGLICHKEITEN

Es gibt viele Behandlungen – jede hat eine Erfolgsrate von etwa 50 Prozent.

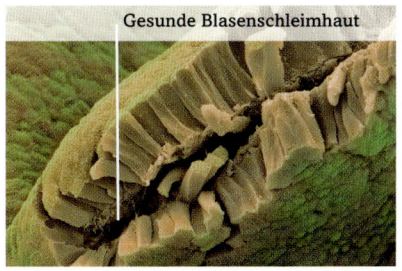

Die Blasenschleimhaut
Ausschnitt aus der Blasenschleimhaut einer gesunden Blase. Zum Schutz vor dem Urin liegen die Zellen dicht an dicht.

»Stress kann die Beschwerden verstärken – versuchen Sie deshalb, viel Zeit für Entspannung in Ihrem Leben zu finden.«

> »Oft werden gleichzeitig mehrere Behandlungen durchgeführt, um die unterschiedlichen Symptome in den Griff zu bekommen.«

Untersuchung Bei der ersten Behandlung wird mit einem speziellen Instrument, dem Zystoskop, unter Narkose durch die Harnröhre in die Blase geschaut. Der Arzt kann dabei die Blase vorsichtig mit einer sterilen Flüssigkeit füllen, um festzustellen, wie viel sie fasst und ob dabei ein Unwohlsein entsteht. Außerdem kann er anschließend Entzündungszeichen erkennen. Oft wird auch die Harnröhre leicht gedehnt und eine Gewebeprobe aus der Blase entnommen, um Krebs auszuschließen und nach Entzündungszellen zu fahnden. Bereitet Ihnen die Harnröhre Beschwerden, kann der Arzt ein lokales Betäubungsmittel und Kortison um sie herum injizieren. Das wird zunächst zu Diagnosezwecken durchgeführt, lindert aber bei rund 50 Prozent der Frauen für sechs bis zwölf Monate die Beschwerden. Nach etwa sechs Wochen werden Sie noch einmal untersucht, und ggf. wird mit der Behandlung begonnen.

Medikamente Wenn Sie noch immer Beschwerden haben, bekommen Sie für mindestens sechs Wochen Antihistaminika, um die Entzündung in der Blase zurückzudrängen. Falls das nicht gelingt (oder zusätzlich), verschreibt der Arzt Ihnen Schmerzmittel, welche die Schmerzleitung blockieren, sowie entzündungshemmende Schmerzmittel. Wenn ständiger Harnabgang ein spezielles Problem ist, werden zusätzlich Antimuskarin-Tabletten gegeben. Möglicherweise erhalten Sie auch Antibiotika, um eventuell vorhandene Bakterien abzutöten.

Schmerzspezialist Wenn erforderlich, werden Sie an einen Schmerzspezialisten überwiesen. Mit starken Schmerzmitteln, welche die Schmerzleitung blockieren, intravenösen Gaben von Lidocain, lokaler und spinaler Nervenblockade und TENS versucht er, die Schmerzen in den Griff zu bekommen. Bei der TENS werden elektrische Impulse genutzt, um die Nerven so zu irritieren, dass sie keine Schmerzsignale mehr aussenden. Wenn die Schmerzen sehr stark sind, wird oft auch ein Psychologe hinzugezogen, der Ihnen Techniken für den Umgang mit den Schmerzen zeigen kann.

Blasenspülung Wenn Ihnen Tabletten keine Linderung verschaffen, kann man die Blase über einen Katheter auch mit einer Lösung spülen, die den Wirkstoff Dimethylsulfoxid (DMSO) enthält. Anschließend bleibt die Lösung 20 Minuten in der Blase. Wenn das nicht hilft, kann man es auch mit Hyaluronsäure probieren.

Akupunktur Wenn eine Blaseninfusion wirkungslos bleibt oder nicht vertragen wird, kann eine Akupunkturbehandlung (s. unten) helfen.

Injektionen von Botulinumtoxin in die Blasenschleimhaut können nützlich sein. Dazu müssen Sie jedoch einen Katheter in Ihre eigene Blase einführen können, um sie bei Bedarf vollständig leeren zu können.

Elektrostimulation Wenn andere Verfahren nicht helfen, kann man auch eine sakrale Neuromodulation (s. S. 342) vornehmen.

Operation Falls alle Behandlungen versagen und die Schmerzen sehr stark sind, kann man an eine OP denken – etwa eine Clam-Ileozystoplastik (s. S. 342), die Umleitung des Urins in einen speziellen Beutel (Stoma

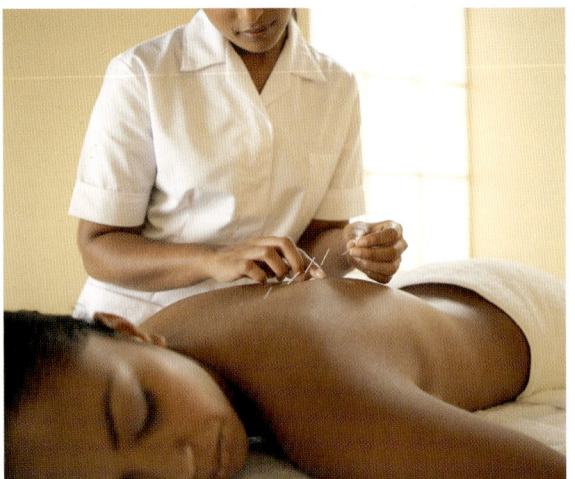

Akupunktur
Bei dieser traditionellen chinesischen Methode werden Nadeln in die Haut gesteckt, um Schmerzen zu lindern. Man kann eine große Bandbreite von Krankheiten mit Akupunktur behandeln. Vermutlich stimulieren die Nadeln die Ausschüttung von Endorphinen, den körpereigenen, natürlichen »Schmerzkillern«.

oder Urostoma), der außerhalb des Körpers auf dem Bauch getragen wird, oder die operative Entfernung der Blase mit oder ohne Harnröhre. Auch die Rekonstruktion einer neuen Blase aus Darmgewebe ist möglich.

SELBSTHILFE
Folgende Tipps können helfen:
Führen Sie ein Ernährungstagebuch (s. unten).
Vermeiden Sie Stress, denn Stress verschärft das Problem, daher wäre es klug, wenn Sie Ihr Leben »entstressen« könnten (s. S. 62–63).
Versuchen Sie Akupunktur, denn sie kann für beides gut sein – die Linderung der Symptome und die Entspannung und Stressminderung.

Nahrungsmittel, die Blasenschmerz auslösen können

Bei vielen Frauen haben bestimmte Speisen und Getränke einen Einfluss auf die Symptome. Einige der häufigsten Auslöser sind unten aufgelistet. Führen Sie ein paar Wochen lang ein Tagebuch, in dem Sie festhalten, was Sie essen und wie Ihre Blase darauf reagiert hat. Jene Nahrungsmittel, welche die Beschwerden verschlimmern, können dann gezielt vermieden werden.

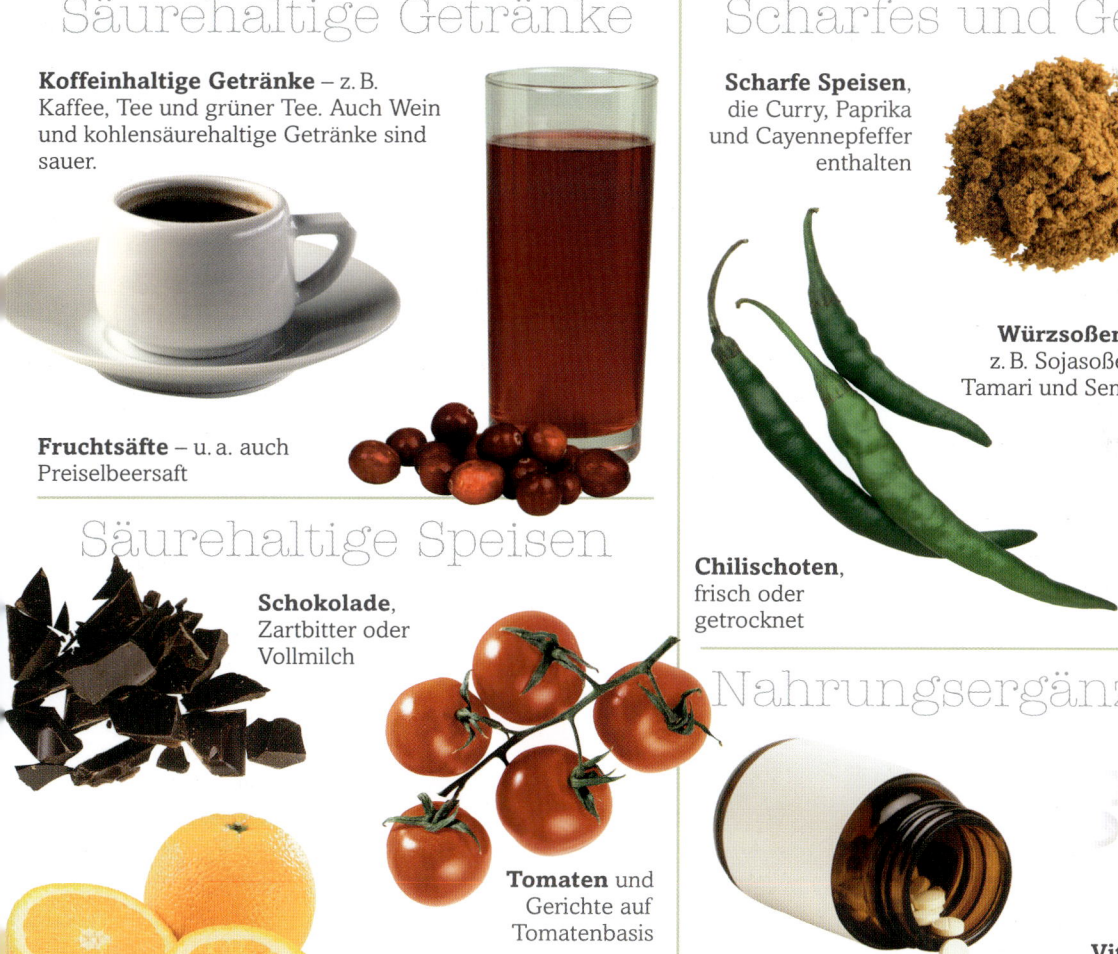

Säurehaltige Getränke

Koffeinhaltige Getränke – z. B. Kaffee, Tee und grüner Tee. Auch Wein und kohlensäurehaltige Getränke sind sauer.

Fruchtsäfte – u. a. auch Preiselbeersaft

Säurehaltige Speisen

Schokolade, Zartbitter oder Vollmilch

Tomaten und Gerichte auf Tomatenbasis

Zitrusfrüchte, einschließlich Orangen und Pampelmusen

Scharfes und Gewürze

Scharfe Speisen, die Curry, Paprika und Cayennepfeffer enthalten

Würzsoßen, z. B. Sojasoße, Tamari und Senf

Chilischoten, frisch oder getrocknet

Nahrungsergänzungen

Multivitamintabletten können zum Aufflackern führen.

Vitamin-C- und Vitamin-B_6-Tabletten können die Blase sehr irritieren.

Nierensteine

Das am deutlichsten spürbare Symptom eines Steins im Harntrakt ist ein unerträglicher Schmerz im Rücken, viele Frauen sagen, er sei schlimmer als der Schmerz bei einer Geburt. Männer sind von Harnsteinen häufiger, das Leiden scheint aber auch bei Frauen mehr und mehr zuzunehmen.

WAS IST DAS?

Harnsteine sind kleine, kompakte Gebilde, die sich in einer oder beiden Nieren bilden können. Manche sind so klein wie ein Sandkorn, andere sind deutlich größer. Sie entstehen durch Substanzen im Urin, die auskristallisieren.

Die Steine befinden sich entweder in den Nieren und am oberen Ende der Harnleiter oder wandern hinunter in die Blase. Die meisten Steine sind klein mit einem Durchmesser von weniger als 5 mm. Sie verlassen meist mit dem Urin den Körper, ohne sich weiter bemerkbar zu machen. Ist ein Stein jedoch größer, kann er stecken bleiben und zu den Symptomen führen (s. unten).

DIE NÄCHSTEN SCHRITTE

Wenn Sie Symptome eines Nierensteins entwickeln, sollten Sie zuallererst ein nicht steroidales Schmerzmittel, z. B. Ibuprofen, nehmen und dann so schnell wie möglich zum Arzt gehen.

Ihr Arzt wird Ihren Urin auf Blut und Infektionen untersuchen. Bei Verdacht auf einen Nierenstein werden Sie an einen Urologen überwiesen – als Notfall, wenn durch einfache Schmerzmittel die Schmerzen nicht abklingen und/oder wenn Sie hohes Fieber haben.

Beim Urologen werden verschiedene Untersuchungen gemacht, u. a. zur Überprüfung der Nierenfunktion, auf Blut im Urin oder auf eine Harnwegsentzündung (s. S. 336). Mit speziellen Verfahren wird untersucht, ob in den Nieren, in den Harnleitern oder in der Blase Steine sind; diese Verfahren umfassen CT, Röntgenaufnahmen von Nieren, Harnleitern und Blase oder intra-venöse Ausscheidungsurografien (IVU). Bei einer IVU wird vor und nach Injektion eines speziellen Farbstoffs eine Serie von Röntgenaufnahmen gemacht. Wenn Sie bereits Steine ausgeschieden haben, werden sie analysiert, um ihre exakte Zusammensetzung zu bestimmen.

SYMPTOM-CHECK

Die Symptome eines Nierensteins setzen plötzlich ein:

- Starke, kolikartige Schmerzen auf einer Seite des Rückens, die oft in den Bauch Richtung Leiste ausstrahlen
- Übelkeit und Erbrechen
- Blut im Urin
- Häufigeres Wasserlassen

Gehen Sie sofort zum Arzt, wenn Sie eines dieser Symptome haben.

LOKALISATION VON NIERENSTEINEN

Am häufigsten sitzen die Steine im kleinen und großen Nierenkelch (wo der Urin gesammelt wird) und im Harnleiter, in dem der Urin zur Blase transportiert wird.

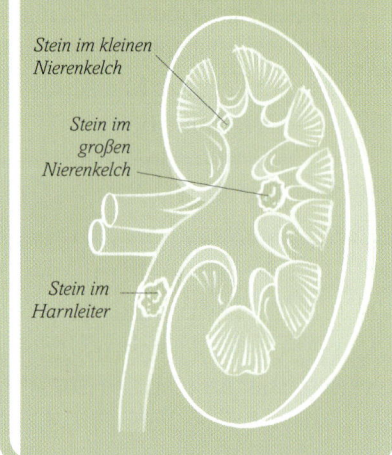

Stein im kleinen Nierenkelch

Stein im großen Nierenkelch

Stein im Harnleiter

»Steine können so klein sein wie ein Sandkorn und den Körper auf natürlichem Weg verlassen.«

THERAPIEMÖGLICHKEITEN

Je nach Größe und Beschaffenheit des Nierensteins gibt es eine Vielzahl von Therapiemöglichkeiten. Ist der Stein klein, brauchen Sie vielleicht nur ein Schmerzmittel; man rät Ihnen, viel zu trinken, um den Stein auszuschwemmen. Bei größeren oder festsitzenden Steinen ist wahrscheinlich eine Lithotripsie oder eine Operation nötig, um den Stein so zu zertrümmern, dass er auf natürlichem Weg ausgeschieden werden kann. Nur ganz selten ist eine Drainage der Niere notwendig.

Schmerzmittel Die erste Maßnahme, die man Ihnen anbieten wird, ist Schmerzlinderung. Am wirksamsten ist Diclofenac, ein entzündungshemmendes Medikament, das der Arzt verschreiben muss.

Lithotripsie Diese auch als extrakorporale Stoßwellenlithotripsie (ESWL) bezeichnete Therapie ist die häufigste Methode zur Behandlung großer oder festsitzender Nierensteine. Sie ist jedoch nicht in jedem Fall geeignet. Die ESWL ist ein nicht chirurgischer Eingriff, bei dem fokussierte Schallwellen verwendet werden, um den Stein in kleinste Teilchen zu zertrümmern. Vor der Behandlung werden für gewöhnlich Schmerzmittel verabreicht, weil sie sonst unangenehm sein könnte. Ein paar Tage danach kann sich noch Blut im Urin befinden, auch das behandelte Gebiet kann etwas empfindlich sein.

Operation Wenn ein Stein im Harnleiter feststeckt, wird ein kleines Endoskop, ein sogenanntes Ureteroskop, über die Blase in den Harnleiter geschoben und der Stein mit Laser zertrümmert, damit er mit dem Urin ausgeschieden werden kann. Steckt der Stein in der Niere fest, wird durch einen Schnitt im Rücken ein sogenanntes Nephroskop in die Niere und den oberen Harnleiter geschoben. So kann der Stein entweder herausgezogen oder zertrümmert werden. Die meisten Nierensteine, die operativ entfernt werden müssen, können mit dieser minimalinvasiven Technik behandelt werden. Nur ganz selten muss der Stein im Rahmen einer offenen OP entfernt werden.

Drainage In sehr seltenen Fällen kann die Blockade aufgrund eines Steins zu einer Niereninfektion führen. Eine solche Infektion kann lebensbedrohlich sein und muss notfallmäßig mit einer Drainage versorgt werden. Die Drainage kann man unter örtlicher Betäubung anlegen. Dabei wird ein Schlauch durch die Haut geführt. Alternativ kann der Drainageschlauch auch unter Vollnarkose über die Blase eingesetzt werden.

SELBSTHILFE

Nierensteinen kann man durch eine gesunde Ernährung vorbeugen und indem man darauf achtet, nicht auszutrocknen. Deswegen wird generell dazu geraten, täglich 1,5–2 l zu trinken, wenn man keine Steine hat, und 2–3 l, wenn man schon einmal unter Nierensteinen gelitten hat.

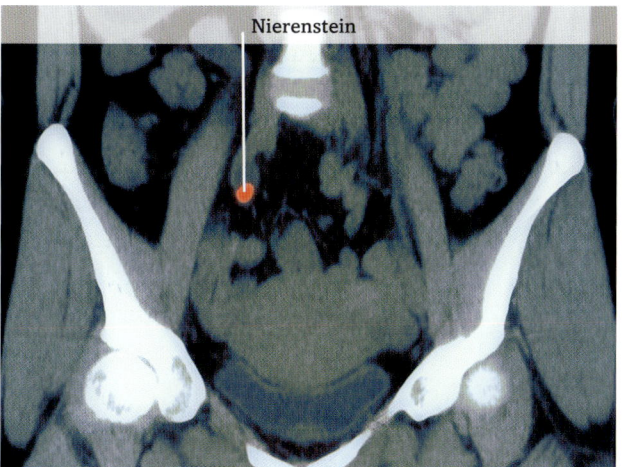

Ein Nierenstein
Dieses CT zeigt deutlich einen Nierenstein (rot) im rechten Harnleiter einer Frau (im Harnleiter wird der Urin aus der Niere in die Blase geleitet).

> ### RISIKO-CHECK
>
> Das Risiko für Nierensteine ist höher, wenn
> - Sie sich eiweißreich und ballaststoffarm ernähren,
> - Sie viel sitzen,
> - Sie hohe Blutkalziumspiegel haben – ggf. kombiniert mit Nebenschilddrüsenstörung –,
> - Sie andere Stoffwechselstörungen haben, etwa eine Hyperurikämie (bei Gicht) und eine vererbte Veranlagung zur sogenannten Cystinurie,
> - Sie eine schon seit Langem bestehende, unbehandelte Harnwegsinfektion haben.

Krebs des Harntrakts

Obwohl eine ernste Diagnose, sind die Behandlungschancen bei Krebserkrankungen des Harntrakts gut, besonders, wenn sie frühzeitig erkannt werden. Es kommt also darauf an, sofort zum Arzt zu gehen, wenn man irgendwelche Symptome bemerkt. Oft besteht gar kein Anlass zur Sorge, aber die Sicherheit geht vor.

WAS IST DAS?

Harnwegskrebs kann Krebs der Blase, der Nieren und der Harnleiter sein. Blasenkrebs beginnt normalerweise in der Blasenschleimhaut und reicht von kleinen, warzenartigen Wucherungen bis hin zu großen Tumoren. Bei Nierenkrebs gibt es verschiedene Formen, am häufigsten ist der Nierenzellkrebs, der die Zellen betrifft, welche den Nierenkörper bilden. Harnleiterkrebs betrifft die Röhre, in welcher der Urin von der Niere zur Blase transportiert wird. Bei allen Formen gibt es im frühen Stadium häufig keine Symptome. Wenn Symptome auftreten, machen Sie so rasch wie möglich einen Termin mit dem Arzt aus.

Von den Arten von Krebs des Harntrakts ist Blasenkrebs bei Frauen am häufigsten und Harnleiterkrebs am seltensten. Die Ursachen sind unbekannt, aber man geht davon aus, dass Rauchen und bestimmte Chemikalien das Risiko erhöhen können. Es wird auch mit zunehmendem Alter größer.

DIE NÄCHSTEN SCHRITTE

Der Arzt fragt zunächst nach Ihren Beschwerden und untersucht Bauch und Beckenregion. Danach wird eine vaginale Untersuchung gemacht, um herauszufinden, ob es sich nicht um ein gynäkologisches Problem handelt. Außerdem wird Urin auf einen Teststreifen gegeben, um festzustellen, ob Blut darin ist. Wenn die Untersuchungen auf Krebs hinweisen, werden Sie wahrscheinlich an einen auf Krebs spezialisierten Urologen überwiesen.

Der Urologe schickt eine Urinprobe ins Labor, wo geschaut wird, ob sich darin Krebszellen befinden, und eine Blutprobe, um die Nierenfunktion zu überprüfen. Mit einem flexiblen Endoskop, dem Zystoskop, kann der Urologe die Blase von innen sehen. Bei Auffälligkeiten erhalten Sie eine Vollnarkose, damit mit einem starren Zystoskop Gewebeproben aus der Blase entnommen und kleine Tumore entfernt werden können. Zusätzlich wird eine Röntgenübersicht von Nieren, Harnleiter und Blase und eine intravenöse Ausscheidungsurografie (IVU, s. S. 346) angefertigt. Eventuell werden auch ein CT des Harntrakts und eine Röntgenaufnahme der Lungen gemacht, um zu sehen, ob der Tumor gestreut hat.

SYMPTOM-CHECK

Möglicherweise haben Sie gar keine Symptome, die häufigsten sind aber:

- Blut im Urin
- Häufiger Harndrang
- Schmerzen beim Wasserlassen
- Schwierigkeiten damit, die Blasenentleerung hinauszuschieben
- Ständig das Gefühl, Wasser lassen zu müssen.

Wenn Sie zusätzlich eines oder beide nachfolgende Symptome haben, kann das ein Hinwies auf Nierenkrebs sein:

- Schmerzen in der Flanke, die nicht vergehen
- Schwellung im Bauch

Gehen Sie dringend zum Arzt, wenn Sie eines der oben genannten Symptome haben.

RISIKO-CHECK

Das Risiko für Harnwegskrebs kann erhöht sein durch:

- Rauchen
- Alter über 40 Jahre
- Übergewicht
- Ungesunde Ernährung
- Kontakt mir krebsverursachenden Chemikalien wie z. B. Asbest

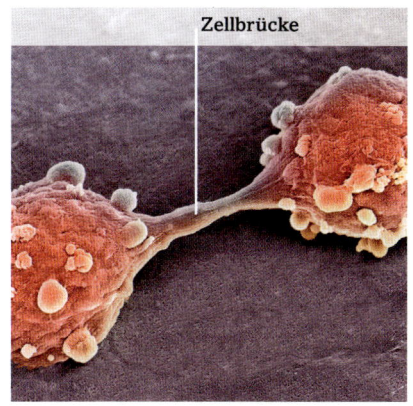

Zellbrücke

Eine Blasenkrebszelle teilt sich

Diese farbige Rasterelektronenmikroskopie zeigt das letzte Stadium einer sich teilenden Krebszelle. Die beiden Zellen, die gerade entstehen, sind durch eine Zellbrücke (Zytoplasmabrücke) verbunden.

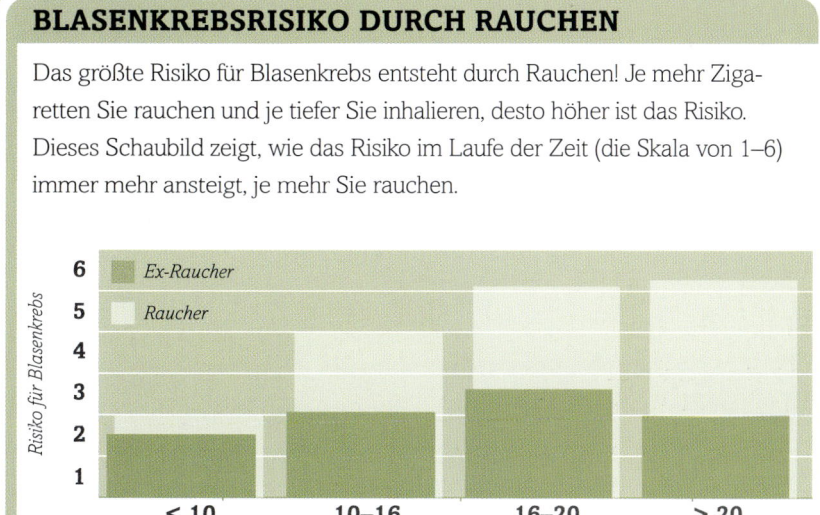

BLASENKREBSRISIKO DURCH RAUCHEN

Das größte Risiko für Blasenkrebs entsteht durch Rauchen! Je mehr Zigaretten Sie rauchen und je tiefer Sie inhalieren, desto höher ist das Risiko. Dieses Schaubild zeigt, wie das Risiko im Laufe der Zeit (die Skala von 1–6) immer mehr ansteigt, je mehr Sie rauchen.

THERAPIEMÖGLICHKEITEN

Die Therapie richtet sich nach der Krebsart:

Operation Im frühen Stadium kann Blasenkrebs meist durch ein Zystoskop entfernt werden. Ist der Tumor fortgeschrittener, muss die Blase operativ entfernt werden. Bei Nierenkrebs, der noch nicht gestreut hat, wird der Tumor normalerweise operativ entfernt. Ggf. muss auch ein Teil der Niere entnommen werden. Bei einem kleinen Tumor im Harnleiter muss man nur den betroffenen Bereich entfernen und den Harnleiter wieder an die Niere »anschließen«.

Lasertherapie Wenn der Tumor auf der Oberfläche eines Harnleiters sitzt und noch in einem frühen Stadium ist, kann er manchmal durch Lasertherapie entfernt werden.

Bestrahlung Kann der Tumor operativ nicht entfernt werden oder hat er gestreut, empfiehlt man Bestrahlung. Fragen Sie Ihren Arzt nach eventuellen Nebenwirkungen.

Nach der Operation Je nach Art und Ausdehnung des Tumors können nach der OP andere Therapien zum Einsatz kommen, z. B. Chemotherapie, Bestrahlung und Immuntherapie (eine Behandlung, durch die das Immunsystem stimuliert wird, Krebszellen zu zerstören).

Nachuntersuchungen Nach der Behandlung sind regelmäßige Nachuntersuchungen nötig, um die Genesung zu überwachen.

SELBSTHILFE

Sie können das Risiko für Krebs des Harntrakts senken, indem Sie Ihre Lebensweise anpassen:

Hören Sie auf zu rauchen, wenn Sie Raucherin sind. Für weiteren Rat s. S. 64.

Ernähren Sie sich gesund. Vorschläge für eine gesunde Ernährung finden Sie auf S. 52–55.

Treiben Sie regelmäßig Sport (s. S. 56–57), um Übergewicht vorzubeugen.

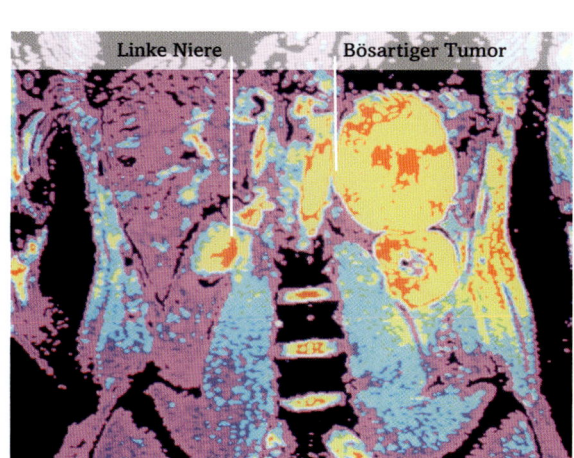

Linke Niere   **Bösartiger Tumor**

Nierenkrebs

Dieses Farb-MRT zeigt einen großen bösartigen Tumor in der rechten Niere. Die Beckengegend ist unten, Teile der Arme sind oben rechts und links zu sehen. Die schwarzen Bereiche in der Mitte sind der untere Teil der Wirbelsäule.

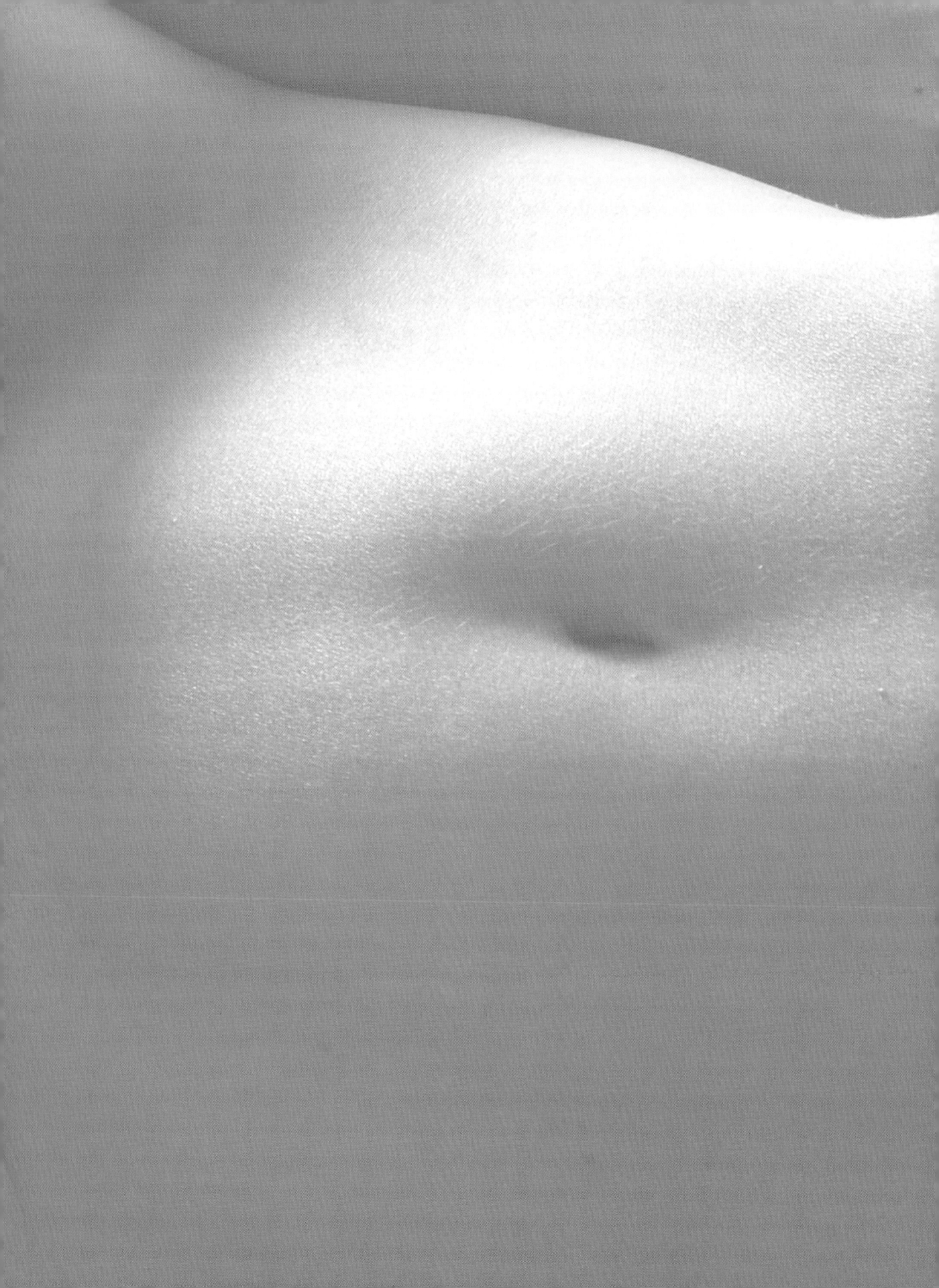

Haut
und Haare

Dr. Nerys Roberts

Haut und Haare

Haut und Haare spiegeln Ihre Gesundheit und Ihre Lebensweise. Wenn Sie voller Lebensfreude sind und gut für sich sorgen, sich gesund ernähren, aktiv sind und darauf achten, dass Sie hin und wieder eine Auszeit nehmen, strahlt Ihre Haut, und Ihr Haar glänzt. Wenn Sie sich jedoch vernachlässigen, rauchen oder Crash-Diäten machen, wird Ihre Haut den (sichtbaren) Preis dafür zahlen: Sie altert schnell, entwickelt Falten und Ihr Haar dünnt aus. Beginnen Sie schon heute damit, für Ihre Haut und Ihr Haar zu sorgen (s. S. 66–67).

DER AUFBAU UNSERER HAUT

Unsere Haut ist mit einer Fläche von rund 2 m² unser größtes Organ. Als physische Grenze von immerhin 6 mm Dicke schützt sie unseren Körper vor Umwelteinflüssen. Die »Hauptzutat« unserer Haut ist das Faserprotein Keratin, das von den Keratinozyten – Zellen in der Oberhaut (Epidermis) – gebildet wird. Die Lederhaut liegt unter der Oberhaut und beherbergt die Zellen, die Elastin und Kollagen produzieren und so der Haut Festigkeit und Elastizität verleihen. Hier befinden sich auch Blutgefäße, Nervenendigungen, Haarfollikel und andere Bestandteile, die gebraucht werden, um die Haut gesund zu erhalten.

Die Hautzellen folgen, wie die Haarzellen auch, einem Zyklus: Wachstum, Wachstumsstillstand und Ausfall. Unterbrechungen oder Störungen dieses Zyklus können zu Erkrankungen wie Schuppenflechte (s. S. 356) oder kreisrundem Haarausfall (s. S. 368) führen.

WIE DIE HAUT MIT UNS ALTERT

Die Hauptursache für Hautalterung sind die ultravioletten Strahlen der Sonne. Sie wissen wahrscheinlich, dass UV-Licht zu zusätzlicher Pigmentierung – also zu Sonnenbräune – führt, aber wussten Sie auch, dass UV-Strahlen auch Altersflecken, durchlässige Blutgefäße,

WIE ES UNTER UNSERER OBERFLÄCHE AUSSIEHT

In diesem Querschnitt durch die Haut sehen Sie Abertausende von Elementen innerhalb der beiden Schichten Oberhaut und Lederhaut.

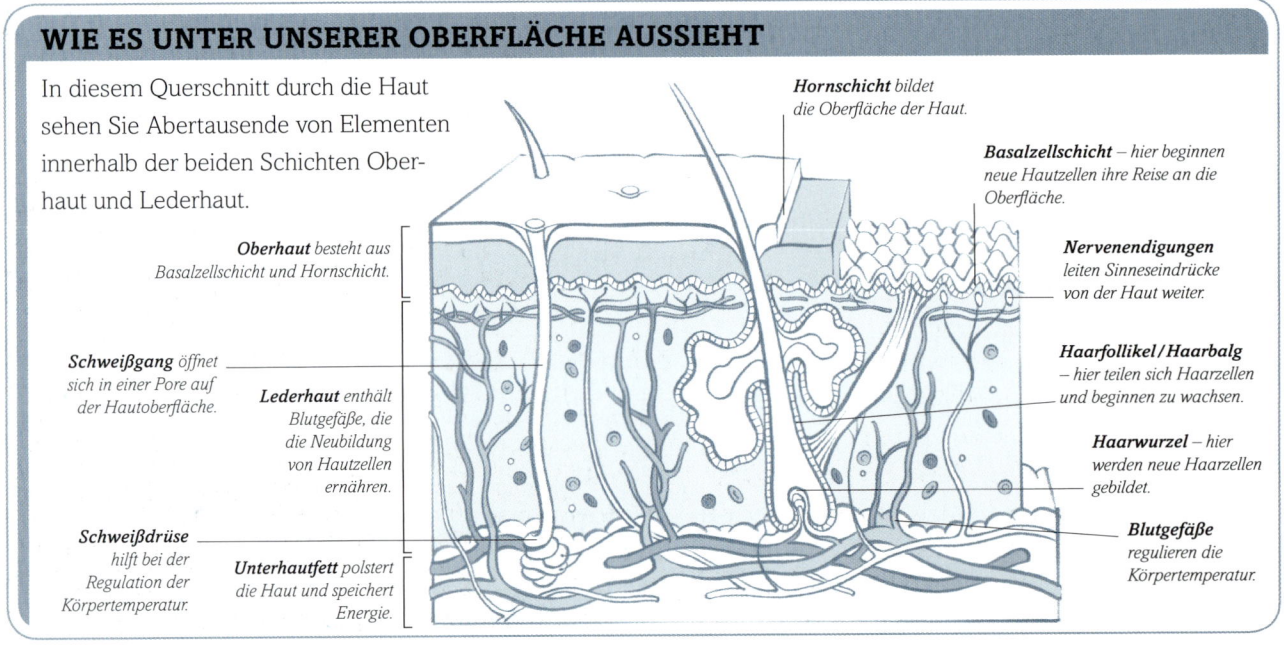

Hornschicht bildet die Oberfläche der Haut.

Basalzellschicht – hier beginnen neue Hautzellen ihre Reise an die Oberfläche.

Nervenendigungen leiten Sinneseindrücke von der Haut weiter.

Haarfollikel / Haarbalg – hier teilen sich Haarzellen und beginnen zu wachsen.

Haarwurzel – hier werden neue Haarzellen gebildet.

Blutgefäße regulieren die Körpertemperatur.

Oberhaut besteht aus Basalzellschicht und Hornschicht.

Schweißgang öffnet sich in einer Pore auf der Hautoberfläche.

Lederhaut enthält Blutgefäße, die die Neubildung von Hautzellen ernähren.

Schweißdrüse hilft bei der Regulation der Körpertemperatur.

Unterhautfett polstert die Haut und speichert Energie.

Falten und allgemein eine trockene Haut verursachen? Sehr gut mit Feuchtigkeit versorgte Haut hingegen sieht straff und jung aus.

UNTERSCHIEDE ZWISCHEN FRAU UND MANN

Warum die Haut von Frauen anders als die von Männern ist, lässt sich ganz einfach anatomisch erklären.

Bei Frauen produziert die Haut wegen des Östrogens etwas weniger Fett in den Talgdrüsen als bei Männern. Eine etwas weniger fette Haut zu haben hat durchaus Vorteile – Frauen haben seltener Akne und Hautunreinheiten. Gleichwohl neigt trockene Haut mehr zu Falten.

Insgesamt haben Frauen eine etwas dünnere Haut als Männer und reagieren daher empfindlicher auf ultraviolette Strahlen. Die Hautdicke beginnt nach den Wechseljahren abzunehmen. Zum einen ist der Kollagengehalt ohnehin niedriger, zum anderen ist der Abbau ausgeprägter als bei Männern – mit anderen Worten: Frauen sehen oft älter aus als gleichaltrige Männer.

DER AUFBAU UNSERER HAARE

Wie auch die Haut besteht das Haar vor allem aus Keratin. Jedes einzelne Haar hat drei Schichten:

- Die Schuppenschicht – diese dünne, farblose Außenhülle schützt das Innere des Haars.
- Die Rindenschicht – eine dicke Schicht, die Melanin enthält, das dem Haar seine Farbe verleiht: Eumelanin macht das Haar braun oder schwarz, Pheomelanin verleiht die rote Farbe. Blondes Haar enthält geringere Mengen an Melanin.
- Das Haarmark – diese innerste Schicht reflektiert das Licht und gibt dem Haar seine Farbtöne.

WIE DAS HAAR MIT UNS ALTERT

Das offensichtlichste Zeichen dafür, dass wir älter werden, sind graue Haare. Mit der Zeit stellen die Haarfollikel die Melaninproduktion ein, und das Haar wird grau oder weiß. Wie Sie altern, ist hauptsächlich genetisch bestimmt – wenn Sie also wissen wollen, wie Ihr Haar später aussehen wird, dann denken Sie einfach an das Haar Ihrer Eltern. Darüber hinaus wird das Haar auch dünner und kann an einigen Stellen sogar richtig spärlich werden (s. S. 371).

DIE HAUT IM LAUFE DER JAHRE

Genetische und hormonelle Veränderungen sowie der Einfluss der Sonne sind daran beteiligt, wie sich unsere Haut im Laufe des Lebens verändert. Womit müssen Sie also rechnen, wenn Sie älter werden?

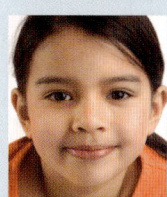

Unter 11

Diese nahezu perfekte Haut ist zart und feinporig. Die Durchfeuchtung ist gut, die Aktivität der Talgdrüsen gering und die Selbstheilungskraft hervorragend.

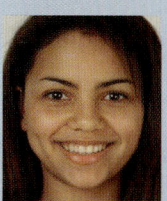

11–25

Die Talgdrüsenaktivität ist hoch und an der Entstehung von unangenehmen Aknepusteln beteiligt. Später beginnen sich erste feinen Linien zu zeigen, und die Poren werden größer.

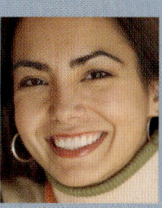

25–45

Ein spürbarer Feuchtigkeitsverlust bewirkt mehr feine Linien, und es kann zu den ersten Falten kommen. Die ersten Zeichen nachlassender Elastizität der Haut werden um die Augen herum sichtbar.

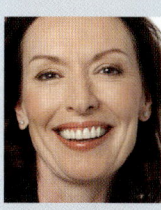

45–55

Die Haut wird trockener, dünner und grobporiger, sie verliert an Elastizität. Die ersten Altersflecken machen sich bemerkbar, und die Haut um Augen und Wangen sinkt etwas nach unten.

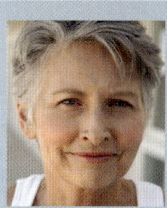

55–65

Falten und Linien gibt es jetzt reichlich. Die Hautfarbe ist ungleichmäßig, und die Haut sackt weiter nach unten ab. Die Talgproduktion ist gering, die Selbstheilungskräfte der Haut lassen nach.

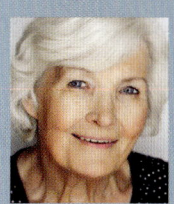

Über 65

Die Haut ist durchsichtiger und verletzlicher, weil das Kollagen weniger wird. Die vielen Falten sind nun nicht mehr zu übersehen, und die Haut sackt deutlich nach unten. Kleine Hautwucherungen und Pigmentflecken sind sichtbar.

Ekzeme

Inhaltsstoffe von Parfüm, Kosmetik, Waschlotionen, Schmuck und Kleidung können die Haut irritieren und, wenn Sie sehr empfindlich sind, sogar zu allergischen Reaktionen führen. Ist der Auslöser erst einmal identifiziert, genügt es in den meisten Fällen, ihn zu meiden, und eine weitere Therapie ist nicht nötig.

WAS IST DAS?

Ekzeme sind sehr verbreitete Hauterkrankungen. Obwohl sie nicht gefährlich sind, können sie erhebliche Beschwerden bereiten.

Die beiden Hauptformen sind das allergische Kontaktekzem, das durch Kontakt mit reizenden Substanzen oder Allergenen verursacht wird, und das endogene Ekzem, bei dem die Ursache eher im Körper selbst liegt. Das Letztere wird auch atopische Dermatitis genannt.

DIE NÄCHSTEN SCHRITTE

In aller Regel kann Ihr Arzt ein Ekzem aufgrund der typischen Rotfärbung und des Hautausschlags diagnostizieren. Danach fragt er Sie wahrscheinlich nach Ihren Körperpflegegewohnheiten und ob Sie in der letzten Zeit vor Auftreten des Ekzems etwas Neues getragen oder benutzt haben – etwa ein Kostüm, Schmuck, Parfüm oder Seife.

Falls das nicht der Fall ist, macht der Arzt einen Allergietest, um das Allergen (die Substanz, welche die allergische Reaktion verursacht) ausfindig zu machen. Das kann direkt vor Ort geschehen, oder Sie werden an einen Dermatologen überwiesen. Der simple Test ist sicher und effektiv: Eine Reihe von chemischen Substanzen wird mit Pflastern auf der Rückenhaut fixiert und 48 Stunden dort belassen. Nach Ablauf der Zeit untersucht der Arzt die Haut auf Ihrem Rücken nach Rötungen, die darauf hinweisen, dass die Haut auf eine bestimmte Substanz allergisch reagiert hat.

Oft kann der Arzt Ihnen dann eine Liste von Produkten geben, die die auslösenden Substanzen enthalten. Zu den häufigen Allergenen gehören:

- Nickel, das oft in Modeschmuck enthalten ist
- Duftstoffe, die in Parfüm, Hautpflegeprodukten, Seifen, Raumspray und einer Vielzahl von Haushaltsprodukten enthalten sind

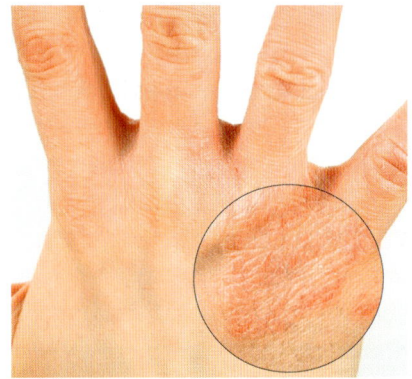

Anzeichen eines Ekzems
Frühe Symptome eines Ekzems treten oft zwischen den Fingern auf und wandern dann auf die Handrücken hoch.

SYMPTOM-CHECK

Zu den folgenden Symptomen kann es kommen, wenn Ihre Haut Kontakt mit einer reizenden Substanz hatte oder eine allergische Reaktion vorliegt:

- Trockene, rote und juckende Flecken (meist zwischen den Fingern und unter Fingerringen)
- Schuppende Haut oder Blasen
- Geschwollene Augen (in schweren Fällen sind die Augen zugeschwollen)

Ein typisches Symptom für ein endogenes Ekzem ist:

- Rote, juckende und geschwollene Flecken, vor allem in den Ellenbogen und den Kniegelenken, auf Hals und Gesicht

Gehen Sie zum Arzt, wenn Sie eines dieser Symptome haben.

»Es ist möglich, dass Sie eine Allergie gegen ein Produkt entwickeln, das Sie lange beschwerdefrei verwendet haben.«

- Latex, das in Gummihandschuhen und Kondomen enthalten ist

Der beste Test, um eine atopische Dermatitis zu diagnostizieren, ist die RAST-Test (Radio-Allergo-Sorbent-Test). Dazu wird das Blut auf Allergien gegen Nahrungsmittel – etwa Schokolade, Eier, Milch und Erdnüsse –, Latex, Tierhaare und Hausstaubmilben untersucht. Die Ergebnisse des Tests kann man mit dem Ergebnis des Allergietests vergleichen und so bestätigen.

THERAPIEMÖGLICHKEITEN

Es ist wichtig, die Reizsubstanz, die das Ekzem verursacht, zu meiden. Aber auch eine Kurzzeitbehandlung zur Linderung der Entzündung ist unabdingbar.

Kortisonsalben Die Reaktion, zu der es auf der Haut kommt, muss mit Kortison behandelt werden.

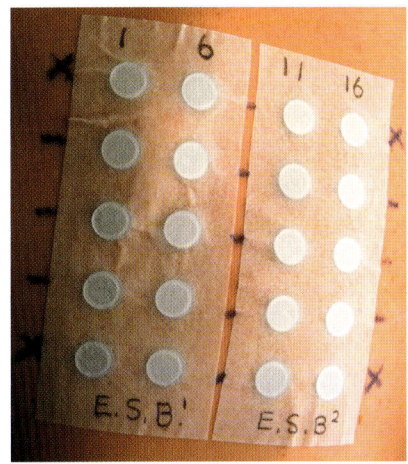

Allergietest
Bei diesem Test wird ein Pflastergitter mit verschiedenen Substanzen für 48 Stunden auf Ihren Rücken geklebt. Rötungen der Haut zeigen dann, auf welche Substanz Sie empfindlich reagieren.

ATOPISCHE DERMATITIS

Die atopische Dermatitis, die auch als Neurodermitis atopica oder diffusa bezeichnet wird, ist eine Erkrankung, bei der eine Veranlagung zu empfindlicher Haut vererbt wurde. Sie tritt meist schon früh im Leben auf und geht einher mit Heuschnupfen und Asthma (s. S. 238–239). Eine atopische Dermatitis kann durch zu häufiges Baden in heißem Wasser, Seife und Reizstoffe wie z. B. Wolle hervorgerufen werden. Die beste Behandlung ist es, die Haut feucht zu halten (mit einem Raumbefeuchter oder Wasserschalen auf den Heizungen), lieber nur lauwarm als heiß zu duschen und Feuchtigkeitscremes sowie Kortisonsalbe zu benutzen.

Antihistaminika Ist Ihr Ekzem nur schwer zu behandeln, verschreibt der Arzt Ihnen wahrscheinlich Antihistaminika – das sind Tabletten, die den Juckreiz lindern und Sie besser schlafen lassen, bis das Kortison die Entzündung abgeheilt hat.

Entzündungshemmende Medikamente Wenn das Ekzem sehr hartnäckig und schwer zu behandeln ist, gibt man Ihnen wahrscheinlich Azathioprin, Ciclosporin, Methotrexat oder sogenannte Calcineurinhemmer, um die Entzündung zu linden.

Antimikrobika Häufig kommt es auch zu Sekundärinfektionen, gegen die der Arzt orale Antibiotika oder solche zum Auftragen auf die Haut geben kann.

SELBSTHILFE

Es gibt verschiedene Möglichkeiten, die Beschwerden zu lindern:

Überprüfen Sie Ihre Kosmetikprodukte. Finden Sie heraus, welche möglicherweise für die Ekzeme verantwortlich sind, und bringen Sie sie mit zur Ihrem Hautarzt, wenn der Allergietest gemacht wird. Dann können die infrage kommenden Reizauslöser und Allergene leichter identifiziert und eliminiert werden. Denken Sie daran, dass Sie gegen ein Produkt, das Sie schon lange ohne Probleme benutzt haben, vielleicht eine Allergie entwickelt haben.

Benutzen Sie Produkte ohne Duftstoffe. Sie sind die häufigsten Verursacher allergischer Hautreaktionen. Lesen Sie genau das Inhaltsstoff-Verzeichnis des Herstellers Ihrer Kosmetika und Haushaltsprodukte. Bedenken Sie, dass auch Produkte, die ganz legal als unparfümiert bezeichnet werden, »maskierte« Duftstoffe enthalten können.

Halten Sie Ihre Haut feucht. Fragen Sie in der Apotheke nach einer Feuchtigkeitspflege, die den Wasserverlust der Haut reduziert.

Bei atopischer Dermatitis: Verwenden Sie nach der Reinigung Ihrer Haut regelmäßig eine medizinische Feuchtigkeitspflege (s. o.), baden oder duschen Sie nur lauwarm, und achten Sie auf kurze Fingernägel, damit Sie sich nicht selbst wundkratzen. Spülen Sie Ihre Kleidung gut aus – wenn nötig mit einem zusätzlichen Spülgang.

Schuppenflechte

Kaltes, windiges Wetter und Heizungsluft reizen die Haut. Wenn die Haut jedoch rot, dick und schuppig wird, ist das eher auf eine Schuppenflechte als auf Umwelteinflüsse zurückzuführen.

WAS IST DAS?

Schuppenflechte (Psoriasis) ist eine chronische Erkrankung, deren genaue Ursache noch nicht bekannt ist, genetische und Umwelteinflüsse spielen jedoch eine Rolle. Dort, wo die Haut von Schuppenflechte betroffen ist, werden die Hautzellen abnorm schnell produziert, wodurch die typische Dicke und Schuppigkeit entsteht. Dieses Hautbild wird begleitet von einer Immunreaktion, bei der die weißen Blutkörperchen sich stark vermehren und die Blutgefäße weiter werden (s. unten). Die Schuppenflechte kann überall auftauchen, bevorzugte Stellen sind jedoch Ellbogen, Knie und Kopfhaut.

Bei Menschen mit erblicher Veranlagung kann eine Vielzahl von Faktoren die Krankheit auslösen (s. S. 357). Bei den meisten Betroffenen ist die Schuppenflechte dauerhaft. Manche Patienten haben als Begleitsymptom eine Arthritis – meist sind davon die kleinen Gelenke wie Fingerknöchel und Daumengelenke betroffen. Eine solche Psoriasisarthritis ist meist weniger schlimm als eine rheumatoide Arthritis.

DIE NÄCHSTEN SCHRITTE

In der Regel kann jeder Arzt die häufigste Form der Schuppenflechte (Plaque-Psoriasis, Psoriasis guttata) aufgrund der körperlichen Untersuchung einiger der betroffenen Stellen diagnostizieren. Nur in seltenen Fällen wird zur Diagnose eine kleine Probe genommen und in ein Labor geschickt. Bei Verdacht auf Psoriasisarthritis wird Blut abgenommen, um andere Krankheiten auszuschließen.

THERAPIEMÖGLICHKEITEN

Leider ist die Schuppenflechte nicht heilbar. Alle Behandlungen zielen darauf ab, das beschleunigte Hautzellwachstum zu bremsen. Üblicherweise beginnt man mit der sanftesten Methode – Salben und Fototherapie.

Cremes, Salben und Lösungen
Bei leichter bis mittelschwerer Psoriasis wird die Haut oft schon besser, wenn Sie sie nur mit topischen Arzneien behandeln. Einige kann man auch mit Fototherapie kombinieren.

SYMPTOM-CHECK

Die Symptome einer Schuppenflechte können unterschiedlich sein, meist gehören jedoch dazu:

- Rosarote Hautstellen, die mit Schuppen überzogen sind
- Trockene, gesprungene Haut, die auch bluten kann
- Neben den Hautsymptomen oft auch verdickte, verhornte und harte Fingernägel. Wenn Ihre Gelenke geschwollen und schmerzhaft sind, haben Sie vielleicht eine Psoriasisarthritis, die aber selten ist.

Gehen Sie zum Arzt, wenn Sie eines der Symptome feststellen.

ÜBERMÄSSIGES ZELLWACHSTUM BEI PSORIASIS

Bevor die Zellen der Oberhaut in einem Prozess, der sich normalerweise über drei bis vier Wochen hinzieht, abgestoßen werden, verändern sie sich langsam. Bei Hautstellen mit Schuppenflechte ist dieser Prozess so beschleunigt, dass er nur etwa drei bis vier Tage dauert. Die abgestorbenen Zellen können sich nicht schnell genug abschälen und bilden dadurch die dicken, schuppigen Flechten.

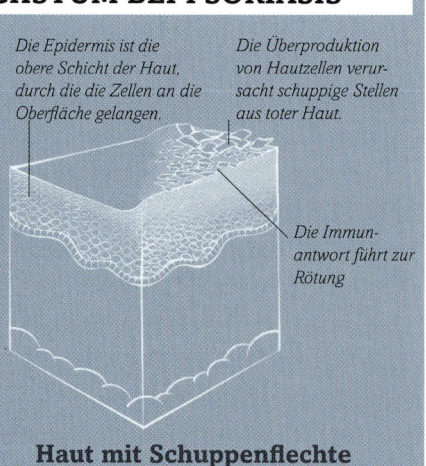

Die Epidermis ist die obere Schicht der Haut, durch die die Zellen an die Oberfläche gelangen.

Die Überproduktion von Hautzellen verursacht schuppige Stellen aus toter Haut.

Die Immunantwort führt zur Rötung

Haut mit Schuppenflechte

- Vitamin-D-Analoga sind synthetische Formen von Vitamin D. Sie reduzieren die Entzündung und verlangsamen die Zellproduktion. Man kann sie auch auf sehr empfindliche Stellen auftragen.
- Dithranol ist ein Baumrindenextrakt. Es verlangsamt die Zellproduktion und entfernt Schuppen, hinterlässt aber Flecken auf allem, was damit in Berührung kommt, und kann gesunde Haut reizen.
- Braunkohlenteer ist vielleicht das älteste bekannte Mittel gegen Schuppenflechte. Wie er wirklich wirkt, weiß man nicht – aber er ist schmutzig, macht die Kleidung fleckig und riecht, obwohl er sehr wirksam sein kann.
- Vitamin-A-Analoga wie Tazaroten verringern die Zellproduktion und können auch gegen Schuppenflechte auf den Nägeln helfen. Wenn Sie planen, schwanger zu werden, dürfen sie dieses Medikament nicht verwenden.
- Kortisonsalbe wird für gewöhnlich nur in Kombination mit anderen Mitteln verwendet, um die Hautreizung zu lindern. Gelegentlich wird es auch allein eingesetzt – z. B. im Genitalbereich oder anderen empfindlichen Regionen.

Fototherapie Bei vielen Patientinnen mit Schuppenflechte lindert Sonnenlicht die Beschwerden. Diese Tatsache hat sich die Medizin zunutze gemacht und setzt künstliche UV-Strahlen entweder allein oder in Kombination mit einem Medikament ein. Eine UV-Behandlung birgt theoretisch ein erhöhtes Risiko für Hautkrebs, es gilt aber als minimal.

- Schmalband-UVB-Therapie nutzt kontrollierte Dosen von UVB-Licht und wird hauptsächlich bei Patienten eingesetzt, die eine ausgedehnte Schuppenflechte haben, die auf einfache topische Medikamente nicht ansprechen oder die als Tagesbehandlung Dithranol oder Braunkohlenteer aufgetragen haben.
- PUVA ist eine Kombination aus UVA-Lichttherapie und Psoralen, einem Wirkstoff, der die Haut lichtempfindlicher macht. Das Psoralen wird vor der UVA-Behandlung entweder auf die Haut aufgetragen oder eingenommen. PUVA ist in der Regel den Patientinnen vorbehalten, die nicht auf eine Schmalband-UVB-Therapie ansprechen.
- Excimerlaser erzeugen einen Bestandteil des UVB-Lichts und zielen darauf ab, die Psoriasiszeichen unter Kontrolle zu halten.

Medikamente Bei schwerer Psoriasis oder Resistenz gegen andere Therapien können auch Medikamente in Form von Tabletten oder Injektionen verschrieben werden. Leider haben viele davon ernste Nebenwirkungen.

- Retinoide können allein oder zusammen mit Fototherapie eingesetzt werden. Danach sollten Sie möglichst in den nächsten drei Jahren nicht schwanger werden.
- Zytotoxische Medikamente wie Hydroxycarbamid und Methotrexat verringern die Zellproduktion. Sie sollten sie nicht nehmen, wenn Sie schwanger sind oder schwanger werden wollen.

- Immunsuppressiva wie Ciclosporin unterdrücken die Entzündung. Ihre Wirkung tritt meist rasch ein.
- Immunmodulatoren wie z. B. Etanercept und Infliximab dämpfen die Immunantwort. Sie werden als Infusion verabreicht oder unter die Haut gespritzt.

SELBSTHILFE
Ein paar einfache Verhaltensweisen können das Hautbild bessern:
Essen Sie fettreichen Fisch. Es wurde nachgewiesen, dass drei Portionen pro Woche helfen können.
Vorsicht im Umgang mit Sonnenlicht – kleine Dosen helfen, meiden Sie aber die Sonnenbank.
Verwenden Sie Feuchtigkeitscremes. Sie reduzieren die Schuppen.
Rauchen Sie nicht, und trinken Sie Alkohol nur in Maßen.

AUSLÖSER VON SCHUPPENFLECHTE

Zu Umweltfaktoren, die eine Psoriasis auslösen können, gehören:
- Infektionen (z. B. Streptokokken, HIV) und Hautinfektionen
- Hautverletzungen wie Schnitte, Insektenstiche, starker Sonnenbrand oder durch Chemikalien
- Stress
- Rauchen
- Starker Alkoholkonsum
- Einige Medikamente, z. B. Lithium, Betablocker, nicht steroidale Entzündungshemmer, ACE-Hemmer und Medikamente gegen Malaria

Hautkrebs

Angesichts der heutzutage verfügbaren, ausgeklügelten Selbstbräuner gibt es eigentlich keine Ausrede dafür, sich in der Sonne zu braten und somit Hautschäden zuzufügen. Nicht nur, dass sie schmerzhaft sind – wiederholte Sonnenbrände erhöhen das Risiko gleich für mehrere Formen von Hautkrebs.

RISIKO-CHECK

Risikofaktoren für Nicht-Melanom-Hautkrebs sind:

- Ganzjährige Sonnenbäder
- Sonnenbrände in der Kindheit
- Helle Haut, v. a. in Kombination mit blondem oder rotem Haar und Sommersprossen
- Viele Leberflecke
- Immunsupressive Medikamente (z. B. gegen HIV/Aids)
- Narben (durch Verbrennungen, Impfungen)
- Bestrahlung

Zu den Risikofaktoren für ein Melanom gehören:

- Helle Haut, v. a. in Kombination mit blondem oder rotem Haar und Sommersprossen
- Frühere Sonnenbrände mit Blasenbildung
- Benutzung der Sonnenbank
- Exzessive Sonnenbäder
- Mehr als 50 Leberflecken
- Melanom in der Familie oder der eigenen Vergangenheit
- Immunsupressive Medikamente (z. B. gegen HIV/Aids)
- Kontakt mit Umweltchemikalien wie Kreosot
- Erbkrankheiten, die mit Lichtempfindlichkeit einhergehen.

UV-LICHT UND DIE HAUT

Die Hauptursache von Hautkrebs sind die ultravioletten (UV-) Strahlen der Sonne oder anderer Quellen: UVA, UVB und UVC. Die Ozonschicht der Erde filtert das UVC-Licht heraus, UVA- und UVB-Strahlen aber gelangen in die Atmosphäre. UVA dringt tief in die Haut ein, schädigt die DNA der Hautzellen und macht sie dadurch empfänglicher für Krebs. UVB-Strahlen verursachen Sonnenbrand und erhöhen ebenfalls das Hautkrebsrisiko. Wettervorhersagen beinhalten oft Informationen über das UV-Risiko, sodass Sie Ihr Verhalten danach richten können:

Minimal Sie können sich sicher und ohne Schutz im Freien aufhalten.

Wenig bis moderat Sie sollten sich zwischen 10 und 16 Uhr nur begrenzt im Freien aufhalten und sich mit schützender Kleidung, Sonnenhut und UVA/UVB-Sonnenbrille schützen. Ein normales T-Shirt hat einen Lichtschutzfaktor (LSF) von etwa 6, es gibt aber auch welche mit LSF 30. Ihr Sonnenschutz sollte mindestens LSF 15 haben.

Hoch bis sehr hoch Sie sollten die Sonne zwischen 10 und 16 Uhr möglichst meiden und sich wie oben beschrieben schützen.

THERAPIE-MÖGLICHKEITEN

Die meisten Hautkrebsarten kann man erfolgreich mit diesen Methoden behandeln:

Exzision Bei diesem operativen Eingriff werden das Krebsgewebe und ein Teil der umliegenden Haut entfernt. Diese Methode ist die einzig sichere gegen Melanom.

Bei Nicht-Melanom-Hautkrebs gibt es andere Möglichkeiten:

Vereisen Kleine, frühe Formen kann man mit flüssigem Stickstoff zerstören (Kryochirurgie).

Imiquimod-Creme Geeignet für kleine, frühe Formen von Hautkrebs – die Krebszellen werden sozusagen »weggebrannt«.

Mohs-Chirurgie wird für Krebs an bestimmten Stellen, z. B. an Nase, Oberlippe und Augen, sowie für wiederkehrenden oder schwer behandelbaren Krebs verwendet.

Kürettage Mithilfe eines speziellen Instruments (Kürette) werden die Krebszellschichten abgetragen.

Bestrahlung wird eingesetzt, wenn eine OP nicht möglich ist.

Chemotherapie Mit einem Cocktail von Medikamenten werden die Krebszellen abgetötet.

Basalzellkarzinom

Diese häufigste Form von Hautkrebs ist sehr einfach zu behandeln und streut (metastasiert) am seltensten in die Umgebung.

WAS IST DAS?

Das Basalzellkarzinom (BZK) entsteht wahrscheinlich aus unreifen Zellen in der Oberhaut – sein Ursprung ist jedoch unklar. Es tritt am ehesten an Stellen auf, die der Sonne ausgesetzt sind. Ein Basalzellkarzinom sieht manchmal aus wie eine andere Hautkrankheit, z. B. ein Ekzem oder Schuppenflechte.

DIE NÄCHSTEN SCHRITTE

Unter Umständen kann der Arzt schon bei der ersten Untersuchung die Diagnose stellen, wahrscheinlich wird aber eine Gewebeprobe entnommen, wenn der Verdacht auf Basalzellkarzinom besteht. Dazu wird ein kleines Stückchen von der betroffenen Haut abgenommen, oder es wird gleich der ganze Bereich herausgeschnitten (Exzisionsbiopsie).

THERAPIEMÖGLICHKEITEN

Basalzellkarzinome kann man durch Vereisen, Chemotherapie, Exzision oder Kürettage behandeln; wenn der Krebs an einer schwierigen Stelle ist, wendet man meist Mohs-Chirurgie an (s. links). Etwa 94 bis 99 Prozent aller Menschen mit BZK kann man erfolgreich therapieren.

SYMPTOM-CHECK

Ein Basalzellkarzinom kann sich so bemerkbar machen:
- Als Schorf, der von Zeit zu Zeit blutet, aber nicht richtig abheilt
- Als flacher, schuppiger, roter Fleck
- Als glänzende Beule
- Als Wucherung mit wulstigen Rändern wie ein Krater

Gehen Sie zum Arzt, wenn Sie obiges an sich bemerken.

SELBSTHILFE

Untersuchen Sie Ihre Haut regelmäßig auf Veränderungen, etwa Flecken, die größer werden. Schützen Sie sich vor der Sonne (s. links).

Plattenepithelkarzinom

Dieser weniger häufige Krebs ist ein Tumor der Plattenepithelzellen, die dicht unter der Oberfläche der Oberhaut liegen.

WAS IST DAS?

Ein Plattenepithelkarzinom (PEK) neigt eher dazu, in andere Körperregionen zu streuen, als das Basalzellkarzinom, es ist jedoch leicht zu behandeln, wenn es frühzeitig entdeckt wird. Ein PEK kann sich zwar überall am Körper entwickeln, tritt aber bevorzugt auf Gesicht, Hals, Ohren und Händen auf. Auch Narben, Hautverletzungen und chronische Wunden sind Orte, an denen es sich entwickeln kann.

DIE NÄCHSTEN SCHRITTE

Wenn Sie irgendeine ungewöhnliche Veränderung der Haut an sich bemerken, sollten Sie zum Arzt gehen. Meist ist eine sofortige Diagnose möglich, vielleicht muss man aber auch erst etwas Gewebe entnehmen (Biopsie) oder den ganzen Bereich herausschneiden (Exzisionsbiopsie) und unter dem Mikroskop untersuchen. Wenn das Ergebnis da ist, kann Ihr Arzt mit Ihnen das weitere Vorgehen besprechen.

THERAPIEMÖGLICHKEITEN

Ein PEK wird normalerweise operativ entfernt. An schwierigen Stellen empfiehlt der Arzt wahrscheinlich Mohs-Chirurgie (s. links).

SELBSTHILFE

Untersuchen Sie Ihre Haut regelmäßig auf Veränderungen, etwa einer Wunde, die nicht abheilt. Schützen Sie sich vor der Sonne (s. links).

SYMPTOM-CHECK

Ein Plattenepithelkarzinom zeigt sich typischerweise als
- erhabener, rauer, schuppiger Knoten, der manchmal blutet und nicht richtig abheilt.

Gehen Sie zum Arzt, wenn Sie einen solchen Knoten haben.

Melanom

Das Melanom ist der gefährlichste Hautkrebs; unbehandelt kann es in den ganzen Organismus streuen und tödlich sein. Bei frühzeitiger Behandlung sind die Aussichten jedoch gut.

WAS IST DAS?

Ein malignes Melanom entwickelt sich häufig in oder nahe einem Leberfleck, es kann aber auch überall sonst auf der Haut am ganzen Körper auftreten.

DIE NÄCHSTEN SCHRITTE

Wenn Sie irgendeine Veränderung eines Leberflecks bemerken, gehen Sie so schnell wie möglich zum Arzt. Wenn er oder sie ein Melanom nicht ausschließen kann, wird der Leberfleck entfernt und unter dem Mikroskop untersucht.

THERAPIEMÖGLICHKEITEN

Wenn die mikroskopische Untersuchung erbringt, dass der Leberfleck nicht bösartig ist, ist keine weitere Behandlung erforderlich. Wenn es aber doch ein Melanom ist, wird operativ ein größerer Bereich um das Melanom herum entfernt (Exzision, s. S. 358). Ist der Krebs tief, werden auch die Lymphknoten untersucht. Außerdem wird meist ein Ultraschall oder CT gemacht, um herauszufinden, ob die Krebszellen gestreut haben. Wenn die Lymphknoten befallen sind, werden sie operativ entfernt. Danach bekommen Sie wahrscheinlich eine Chemotherapie (s. S. 358), wenn das Melanom sehr fortgeschritten ist und metastasiert hat.

SELBSTHILFE

Früh erkannt und behandelt, kann ein Melanom geheilt werden, deswegen ist es so wichtig, die Haut alle paar Monate zu untersuchen (bitten Sie Ihren Partner oder eine Freundin, sich Ihren Rücken anzuschauen). Auffälligkeiten sollten Sie sofort Ihrem Arzt zeigen.

Von höchster Wichtigkeit ist es, sich immer ausreichend vor der Sonne zu schützen (s. S. 358).

SYMPTOM-CHECK

Zu den Symptomen gehören:

- Ein Leberfleck, der Farbe oder Form verändert, oder etwas, das wie ein neuer Leberfleck aussieht
- Unbehandelt kann ein Melanom knotig werden und hervortreten oder bluten.

Gehen Sie zum Arzt, wenn Sie eines dieser Symptome haben.

ACHTEN SIE AUF ANZEICHEN EINES MELANOMS

Ärzte haben eine ganz einfache Methode, wenn es darum geht, krebsartige Veränderungen zu erkennen: die ABCDE-Regel.

Asymmetrie: Wenn ein Leberfleck auf einer Seite mehr wächst als auf den anderen, sollte er untersucht werden, weil Leberflecke normalerweise symmetrisch sind.

Begrenzung: Wenn der Rand unregelmäßig wird, suchen Sie den Arzt auf.

Color (Farbe): Wenn die Farbe ungleichmäßig oder dunkler (sogar schwarz) wird, gehen Sie zum Arzt.

Durchmesser: Wenn ein Leberfleck größer als 6 mm im Durchmesser ist, muss er untersucht werden.

Erhabenheit: Wenn ein bisher flacher Leberfleck sich etwas erhebt oder auf der Oberfläche ungleichmäßig wird, gehen Sie zum Arzt zur Untersuchung.

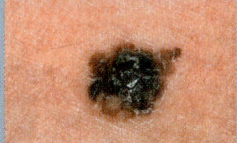 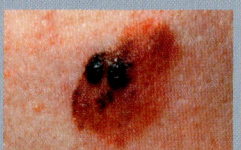 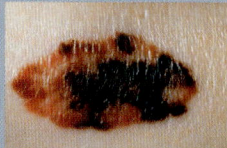 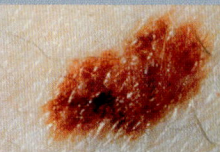 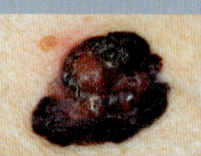

Asymmetrie
Der Leberfleck wächst an einer Seite stärker.

Begrenzung
Der Rand eines Leberflecks ist unregelmäßig.

Color = Farbe
Die Farbe ist/wird ungleichmäßig.

Durchmesser
Der Leberfleck ist größer als 6 mm.

Erhabenheit
Ein Leberfleck, der flach war, erhebt sich.

Pigmentstörungen

Unsere Hautfarbe wird von unseren Genen und der Menge des Pigments Melanin, das die Haut produziert und speichert, bestimmt. Normalerweise hat unsere Haut eine gleichmäßige Farbe. Die beiden häufigsten Pigmentstörungen heißen Vitiligo und Chloasma.

Vitiligo

Diese fleckige, oft symmetrische weiße Verfärbung der Haut betrifft meist das Gesicht und die Hände.

WAS IST DAS?

Bei Vitiligo arbeiten die Pigmentzellen nicht richtig. Man vermutet, dass eine Immunstörung mit einer genetischen Komponente die Ursache ist.

DIE NÄCHSTEN SCHRITTE

Krankengeschichte und körperliche Untersuchung führen zur Diagnose.

THERAPIEMÖGLICHKEITEN

Es gibt keine Heilung, aber ein paar Therapien, die Sie probieren können:
Kortisoncreme, frühzeitig verwendet, kann dazu beitragen, einen weiteren Farbverlust aufzuhalten.
Repigmentierung Eine kontrollierte Behandlung mit Sonnenlicht oder Schmalband-UVB-Strahlen (s. S. 357) kann dazu führen, dass die Pigmente »zurückkommen«.
Depigmentierung Dabei wird die übrige Haut langsam blasser, sodass die hellen Flecken nicht mehr so stark auffallen.

(s. S. 357)

SYMPTOM-CHECK

Zu den Symptomen gehören:
- Weiße Flecken auf Gesicht und Händen, in den Achselhöhlen, Ellenbogen und Knien, in der Leiste und auf den Füßen
- Weißwerden des Haares

Gehen Sie zum Arzt, wenn Sie eines dieser Symptome haben.

SELBSTHILFE

Verwenden Sie Camouflage-Make-up.

Chloasma

Diese braunen Verfärbungen treten v. a. bei Frauen im Gesicht auf.

WAS IST DAS?

Ein Chloasma entsteht, wenn die Hautzellen zu viel Melanin produzieren. Am ehesten entwickelt es sich in der Schwangerschaft und dann zumeist auf den Wangen, der Stirn, dem Kinn und der Oberlippe. Meist entsteht es langsam und verschwindet nach der Geburt wieder. Manchmal kommt es auch unter der Antibabypille dazu oder als Reaktion auf Kosmetikprodukte.

DIE NÄCHSTEN SCHRITTE

Der Arzt stellt die Diagnose aufgrund der Hautuntersuchung.

THERAPIEMÖGLICHKEITEN

Vielleicht können Sie die Pille absetzen und die Kosmetika wechseln. Sonst hilft eine Behandlung:
Topische Medikamente Azelainsäure und Retinoide sind geeignet.
Bleichen mit Hydrochinon ist möglich, die Wirkung hält aber an.
Leichtes chemisches Peeling Dadurch wird die äußere Hautschicht abgetragen.
Nicht ablative Laserbehandlung macht die Haut gleichmäßiger.

SELBSTHILFE

Ein Sonnenschutzmittel, das gut vor UVA- und UVB-Strahlen schützt, ist wichtig (übrigens: UVA durchdringt auch Glas!). Möglicherweise hilft es auch, Kosmetika und alles, was die Haut irritieren könnte, zu vermeiden.

SYMPTOM-CHECK

Zu den Symptomen gehören:
- Dunkle, unregelmäßige Flecken im Gesicht

Gehen Sie zum Arzt, wenn Sie dieses Symptom haben.

Akne und Rosazea

Viele Teenager leiden unter Acne vulgaris, der häufigsten Akneform, die durch die hormonellen Veränderungen der Pubertät ausgelöst wird. Bis zum Alter von 20 Jahren klingt die Akne meist ab, auch wenn sie später wieder auftreten kann. Rosazea ist eine Hauterkrankung, die v. a. Menschen im mittleren Alter betrifft.

Acne vulgaris

WAS IST DAS?

Die typische Acne-vulgaris-Haut ist sehr fett mit Mitessern, Pickeln, Eiterpickeln und Zysten. Frauen produzieren neben dem Östrogen auch Testosteron – ein männliches Hormon, das im Blut zirkuliert und für die Akne teilweise mitverantwortlich ist. Möglicherweise haben einige Frauen mit hartnäckiger Akne abnorm hohe Testosteronspiegel im Blut, während bei anderen die Testosteronspiegel zwar normal sind, die Talgdrüsen der Haut aber besonders empfindlich darauf reagieren. In beiden Fällen ist das Ergebnis eine überschießende Talgproduktion. Übrigens gibt es keinen stichhaltigen Beweis dafür, dass Schokolade oder fette Speisen Akne hervorrufen oder verschlimmern können. Trotzdem ist eine ausgewogene Ernährung wichtig, um den Körper und damit auch die Haut gesund zu erhalten.

Als ob die fette Haut nicht schon genug wäre, kann Aknehaut tote Hautzellen nicht richtig abschilfern – »gestörte Keratinisierung« ist der Begriff dafür. Unsere Haut produziert Tag für Tag neue Zellen, und alte oder tote müssen entfernt werden, weil sie sonst die Poren verstopfen. Verstopfte Poren wiederum machen sich als hartnäckige Pickel und Mitesser bemerkbar.

In dem Talg auf der Haut lebt und vermehrt sich ein Bakterium, das sogenannte *Propionibacterium acnes*, das die Entzündung und die Rötung verursacht. Gefördert von Kolonien dieser Bakterien, entwickelt die Haut nicht nur Mitesser und Pickel, sondern Eiterpickel und Pusteln und, wenn die Entzündung stark ist, große Aknezysten. Wenn Sie einen dieser »Pickel« ausdrücken, riskieren Sie eine Narbe.

DIE NÄCHSTEN SCHRITTE

Ihr Arzt untersucht sorgfältig Ihre Haut, denn die Behandlung richtet sich nach Ihrer ganz persönlichen Ausprägung der Akne.

SYMPTOM-CHECK

Die Acne vulgaris tritt dort auf, wo viele Talgdrüsen sind, und erscheint meist als:

- Sehr fette Haut
- Kleine schwarze Mitesser
- Kleine weiße Mitesser
- Rote Pickel
- Schmerzhafte, große, rote Knoten
- Weiche Knoten ohne Kopf in der Haut (Zysten)
- Eiterpusteln

Gehen Sie zum Arzt, wenn eines der Symptome Probleme bereitet.

WIE SICHER SIND RETINOIDE?

Retinoide sind mit dem Vitamin A verwandt und können zu schweren Nebenwirkungen führen. Sie sollten nicht in der Schwangerschaft verwendet werden, weil sie zu Geburtsfehlern führen können. Bei jeder Frau im fruchtbaren Alter, die Retinoide bekommt, müssen daher regelmäßig Bluttests durchgeführt werden, um sicherzustellen, dass sie nicht schwanger ist und eine passende Antibabypille nimmt. Retinoide können die Trockenheit und die Lichtempfindlichkeit der Haut erhöhen – darum sollte man unter Retinoid-Behandlung immer einen Sonnenschutz auftragen. Isotretinoin kann zu erhöhten Cholesterinspiegeln im Blut führen. Frauen, die schon einmal unter Depressionen gelitten haben, sollten Ihrem Arzt das sagen, wenn er Isotretinoin verschreiben will.

WIE PICKEL ENTSTEHEN

Unsere Haare wachsen von der Lederhaut in die darüber liegende Oberhaut hoch. Eine Drüse um jedes Haar herum produziert Talg, der die Haut wasserdicht macht und mit Fett versorgt. Ist die Talgdrüse verstopft, staut sich der Talg, die Oberhaut entzündet sich. Das Ergebnis sind Pickel.

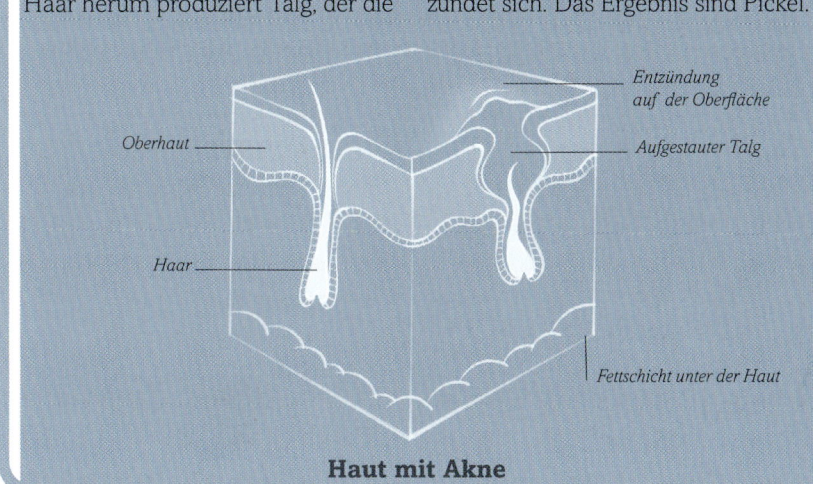

Oberhaut

Haar

Entzündung auf der Oberfläche

Aufgestauter Talg

Fettschicht unter der Haut

Haut mit Akne

THERAPIEMÖGLICHKEITEN

Gegen Akne gibt es verschiedene Therapiemöglichkeiten. Ihr Arzt findet die Therapie für Sie, die am besten für Ihre Form von Akne geeignet ist und die wenigsten Nebenwirkungen hat. Wenn Sie einmal Akne hatten und Narben zurückgeblieben sind, gibt es auch Möglichkeiten, Ihr Hautbild zu verbessern. Ihr Arzt kann Sie hier beraten oder an einen kosmetischen Dermatologen überweisen.

Medikamente zum Auftragen

Wenn Ihre Akne hauptsächlich durch Mitesser und Pickel in Erscheinung tritt – man spricht dann von komedonaler Akne –, empfiehlt der Arzt meist ein Gel, eine Creme oder Lotion, die Benzoylperoxid, Azelainsäure oder ein Retinoid enthält. Benzoylperoxid und Azelainsäure töten die Bakterien in der Haut ab. Retinoide, z. B. Retinoinsäure, Adapalen und Isotretinoin öffnen die Poren, indem sie die Abschilferung toter Hautzellen fördern. Alle haben jedoch ernste Nebenwirkungen (s. links).

Besteht Ihre Akne hauptsächlich aus kleinen Papeln (kleinen, festen Pickeln) oder Pusteln (eitergefüllten Pickeln) und gehört somit zum entzündlichen Typ – man spricht dann von entzündlicher Acne papulo-pustulosa –, verschreibt Ihnen Ihr Arzt wahrscheinlich topische Antibiotika wie Clindamycin oder Erythromycin, ein topisches Retinoid, z. B. Adapalen oder Isotretinoin, oder topisches Nicotinamid (ein B-Vitamin).

Medikamente zum Einnehmen

Wenn Sie eine komedonale oder eine entzündliche papulo-pustulöse Akne haben, die sich durch das Auftragen von Medikamenten nicht bessert, werden meist Medikamente zum Einnehmen zusammen mit einem topischen Retinoid verschrieben; alternativ dazu wird vielleicht auch die Pille oder Isotretinoin zum Einnehmen verordnet.

Die Pille hemmt die Wirkungen von Testosteron. Tretinoin-Tabletten blockieren die Wirkung der Hormone auf die Haut und die Talgdrüsen, öffnen dadurch die Talgdrüsen und verhindern so, dass sie anschwellen und reißen. Auch Isotretinoin zum Einnehmen kann ernste Nebenwirkungen haben (s. links). Selten wird Spironolakton verschrieben, das die Testosteronspiegel senkt. Da es zu schweren Nebenwirkungen auch für ein ungeborenes Kind führen kann, müssen Sie darauf achten, dass Sie nicht schwanger werden, wenn Sie Spironolakton nehmen; zudem sind sorgfältige Blutkontrollen nötig.

Wenn Ihre Akne überwiegend knotig ist (kleine, feste Knoten) und/oder Sie Zysten haben – man spricht dann von einer nodulozystischen Akne – und Narben verursacht hat bzw. wahrscheinlich verursacht, verschreibt Ihr Arzt Ihnen vielleicht Isotretinoin-Tabletten.

»Akne ist, speziell bei Teenagern, ein häufiges Problem. Es gibt jedoch viele wirksame Therapiemöglichkeiten.«

Das ist normalerweise hochwirksam und heilt eine Akne in 95 Prozent der Fälle. Ein zusätzlicher Vorteil: Es ist die einzige Behandlung, die weitere Narben vermeiden kann. Aber, wie schon gesagt, ernste Nebenwirkungen sind möglich (s. S. 362).

Behandlungen bei Aknenarben

Eine Reihe von kosmetischen Verfahren kann das Aussehen von Aknenarben verbessern – beispielsweise ein chemisches Peeling, eine Dermabrasion oder Laserbehandlung. Bei allen diesen Behandlungen wird die oberste Hautschicht abgetragen, und eine glattere Haut bleibt zurück. Sie sollten jedoch nicht durchgeführt werden, bevor die Akne unter Kontrolle oder ausgeheilt ist.

SELBSTHILFE

Zusätzlich zur Einhaltung des ärztlich verschriebenen Behandlungsplans können Ihnen vielleicht diese Selbsthilfemaßnahmen helfen:

Halten Sie Ihre Haut sauber. Sie sollten sie nicht häufiger als zweimal täglich mit warmem Wasser und einer milden Reinigungslotion oder -milch waschen.

Vermeiden Sie Hautirritationen. Gesichtspeeling, Adstringenzien, Gesichtsmasken und zu häufiges Waschen können die Haut irritieren und die Akne verschlimmern.

Pressen oder drücken Sie die Pickel nicht aus. So verführerisch es ist: Widerstehen Sie dem Drang, die Aknepickel auszudrücken, weil es dadurch zu Infektionen oder Narben kommen kann.

Verstopfen Sie nicht die Poren Ihrer Haut. Wählen Sie Hautpflegeprodukte entweder auf Wasserbasis oder solche, welche die Poren nicht verstopfen. Sie sollten auch immer sehr gründlich Ihr Make-up entfernen, bevor Sie sich schlafen legen, weil die Poren sonst die ganze Nacht verschlossen sind.

Verwenden Sie »Light-Produkte«. Kaufen Sie sich lieber Puderkosmetik als cremige Varianten, weil sie in der Regel die Haut weniger irritieren.

Achten Sie auf fett- und schweißfreie Haut. Nach dem Sport oder wenn Sie geschwitzt haben, sollten Sie duschen. Fett und Schweiß können Schmutz und Bakterien geradezu »einfangen« und damit Entzündungen begünstigen.

Rosazea

WAS IST DAS?

Diese chronische Hautkrankheit betrifft das Gesicht. Sie beginnt mit Rötungen auf Wangen, Nase und Stirn und geht dann in eine dauerhaftere Rötung des ganzen Gesichts über. Die kleinen Blutgefäße in der Haut platzen, und es kann zu entzündeten und eitergefüllten Pickeln kommen. Rosazea kommt eher bei Frauen als bei Männern vor, tritt familiär gehäuft auf und erscheint meist erst, wenn man über 30 ist.

DIE NÄCHSTEN SCHRITTE

Meist kann der Arzt nach einer sorgfältigen Untersuchung Ihrer Haut die Diagnose stellen. Manchmal wird eine kleine Gewebeprobe (Biopsie) entnommen und analysiert, um andere seltene Hautkrankheiten auszuschließen.

THERAPIEMÖGLICHKEITEN

Ihr Arzt wird eine von vielen Therapiemöglichkeiten vorschlagen:

Antibiotika zum Einnehmen Die Hauptstütze der Behandlung ist Tetracyclin, aber oft wird auch Doxycyclin oder Minocyclin verschrieben.

Antibiotikacremes Metronidazolhaltige Cremes reduzieren die Entzündung und bessern die Hautfarbe.

Sonnenschutzmittel, die Zink enthalten, wirken entzündungshemmend und können die Entzündungen bei Rosazea lindern.

SYMPTOM-CHECK

An Rosazea erkranken mehr Frauen als Männer, und oft tritt die Erkrankung familiär gehäuft auf. Sie beginnt mit Rötungen auf Wangen, Nase und Stirn. Weitere Symptome sind u. a.:

- Rote, geschwollene Haut
- Kleine rote Unebenheiten
- Kleine Pickel mit weißen oder gelben Köpfen
- Kleine geplatzte Blutgefäße
- Wenn Rosazea die Nase betrifft: dickere und lila-rot werdende Haut in diesem Bereich

Gehen Sie zum Arzt, wenn Sie eines dieser Symptome haben.

Laserbehandlung Wenn sich die Rosazea gebessert hat, kann eine Laserbehandlung die Rötung und die geplatzten Äderchen an Nase und Wangen verringern. Der Laser kann die geplatzten Äderchen wieder »zusammenschweißen«, sodass rote, geschlängelte Blutgefäße in den Nasenwinkeln verschwinden. Die Behandlung hilft auch, Hautverdickungen an der Nase zu reduzieren.

Verzichten Sie auf Trigger im Essen. Unten finden Sie ein Auflistung von Speisen, die eine Rosazea auslösen oder verstärken können.

Vermeiden Sie große Kälte. Schützen Sie Ihr Gesicht bei Kälte und Wind mit einem Schal, damit die Rötung nicht schlimmer wird.

Vermeiden Sie große Hitze. Sauna und Dampfsauna können die Röte verstärken.

Vermeiden Sie Sonne. Schützen Sie sich vor der Sonne, denn auch sie kann die Rosazea verschlechtern.

Verwenden Sie milde Reiniger. Nehmen Sie nur sanfte, milde, nicht irritierende Hautpflegeprodukte, damit der Haut die nötigen Fette erhalten bleiben.

Nahrungsmittel, die eine Rosazea fördern können

Führen Sie Tagebuch darüber, was Sie essen und trinken. Listen Sie dann auf, was Ihre persönlichen Trigger (Auslöser) sind, und machen Sie zukünftig einen Bogen darum. Andere potenzielle Trigger sind z. B. Milchprodukte wie pasteurisierte Milch, Joghurt und Sahne, aber auch Schokolade, Weizen und Weizenprodukte, weißes Mehl, Zucker, Knoblauch und Eier.

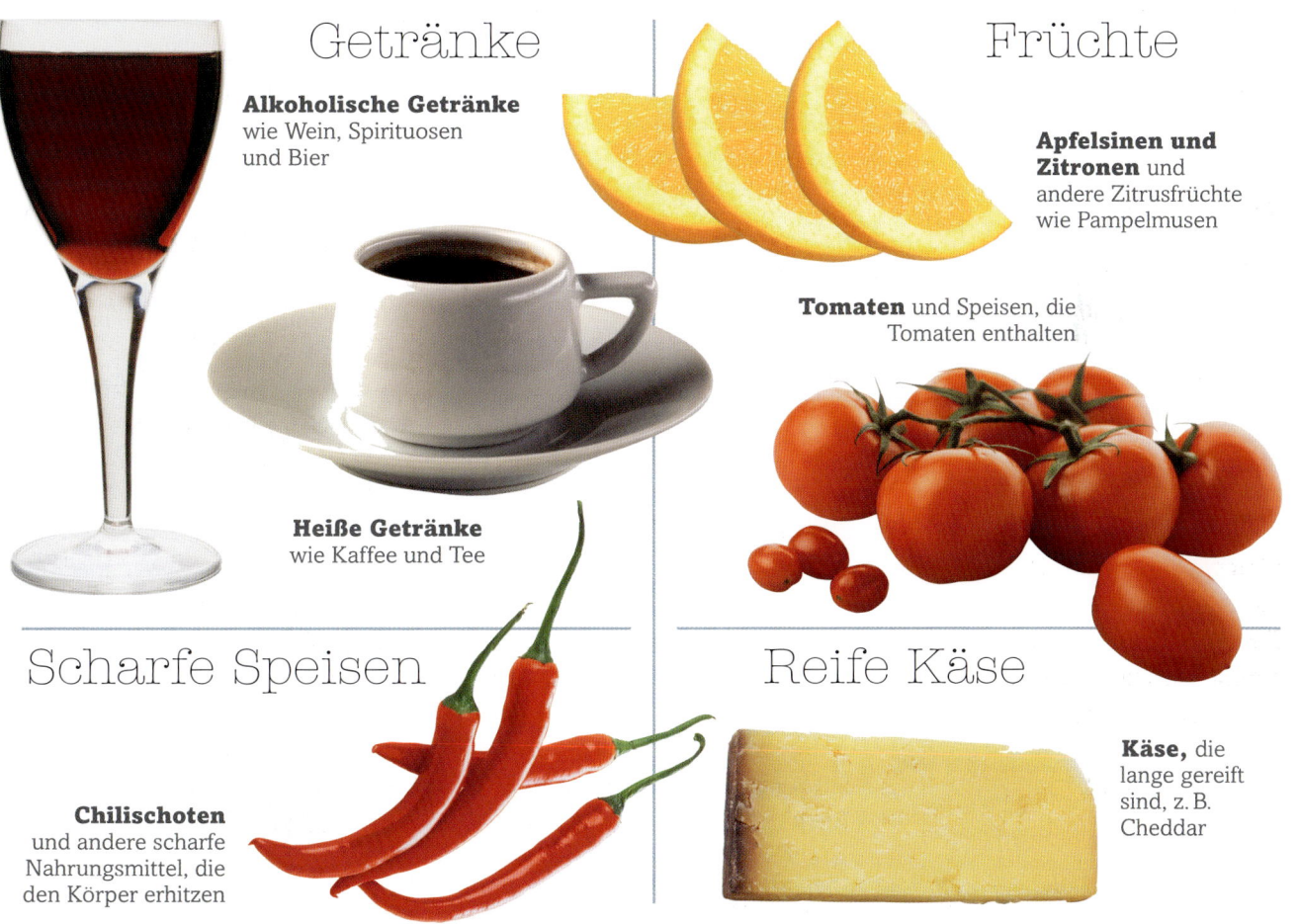

Getränke

Alkoholische Getränke wie Wein, Spirituosen und Bier

Heiße Getränke wie Kaffee und Tee

Früchte

Apfelsinen und Zitronen und andere Zitrusfrüchte wie Pampelmusen

Tomaten und Speisen, die Tomaten enthalten

Scharfe Speisen

Chilischoten und andere scharfe Nahrungsmittel, die den Körper erhitzen

Reife Käse

Käse, die lange gereift sind, z. B. Cheddar

Hautinfektionen

Wenn der Schutzmantel der Haut durch Mikroorganismen zerstört wird, kommt es zu einer Infektion. Eine gute Hygiene hilft der Haut, gesund zu bleiben. Dann können gelegentliche Angriffe von Viren, Bakterien oder Pilzen meist schnell und effektiv abgewehrt werden, und die Haut bleibt widerstandsfähig.

Follikulitis

WAS IST DAS?

Eine Haarbalgentzündung (Folli-kulitis) ist meist das Resultat von kleinen Verletzungen, z. B. wenn man sich die Beine rasiert. Die Infektionserreger können dann in die Haut eindringen.

DIE NÄCHSTEN SCHRITTE

Für gewöhnlich stellt der Arzt die Diagnose durch die Untersuchung eines betroffenen Bereichs.

THERAPIEMÖGLICHKEITEN

Oft verschreibt der Arzt Antibiotika zum Auftragen auf die Haut. Ist ein großer Hautbereich betroffen, müssen Sie sie eventuell einnehmen.

SELBSTHILFE

Rasierklingen sauber halten und Verletzungen vermeiden Legen Sie wiederverwendbare Klingen 5 Minuten lang in eine antiseptische Lösung, bevor Sie sie benutzen. Teilen Sie die Klingen nicht mit anderen. Rasieren Sie sich nur nach dem Duschen, denn dann ist das Haar weicher und die Gefahr, sich zu verletzen, geringer.

> ### SYMPTOM-CHECK
>
> **Gehen Sie zum Arzt,** wenn Sie diese Symptome einer Haarbalg-entzündung haben und sich des-wegen Sorgen machen:
> - Kleine, gelbe, eitrige Pickel
> - Juckreiz

Warzen

WAS IST DAS?

Diese Hautwucherungen kommen und gehen, und es kann schwierig sein, sie für immer loszuwerden. Sie werden von dem sogenannten Papil-lomavirus verursacht und können überall am Körper auftreten. An der Fußsohle heißen sie Dornwarzen.

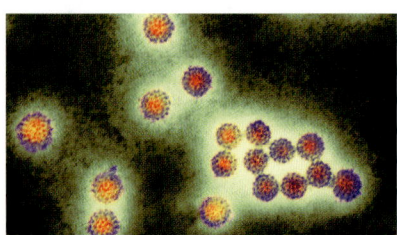

Der humane Papillomavirus
Es gibt über 100 verschiedene Arten dieses Virus. Die meisten sind harmlos, aber einige verursachen Warzen.

DIE NÄCHSTEN SCHRITTE

Die meisten Warzen verschwin-den von selbst wieder – das kann jedoch etwas dauern. Wenn Warzen bleiben, gehen Sie zum Arzt, oder kaufen Sie sich in der Apotheke ein frei verkäufliches Warzenmittel.

THERAPIEMÖGLICHKEITEN

Salicylsäure ist eine wirksame Substanz in vielen Warzenmitteln. **Entfernung** Ihr Arzt kann eine Warze vereisen, mit einer Säure oder elektrisch ausbrennen.

> ### SYMPTOM-CHECK
>
> Es gibt drei Typen von Warzen:
> - Warzen mit schwarzen Punkten auf den Händen
> - Schwarz gesprenkelte Dorn-warzen auf den Fußsohlen
> - Flachwarzen an Handgelenken, auf dem Handrücken und im Gesicht
>
> **Gehen Sie zum Arzt,** wenn Ihre Warzen Sie stören.

SELBSTHILFE

Tragen Sie ein frei verkäufliches Warzenmittel auf die Warzen auf.

Eiterflechte

WAS IST DAS?

Eine Eiterflechte sieht man vor allem im Gesicht als honigfarbene Krusten. Sie entsteht durch eine bakterielle Infektion verletzter Haut.

DIE NÄCHSTEN SCHRITTE

Ihr Arzt stellt die Diagnose meist nach einer Hautuntersuchung. Gegebenenfalls wird ein Hautabstrich gemacht und im Labor untersucht, um die Erreger herauszufinden. In über 90 Prozent der Fälle sind Staphylokokken beteiligt, aber nur ganz selten sind Staphylokok-ken die eigentlichen Verursacher. Eiterflechte ist sehr ansteckend und wird durch Kontakt übertragen.

THERAPIEMÖGLICHKEITEN

Bei frühzeitiger Diagnose verschreibt der Arzt vielleicht Antibiotika zum Auftragen. Wenn innerhalb von 48 Stunden neue Bläschen auftreten, werden auch Antibiotika zum Einnehmen verordnet.

SELBSTHILFE

Zur Vorbeugung vermeiden Sie Kontakt mit Menschen, die infiziert sind. Wenn Sie bereits infiziert sind, gehen Sie zum Arzt.

SYMPTOM-CHECK

Die Symptome treten oft in einer typischen Reihenfolge auf:

- Die Haut rötet sich, und es erscheinen kleine, flüssigkeitsgefüllte Bläschen.
- Die Bläschen platzen, und die Flüssigkeit tritt aus.
- Die Haut unter den Bläschen wird rot und nässt.
- Die Bläschen trocknen ein und bilden juckende Krusten.

Gehen Sie zum Arzt, wenn Sie diese Symptome haben.

Lippenherpes

WAS IST DAS?

Lippenherpes kündigt sich oft durch ein vielsagendes Kribbeln an. Die Ursache für diese Lippenbläschen, die das ganze Leben lang kommen und gehen können, ist der Herpessimplex-Virus vom Typ 1. Er ist ansteckend und wird über direkten Hautkontakt übertragen. Die meisten Erwachsenen sind damit infiziert, aber nur etwa 25 Prozent entwickeln die Symptome.

DIE NÄCHSTEN SCHRITTE

Selbsthilfe genügt – vorausgesetzt, Sie beginnen rechtzeitig damit (s. unten). Sonst gehen Sie zum Arzt.

THERAPIEMÖGLICHKEITEN

Der Arzt kann Virustatika wie Aciclovir, Famciclovir oder Valaciclovir verschreiben.

SELBSTHILFE

Wenn Sie das charakteristische Kribbeln in den Lippen spüren, sorgen Sie dafür, schnell eine Salbe zur Hand zu haben.

Virustatika Tragen Sie eines dieser virushemmenden Mittel, die es frei verkäuflich in der Apotheke gibt, auf. Damit das Mittel wirklich hilft, müssen Sie es nehmen, sobald Sie die ersten Symptome bemerken.

Auslöserfaktoren Um Lippenbläschen zu vermeiden, versuchen Sie, den üblichen Auslösern aus dem Weg zu gehen: Stress, Übermüdung, kalter Wind und Sonnenbrand.

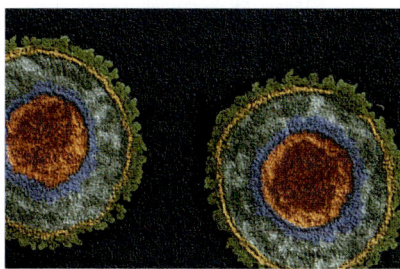

Herpes-simplex-Virus
Dies ist der Virus, der die Lippenbläschen verursacht. Er dringt in die Zellen ein und »schläft« dort an den Nervenwurzeln.

SYMPTOM-CHECK

Die Symptome erscheinen meist in einer bestimmten Reihenfolge:

- Erster Hinweis ist oft ein Kribbeln an der betroffenen Stelle.
- Etwa sechs Stunden später bilden sich Gruppen kleiner, schmerzhafter Bläschen.
- Etwa einen Tag später platzen die Bläschen auf und bekommen eine Kruste.
- Nach zehn bis 14 Tagen sind die Krusten verheilt.

Gehen Sie zum Arzt, wenn diese Symptome Sie sehr stören.

Haarausfall

Haarausfall kann sehr unangenehm sein. Für die meisten Frauen ist volles Haar ein wichtiger Bestandteil ihrer Weiblichkeit. Fehlernährung, Stress oder zu viel Styling können dazu führen, dass die Haare ausgehen – ein Trost: Haarausfall ist meist nur vorübergehend, und das Haar wächst wieder nach.

Wenn Sie an der einen oder anderen Form von Haarausfall leiden, ist das Erste, was Sie tun können, täglich die in der Bürste zurückbleibenden Haare zu zählen. Wenn Sie nach einer Woche deutlich mehr als 700 Haare gezählt haben, ist es Zeit, zum Arzt zu gehen.

MÖGLICHE URSACHEN

Zunächst einmal wird der Arzt Sie fragen, ob Sie ein neues Medikament nehmen (z. B. Lithium, Isotretinoin oder Heparin) oder sich etwas geändert hat (eine Erkrankung, wegen der Sie operiert werden mussten, oder eine Crash-Diät). Möglicherweise ist der Auslöser so schnell gefunden. Zusätzlich nimmt der Arzt evtl. Blut ab, um herauszufinden, ob irgendeine Erkrankung vorliegt, z. B. eine Schilddrüsenunterfunktion (s. S. 327), Lupus (s. S. 269) oder eine Anämie (s. S. 370).

DEN HAARWUCHS FÖRDERN

Die Behandlung richtet sich nach der Ursache für Ihren Haarverlust. Bis die Therapie anschlägt, können Sie Ihren Haarwuchs mit Nahrungsmitteln stärken, die Ihrem Haar Kraft geben (s. S. 370).

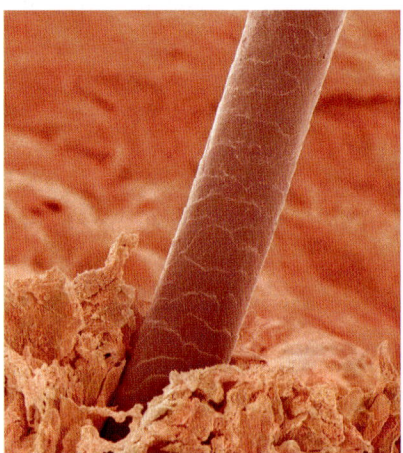

Von der Wurzel bis zur Spitze
Sich überlappende Schuppen bilden das Oberhäutchen des Haares, das sein Inneres, die Keratinfasern, schützt.

WIE DAS HAAR WÄCHST

Jedes Haar wächst aus einem Haarbalg oder Follikel in der Lederhaut. In der Haarwurzel teilen sich die Zellen, um jedes einzelne Haar zu bilden. Jeder Haarbalg folgt einem Zyklus aus Wachstum und Stillstand, aber nicht alle diese Zyklen verlaufen synchron, sodass jeden Tag ein paar Haare ausfallen, während andere wachsen.

Sie haben etwa 100 000 Haare auf dem Kopf, und die meisten davon befinden sich gerade in der Wachstumsphase, in der sie zwei bis sieben Jahre verbleiben – je nachdem, wie Ihre genetische Veranlagung ist.

Der Wachstumsphase folgt eine Übergangsphase und anschließend die Ruhephase, nach der das Haar ausfällt. Es ist also ziemlich normal, jeden Tag Haare zu verlieren (im Durchschnitt verlieren wir täglich etwa 100 Haare, die in der Ruhephase sind), denn jedes Haar wird permanent erneuert und ersetzt.

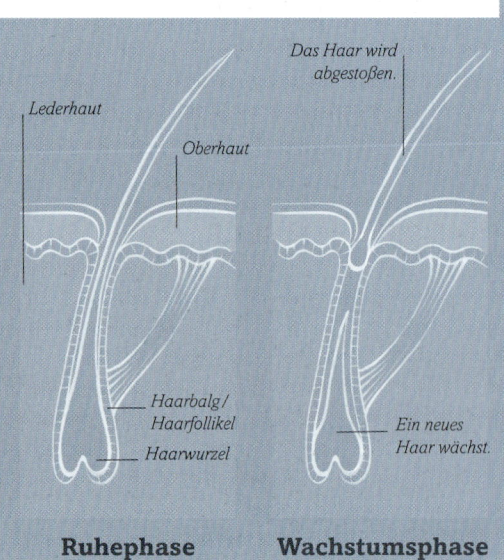

Ruhephase Wachstumsphase

Traktionsalopezie

WAS IST DAS?

Alopezie ist der medizinische Begriff für Haarausfall, und Traktion – also Zug – bezieht sich auf einen permanenten Druck oder Zug auf die Haarfollikel. Meist wird er durch bestimmte Frisuren verursacht, etwa straffes Zurückbinden. Dieser Dauerstress für die Haarfollikel kann mit der Zeit dazu führen, dass sich Narben bilden und die Haarwurzeln dauerhaft geschädigt werden – das kann im Extremfall sogar bedeuten, dass das Haar nie wieder nachwächst.

DIE NÄCHSTEN SCHRITTE

Die gute Nachricht ist, dass das Haar normalerweise wieder wächst, wenn der Zug oder Druck auf die Haarfollikel nachlässt.

THERAPIEMÖGLICHKEITEN

Wenn Sie es mit einer anderen Frisur probiert haben und Ihr Haar trotzdem nicht mehr wächst, gehen Sie zum Arzt. Wenn Sie sich das Haar gerne flechten, geben Sie ihm zwischendurch die Möglichkeit, sich von der Belastung zu erholen.

SELBSTHILFE

Überlegen Sie sich, ob Sie sich nicht die Haare schneiden lassen wollen. Wenn Sie es immer zurück- oder hochgesteckt tragen, wird es vielleicht Zeit für eine neue Frisur. Wenn Sie das Haar gern lang tragen, vermeiden Sie, es immer fest zu binden. Tragen Sie es öfter mal offen.

SYMPTOM-CHECK

Bei Traktionsalopezie ist der Haarverlust verbunden mit
- Frisuren, bei denen das Haar zu straff gebunden wird, z.B. ständigem Pferdeschwanz,
- geflochtenem Haar.

Gehen Sie zum Arzt, wenn Selbsthilfe nichts bewirkt.

Diffuser Haarausfall

WAS IST DAS?

Ein vorübergehender Haarausfall kann beängstigend sein, weil das Haar büschelweise ausfällt.

Der diffuse Haarausfall ist meist Folge einer Veränderung oder Unterbrechung des normalen Haarzyklus. Oft geschieht das nach einer Schwangerschaft und ist völlig harmlos. Andere Ursachen können ein körperlicher oder seelischer Schock sein – etwa eine Operation unter Vollnarkose oder ein belastendes Ereignis wie z.B. ein Todesfall.

DIE NÄCHSTEN SCHRITTE

Der Arzt wird zunächst eine Erkrankung wie z.B. eine Schilddrüsenüberfunktion ausschließen.

THERAPIEMÖGLICHKEITEN

Eine Behandlung ist nicht nötig. Ganz typisch ist, dass die Haarfollikel zwei bis drei Monate nach dem Haarverlust wieder aktiv werden und Ihr Haar bald nachwächst.

SELBSTHILFE

Vermeiden Sie, Ihr Haar durch Glätten zu schädigen (s. oben). Bei

SYMPTOM-CHECK

Gehen Sie zum Arzt, wenn Sie diese Symptome haben:
- Beim Waschen oder Kämmen geht Ihnen büschelweise das Haar aus.
- Der Haarverlust erstreckt sich über den ganzen Kopf.

HAARBRUCH

Haar, das durch starkes Glätten ausgeht, neigt dazu, in Stücke zu zerbrechen, sodass Sie am Ende kurzes Haar haben. Seien Sie freundlich zu Ihrem Haar, und suchen Sie sich nicht ausgerechnet eine Frisur aus, bei der Sie es jeden Tag mit einem Eisen oder durch periodisches chemisches Entkrausen glätten müssen. Ihr Haar wird es Ihnen danken.

Haarausfall nach der Schwangerschaft oder aufgrund einer Erkrankung oder Stressbelastung wächst das Haar mit der Zeit von selbst wieder nach. Wenn dem nicht so ist, gehen Sie zum Arzt, dann gibt es möglicherweise eine andere Ursache für den Haarausfall.

Ernährung für gesundes Haar

Wenn Sie sich nicht ausgewogen ernähren – zum Beispiel, weil Sie ein paar Kilo loswerden wollen – und nicht so gesund leben wie sonst, sieht man das an Ihrem Haar zuallererst. Für volles, glänzendes Haar achten Sie darauf, dass zu Ihrer Ernährung auch folgende Nährstoffe gehören:

Zink

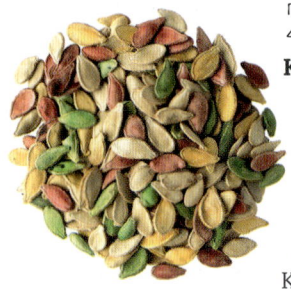

Kürbiskerne, Fleisch und Kichererbsen sind reich an Zink, das wichtig für gesunden Haarwuchs und eine kräftige Kopfhaut ist. Als Nahrungsergänzung sollten Sie jedoch nicht über 40 mg Zink täglich einnehmen.

B-Vitamine

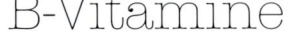

Bananen sind reich an Vitamin B_6, das Sie für Ihr Haar brauchen, aber auch an Vitamin B_3, B_5 und Folsäure (B_9). Alle B-Vitamine tragen zu gesunder Haut und schönem Haar bei. Weitere gute Vitamin-B-Quellen sind Avocados.

Eisen

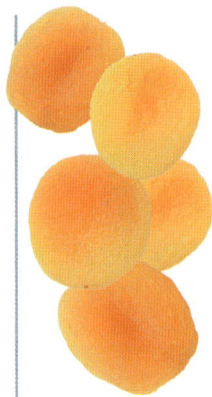

Getrocknete Aprikosen, Leber, Eier und Vollkornbrot sind eisenhaltige Nahrungsmittel, die einen Beitrag zu gesundem Haar leisten. Haarausfall kann ein Anzeichen für eine Eisenmangelanämie (s. S. 248–249) sein.

Eiweiß

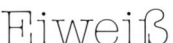

Fisch, Fleisch, Eier, Tofu und Hülsenfrüchte sind gute Eiweißlieferanten. Essen Sie Eiweiß zu jeder Mahlzeit: Gesundes Haar braucht genügend Eiweiß, um das Haareiweiß Keratin zu bilden.

Biotin

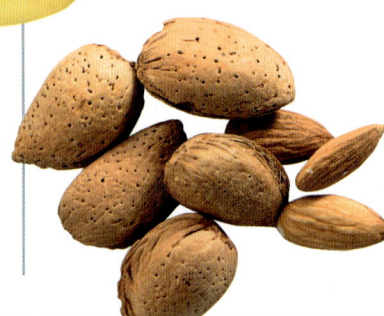

Mandeln und andere Nüsse enthalten Biotin (100 g haben etwa 64 µg Biotin), das dazu beiträgt, dass Haare und Fingernägel kräftig und gesund sind. Die empfohlene Tagesdosis liegt bei 100–200 µg.

Kreisrunder Haarausfall

WAS IST DAS?

Die Ursache von kreisrundem Haarausfall ist nicht bekannt, obwohl viele Ärzte der Meinung sind, es sei eine Autoimmunerkrankung (s. S. 259), bei welcher der Körper die Haarfollikel angreift.

DIE NÄCHSTEN SCHRITTE

Wenn Sie besorgt sind, gehen Sie zum Arzt.

THERAPIEMÖGLICHKEITEN

Nach einer Untersuchung bespricht Ihr Arzt mit Ihnen die Therapien.
Kortison Das Ziel von Kortison ist, das Immunsystem davon abzuhalten, Ihr Haar anzugreifen. Kortison kann man als Lösung auftragen oder direkt in die Kopfhaut injizieren. Diese Injektionen werden meist drei bis sechs Monate lang jeden Monat verabreicht. Eine Kortisonbehandlung ist normalerweise wirksam, und erste Erfolge sind meist schon innerhalb von drei Monaten zu sehen. Der frühe Haarwuchs kann grau sein, aber die normale Haarfarbe kehrt oftmals wieder zurück.
Andere Behandlungen Hilft Kortison nicht, kommen ggf. eine topische Immuntherapie mit Minoxidil oder eine Fototherapie (s. S. 357) infrage.

SELBSTHILFE

Halten Sie sich an den Rat und/oder die Behandlung des Arztes.

SYMPTOM-CHECK

Symptome sind:
● Der Haarausfall erscheint meist als kleine, kahle runde Flecken auf dem ganzen Kopf.
Gehen Sie zum Arzt, wenn Sie dieses Symptom haben.

Androgenetische Alopezie

Männer verlieren mit zunehmendem Alter häufig in typischer Weise das Haar – eine Glatze bildet sich. Einige Frauen sind ähnlich betroffen.

WAS IST DAS?

Der androgenetische Haarausfall bzw. die androgenetische Alopezie bei Frauen unterscheidet sich von dem klassischen Haarausfall vieler Männer, obwohl in beiden Fällen der Testosteronspiegel eine Rolle spielt: Bei Frauen wird das Haar meist über der Stirn, an den Seiten und auf dem Oberkopf dünner. In seltenen Fällen fällt es sogar ganz aus.

Beim androgenetischen Haarausfall ist die Wachstumsphase der Haare kürzer, und die Haare sind dünner und brüchiger als beim normalen Älterwerden des Haars. Mit jedem Zyklus verwurzelt sich das Haar weniger tief und fällt dann leicht aus. Androgenetischer Haarausfall tritt oft familiär gehäuft auf, und auch seine Art und Weise, z. B. die betroffenen Stellen oder die Stärke, ist genetisch bedingt.

DIE NÄCHSTEN SCHRITTE

Weil androgenetischer Haarausfall stark mit den Hormonen zusammenhängt, wird der Haarverlust meist während der Wechseljahre deutlich. Wenn Sie besorgt sind, sollten Sie einen Arzt aufsuchen.

THERAPIEMÖGLICHKEITEN

Wenn Sie über die Therapie sprechen, fragen Sie auch nach eventuellen Nebenwirkungen.

Minoxidil-Lösung Es gibt sie in zwei Stärken. Die Behandlung ist bei etwa der Hälfte der Frauen wirksam. Wenn der Erfolg von Dauer sein soll, müssen Sie die Behandlung jedoch Ihr Leben lang fortsetzen, weil sonst die neuen Haare innerhalb weniger Monate wieder ausfallen.

Spironolacton Dieses Medikament blockiert die Wirkung von Testosteron und kann als Tablette eingenommen werden. Es kann sich jedoch negativ auf eine Schwangerschaft auswirken – Sie sollten also möglichst nicht schwanger werden, wenn Sie Spironolacton einnehmen.

Cyproteron zum Einnehmen Dieses Medikament muss zusammen mit der Pille (mit oder ohne Östrogene) eingenommen werden.

Haartransplantation Wenn sich der Haarverlust stabilisiert, kann eine Haartransplantation helfen.

Die Transplantation einzelner Haarfollikel erzielt dabei bessere Ergebnisse als die von kleinen Büscheln. Es dauert etwa drei Monate, bis das Haar im Anschluss an die Transplantation wächst.

SELBSTHILFE

Es gibt nichts, was Sie gegen den Haarausfall tun können. Vielen Frauen hilft es jedoch, sich eine neue Frisur zuzulegen; auch Haarverlängerung oder Perücken können das Erscheinungsbild verbessern.

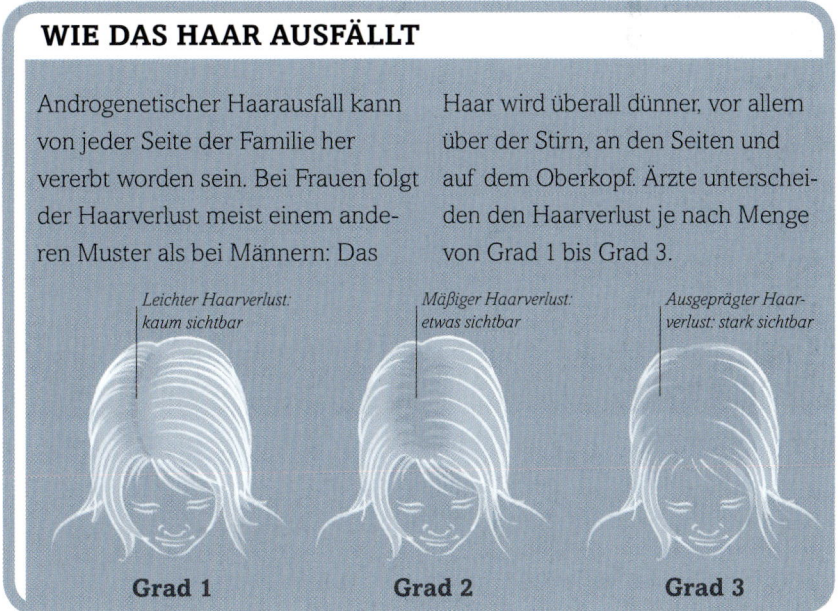

WIE DAS HAAR AUSFÄLLT

Androgenetischer Haarausfall kann von jeder Seite der Familie her vererbt worden sein. Bei Frauen folgt der Haarverlust meist einem anderen Muster als bei Männern: Das Haar wird überall dünner, vor allem über der Stirn, an den Seiten und auf dem Oberkopf. Ärzte unterscheiden den Haarverlust je nach Menge von Grad 1 bis Grad 3.

Leichter Haarverlust: kaum sichtbar

Mäßiger Haarverlust: etwas sichtbar

Ausgeprägter Haarverlust: stark sichtbar

Grad 1　　**Grad 2**　　**Grad 3**

Kosmetische Dermatologie

Wenn wir älter werden, machen uns die Veränderungen unserer Haut manchmal Sorgen – jede Falte ist dann ein Makel. Viele Frauen möchten ihr Erscheinungsbild gern verbessern. Ob es um eine ebenmäßigere Hautfarbe geht oder darum, ein paar Lachfältchen aufpolstern zu lassen – es gibt viele Möglichkeiten.

SYMPTOM-CHECK

Die kosmetische Dermatologie kann helfen, eine Vielzahl von Hautproblemen zu verstecken, z.B.:

- Fältchen und Falten
- Ungleichmäßige Pigmentierung
- Nicht bösartige Leberflecke
- Leichte Sonnenschäden
- Aknenarben

Laserbehandlung
Mit einem gezielten Laserstrahl wird ein bestimmter Bereich behandelt. »Laser Skin Resurfacing« kann braune Flecken und Chloasma-Flecken (s. S. 361) entfernen und deutliche oder geplatzte Äderchen zum Verschwinden bringen.

WAS IST DAS?

Unter kosmetischer Dermatologie versteht man die Behandlung der Haut z.B. mit Laser oder chemischem Peeling. Diese Techniken können das Hautbild verbessern und Aknenarben und Hautverfärbungen reduzieren. Die Behandlung kann (muss aber nicht) beinhalten, dass eine Erkrankung geheilt wird.

DIE NÄCHSTEN SCHRITTE

Um herauszufinden, welches Verfahren Ihr Hautbild verbessert, bezieht der kosmetische Dermatologe mit ein:

- Beschaffenheit der Haut
- Festigkeit der Haut
- Gleichmäßigkeit der Hautfarbe
- Elastizität der Haut
- Größe der Poren

- Knötchen und Beulen
- Verstopfte Poren oder Zysten

Viele Studien belegen, dass Menschen jemanden, der braune Flecken auf der Haut hat, für älter halten, als er wirklich ist. Offenbar lässt uns alles, was unsere Haut beeinträchtigt, älter erscheinen.

THERAPIEMÖGLICHKEITEN

Ihr kosmetischer Dermatologe stellt Ihnen die häufigsten Verfahren vor und berät Sie, welches davon am besten für Ihr Hautproblem ist. Jedes Verfahren zieht sich meist über mehrere Sitzungen hin. Vergessen Sie nicht, nach möglichen Nebenwirkungen zu fragen. Möglicherweise muss sich Ihre Haut auch erst beruhigen, bevor Sie wieder in die Öffentlichkeit gehen.

Bleichen Bei braunen Flecken oder Chloasma (s. S. 361) schlägt Ihr Arzt Ihnen vielleicht Bleichen vor.

Chemisches Peeling Dazu trägt der Arzt eine Säure auf den betroffenen Bereich auf. Man kann damit gezielt braune Flecken oder Blutgefäße bleichen. Wie viel Haut durch das Peeling abgetragen wird, variiert. Ein Peeling regt die Fibroblasten an, die das intrazelluläre Gerüst der Haut herstellen. Die Haut kann danach eine ganze Weile etwas rot sein. Nach einer Reihe von Peelings ist die Haut glatter, hat weniger Falten, und der Teint ist gleichmäßiger.

Mikrodermabrasion Mit diesem Verfahren wird die Oberfläche der Haut nicht mit Säure, sondern mit winzigen Kristallen abgeschliffen – eine ziemlich raffinierte Technik, die

> **»Zwischen 25 und 30 wird die Neuproduktion von Kollagen langsamer, während der Abbau anhält.«**

nur eine feine Hautschicht abträgt. Dazu wird mit einem gezielten Strahl von Aluminiumoxidkristallen die Haut »gesandstrahlt«. Danach kann sie – allerdings nur für kurze Zeit – ein bisschen gerötet sein. Nach mehreren Sitzungen, die zwei bis vier Wochen auseinanderliegen, sieht die Haut jünger aus. Die Mikrodermabrasion ist jedoch nicht geeignet für Menschen mit Ekzemen (s. S. 354–355) oder Rosazea (s. S. 364–365), weil sie zum Aufflackern der Krankheit führen kann.

Laser Skin Resurfacing Mit einem Laserstrahl zerstört der Dermatologe die Oberhaut und erwärmt die Lederhaut. Das stimuliert die Fibroblasten und lässt die Haut glatter erscheinen. Das zerstörte Gewebe ersetzt sich selbst. Dieses Verfahren ist etwas weniger sanft als die anderen. Es kann ein paar Monate dauern, bis die Haut wieder ausgeheilt ist.

Weniger intensiv wirken nicht ablative Laser und Laser mit Hochfrequenz. Dabei wird die Lederhaut erhitzt, ohne die Oberhaut zu schädigen – daher ist die Erholungszeit danach auch kürzer, man braucht jedoch mehr Behandlungen.

Laser Skin Resurfacing kann braune Hautflecken und Chloasma-Flecken (s. S. 361) entfernen und deutlich sichtbare oder geplatzte Blutgefäße zum Verschwinden bringen. Etwa sechs Sitzungen sind für einen Effekt nötig.

Botulinumtoxin Wenn man Botulinumtoxin Typ A in bestimmte Muskeln injiziert, blockiert dieses Nervengift die Nervenimpulse und lähmt und beruhigt so die Muskeln. Die Haut wirkt glatter und ebenmäßiger. Jede Behandlung hält drei bis sechs Monate an, dann müssen die Injektionen wiederholt werden. Die Injektionen haben sich vor allem bei horizontalen Falten auf der Stirn und bei Krähenfüßen bewährt.

Injizierbare dermale Füllstoffe können Linien und Falten aufpolstern und glätten. Solche Füllstoffe gibt es auf Basis von Fett, Kollagen, Hyaluronsäure oder Kalziumhydroxylapatit. Die Wirkung ist nicht von Dauer, und die Behandlung muss alle paar Monate wiederholt werden. Danach kann es vorübergehend zu Rötung, Schwellungen und Blutungen kommen. Die Woche vor der Behandlung sollte man weder Acetylsalicylsäure noch Vitamin C einnehmen und keinen Alkohol trinken, um die Gefahr von Blutungen zu verringern. Einige Untersuchungen weisen darauf hin,

dass Produkte auf Hyaluronsäurebasis die körpereigene Kollagenbildung anregen, sodass man noch lange nach der Therapie jünger aussieht.

SELBSTHILFE

Verringern Sie die Notwendigkeit kosmetischer Dermatologie, indem Sie sich gut vor der Sonne schützen. Verwenden Sie Sonnencreme mit einem hohen Lichtschutzfaktor, und vermeiden Sie ausgedehnte Sonnenbäder. So verhindern Sie Falten und Pigmentstörungen.

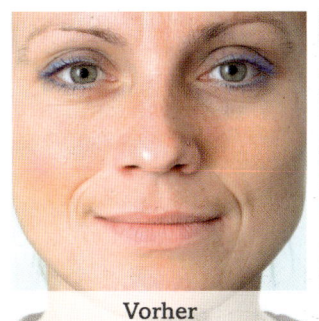
Vorher

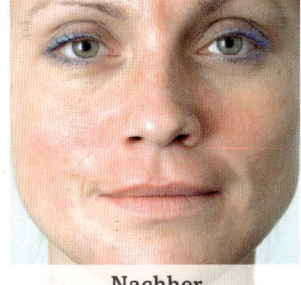
Nachher

Die Falten verschwinden
Injizierbare dermale Füllstoffe können tiefe Linien und Falten glätten. Nach der Behandlung sind Falten zwischen Nase und Mund und unter den Augen weniger sichtbar.

Nützliche Adressen

Deutsche Krebsgesellschaft e.V.
TiergartenTower
Straße des 17. Juni 106–108
10623 Berlin
Tel.: 0 30/3 22 93 29 00
Fax: 0 30/3 22 93 29 66
www.deutsche-krebsgesellschaft.de
Die Deutsche Krebsgesellschaft ist die größte wissenschaftlich-onkologische Fachgesellschaft in Deutschland. Ihre Arbeit besteht in der Prävention, der Früherkennung und der Behandlung erkrankter Menschen.

Deutsche Krebshilfe e.V.
Buschstraße 32
53113 Bonn
Tel.: 02 28/7 29 90-0
Fax: 02 28/7 29 90-11
E-Mail: deutsche@krebshilfe.de
www.krebshilfe.de
Motto des Vereins ist »Helfen, Forschen, Informieren«. Die »Blauen Ratgeber« der gemeinnützigen Organisation finden Sie auf der Internetseite, sie informieren verständlich über verschiedene Krebsarten, wie z. B. Brustkrebs, deren Diagnose und Therapie.

KAPITEL 2:
DEN WANDEL VERSTEHEN

Frauenärzte im Netz
www.frauenaerzte-im-netz.de
Informationen zur Frauengesundheit. Suchfunktion zu Gynäkologen und Kliniken in Ihrer Umgebung.

Bundeszentrale für gesundheitliche Aufklärung (BZgA)
Ostmerheimer Straße 220
51109 Köln
oder:
Postfach 910152
D-51071 Köln
Tel.: 02 21/89 92-0
Fax: 02 21/89 92-3 00
E-Mail: poststelle@bzga.de
www.bzga.de

Die BZgA ist eine Behörde im Geschäftsbereich des Bundesministeriums für Gesundheit. Sie informiert über gesundheitliche Risiken, eine gesunde Lebensführung und präventive Angebote des Gesundheitssystems.

KAPITEL 3:
SICH WOHLFÜHLEN
UND GESUND BLEIBEN

Verbraucherzentrale Bundesverband e.V.
Markgrafenstraße 66
10969 Berlin
Tel.: 0 30/2 58 00-0
Fax: 0 30/2 58 00-2 18
E-Mail: info@vzbv.de
www.vzbv.de
Information, Beratung und Unterstützung in Fragen des privaten Konsums – so unter anderem auch zum Thema Ernährung und zu vielen weiteren gesundheitlichen Aspekten, die die eigene Lebensgestaltung bzw. den privaten Konsum beeinflussen. Für inhaltliche Fragen ist die Verbraucherzentrale Ihres jeweiligen Bundeslandes zuständig. Deren Kontaktdaten finden Sie über die Suchfunktion der Internetseite des Bundesverbandes.

Deutsche Gesellschaft für Ernährung e.V.
Godesberger Allee 18
53175 Bonn
Tel.: 02 28/37 76-6 00
Fax: 02 28/37 76-8 00
E-Mail: webmaster@dge.de
www.dge.de
Die Deutsche Gesellschaft für Ernährung vermittelt ernährungswissenschaftliche Erkenntnisse und hat es sich zum Ziel gesetzt, die Gesundheit der deutschen Bevölkerung zu fördern. Hierzu betreibt sie wissenschaftlich fundierte und unabhängige Ernährungsaufklärung. Ihre Empfehlungen erfolgen anhand wissenschaftlicher Bewertungen.

Österreichische Gesellschaft für Ernährung
Zimmermanngasse 3
1090 Wien, Österreich
Tel.: 01/7 14 71 93
Fax: 01/7 18 61 46
E-Mail: info@oege.at
www.oege.at
Die Österreichische Gesellschaft für Ernährung ist ein unabhängiger und eingetragener gemeinnütziger Verein. Sie informiert über die neuesten ernährungswissenschaftlichen Erkenntnisse und gibt praktische, leicht umzusetzende Empfehlungen und Informationen heraus, die sich auf wissenschaftliche Erkenntnisse stützen.

Schweizerische Gesellschaft für Ernährung
Schwarztorstrasse 87
Postfach 8333
3001 Bern, Schweiz
Tel.: 0 31/3 85 00 00
Fax: 0 31/3 85 00 05
E-Mail: info@sge-ssn.ch
www.sge-ssn.ch
Die Schweizerische Gesellschaft für Ernährung klärt die Bevölkerung auf in Fragen der gesunden Ernährung und stützt sich dabei auf wissenschaftlich fundierte Informationen. Der Verein kooperiert u. a. mit dem Bundesamt für Gesundheit. Auf der Internetseite finden Sie vielfältige Informationen und interaktiven Funktionen rund um das Thema Ernährung.

KAPITEL 5:
FORTPFLANZUNGSSYSTEM

pro familia
Deutsche Gesellschaft für Familienplanung, Sexualpädagogik und Sexualberatung e.V. Bundesverband
Stresemannallee 3
60596 Frankfurt/Main
Tel.: 0 69/63 90 02
Fax: 0 69/63 98 52

E-Mail: info@profamilia.de
www.profamilia.de
Auf der Internetseite erhalten Sie Informationen unter anderem zu den Themen Familienplanung, Sexualpädagogik, Sexualberatung. Die in allen Bundesländern vertretenen Beratungsstellen beraten ärztlich, psychologisch und sozial zu den Themen Partnerschaft, Sexualität der Frauen und Männer, Mädchen und Jungen.

Onlineberatung der pro familia
www.sextra.de

Pro Familia Schweiz
Marktgasse 36
3011 Bern, Schweiz
Tel.: 0 31/3 81 90 30
Fax: 0 31/3 81 91 31
E-Mail: info@profamilia.ch
www.profamilia.ch

Deutsche Aids-Hilfe e.V.
Bundesgeschäftsstelle
Wilhelmstraße 138
D-10963 Berlin
Tel.: 0 30/69 00 87-0
Fax: 0 30/69 00 87-42
E-Mail: dah@aidshilfe.de
www.aidshilfe.de
Dachverband von etwa 120 regionalen Mitgliedsorganisationen. Beratungs- und Informationsmöglichkeiten.

Onlineberatung der Aids-Hilfen
www.aidshilfe-beratung.de

Aids-Hilfen Österreichs
www.aidshilfen.at
Kontaktaufnahme über das Kontaktformular auf der Internetseite. Die Internetseite führt zudem die Kontaktdaten der regionalen Beratungsstellen.

Aids-Hilfe Schweiz
www.aids.ch
Informationsmöglichkeiten und Beratungsmöglichkeiten.

KAPITEL 6:
GESUNDHEIT DER BRUST

Deutsche Gesellschaft für Senologie
Geschäftsstelle
Postfach 30 42 49
10757 Berlin
Tel.: 0 30/8 50 74 74-0
Fax: 0 30/85 07 98 27
E-Mail: mail@senologie.org
www.senologie.org
Informationen und Beratung zu Erkrankungen der Brustdrüse. Die Gesellschaft fördert den interdisziplinären Erfahrungsaustausch zwischen allen medizinischen und theoretischen Fachrichtungen der Biologie, der Physiologie sowie der Diagnostik und Therapie.

Sekretariat der Österreichischen Gesellschaft für Senologie
c/o Wiener Medizinische Akademie für Ärztliche Fortbildung und Forschung
Alser Straße 4
1090 Wien, Österreich
Tel.: 01/4 05 13 83 20 oder 21
Fax: 01/4 05 13 83 23
E-Mail: senologie@medacad.org
www.senologie.at

Schweizerische Gesellschaft für Senologie
www.senologie.ch
Auf der Internetseite finden Sie ein Kontaktformular. Weitere Adressen stehen nur Mitgliedern zur Verfügung.

KAPITEL 7:
HERZ UND KREISLAUF

Deutsche Herzstiftung e.V.
Vogtstraße 50
60322 Frankfurt am Main
Tel.: 0 69/95 51 28-0
Fax: 0 69/95 51 28-3 13
E-Mail: info@herzstiftung.de
www.herzstiftung.de
Die deutsche Herzstiftung klärt Patienten auf über die Möglichkeiten der Behandlung von Herzkrankheiten.

Deutsche Hochdruckliga e.V. DHL®
Deutsche Hypertonie Gesellschaft
Deutsches Kompetenzzentrum Bluthochdruck
Bundesgeschäftsstelle:
Geschäftsführer: Diplom-Betriebswirt Joachim Leiblein
Berliner Straße 46
69120 Heidelberg
Tel.: 0 62 21/5 88 55-0
Fax: 0 62 21/5 88 55-25
E-Mail: Hochdruckliga@t-online.de
www.hochdruckliga.de
Fach- und Patienteninformationen.

AVK-Selbsthilfegruppen Bundesverband e.V.
An der Oberhecke 34
55270 Sörgenloch/Mainz
Tel.: 0 61 36/92 40 50
Fax: 0 61 36/92 52 51
E-Mail: avk.bv.mp@t-online.de
www.avk-bundesverband.de
Ziele des Verbandes sind die Verhinderung, die Früherkennung und die Bekämpfung von peripheren arteriellen und venösen Durchblutungsstörungen, von Diabetes und von Erkrankungen aus angrenzenden Fachgebieten wie der Osteoporose.

Bundesverband des Österreichischen Herzverbandes
Statteggerstraße 35
8045 Graz, Österreich
Tel., Fax: 03 16/69 45 17
www.herzverband.at
Informationen zu Herz-Risikofaktoren, Prävention und Erkrankungen. Auf der Internetseite finden Sie die Kontaktdaten der Landesverbände.

Schweizerische Herzstiftung
Schwarztorstrasse 18
Postfach 368
3000 Bern 14, Schweiz
Tel.: 0 31/3 88 80 80
Fax: 0 31/3 88 80 88
E-Mail: info@swissheart.ch
www.swissheart.ch
Die Schweizerische Herzstiftung fördert die Forschung, informiert Herzpatienten und die Öffentlichkeit und fördert die Gründung neuer Herzgruppen.

Schweizerische Herzgruppen
www.swissheartgroups.ch

KAPITEL 8:
GEHIRN UND NERVEN

Deutsche Alzheimer
Gesellschaft e.V.
Selbsthilfe Demenz
Friedrichstraße 236
10969 Berlin
Tel.: 0 30/2 59 37 95-0
Fax: 0 30/2 59 37 95-29
E-Mail: info@deutsche-alzheimer.de
www.deutsche-alzheimer.de
Informationen zu Demenzerkrankungen.
Die Deutsche Alzheimer Gesellschaft
und ihre Mitgliedsgesellschaften sind
Selbsthilfeorganisationen.

Deutsche Schmerzliga e.V.
Adenauerallee 18
61440 Oberursel
Tel.: 07 00/375 375 375 (Montag bis
Freitag 9.00–12.00 Uhr, 12 Cent/Min.
aus dem deutschen Festnetz)
Fax: 07 00/375 375 38
E-Mail: info@schmerzliga.de
www.schmerzliga.de
Die deutsche Schmerzliga ist eine Orga-
nisation für Patienten mit chronischen
Schmerzen und informiert diese wie
auch ihre Angehörigen. Auf der Internet-
seite finden Sie eine Suchfunktion zu
Selbsthilfegruppen in Ihrer Umgebung.

Deutsche Migräne- und
Kopfschmerzgesellschaft e.V.
Präsident der DMKG
PD Dr. med. Arne May
Institut für systemische
Neurowissenschaften
Leiter der Kopfschmerzambulanz
Universitätsklinikum Hamburg (UKE)
Martinistraße 52
20246 Hamburg
Tel.: 0 40/4 28 03-91 89
Fax: 0 40/4 28 03-99 55
www.dmkg.de
Informationen zum Thema Kopf-
schmerzen und Migräne. Auf der
Internetseite finden Sie zudem die
Kontaktdaten der Regionalbeauftragten.

Stiftung Deutsche Schlaganfall-Hilfe
Carl-Miele-Straße 210
33311 Gütersloh
Tel.: 0 18 05/09 30 93 (14 Cent/Min.
aus dem deutschen Festnetz)
Fax: 0 18 05/09 40 94
E-Mail: info@schlaganfall-hilfe.de
www.schlaganfall-hilfe.de
Aufklärung und Information, zudem
fördert die Stiftung Kontakte unter den
Betroffenen.

KAPITEL 9:
SEELISCHE GESUNDHEIT

Kompetenznetz
Depression, Suizidalität
www.kompetenznetz-depression.de
Auf der Internetseite finden Sie ein
Verzeichnis deutscher Kliniken mit
Postleitzahlensuche.

Zugehörige Institutionen:
Deutsches Bündnis
gegen Depression e.V.
www.buendnis-depression.de

www.psychiatriekonsil.de
Über dieses Internetportal erhalten
Sie Expertenrat zu verschiedenen
psychiatrischen Themen.

Österreichisches Bündnis
gegen Depression
www.buendnis-depression.at
Ziel ist eine Verbesserung der Situation
Erkrankter und ihrer Angehörigen. Regi-
onale Bündnisse und Ansprechpartner
finden Sie über die Internetseite.

Schweizerische Bündnisse
gegen Depression
www.buendnis-depression.de/
depression/schweiz.php

KAPITEL 10:
ATMUNG UND ATEMWEGE

Deutscher Allergie-
und Asthmabund e.V.
Fliethstraße 114
41061 Mönchengladbach
Tel.: 0 21 61/81 49 40

Fax: 0 21 61/8 14 94 30
E-Mail: info@daab.de
www.daab.de
Informationen zu Allergien und Asthma.
Verzeichnis mit Kontaktdaten der
Landesverbände.

Lungenärzte im Netz
www.lungenaerzte-im-netz.de
Informationen über die Lunge und verschiedene Lungenerkrankungen. Über
die Suchfunktion können Sie nach einem
Lungenarzt in Ihrer Umgebung suchen.

Lungenliga Schweiz
www.lungenliga.ch
Informationen über die Lunge und
verschiedene Lungenerkrankungen.
Kontaktaufnahme über das Kontaktformular auf der Internetseite.

Lungentelefon: 08 00/40 48 00
Jeden Dienstag von 17.00 bis 19:00
Uhr stehen Ihnen ÄrztInnen telefonisch
zur Verfügung für Fragen rund um die
Themen Lunge und Lungenerkrankungen. Das Lungentelefon ist eine
kostenlose Dienstleistung der Lungenliga.

KAPITEL 11:
BLUTKRANKHEITEN

Deutsche Hochdruckliga e.V. DHL®
Deutsche Hypertonie Gesellschaft
Deutsches Kompetenzzentrum
Bluthochdruck
Bundesgeschäftsstelle:
Geschäftsführer: Diplom-Betriebswirt
Joachim Leiblein
Berliner Straße 46
69120 Heidelberg
Tel.: 0 62 21/5 88 55-0
Fax: 0 62 21/5 88 55-25
E-Mail: Hochdruckliga@t-online.de
www.hochdruckliga.de
Fach- und Patienteninformationen.

KAPITEL 12:
KNOCHEN UND GELENKE

Netzwerk Osteoporose e.V.
Ludwigstraße 22
33098 Paderborn

Tel.: 0 52 51/28 05 86 und 2 11 20
E-Mail: buero@netzwerk-osteoporose.de
www.netzwerk-osteoporose.de
Organisation zur Förderung von
Selbsthilfe, Rehabilitationssport und
Laienkompetenz.

Kuratorium Knochengesundheit e.V.

Leipziger Straße 6
74889 Sinsheim
E-Mail: info@osteoporose.org
www.kuratorium-knochengesundheit.de
Der Verein widmet sich Patienten-
interessen, Rahmenbedingungen
ärztlichen Handelns und dem Wissens-
transfer zwischen Wissenschaft und
Öffentlichkeit.

Deutsche Rheuma-Liga Bundesverband e.V.

Sabine Neumann
Maximilianstraße 14
53111 Bonn
E-Mail: bv.neumann@rheuma-liga.de
www.rheuma-liga.de
Die Deutsche Rheuma-Liga ist eine
Selbsthilfeorganisation. Sie widmet sich
der Hilfe und Selbsthilfe von Betroffenen und betreibt Aufklärungsarbeit.
Die Internetseite informiert und verzeichnet die Kontaktdaten zu Landes-
und Mitgliederverbänden.

KAPITEL 13: VERDAUUNGSSYSTEM

Deutsche Leberhilfe e.V.

Krieler Straße 100
50935 Köln
Tel.: 02 21/2 82 99 80
Fax: 02 21/2 82 99 81
www.leberhilfe.org
Ärzteverzeichnis, Verzeichnis der Selbsthilfegruppen und der Partnervereine.

KAPITEL 14: HORMONE UND STOFFWECHSEL

Deutsche Diabetes-Gesellschaft e.V.

Bürkle-de-la-Camp-Platz 1
44789 Bochum
Tel.: 02 34/9 78 89-0
Fax: 02 34/9 78 89-21

E-Mail: info@ddg.info
www.deutsche-diabetes-gesellschaft.de
Patienteninformationen und Arztsuche.

Österreichische Diabetes Gesellschaft

Währingerstraße 76/13
1090 Wien, Österreich
Tel.: 06 50/7 70 33 78
Fax: 01/2 64 52 29
E-Mail: office@oedg.at
www.oedg.at
Ärztlich-wissenschaftliche Fachgesellschaft österreichischer Diabetes-Exper-
ten. Die Gesellschaft fungiert als Mittler
zwischen Fachkräften und Patienten
und will die Betreuung der Diabtike-
rInnen in Österreich nach dem Stand
aktueller wissenschaftlicher Erkenntnisse sicherstellen.

Schweizerische Diabetes-Gesellschaft

Rütistrasse 3 A
5400 Baden, Österreich
Tel.: 0 56/2 00 17 90
Fax: 0 56/2 00 17 95
E-Mail:
sekretariat@diabetesgesellschaft.ch
www.diabetesgesellschaft.ch

KAPITEL 15: BLASE UND HARNTRAKT

Berufsverband der Deutschen Urologen e.V. und Deutsche Gesellschaft für Urologie e.V.

Uerdinger Straße 64
40474 Düsseldorf
Tel.: 02 11/51 60 96-0
Fax: 02 11/51 60 96-60
E-Mail: info@urologenportal.de
www.dgu.de
Patienteninformationen zu verschie-
denen Erkrankungen der Harnblase
und des Harntrakts, Verzeichnis von
Urologen und Urologinnen.

Österreichische Gesellschaft für Urologie

Präsident
Univ. Prof. Dr. Walter Stackl
Urologische Abteilung

Krankenhaus der Stadt Wien
Rudolfstiftung
Juchgasse 25
1030 Wien, Österreich
Weitere Kontaktdaten unter www.dgu.de

Schweizerische Gesellschaft für Urologie

Kontakt zur Gesellschaft über das
Kontaktformular auf der Internetseite.
www.urologie.ch

KAPITEL 16: HAUT UND HAARE

Österreichische Gesellschaft für Dermatologie und Venerologie

c/o Wiener Medizinische Akademie für
ärztliche Fortbildung und Forschung
Alser Straße 4
1090 Wien, Österreich
Tel.: 01/4 05 13 83 20
Fax: 01/4 05 13 83 23
E-Mail: kk@medacad.org
www.oegdv.at
Ziel der Gesellschaft ist unter anderem
die wissenschaftliche Entwicklung und
praktische Umsetzung des Fachgebiets
der Hautkrankheiten. Auf der Internetseite können Sie nach einem Dermatologen in Ihrer Nähe suchen.

Schweizerische Gesellschaft für Dermatologie und Venerologie

www.derma.ch

haut.de

Herausgeber: Arbeitsgemeinschaft
ästhetische Dermatologie
und Kosmetologie e.V. (ADK)
Experten-Ratschläge zum Schutz, zur
Reinigung und Pflege der Haut, zu
Hautkrankheiten sowie Informationen
zur Gesundheit des Haares.
www.haut.de

Register

Dank

Dank des Verlages

Dorling Kindersely dankt: Hilary Mandleberg für ihre beständige Professionalität; John Freeman für die Fotos; Model Holly New-bury; Dawn Bates und Emma Forge; Dr. Naomi Craft; Jane de Burgh; Dr. Laszlo Tabar für ihre Informationen zur Grafik auf S. 153; Fiona Hunter, Ernährungsexpertin; Yvonne Bishop-Weston, Foods for Life nutrition clinics, www.optimumnutritio-nists.com, E-Mail: clinic@foodsforlife.co.uk, Telefon: +44/871 288 4642; Elma Aquino, Will Hicks, und Adam Walker für die Design-Assistenz; Mary Lambert für das Korrekturlesen; Vanessa Bird für das Register.

Bildnachweis
Alle Illustrationen: Juliet Percival

Dorling Kindersley dankt folgenden Personen und Agenturen für die freundliche Genehmigung zum Abdruck der Fotos:

(Abkürzungen: o = oben, u = unten, m = mitte, l = links, r = rechts)

Cover hinten: Heide Benser/zefa/Corbis (l), Terry Vine/getty images (ml), Photolibrary (mr), © Res/Rex (r)

Alamy Images: amana images inc. 7 (om); Daniel Dempster Photography 172; FogStock 41 (m); Guy Croft SciTech 197 (l); Bubbles Photolibrary 305 (u); Phototake Inc. 162, 243; boto-nics Limited (www.botonics.co.uk): 373; Corbis: Heide Benser 37 (m); Bettmann 17; Envision 93 (l); Howard Sochurek 166; DK Images: Stephen Oliver 141 (mlo); Courtesy of the Royal Botanic Gardens, Edinburgh 93 (r); Getty Images: Alterndo Images 20 (r); altrendo images 7 (or); Cornelia Doerr (62); Michael Goldman (50); Hulton Archive (22); William McCoy-Rainbow 205; Benn Mitchell 47 (r); Thomas Northcut 140; Marc Romanelli/The Image Bank 47 (l); Terry Vine 37 (r); Health and Safety Executive: poster Skin Checks for Dermatitis (c) Abdruck des Crown copyright Materials mit freundlicher Genehmigung der Leiter der HMSO und Queen's Printer for Scotland 354 (o); iStockphoto.com: Carmen Martínez Banús 20 (l); Jill Chen 141(ml); Martina Ebel 353 (u); Quavondo Nguygen 353 (o); Anthony Rosenberg 23; Thomas Stange 32 (m); Valeria Titova 139; Mediscan: 153; Owen Mumford Ltd: 110; Photolibrary: 133 (mo); BananaStock 40 (m); Big Cheese 46 (l); Blend Images 32 (l), 33 (r), 41l, 353 (mo); Brand X Pictures 237; Corbis 7 (um), 353 (um); Digital Vision 2, 41 (r), 46 (r), 202; image100 168; Juice Images 33 (l); moodboard 40 (r), 353 (m); Photoalto 226; Photodisc 37 (l), 46 (m); Photographer's Choice 145; Purestock 36 (m); Phototake: PDSN 171; PunchStock: Mixa 32 (r); Rex Features: Garo/ Phanie 138, 195 (r); RESO 40 (l); Voisin/Phanie 204; Science Photo Library: 106 (r), 114, 174, 260 (l), 260 (r), 295, 296 (u), 299, 309; AJ Photo 271; Samuel Ashfield 155; Biophoto Associates 12; Dee Breger 319; BSIP/Laurent/ Laetitia 217; BSIP, Cavallini James 255; BSIP, Ducloux 197 (r); CDC 296 (o); Centre for infections/Health protection agency 366; CNRI 338, 349 (u), 360 (ul); Custom Medical Stock Photo 133 (mu), 195 (l), 360 (r); Michael Donne 372; Du Cane Medi-cal Imaging Ltd 253, 313; Eye of Science 120, 367; Simon Fraser 273, 298; Dr. Robert Friedland 185; Chris Gallagher 169; Adam Gault 161, 344; GJLP 331; Steve Gschmeissner 251, 251 (mr), 254, 289, 297, 343, 349t; Gusto Images 95, 347; Institut Pasteur/Unite Des Virus OncongenesF 278; ISM 94, 97, 328; Kwangshin Kim 336; James King-Holmes 123, 252; Mehau Kulyk 148, 264; Dr. Najeeb Layyous 131; Living Art Enterprises 282; Dr. Karl Lounatmaa 115; Dr. P. Marazzi 260 (m), 265, 360 (l); Dr. P. Marazzi 272, 360 (m); BSIP 291 (u); David M. Martin, M.D. 291 (o); Moredun Animal Health Ltd 119; Don Fawcett 122, 305 (o); Professors P.M. Motta & F.M. Magliocca 301; Dr.Gopal Murti 232; Susumu Nishinaga 368; D. Phillips 300; Dr. Linda Stannard, UCT 116; James Steven-son 360 (ur); Saturn Stills 135 (u), 355 (u); Andrew Syred 246; Dr. E Walker 106 (l), 249, 288; Dr. Keith Wheeler 89; Zephyr 267 (l); Shutterstock: J.T. Lewis 268; William Stuart: 139 (r); SuperStock: 47 (m); age fotostock 135 (m)

Alle anderen Abbildungen © Dorling Kindersley
Für weitere Informationen: www.dkimages.com